常用中药500味效用便览

主　编　王睿林
副主编　李　平　徐长江
编　者　（按姓氏笔画排序）
王煜明　王睿林　李成林
高　燕　康　卉

人民卫生出版社

图书在版编目(CIP)数据

常用中药500味效用便览/王睿林主编.—北京:人民卫生出版社,2011.2

ISBN 978-7-117-13724-9

Ⅰ.①常… Ⅱ.①王… Ⅲ.①中药材-药效 Ⅳ.①R285

中国版本图书馆CIP数据核字(2010)第231095号

常用中药500味效用便览

主　　编:王睿林
出版发行:人民卫生出版社(中继线010-59780011)
地　　址:北京市朝阳区潘家园南里19号
邮　　编:100021
E - mail:pmph @ pmph.com
购书热线:010-67605754　010-65264830
　　　　　010-59787586　010-59787592
印　　刷:三河市潮河印业有限公司
经　　销:新华书店
开　　本:850×1168　1/32　印张:15
字　　数:522千字
版　　次:2011年2月第1版　2018年8月第1版第6次印刷
标准书号:ISBN 978-7-117-13724-9/R·13725
定　　价:32.00元

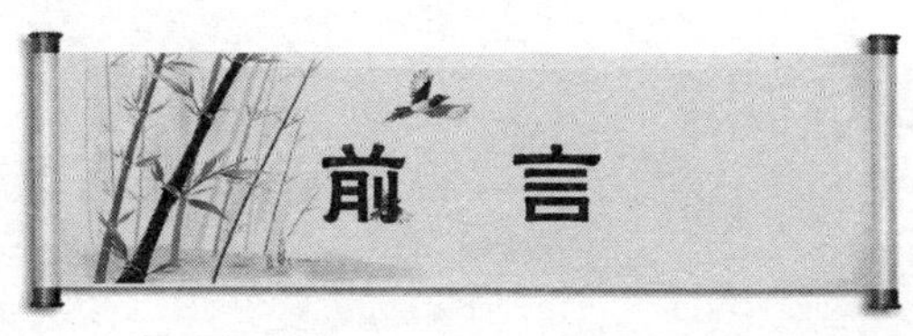

前 言

中药学是我们祖先在长期的医疗实践中积累起来的实践学科，是我国古代优秀文化遗产的重要组成部分。

为了更好地继承与发扬前人的宝贵医疗经验，反映现代中药研究的最新成果，为广大临床中医药工作者提供切实可用的用药参考，我们检索整理了近30年的临床报道文献结合目前常用中药的临床应用现况编写了此书。本书收载常用中药500种，按药物主要功效分为20章，简要介绍了药物来源、性味、归经、功效、应用、用法用量的内容，重点介绍了该药目前在临床常用的治疗病种和组方用量，所选报道尽量选取了大的样本以保证其科学性，所选组方皆详细标明其用量用法以便读者借鉴参考。除选取中药传统的应用病种外，对于确有实效的新用途、新用法也进行了介绍，以拓展中药的临床应用范围。

本书的特点在于：内容简明，传统性味效用一目了然；实用性强，选药组方标明用量用法；收录药物种类全面，不但介绍了传统中药学中的药物，对现代临床常用品种也进行了介绍；药物描述准确，对于来源、药性、用量的介绍全部来源于《中国药典》(2010年版)、中药学规划教材、《中药大辞典》等权威工具书；资料丰富，选取了近30年的文献报道，且来源出处皆附于相应条目后。

编写本书旨在总结前人经验，总结中药临床应用的一般规律和方法，启发现代中药的研究和应用。由于编写时间仓促，编者的水平所限，书中难免会有疏漏之处，敬请广大读者批评指正。

编　者

2010年9月

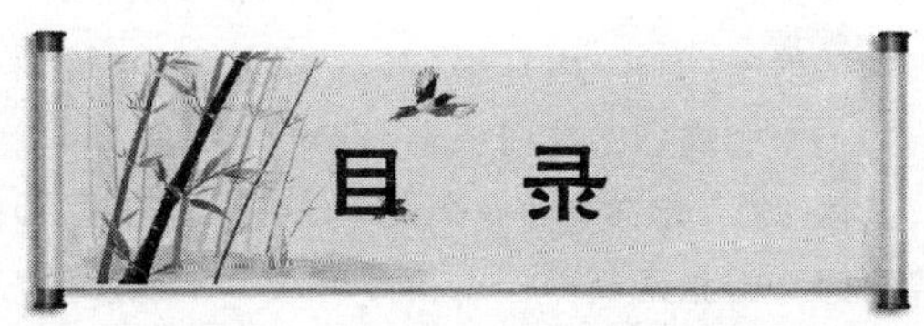

目录

第一章 解 表 药

第二章 清 热 药

第五章　化　湿　药

第六章　利水渗湿药

第七章　温　里　药

第八章　理　气　药

第九章　止　血　药

第十章　活血化瘀药

第十一章　化痰止咳平喘药

第十二章　平肝息风药

第十三章　安　神　药

第十四章 开 窍 药

第十五章 补 益 药

第十六章 收 涩 药

第十七章 消 食 药

第十八章 驱 虫 药

第十九章 涌 吐 药

第二十章 外 用 药

药名索引

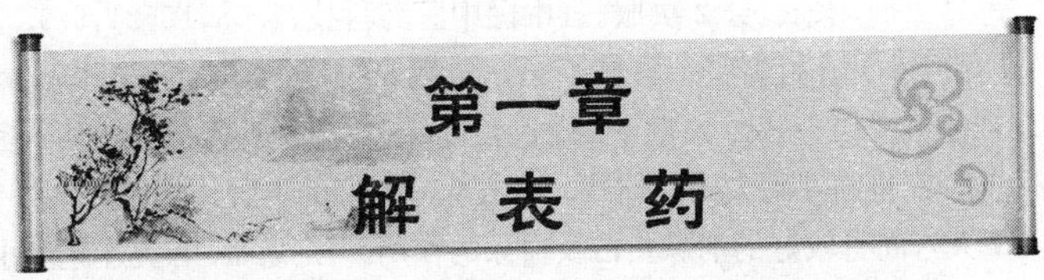

第一章 解表药

第一节　辛温解表药

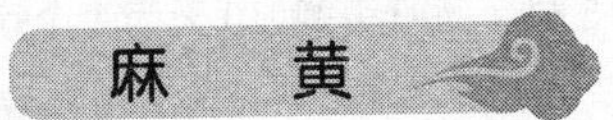

麻　黄

为麻黄科植物草麻黄、中麻黄或木贼麻黄的干燥草质茎。

【效用特点】 辛、微苦，温。归肺、膀胱经。功能发汗散寒，宣肺平喘，利水消肿。常用于风寒感冒，胸闷喘咳，风水浮肿，支气管哮喘。现代药理研究表明本品具有发汗、解热、中枢兴奋、升血压、平喘、利尿等作用。常用量为2～10g，水煎服。发汗解表多生用，蜜炙麻黄润肺止咳。

【临床治验】

1. 治疗病态窦房结综合征　在给予基础治疗的同时，加服炙麻黄 6～10g，炙附子（先煎）6～25g，细辛 3g，人参 10g，桂枝 10g，黄芪 20g，丹参 20g，麦冬 10g，炙甘草 10g。并随症加减，水煎服，每日 1 次。（任丽霞.麻黄附子细辛汤加味治疗病态窦房结综合征 22 例.中西医结合心脑血管病杂志，2009，12：1468.）

2. 治疗恶性胸水　生麻黄、白芥子、熟地、生黄芪各 30g，干姜 3g，附子 12g，鹿角胶 10g（烊化），桂枝 5g。每天 1 剂，水煎分 2 次温服。（湖北中医杂志，2006，28（10）：25.）

3. 治疗夏季慢性腹泻　桂枝、白芍各 9g，麻黄、杏仁、生姜、生甘草各 6g，大枣 2 枚。尺脉沉细，舌淡胖水滑加熟附子 6～9g，伴肠鸣腹痛芍药量加至 12g。（张红，陈阳，等.桂枝二麻黄一汤方加减治疗夏季慢性腹泻 23 例.新疆中医药，2009，6：92.）

4. 治疗小儿咳嗽变异性哮喘　射干 10g，炙麻黄 10g，细辛 3g，半夏 10g，紫菀 15g，款冬花 15g，五味子 5g，生姜 10g，大枣 6 枚，地龙 10g，蝉衣

10g。每日1剂，水煎，分2次服。（中国中医药科技，2008，15(2)：92）

5. 治疗小儿急性肾炎 麻黄4～9g，连翘8～15g，赤小豆15～25g，桑白皮9～12g，苦杏仁6～9g，大枣4～6枚，益母草9～15g，土茯苓10～15g，炙甘草3～6g。剂量随年龄大小而增减。本方除有良好的消肿作用外（消肿一般在5～7天），尚有较好的消除蛋白及血尿的作用。（刘忠梅.麻黄连翘赤小豆汤加减治疗小儿急性肾炎80例.光明中医，2009，12：2356.）

6. 治疗小儿遗尿症 生麻黄5～7岁3g，8～15岁5g，15岁以上10g。水煎1次，去上沫，每晚临睡前顿服。连服1个月。（临床验方手册，2005：322.）

7. 治疗老年皮肤干燥症 桂枝12g，白芍12g，杏仁10g，甘草6g，炙麻黄6g，生姜3片，大枣5枚。每日1剂，10天为1个疗程。（山东中医杂志，1999，(12)：567）

8. 治疗寒冷性多形红斑 黄芪30g，当归15g，赤芍12g，麻黄、红花、桃仁、川芎各10g，制附子（先煎）、地龙各6g，细辛4g。四肢厥冷甚者，加干姜、桂枝各10g，制川乌4g；瘙痒剧烈者，加苦参30g，徐长卿、地肤子各15g。嘱保暖，避风寒，忌食辛辣厚味。每日1剂，每剂水煎2次，早晚分服。1周为1个疗程。（施向红.麻黄附子细辛汤合补阳还五汤治疗寒冷性多形红斑56例.中国医疗前沿，2009，(22)：18.）

9. 治疗变应性鼻炎 麻黄5g，制附子10g，细辛3g，黄芪30g，熟地10g，防风6g，白术15g，墨旱莲、苍耳子、干地龙、鹿角霜各10g，全蝎3g，乌梅10g。每日1剂。水煎分2次服。（中医药学刊，2006，24(11)：2133.）

10. 治疗落枕 白术12g，麻黄9g，桂枝6g，杏仁6g，甘草3g。每日1剂，水煎分2次于饭后0.5小时温服，4天为1个疗程。同时配合局部刺络拔罐。（欧莉，曾小红，等.麻黄加术汤配合拔罐治疗落枕疗效观察.实用中医药杂志，2009，(12)：790.）

桂 枝

为樟科植物肉桂的干燥嫩枝。

【效用特点】 辛、甘，温。归心、肺、膀胱经。功能发汗解肌，温通经脉，助阳化气，平冲降逆。常用于风寒感冒，脘腹冷痛，血寒经闭，关节痹痛，痰饮，水肿，心悸，奔豚。现代药理研究表明，本品具有抗多种病原菌、抗炎、解热降温、镇痛镇静等作用。常用量为3～10g，大剂量可用至15～

30g，或入丸、散。

【临床治验】

1. 治疗胃神经官能症 桂枝15g，白芍15g，炙甘草10g，大枣5枚，生姜5片，半夏10g，黄连10g，竹茹10g，太子参10g，远志10g，枳实10g，焦槟榔10g。随症加减，每日1剂，水煎服。（李全利.桂枝汤加味治疗胃神经官能症62例.长春中医药大学学报，2009，5：716.）

2. 治疗糖尿病性疼痛 桂枝6g，白芍10g，干姜6g，苍术6g，甘草5g，大枣4枚。每日1剂，水煎服。（河北中医，2008，30(5)：499-500.）

3. 治疗糖尿病周围神经病变 桂枝15g，白芍15g，葛根25g，当归15g，全蝎（冲服）5g，生姜5g，大枣3枚，甘草5g。水煎服，每日1剂，分2次服，连服30天。（中国中医药信息杂志，2008，15(2)：77-78.）

4. 治疗下肢静脉曲张 桂枝、生姜各10g，赤白芍各60g，甘草30g，乳香、没药各3g，川牛膝6g，大枣3枚。上药水煎，每日一剂，早晚饭后服，14天为1个疗程。其中赤白芍每日用量从30g开始使用，逐渐加大至60g。（吴振成，徐秀云.桂枝汤治疗下肢静脉曲张224例疗效观察.山东医药，2009，(47)：3.）

5. 治疗肩周炎 黄芪、白芍、威灵仙根各30g，当归20g，桂枝、赤芍各15g，羌活、独活各12g，姜黄、生姜、大枣、炙甘草各10g。随症加减，水煎服，1日1剂，5剂为1个疗程，一般1～3个疗程治愈。兼施以针灸治疗，疗效更佳。（曾武.黄芪桂枝五物汤加味治疗肩周炎.浙江中医杂志，2009，12：910.）

6. 治疗活动期类风湿关节炎 桂枝10g，白芍20g，赤芍30g，知母20g，防风10g，黄柏15g，薏苡仁30g，苍术15g，怀牛膝30g，忍冬藤30g，穿山龙50g，地龙20g，土茯苓30g，甘草15g。每日1剂，分2次服。（山东中医杂志，2008，27(6)：374-375.）

7. 治疗复发性口疮 桂枝10g，白芍15g，生姜10g，大枣15枚（掰开），乌梅10g。根据辨证分型加味。每日1剂，水煎服两次，分早晚两次服。连用5天。（谭茂卿，陈振超.桂枝汤治疗复发性口疮的临床研究.临床和实验医学杂志，2009，(8)：137.）

紫 苏

为唇形科植物紫苏的全草。

【效用特点】 辛，温。归肺、脾经。功能散寒解表，行气宽中，安胎，解鱼蟹毒。常用于风寒表证，咳嗽痰多，胸脘胀满，恶心呕吐，腹痛吐泻，胎气不和，妊娠恶阻，食鱼蟹中毒。现代药理研究表明，本品具有解热、抗病原微生物、抗炎、镇静、镇痛、抗肿瘤、抗自由基、抗脂质过氧化和降血脂等作用。常用量为5～10g，水煎服。不宜久煎。

【临床治验】

1. 治疗慢性胃炎　紫苏、草豆蔻、党参各15g，吴茱萸6g，黄连、半夏、川楝子、枳实、桔梗、甘草各10g，白芍30g。每日1剂，水煎，分2次服。（陕西中医，2008，29(7)：843.）

2. 治疗胆汁反流性胃炎　香附、法半夏各10g，紫苏叶、陈皮各6g，甘草5g，党参15g，黄连3g。每日1剂，水煎，分2次服。（新中医，2005，37(1)：38-39.）

3. 治疗慢性原发性肾小球疾病　紫苏叶、蝉蜕、桔梗、薄荷各15g，金银花、白茅根各20g，僵蚕、地肤子、牛蒡子、玄参、麦冬各10g，甘草6g。每日1剂，水煎，分2次服。（新中医，2008，40(9)：40.）

4. 子宫内膜异位症　经期服用紫苏通异煎，紫苏、乌药、生香附、五灵脂、蒲黄、山柰各10g，小茴香、延胡索各12g，干姜、吴茱萸、乳香、青皮各6g。非经期服用紫苏祛瘀煎，紫苏、丹皮、姜黄、郁金、三棱、莪术、刺猬皮各10g，五灵脂、夜明砂、墓头回、冰球子各15g，桃仁、僵蚕、猪苓各18g。每日1剂，煎2次分下午、晚上各一次。连服3个月经周期为1个疗程。（全玉华.理气祛瘀法治疗子宫内膜异位症临床观察.中国实用医药，2010，1：124.）

5. 治疗荨麻疹　取新鲜樟树叶和新鲜紫苏叶各500g，洗净加水5000g，烧开后用小火煎15分钟，将煎液倒入小桶中，用毛巾搅拌让蒸汽熏浴全身，待水温降至40℃左右时，再用煎剂擦洗全身10分钟，每日1次，连用7天。（湖北中医杂志，2007，29(10)：41.）

香　薷

为唇形科植物石香薷或江香薷干燥地上部分。

【效用特点】　辛，微温。归肺、脾、胃经。功能发汗解暑，化湿和中，利水消肿。常用于夏月外感风寒，恶寒发热，头痛无汗，脘腹疼痛，呕吐腹泻，小便不利，水肿。现代药理研究表明，本品具有抗病原微生物、解热、镇痛镇静、降压降脂、增强免疫功能等作用。常用量为3～10g，水煎服。

【临床治验】

1. 治疗小儿外感发热暑湿证　给予抗感染及支持治疗的同时，服用香薷 1～3g，厚朴 3～10g，金银花 3～10g，连翘 3～10g，炒白扁豆 3～10g，芦根5～15g，荷叶 5～10g。随症加减，每日 1 剂，水煎取汁分 2～3 次温服或频频饮服。（陈锡军，肖碧跃，等. 新加香薷饮加减治疗小儿外感发热暑湿证疗效观察. 中国中医急症，2009，7：1053.）

2. 治疗低血钾性软病　香薷、薄荷各 6g，厚朴 3～8g，扁豆 10～12g，鸡苏散 0.5～1 包，水煎，每日 1 剂分服。（中西医结合杂志，1985，5：19.）

3. 治疗口疮　香薷草液，清洗口腔溃疡面，然后再含液并保留 3 分钟。每天用药 3 次，严重者用药 4 次，1 周为 1 个疗程。（湖南中医药导报，2003，9(7)：32-33.）

4. 治疗小儿疱疹性咽炎　香薷、佩兰、厚朴各 3g，银花、连翘各 5g，生大黄 2g(另包)，扁豆 6g，共为粗末，每天 1 剂，年长儿剂量酌加。将上药加开水 200ml 左右浸泡 30 分钟以上。首次服药 20～30ml，以后可小量频服。（陕西中医，2003，24(3)：224-225.）

5. 治疗湿疹　香薷 12g，天竺黄 10g，蝉蜕、杭白菊各 10g，防风 8g，黄芪、银花各 15g，丹皮、玄参各 12g，水牛角 15g，石决明 10g，陈皮 6g。每日 1 剂，水煎，分 2 次服。（光明中医，2006，21(4)：68.）

荆　芥

为唇形科植物荆芥的干燥地上部分。

【效用特点】 辛，微温。归肺、肝经。功能祛风解表，透疹消疮，止血。常用于感冒发热，头痛，目痒，咳嗽，咽喉肿痛，麻疹，风疹，疮疥初起，吐血，便血，崩漏，产后血晕。现代药理研究表明，本品具有抗病毒、解热、抗炎、抗氧化等作用。常用量为 5～10g，不宜久煎。发表透疹消疮宜生用，止血宜炒用。

【临床治验】

1. 治疗支气管哮喘　荆芥、防风、前胡、柴胡、黄芩各 10g，炙麻黄 6g，当归 12g，川芎、苏子、郁金各 15g，黄芪 30g，五味子、补骨脂各 20g，生甘草 3g。每日 1 剂，水煎，分 2 次服。（陕西中医学院学报，2008，31(5)：19-20.）

2. 治疗银屑病　荆芥 10g，防风 10g，刺蒺藜 6g，乌梢蛇 9g，赤芍药 6g，牡丹皮 10g，红花 5g，当归 10g，川芎 6g，甘草 6g，土茯苓 12g，白鲜皮 12g，苦参 6g，栀子 6g，玄参 6g，夜交藤 6g，桑白皮 5g，牛膝 3g。每日 1 剂，水煎，早晚分 2 次服。（河北中医，2008，30(7)：708-709.）

3. 治疗老年性皮肤瘙痒症　荆芥 10g，防风 10g，牛蒡子 10g，蝉蜕 6g，苍术6g，苦参10g，生地15g，知母10g，木通6g，胡麻仁10g，生石膏15g，当归15g，紫草10g，红花4g，丹皮10g，甘草5g。水煎服，每日1剂，分2次服。10天为1个疗程。（周卫东，匡琳，等. 紫红消风散治疗老年性皮肤瘙痒症的临床观察. 湖南中医药大学学报，2009，1:53.）

4. 治疗慢性下肢溃疡　荆芥20g，防风12g，白芷12g，柴胡6g，薄荷12g，连翘15g，黄芩15g，黄连15g，黄柏20g，栀子15g，生地15g，川芎12g，枳壳12g，黄芪25g，甘草3g，当归15g，白芍15g，桔梗15g。每日1剂。加水1500～2000ml，煎熬15分钟后关火。稍后待温，以不烫为宜，将患部置入药液中浸泡30分钟。若分泌物多者4～5次/天，分泌物少者2～3次/天，创面干净者2次/天，浸泡后用无菌敷料覆盖创面。若患部不便浸泡者，可用消毒敷料蘸洗及湿敷亦可。1个月为1个疗程。（江西中医药，2006，37(2):33-34.）

5. 治疗中重度寻常性痤疮　生地15g，荆芥、连翘、当归、白芍（或赤芍）、川芎、黄芩、栀子、防风、枳壳、柴胡、白芷、桔梗各10g，黄连、薄荷、甘草各6g。水煎取汁300ml，口服，2次/日。（陕西中医，2007，28(12):1639-1640.）

6. 治疗痔疮　荆芥15g，蛤蟆草15g，马齿苋15g，透骨草15g，苏木15g，防风12g，金银花12g，连翘12g，苦参12g，槐角12g，生川乌10g，生草乌10g，置于沙锅中，加水2000ml，武火沸后转文火煎15分钟，倒入盆中，置于坐浴凳上，患者洗净患处后先用药液熏蒸10分钟，再坐浴20分钟，每日2次，坐浴结束后局部外涂熊胆消痔灵软膏。7天为1个疗程。（阳涛. 复方荆芥洗液熏蒸坐浴在痔疮治疗中的护理体会. 中国当代医药，2010，4:128.）

7. 治疗外阴白色病变　荆芥、防风、苏木、艾叶、川椒、黄柏、川乌、草乌各10g，将药物倒入能加温的盆中，加水至1500ml，浸泡30分钟后，文火煮沸10～15分钟即可使用。首先用蒸气熏洗，待药液稍凉后，再用毛巾热敷外阴，而后坐于药液中，使外阴浸在药液中，每次约20分钟，每日1～2次。熏洗坐浴后用干净纱布拭干外阴。局部用氟轻松软膏外涂。每天1剂，10天为1个疗程。（现代医药卫生，2008，24(3):404.）

防　风

为伞形科植物防风的干燥根。

【效用特点】 辛、甘，微温。归膀胱、肝、脾经。功能祛风解表，胜湿，止痉止痛。常用于感冒头痛，风湿痹痛，风疹瘙痒，破伤风。现代药理研究表明，本品具有解热、镇痛、抗炎、抗过敏、抗肿瘤、抗凝等作用。常用量为内服5～10g；或入丸、散。外用适量，煎水熏洗。

【临床治验】

1. 治疗流感　防风、连翘各 40g，桑叶、金银花、菊花各 35g，桂枝 12g。取上述 6 味中草药共同烘干，研碾成细粉，过 100 目筛，先洗净擦干脐部，取配制好的防风连翘粉 8～10g 置于脐部，再用胶布敷贴固定，每晚换药 1 次，3 天为 1 个疗程。（宏伟，孙忠芬，等. 防风连翘粉敷脐消除流感症状 45 例. 中国民间疗法，2009，12：16.）

2. 治疗肠易激综合征　白术（土炒）、白芍各 15～20g，陈皮、防风各 9～12g，粉葛 10～15g，枳实 6～9g，木香 7～10g，甘草 6～10g 为基本方，随症加减，水煎分两次服。（陕西中医，2000，21(6)：255.）

3. 治疗慢性溃疡性结肠炎　防风 10g，苍术 10g，白术 10g，茯苓 10g，白芍 10g，党参 15g，黄芪 30g，佛手 10g，肉桂 3g(后下)，黄连 3g，田三七 5g。每日 1 剂，水煎分两次内服。（湖南中医杂志，2002，18(1)：20.）

4. 治疗眩晕　苍术、白术、茯苓、白芍各 10g，防风 6g，随症加减，水煎分两次服。（四川中医，2000，18(3)：23.）

5. 治疗单纯性肥胖　防风 12g，荆芥 12g，连翘 12g，薄荷 12g，川芎 12g，当归 10g，白芍 10g，白术 6g，栀子 10g，大黄 10g，芒硝 6g，石膏 15g，黄芩 8g，桔梗 6g，甘草 10g，滑石 10g。水煎服，1 日 1 剂，日服 2 次，1 个月为 1 个疗程。（石莉蔚. 防风通圣散治疗单纯性肥胖 28 例. 实用中医药杂志，2009，12：804.）

6. 治真菌性阴道炎　防风、大戟、艾叶各 15g。水煎，熏洗，每日 1 次。（《单方验方新医疗法》）

7. 治疗嵌顿痔　防风、秦艽、当归、川芎、生地、苍术、白芍、赤茯苓、连翘、槟榔、栀子、地榆、枳壳、槐角各 9g，白芷 6g，甘草 3g。水煎，分早晚 2 次温服。（陕西中医，2007，28(12)：1636.）

8. 治疗银屑病　防风、荆芥、连翘、当归各 15g，薄荷、炒白芍、白术、石膏、桔梗、栀子各 12g，川芎、黄芩、大黄（酒制）各 9g，芒硝、麻黄各 6g，滑石 30g，甘草 10g，土茯苓 21g，银花 30g。每日 1 剂，水煎分两次内服，15 天为 1 个疗程。（现代中西医结合杂志，2000，9(1)：48.）

9. 治疗寻常型痤疮　防风 15g，白芷 10g，桔梗 6g，桑白皮 10g，枇杷叶 10g，黄芩 9g，白花蛇舌草 15g，生地 12g，滑石粉 15g，丹参 15g，姜半夏 6g，丹皮 10g，水煎取汁 250ml，分 3 次，饭后半小时服。（浙江临床医学，2006，8(5)：471.）

羌 活

为伞形科植物羌活或宽叶羌活的干燥根茎及根。

【效用特点】 辛、苦,温。归膀胱、肾经。功能解表散寒,祛风除湿,止痛。常用于风寒感冒头痛,风湿痹痛,肩背酸痛。现代药理研究表明,本品具有镇痛、解热、抗炎、抗过敏、增强免疫等作用。常用量为 3～10g,水煎服。

【临床治验】

1. 治疗难治性感冒 羌活、白芷、川芎、防风、苍术、黄芩、生地、知母各 10g,白术 15g,细辛 3g,甘草 5g。随症加减,每日 1 剂,水煎两次,分两次服用,每次服 250ml,4 天为 1 个疗程。(王桂生,谢秋亮.九味羌活汤加味治疗难治性感冒 126 例.社区医学杂志,2008,20:59.)

2. 治疗过敏性鼻炎 羌活、防风、苍术、川芎、白芷、桂枝各 15g,黄芩 12g,细辛 3g,甘草 15g,辛夷花 15g,苍耳子 15g,白僵蚕 15g,乌梅 15g,巴戟天 15g。每天 1 剂,水煎服,连服 14 天。肾阳虚者加菟丝子 15g。穴位贴药:白芥子 50%、细辛 20%、甘遂 20%、延胡索 10%。贴于百劳、肺俞、脾俞、肾俞、大椎穴。每次贴 5 小时,10 天贴 1 次,3 次为 1 个疗程。(田志明.九味羌活汤加减配合穴位贴药治疗过敏性鼻炎 180 例.内蒙古中医药,2009,3:2.)

3. 治疗偏头痛 川芎 30g,白芷 12g,羌活 15g,藁本 10g,当归 15g,白芍 20g,僵蚕 10g,蔓荆子 10g,红花 10g。随证加减,每日 1 剂,水煎服。15 天为 1 个疗程。(时珍国医国药,2005,16(7):647.)

4. 治疗肩周炎 羌活、秦艽、木瓜、防风各 10g,海风藤 30g,五加皮、川续断各 15g,细辛 3g。每日 1 剂。文火煎,上下午两次分服。10 天为 1 个疗程。(浙江中医杂志,2008,43(5):280.)

5. 治疗腰椎管狭窄症 羌活 10g,独活 15g,防风 20g,甘草 10g,藁本 10g,蔓荆子 10g,炒泽泻 20g,川芎 10g,生姜片 3 片,炒杜仲 20g,醋延胡索 15g,酒白芍 15g,有肾虚者加山茱萸,间歇性跛行加天麻,每日 1 剂。(刘国录,侯占英.羌活胜湿汤加味治疗腰椎管狭窄症.中国中医药现代远程教育,2009,2:34.)

6. 治疗风寒阻络型颈椎病 羌活 20g,独活 20g,藁本 9g,防风 9g,甘草 9g,蔓荆子 9g,川芎 12g。随症加减,水煎分 2 次口服。配合应用颈枕。

3周为1个疗程。(曹玉举,娄伯恩,等.羌活胜湿汤加减治疗风寒阻络型颈椎病35例.中外医疗,2010,2:102.)

7. 治疗白癜风 服用九味羌活汤,由羌活、防风、白芷、川芎、生地黄、苍术、黄芩、细辛、甘草组成;外用加减九味羌活汤酊,由羌活10g,防风10g,白芷10g,川芎10g,细辛5g,红花5g组成,加入75%酒精200ml中,浸泡1周过滤备用。每日2~3次,外涂白斑区。(上海中医药杂志,2005,39(5):25.)

白 芷

为伞形科植物白芷或杭白芷的干燥根。

【效用特点】 辛,温。归胃、大肠、肺经。功能解表散寒,祛风止痛,宣通鼻窍,燥湿止带,消肿排脓。常用于感冒头痛,鼻塞流涕,眉棱骨痛,牙痛,鼻渊,白带,皮肤瘙痒,疮疡肿痛。现代药理研究表明,本品具有镇痛、抗多种病原微生物、抗过敏、扩张血管、解痉等作用。常用量为3~9g,水煎服。

【临床治验】

1. 治疗头风痛 川芎25g,白芷25g,蔓荆子15g,藁本15g,葛根15g,羌活10g,细辛5g,甘草5g。随症加减,水煎服,每日1剂。(罗朝恩,祝仁超.川芎白芷汤加味治疗头风痛81例.中外医学研究,2009,6:116.)

2. 治疗乳痈 取筛细的白芷粉30g加熬开的食醋18ml,调成糊状,均匀地涂在纱布上,敷在患处,用塑料布包好。每次30~60分钟,每日2次,6天为1个疗程。(刘学朴,范桂英,等.中药白芷泥外敷治疗乳痈30例观察及护理.邯郸医学高等专科学校学报,2010,4:327.)

3. 治疗褥疮 取白芷20g,放入容器内捣碎,用细纱布过滤后备用,然后用0.15%碘酊彻底消毒褥疮部位,再用棉签或棉球蘸取白芷粉涂于患处。(吉林中医药,2006,26(11):30.)

4. 治疗跟骨骨刺 白芷、白芥子、川芎以3∶1∶1的比例,研末,用醋调成稠膏外敷患处。(中医杂志,2000,7:394.)

细 辛

为马兜铃科植物北细辛、汉城细辛或华细辛的根及根茎。

【效用特点】 辛,温。有小毒。归肺、心、肾经。功能祛风散寒,通窍止痛,温肺化饮。常用于风寒感冒,头痛,牙痛,鼻塞鼻渊,风湿痹痛,痰饮喘咳。现代药理研究表明,本品具有抗炎、抗衰老、解热、镇痛、抗惊厥等作用。常用量为1～3g,水煎服。外用适量。

【临床治验】

1. 治疗偏头痛 川芎10g,白芷10g,细辛3g,桃仁10g,红花10g,白僵蚕15g,地龙20g,柴胡10g,白芍15g。每日1剂,水煎2次,早晚各服1次。10日为1个疗程。(河北中医,2002,24(6):477.)

2. 治疗慢性咳嗽 麻黄10g,附子15g(先煎1.5小时),细辛5g。每天1剂,水煎,分2次温服。(福建中医药,2007,38(3):24.)

3. 治疗阳痿 细辛5g,韭子7.5g,加开水200ml浸泡10分钟后当茶频频饮服,每日1剂。(中国民间疗法,1999,4:23.)

4. 治疗面瘫 取细辛叶适量,用75%酒精浸湿,揉搓成团塞健侧鼻孔,以舒适为度,也可取细辛、冰片等量研末,用纱布裹紧塞健侧鼻孔。(中医函授通讯,2000,19(6):49.)

5. 治疗牙痛 麻黄5g,细辛10g,制附片20g(先煎1小时),文火煎取300ml药汁,分3次温服。(中国中医急症,2002,11(4):315.)

6. 用于牙科麻醉 细辛1.5g,川乌3g。急性子0.9g,研极细末,涂于牙根,3分钟后即麻醉。(中医杂志,1993,7:391.)

7. 治疗口腔溃疡 细辛适量研末,每次取2g,生姜汁调和,外敷脐部,上覆塑料薄膜,胶布固定,4～6小时揭下,连用5～7天。(河南中医,2006,26(11):22.)

8. 治疗复发性口腔溃疡 每日取细辛10g,加水100ml,煎煮5～10分钟,取液60ml,分3次口含、漱口,每次10～15分钟,吐出,不可吞咽入胃,溃疡面愈合后即可停药,最多用两周。(中医杂志,2003,43(4):281.)

9. 治疗寻常型银屑病 麻黄10g,附子15g,细辛3g,桂枝10g,鸡血藤30g,川芎10g,地龙15g,乌梢蛇15g,土茯苓30g。每日2次水煎服,以30天为1个疗程,一般需2个疗程。(现代中西医结合杂志,2000,9(13):1230.)

藁 本

为伞形科植物藁本或辽藁本的干燥根茎及根。

【效用特点】 辛,温。归膀胱经。功能祛风胜湿,散寒止痛。常用于风寒头痛，巅顶疼痛，风湿痹痛，疥癣，寒湿泄泻、腹痛。现代药理研究表明，本品具有抗炎、镇痛、镇静、抑制细胞增殖、抗血小板凝聚等作用。常用量为 3～10g，水煎服。

【临床治验】

1. 治疗感冒　藁本 18g，白芷 18g，细辛 8g，党参 30g，三棱 18g，生石膏 120g，柴胡 12g，荆芥 12g，防风 12g，制半夏 18g，大黄 3～12g，水煎分服。(安徽中医临床杂志，2003，15(4)：359.)

2. 治疗瘀血头痛　藁本 10～30g，天麻、丹参各 10～20g，川芎 6～20g，乳香、没药、菊花各 10g，赤芍 10～16g，僵蚕、三七、炙甘草各 6～10g。每天 1 剂，水煎 2 次，混合药液分早晚服。(新中医，2004，36(4)：61.)

苍耳子

为菊科植物苍耳的干燥成熟带总苞的果实。

【效用特点】　辛、苦，温；有毒。归肺经。功能散风除湿，通鼻窍。常用于风寒头痛流涕，鼻鼽，鼻渊，风疹瘙痒，湿痹拘挛。现代药理研究表明，本品具有抗炎、镇痛、抗菌、降血糖、免疫抑制等作用。常用量为 3～10g，水煎服。

【临床治验】

1. 治疗血管神经性头痛　苍耳子 20g，川芎 25g，荜茇 12g，醋柴胡 10g，白芷 15g，白芍 15g，全蝎 5g，土鳖虫 5g，羌活 12g，葛根 12g，蔓荆子 12g，香附 12g，细辛 3g，元胡 10g。每日 1 剂，水煎 2 次，分 3 次温服，12 天为 1 个疗程。(齐齐哈尔医学院学报，2007，28(13)：1591.)

2. 治疗精神抑郁症　苍耳子 15g，白芷 15g，辛夷 15g，菖蒲 12g，郁金 12g，合欢皮 30g，夜交藤 30g，栀子 15g。每日 1 剂，水煎分 2 次服。(河南中医，2008，28(5)：41.)

3. 治疗小儿腹泻　采用常规治疗与护理，并用苍耳子 50～70g，加水 3000ml，浸泡半小时，武火煎沸，沸后文火煎 15 分钟，滤出药液，晾凉到 35～38℃。每日 3 次把患儿的足放到温药液中浸浴。然后用温药反复浸洗小腿，浸浴时应注意药液的温度及患儿的全身情况，按摩足三里、上巨虚、太白，商丘等穴位。(郭淑芬，樊可民. 苍耳子温药液浸浴治疗小儿腹泻的临床研究. 中国乡村医药，2003，10(2)：34.)

4. 治疗慢性鼻窦炎　苍耳子 10g，辛夷 10g，白芷 12g，野菊花 15g，鹅不食草 15g，白芍 12g，胆南星 10g，白附子 10g，薄荷 6g，细辛 3g。每日 1 剂，水煎取汁 300ml，分早晚 2 次温服。（光明中医，2008，23(6)：764.）

5. 治疗过敏性鼻炎　苍耳子 5g，将其打碎成粉，放在碗里，将 100g 小磨香油倒入锅里加热至冒烟后，立即将热油倒入放置苍耳子粉末的碗内，并不断搅拌，使其均匀，待其完全晾凉后，将其倒入可密封的玻璃瓶中。每天睡觉前用棉签蘸取苍耳子油，每个鼻孔内滴 3～5 滴。（赛旭宁，侯红波. 苍耳子治疗过敏性鼻炎. 中国民间疗法，2010，2：66.）

6. 治疗急性乳腺炎　苍耳子 15g，当归 10g，川芎 10g，益母草 10g，泽兰 10g。水煎冲黄酒服，每日 1 剂。（实用中医药杂志，2007，23(2)：169.）

7. 治疗牙痛　苍耳子 6g，焙黄去壳后将苍耳子仁研成细末，与一个鸡蛋混匀，不放油盐炒熟食之，日 1 次，连服 3 次。（张玉英，徐莲英. 苍耳子治疗牙痛. 内蒙古中医药，2001，20(4)：22.）

8. 治疗寻常疣、扁平疣　苍耳子 10g 浸泡于 75%酒精 50ml 内，密封浸泡 7 日。滤渣取液用棉球蘸药液涂抹患处，每日数次。（侯爱莲，李爱云，张小丽. 苍耳子酊治疗寻常疣扁平疣. 中国民间疗法，2003，11(12)：63-64.）

9. 治疗生殖器疱疹　采取炒制去刺的苍耳子 30g 研为极细末，加麻油 50g，文火煎开，再加冰片 2g，研匀，调制成苍耳子油，每日外涂患处早晚各一次。（肖美芳，黄捷. 苍耳子油外用治疗生殖器疱疹临床观察. 江西中医药，2004，35(4)：40.）

苍 耳 草

为菊科植物苍耳的茎叶。

【效用特点】 苦、辛，寒；有毒。归肺、肝经。功能祛风散热，解毒杀虫。常用于头风、头晕、目赤、目翳、湿痹拘挛、癫痫、疔肿、热毒疮疡、皮肤瘙痒、虫咬性皮炎、中耳炎、痢疾、疥疮。现代药理研究表明，苍耳叶浸剂对离体兔肠有兴奋作用，并抑制蛙心冲动之传导，可致传导阻滞。对离体兔耳血管有扩张作用；对蛙后肢血管则先扩张、后收缩。酊剂给猫静脉注射，有短暂降压作用，并抑制脊髓反射。苍耳叶挥发油对多种真菌有抑制作用。常用量为 3～10g，水煎服；本品有小毒，不能大量服用，以防中毒。外用适量。

【临床治验】

1. 治疗慢性鼻炎　采收炎夏的嫩苍耳草 10～20g（小儿酌情减量），全草入药，洗净、切段，加水（以淹没药材为度）煎煮2次，去渣。药汁再加入适量的红糖（约20g）共同浓缩至适度。趁热当茶饮，连服1月。（王和英.验方苍耳草治疗慢性鼻炎.中国临床药理学与治疗学，1999，4：275.）

2. 治小儿腹泻 苍耳草50g，全草入药，金樱子50g，加水5000ml，大火煮沸后改用小火煎30分钟。去渣，待水温降至38～40℃时，先让小儿站立药液中，用毛巾或纱布浸透药水后擦洗脐以下皮肤，至小儿适应水温后坐入药液中，注意药液控制在脐以下。每次15～20分钟，每日3次。一般治疗1周左右。（孙云富，王臻.苍耳草金樱子煎剂治小儿腹泻.中国民间疗法，2005，8：25.）

3. 治疗肠伤寒 将新鲜苍耳草60g，水煎，浓缩至200ml。口服每次100～125ml，1天4次。（何文坚.苍耳草治疗伤寒15例疗效观察.上海中医药杂志，1981，(8)：23.）

4. 治疗足跟痛 取鲜苍耳叶适量捣烂，以小片塑料薄膜垫敷患处，干后换药，不拘次数。如有小疱发生，可按烫伤处理，伤好后再敷药。（孙树成.鲜苍耳叶治疗足跟痛.广西中医药，1986，增刊：97.）

5. 治疗皮肤癌 将苍耳草膏（夏日嫩苍耳草茎叶洗净切细、武火煎浓，去滓，文火收膏，入适量研细之冰片调匀，消毒密贮）均匀涂布于油纱布上，以覆盖溃疡面为度，1～2日换药1次，2月为1个疗程。（母则力，夏东臣，郭坚.苍耳草膏治疗皮肤癌38例临床观察.甘肃中医学院学报，1999，16(1)：24-25.）

6. 治疗肩周炎 夏季初伏期间，用鲜嫩带籽苍耳草顶尖往下4～6个叶片以上部分若干株，绞碎、捣成泥状，于晚间休息前将苍耳草泥敷于疼痛关节之皮肤表面，厚15～20cm，上面覆盖塑料袋，周边用胶布粘贴，再用绷带包扎固定，以防药液外溢。次日早晨起床时去除，局部皮肤保持清洁，防止继发感染，然后在中伏、末伏与初伏治疗时相对应的日子各敷药1次，3次为1个疗程。（段有文，闫素娟，何华.苍耳草治疗肩关节周围炎临床观察.光明中医，2004，19(6)：53-54.）

辛 夷

为木兰科植物望春花玉兰或武当玉兰的干燥花蕾。

【效用特点】 辛，温。归肺、胃经。功能散风寒，通鼻窍。常用于风寒头痛，鼻塞，鼻鼽，鼻渊。现代药理研究表明，本品具有抗炎、抗菌、平喘、降压、收缩鼻黏膜血管等作用。常用量为3～10g，包煎。外用适量。

【临床治验】

1. 治过敏性鼻炎 辛夷3g，藿香10g。开水冲泡，浸焖5～10分钟。频饮，每日1～2剂。（白晓菊.辛夷藿香茶治疗过敏性鼻炎.家庭医药，2007，36：33.）

2. 治疗鼻炎 辛夷去梗捣碎如绒状备用，使用时取适量（约0.1g）用白纸卷成喇叭状或装入烟斗，点燃吸之。烟雾应尽量从鼻腔排出。每日3～6支不等，以能耐受为度。每吸1～2支（斗）配合穴位按摩1次，即右手大拇指与中指在鼻翼两侧的迎香穴按揉60次，大约1分钟，好转后，每天再坚持按摩1～2次。（侯周武.辛夷药烟熏鼻配合穴位按摩治疗鼻炎初探.时珍国医国药，2008，11：2803.）

3. 治疗单纯疱疹 辛夷6g，黄芩10g，山栀子10g，知母10g，百合6g，石膏20g，枇杷叶6g，升麻3g，板蓝根15g，金银花15g，连翘10g，甘草3g。每日1剂，早晚各服1次，每次取汁200ml，连服6天为1个疗程。（景红梅.辛夷清肺饮加减治疗单纯疱疹46例.黑龙江中医药，2007，6：22.）

4. 治疗粉刺 辛夷10g，升麻6g，黄芩15g，山栀子15g，石膏20g，知母10g，麦冬10g，百合10g，枇杷叶15g，生甘草6g。随症加减，水煎取汁600ml，1次200ml，1日3次，饭后温热服，每日1剂。（吴飞虎.辛夷清肺饮加减治疗粉刺40例临床观察.内蒙古中医药，2010，2：11.）

5. 治疗急性腰扭伤 辛夷（剥去苞片、花瓣，取雄蕊、雌蕊用）50g，白芷10g，公丁香10g，大茴香10g，肉桂10g，细辛3g，混合粉碎成细末灌瓶密封备用。用时取1g掺入烊化的膏药上，贴于最明显的痛点。5～7天外敷1贴膏药，2贴为1个疗程。（胡钦禄，范平国.经验方辛夷止痛散外敷治疗急性腰扭伤151例.辽宁中医药大学学报，2008，6：99.）

胡 荽

为伞形科植物芫荽的带根全草。

【效用特点】 辛，温。归肺、脾、肝经。功能发表透疹，消食开胃，止痛解毒。常用于风寒感冒、麻疹痘疹透发不畅、食积、脘腹胀痛、呕恶、丹毒、疮肿初起等。现代药理研究表明，本品具有降血糖、抗维生素A缺乏、抗氧化等作用。常用量为9～15g，鲜品15～30g，水煎服；或鲜品捣汁服。外用适量，煎汤洗；或捣敷。

【临床治验】

1. 治疗小儿感冒发热　鲜胡荽整棵洗净晒干留用，勿切。取干胡荽10g用白酒浸泡10分钟左右，待胡荽充分软化后，在小儿的额头、颈部、腋窝、前胸、后背、手心、脚心反复涂擦2遍。（中国民间疗法，2008，6：13.）

2. 治疗小儿硬肿病　鲜芫荽25～50g，洗净，放入沸水中稍烫后取出，揉成小团，以能渗出药汁为度，用药团轻轻涂擦局部皮肤，1日3～4次，每次3～5分钟。也可用干品煎成50%汤液，待温用纱布浸药外用。（中西医结合杂志，1987，8：501.）

生　姜

为姜科植物姜的新鲜根茎。

【效用特点】 辛，微温。归肺、脾、胃经。功能解表散寒，温中止呕，化痰止咳。常用于风寒感冒，胃寒呕吐，寒痰咳嗽。现代药理研究表明，本品具有促进消化功能、保护胃黏膜、抗凝、降脂、抗肿瘤、抗氧化、抗自由基等作用。常用量为3～9g，煎服。

【临床治验】

1. 治疗感冒　取鲜姜90g，捣成泥状，炒热至皮肤能忍受为度，摊贴于大椎穴，下加热水袋保温仰卧，服热粥1碗，覆被取汗，汗出后，继续热敷40分钟。（江志华，江秋世. 生姜泥热敷大椎治疗感冒. 吉林中医药，1997，17(5)：22.）

2. 治疗顽固性呃逆　用洗净生姜置于患者口中咀嚼，10分钟后汁渣吞服。（赵艳. 生姜治疗顽固性呃逆. 南方护理学报，2003，(4)：48.）

3. 治疗咳嗽　用生姜50g，捣烂挤汁，加蜂蜜150g，盛于瓷器中调匀，隔水炖热约8分钟，使药液温度为60～80℃，分2次口服，用2～3日。小儿酌减。（兰福森，周佐坤. 生姜蜂蜜治咳嗽88例. 中国民间疗法，1999，7(4)：43.）

4. 治疗腹泻　生姜40g，红糖40g，鸡蛋2枚。生姜切碎加水400ml煎汁至250～300ml，将鸡蛋打入容器中搅拌至起泡，将姜汁趁热倒入鸡蛋中，加红糖溶化后口服，每日早晚各服1次。（杜河林，刘光泗，齐兆平. 生姜治疗夏季及产后腹泻74例. 中国民间疗法，1996，(4)：14-15.）

5. 治疗肠易激综合征　生姜10g，干姜8g，黄芩10g，法半夏10g，太子参20g，黄连6g，炒白术12g，防风10g，陈皮6g，大枣3枚，炙甘草6g。每日1剂，水煎取汁分2次空腹温服。7天为1个疗程。（中国中医急症，2005，14(2)：99.）

6. 治疗腹胀　将鲜生姜捣碎或切成细丝或末，填满脐眼，外敷伤湿止痛膏，局部热敷，可用热水袋或热毛巾，并配合轻柔的顺时针腹部按摩，以促进局部血液循环，6～12 小时换 1 次。（王树国，王小利，伊根兰. 生姜、葱白脐部外敷治疗小儿腹胀 94 例. 河南中医，2002，22(1)：54-55.）

7. 治疗小儿尿频　将生姜切为末，包于纱布中蒸至生姜成为姜泥，冷却至 40～45℃，将生姜泥敷于脐及关元穴上，约 15 分钟后取去，每日 1 次，5 日为 1 个疗程。（王海燕，孙成栋. 生姜泥治疗小儿尿频. 中国民间疗法，2002，10(11)：20-21.）

8. 治疗慢性阑尾炎及阑尾周围脓肿　生姜 50g，芋头 50g，捣烂成泥状敷于右下腹部阑尾区，用宽胶布包扎固定，每日更换 1 次。同时在局部行微波热疗，每次 30 分钟。（姜建江. 生姜芋头膏外敷治疗慢性阑尾炎及阑尾周围脓肿 11 例. 中国民间疗法，2002，10(12)：21-22.）

9. 治疗小儿输液引起的液体外渗　将生姜洗净切片加适量糖捣烂调匀后，装在备用的单层纱布袋内（纱布袋大小约 10cm×10cm，装入的量视水肿部位的大小而定），根据肿胀范围的大小，敷上装有姜末的纱布袋，姜末厚度为 1.0～1.5cm，并将纱布袋的边缘向上反折，外敷一层塑料膜，然后用医用胶布固定好。（华夏医药，2003，17(3)：446.）

10. 治疗肩手综合征　先以生姜切成厚约 0.3cm 片状，约 20～30 片，用白酒炒生姜致热，然后以热姜片摩擦肩部、手腕、手指等疼痛或活动不灵活部位，致局部红润为止，勿使破皮。然后以桂枝 50g，加姜片煮沸熏蒸局部约 30 分钟，后用纱布包裹残余热药渣，热敷局部到药渣冷却为止。每日可依上法行1～2 次。（中医外治杂志，2001，10(2)：31.）

11. 治疗面神经炎　取新鲜生姜 1 块，剖开，取剖面反复向左向右交替捺擦患侧上下齿龈（患侧指：口角向左歪斜则为右侧。口角向右歪为左侧），直至齿龈部有烧灼感或有发热感时为止。每日 2～3 次，7 天为 1 个疗程。（刘荣昌. 生姜外用擦龈治疗面神经炎. 新中医，1989，21(8)：封面.）

12. 预防晕车　用 5 分硬币大小的新鲜生姜片贴在内关穴（男左女右），固定。或服用姜粉胶丸（每丸含姜粉 940mg），服药后可防止晕车、晕船等。（李兆龙. 生姜粉胶丸预防晕车、晕船. 中国药学杂志，1990，25(4)：231.）

13. 治疗臀部肌注致疼痛　用新鲜质嫩丰满黄姜，横切直径 1cm，厚度 0.5cm，置于环跳穴和阿是穴上，用大拇指按压呈回旋揉动 5～10 分钟。（许佩华. 生姜穴位按压治疗臀部肌注致疼痛疗效观察. 时珍国医国药，1999，10(10)：780.）

14. 治疗风湿性关节炎　取生姜适量洗净，晾干去皮，捣成泥浆，挤出姜汁。用适量脱脂棉吸附，将药棉均匀敷在患处，用洁净薄膜做成圆筒套在关节处，包扎药棉，扎紧两端，防止姜汁流出和挥发。一般敷疗5～7天，早晚各换药1次。（王燕平，杨秉先.生姜汁治疗风湿性关节炎.山东中医杂志，1999，18(3)：135.）

15.治疗痔疮　在腌萝卜的酱缸内取上面清酱汤50～100ml，加热至36℃，用2mm厚的生姜片蘸大酱汤轻轻涂于患处，涂时患者可有烧灼样疼痛或痒痛，每次反复涂擦30分钟，日2～3次，连用3～5日。治疗期间卧床休息，忌食生冷与辛辣食物。（李小廷.生姜片蘸大酱汤外用治疗痔疮43例.中国民间疗法，2000，8(6)：29.）

16.治疗急性踝关节扭伤　生姜适量捣烂，加食盐少许混匀，外敷患处。（赵泽芹，李春秋，林妮妮.生姜治疗急性踝关节扭伤.河北中医，2004，26(3)：169.）

葱　白

为百合科植物葱的鳞茎。

【效用特点】　辛，温。归肺、胃经。功能发表，通阳，解毒，杀虫。常用于感冒风寒，阴寒腹痛，二便不通，痢疾，疮痈肿痛，虫积腹痛。现代药理研究表明，本品具有抗菌、镇静、镇痛、抗肿瘤、驱虫、保护皮肤和黏膜等作用。常用量为9～15g，水煎服；或酒煎。煮粥食，每次可用鲜品15～30g。外用适量，捣敷，炒熨，煎水洗，蜂蜜或醋调敷。

【临床治验】

1.治疗小儿腹泻　鲜生姜、葱白各1份，1岁以内，每次10～20g，1～5岁，每次20～30g，大于5岁，每次30～50g，用纱布包裹，敷脐，每12小时更换1次，最多不超过2天。（河南中医，2002，22(1)：54.）

2.治疗咳嗽　萝卜1个（约300g），葱白6根，生姜15g。先将萝卜切成小块，加清水3碗，温火煎15分钟，再加入生姜和葱白，继续煎至剩1碗水（约200ml），去渣，留汁。每天早晚2次空腹口服，一次100ml，连服3～5天。（于芳，王旭.治疗咳嗽小验方.中国民间疗法，2009，12：65.）

3.治疗鼻塞　将50g葱白捣成糊状备用，将患儿前囟部较密毛发剪去用温水洗净，待皮肤干后敷葱白糊，用纱布覆盖，胶带固定，每5小时更换1次。（张晓丽.婴儿前囟敷葱白可治疗鼻塞.现代中西医结合杂志，2004，13：1686.）

4. 治疗产后乳汁淤积　将新鲜的野烟、葱白、生姜按照 2∶3∶1 的比例,混合捣碎成泥状,按每 100g 加入食盐 5g 混匀,每次每侧乳房 250g 外敷,至药纱袋干燥无药汁溢出时,行人工挤乳。(杨喜平,田正芬.野烟生姜与葱白联合外敷治疗产后乳汁淤积.护理学杂志(外科版),2010,4:47.)

5. 治疗急性乳腺炎　生半夏、葱白等量,共捣为泥,做成枣核大小的栓剂,塞入健侧鼻腔,30 分钟后取出栓剂,每日 3～5 次。(中国民间疗法,2003,11(3):19.)

6. 治疗尿潴留　生葱白 500g 切碎,白矾 12g 研成粉,混合捣成糊状,敷于脐及下腹膀胱区,用纱布、塑料薄膜覆盖,周围用胶布固定,对胶布过敏者可用绷带固定。(张丽颖,李杨.白矾、生葱白敷脐治疗尿潴留.中国民间疗法,2009,7:63.)

柽　柳

为柽柳科植物柽柳的干燥细嫩枝叶。

【效用特点】 辛,平。归肺、胃、心经。功能发表透疹,祛风除湿。常用于麻疹不透,风疹瘙痒,风湿痹痛。现代药理研究表明,本品具有止咳、抗菌、保肝、降血糖、抗氧化、抗衰老等作用。常用量为 3～10g,煎服。外用适量。

【临床治验】

1. 治疗慢性支气管炎　鲜柽柳 60g(干者减半),白矾 1.8g,水煎 2 次(白矾分两次入煎),药液混合,早晚分服。(江苏新医学院.中药大辞典.上海:上海人民出版社,1977:1534.)

2. 治疗鼻咽癌　柽柳、地骨皮各 30g,水煎服,每日 1 剂。(江苏新医学院.中药大辞典.上海:上海人民出版社,1977:1534.)

3. 治疗肾炎　西河柳 30g,水煎分 2 次服,每日 1 剂,15 日为 1 个疗程。(浙江中医杂志,1981,16(4):165.)

4. 治疗类风湿关节炎　柽柳(西河柳)、功劳叶各 30g,豨莶草 15g,赤芍 12g,防己 10g,威灵仙 15g,虎杖根 30g,秦艽、地鳖虫、当归各 10g。上药每剂煎 8 次,一日早、中、晚分服,服药后休息半小时。10 剂为 1 个疗程,一般用1～8 个疗程。(梅周元."柽柳功劳汤"治疗类风湿关节炎的体会.江苏中医,1989,7:13.)

5. 治疗小儿寻常疣　晨起捋取鲜柽柳花 10～20g,将花置于疣表面,手反复搓揉呈绿泥状,使疣表面硬痂脱失,充血发红,有刺痛感为度,除去花渣，自然晾干，每2～3日1次，轻者1次，重者3次。（李炳照，李春雷. 柽柳花治疗小儿寻常疣122例疗效观察. 中级医刊，1996，11：59.）

鹅不食草

为菊科植物石胡荽的干燥全草。

【效用特点】 辛，温。归肺、肝经。功能发散风寒，通鼻窍，止咳，解毒。常用于风寒感冒、鼻塞不通、寒痰咳喘、疮痈肿毒等。现代药理研究表明，本品具有祛痰、止咳、平喘、抗菌等作用。常用量为6～10g，煎服。外用适量。

【临床治验】

1. 治伤风头痛、鼻塞，目翳　鹅不食草（鲜或干均可）搓揉，嗅其气，即打喷嚏，每日2次。（《贵阳民间药草》）

2. 治阿米巴痢疾　石胡荽、乌韭根各五钱。水煎服，每日1剂；血多者加仙鹤草五钱。（《江西草药》）

3. 治疗胆石症　鹅不食草25g，白芍、郁金各15g，金钱草20g，海金沙、延胡索各12g，柴胡、枳实、大黄、鸡内金、黄芩各12g，甘草6g。随症加减。每天1剂，水煎服，7天为1个疗程。（刘宁，刘永静，等. 复方鹅不食草汤治疗胆石症32例. 新中医，2003，12：69.）

4. 治单双喉蛾　鹅不食草一两，糯米一两。将鹅不食草捣烂，取汁浸糯米磨浆，给患者徐徐含咽。（《广西民间常用草药》）

5. 治疗鼻炎　将洗净晒干后的鹅不食草碾成细粉末状，取适量与凡士林充分混合均匀成面团状，用3cm×4cm大小的消毒纱布包裹，一端用线结扎，做成鼻前庭腔大小的小团（约为1cm×1.5cm），于每晚睡前放一枚于鼻前庭内，早晨起床后取出。第二天睡前再放一枚于另一侧，两鼻孔交替放（如不影响呼吸，也可同时两侧放）。连续使用5～10天。（于麦娜. 鹅不食草治疗鼻炎56例疗效观察. 中华实用中西医杂志，2007，8：677.）

6. 治鸡眼　先将鸡眼厚皮削平，用鲜石胡荽捣烂包敷患处，3～5天取下。（《浙江民间常用草药》）

7. 治疗膀胱结石　取鲜鹅不食草200g，洗净，捣取汁，加白糖、白酒少许，1次服完。每日1剂，连服5～10剂。（陈洁. 鲜鹅不食草治疗膀胱结石. 广西中医药，1986，增刊：91.）

8. 治疗急性腰扭伤　鹅不食草15g（鲜品30g），米酒50ml。先将鹅不食草加水约 400ml，煎至 200ml，兑入米酒 1 次内服，每日 1 次，一般 1～3 次可治愈。（中国民间疗法，2000，8(10)：31.）

9. 治疗未熟期老年性白内障　鹅不食草 5 份，冰片 1 份，共研细末，装瓶备用。用时以干净棉签蘸药少许塞入鼻中，轻轻转动棉棒，药末即留于鼻腔内，取出棉棒。1 日 3～5 次，30 日为 1 个疗程。治疗中配合服用杞菊地黄丸，忌食辛辣刺激食物，保持心情舒畅。（山东中医杂志，1996，(8)：359.）

10. 治疗疱疹性结膜炎　用鹅冰滴眼液（取鲜鹅不食草 500g，打碎取汁 30ml，澄清过滤；冰片 0.5g 加蒸馏水 4ml，过滤；加入鹅不食草过滤液中，倒入 100ml 盐水瓶内，高压消毒 15 分钟取出冷却，分装，每瓶 2ml，3～4 滴/次，3～4 次/日，滴患眼。（刘长品. 鹅冰滴眼液治疗疱疹性结膜炎 30 例. 江西中医药，1999，30(5)：58.）

11. 治疗鼻息肉　用鹅不食草（鲜品）适量捣烂取汁，滴于鼻息肉上，每日数次，连续治疗 1～2 周，直至息肉变小乃至消退。（张石光. 单方治愈鼻息肉. 中国民间疗法，2003，11(4)：62.）

第二节　辛凉解表药

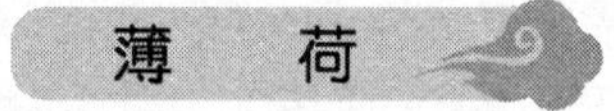

薄　荷

为唇形科植物薄荷的干燥地上部分。

【效用特点】 辛，凉。归肺、肝经。功能疏散风热，清利头目，利咽透疹，疏肝行气。常用于风热感冒、风温初起、头痛、目赤、喉痹、口疮、风疹、麻疹、肝郁胀闷等。现代药理研究表明，本品具有扩张皮肤毛细血管、促进汗腺分泌、发汗解热、祛痰抗炎、利胆、保肝、抗病原体、影响平滑肌张力、促透等作用。常用量为 3～6g，入煎剂宜后下。

【临床治验】

1. 促进肠蠕动　采用薄荷油湿热敷，用 0.5～1.0ml 薄荷油，滴入干棉球放至脐部（神阙穴），其上覆盖湿热毛巾，再覆盖塑料薄膜，恒温 30 分钟，每 8 小时敷 1 次，直至排便。便后 1 小时继续按上法敷用，直至能主动排便。（实用临床医药杂志（护理版），2007，3(3)：23-24.）

2. 治疗疱疹性咽峡炎发热　用薄荷 20g，蝉蜕 20g 加凉水 1000ml，浸泡10分钟后文火煎开5分钟，自然晾至常温。小于1岁患儿100ml、1～2岁患儿200ml保留灌肠15～30分钟，灌肠结束后将患儿臀部抬高30度，2次/天，至体温正常停用。(胡庆梅，朱义杰．薄荷蝉蜕饮保留灌肠治疗疱疹性咽峡炎发热60例疗效观察．中国全科医学，2005，23:1677.)

3．治疗放射性口腔炎　薄荷6g，金银花10g，板蓝根15g，麦冬20g，桔梗10g，生地榆10g，丹皮10g，白及10g，玄参10g，生甘草3g。用150ml开水冲化，搅匀成稀糊状，小口频服，每日2剂。从放疗第1天开始至放疗结束。(王海滨，王家祥．薄荷清凉膏治疗急性放射性口腔炎30例．实用中医内科杂志，2009，5:84.)

4．治疗急性结膜炎　车前子50g，薄荷10g，水煎2次取汁500～600ml，待药液凉后用消毒纱布蘸药汁洗患眼，洗时拨开上下眼睑，使药物进入球结膜，每日1剂，每日洗3～5次。(新中医，1985，6:47.)

5．治疗慢性荨麻疹　薄荷15g，桂圆干6粒，煎服，每日2次。(福建医药杂志，1980，5:6.)

桑　叶

为桑科植物桑的干燥叶。

【效用特点】　甘、苦，寒。归肺、肝经。功能疏散风热，清肺润燥，清肝明目。常用于风热感冒、肺热燥咳、头晕头痛、目赤昏花、咳血衄血等。现代药理研究表明，本品具有降血糖、降脂、抗粥样硬化、抗炎、抗衰老、抗肿瘤、抗病毒等作用。常用量为5～9g，水煎服。或入丸、散。外用煎水洗眼。桑叶蜜制能增强润肺止咳的作用，故肺燥咳嗽多用蜜制桑叶。

【临床治验】

1．治疗小儿燥热咳嗽　桑叶3g，连翘4g，川贝母4g，杏仁4g，桔梗5g，黄芩5g，栀子3g，百部5g，鱼腥草6g，薄荷3g，甘草3g。每日1剂，开水煎，分3～4次温服(以上为3岁患儿剂量，3岁以上患儿随年龄增长而增加剂量)。(中国民族民间医药杂志．2005，75:225.)

2．治疗慢性咽炎　将一把鲜嫩桑叶洗净后放入碗内，搓烂，用刚烧好的开水冲泡10分钟，取液加入适量蜂蜜调匀后，慢慢含服。也可把药渣加水适量煮沸15分钟左右，取液去渣加适量蜂蜜，含服，一天数次，如此经几天服用后，慢性咽炎症状即可明显缓解。(鲜桑叶治疗咽喉炎效果好，家庭医药，2009，10:24.)

3. 治疗肺脓肿　桑芦汤(桑叶 20g,芦根 60g,鱼腥草 60g,白茅根 60g,刺黄柏 30g,水煎服(鲜品更好),每日 1 剂,连续服药,定期复查,治愈后停药,疗程一般 14～47 天。(华西医学,1993,8(2):158.)

4. 治疗乳糜尿　口服生桑叶制成的片剂(每片含生药 0.4g),12g/d,每日 3 次分服,连服 1 个月为 1 个疗程。治疗期间控制高蛋白和高脂肪饮食,待蛋白、脂肪转阴后,巩固治疗 2～3 个疗程。(中国医院药学杂志,2001,21(4):232.)

5. 治疗夏令皮炎　桑叶 20g,菊花 10g,连翘 15g,黄芩 10g,薄荷(后下)10g,芦根 15g,防风 10g,薏苡仁 30g,丹皮 15g,甘草 5g。随症加减,每日 1 剂,水煎至 300ml。分早晚 2 次服。外涂炉甘石洗剂,每日 2～3 次。(杨玉峰,王丽珣,等.桑叶汤治疗夏令皮炎的疗效及对血清 IL-4 的影响.湖南中医药大学学报,2009,2:62.)

6. 治疗褐色斑　取市售桑叶 500g 隔水蒸煮消毒,去杂质,干燥后备用。每日 15g,沸水浸泡后代茶饮。连服 1 个月为 1 个疗程。(浙江中医杂志,1992,27(9):432.)

7. 治疗红斑类皮肤病　以桑杷祛风汤(桑叶 20～40g,蚤休、生地各 10～15g,枇杷叶 10～20g,生甘草 5～10g,每剂加清水浸泡 20 分钟,煎 3 次,取汁混合为 450ml,每服 150ml,2 次/日,必要时取渣再煎汁外洗。(吉林中医杂志,1990,(4):20.)

8. 治疗下肢象皮肿　用每粒含桑叶浸膏干粉 0.3g 的胶囊,3.6g/d。(中国寄生虫病防治杂志,1991,4:263.)

菊　花

为菊科植物菊的干燥头状花序。

【效用特点】　甘、苦,微寒。归肺、肝经。功能疏散风热,平肝明目,清热解毒。常用于风热感冒、头痛眩晕、目赤肿痛、眼目昏花、疮痈肿毒等。现代药理研究表明,本品具有抗菌、抗炎、舒张血管、降血脂、抗氧化、抗肿瘤、驱铅等作用。常用量为 5～9g,水煎服。

【临床治验】

1. 治疗小儿急性支气管炎　鲜白菊花适量,水煎,每日 3 服。3～5 岁用 30～60g,6～12 岁用 60～90g。服药期间禁食生冷、辛辣、油腻。一般服用3～5 天。(中国民族民间医药杂志,2005,55:82-83.)

2. 治疗新生儿黄疸 菊黄汤(菊花 4g,黄连 2g,金银花 3g,连翘 4g,栀子 2g,荆芥 3g,甘草 4g),随症加减,煎服,每日 1 剂,3 剂为 1 个疗程。(现代诊断与治疗,1999,10(5):316.)

3. 治疗慢性咽炎 杭菊花 10g,金银花 10g,薄荷 10g,甘草 6g,麦冬 8g,木蝴蝶 3g,胖大海 2～3 枚。将上述药物掺匀置放于保温茶杯或茶缸中,用沸水冲泡,然后将杯盖拧紧,待 20～30 分钟后频服或代茶饮,每日 1 剂,1 剂药可冲服 4～5 次,15 天为 1 个疗程,可连服 2～3 个疗程。(河南中医,2004,24(3):25.)

4. 治疗水痘 取艾叶、菊花 50～100g 等量,加水煎煮数分钟,两煎后,药液混合倒入浴盆。患者温水冲洗全身后,先用药液浸洗头面部,再入浴盆浸浴全身,根据情况可边浸浴边加入热的药液,以防受凉。每次浸浴 15～20 分钟,每日 1 次,3 天为 1 个疗程。水痘皮疹及皮肤感染严重处,可留取部分药液湿敷患处,每日 3～4 次。(巫烁非,艾叶菊花煎浸浴治疗水痘 56 例,山西中医,2009,12:44.)

5. 治疗天行赤眼 取菊花 15g,黄柏 15g,捣细,冷开水煎煮 3 次合并,取药液 250～300ml,澄清待凉。用消毒不带针头注射器吸药液冲洗患眼或用吸管吸液滴眼,亦可用小酒杯倒入药液直接按罩在患眼上浸洗,1 日 5 次。晚上睡前可用无菌纱布浸药液湿敷于患眼上,用胶布固定,第 2 天早上揭去,效果更佳。(赵玉良,吴晓宏,等. 菊花黄柏液治疗天行赤眼 120 例. 光明中医,2003,1:55-56.)

6. 治疗炎性外痔 朴硝、黄菊花各 50g,放入容器内,加沸水 1500ml,冲泡加盖 10 分钟,将药液置于盆内,待药液温度适宜于时坐浴,每次 15 分钟,每剂冲泡 2 次,每日早晚坐浴 1 次,5 日为 1 个疗程。(中国肛肠病杂志,2001,21(3):38.)

牛 蒡 子

为菊科植物牛蒡的干燥成熟果实。

【效用特点】 辛、苦,寒。归肺、胃经。功能疏散风热,宣肺透疹,解毒利咽。常用于风热感冒、咳嗽痰多、麻疹、风疹、咽喉肿痛、痄腮、丹毒、痈肿疮毒。现代药理研究表明,本品具有抑菌、增强机体免疫、降血糖、扩张血管、利尿、泻下、抗肿瘤、抗突变等作用。常用量为 6～12g,生用或炒用,捣碎水煎服。炒用可使其苦寒及滑肠之性略减。

【临床治验】

1. 治疗咳嗽 每次取香菇根及小香菇豆、牛蒡根各一把，胡萝卜、白萝卜各10块，加水2L，大火煮沸后文火煮1小时当茶饮，每次200～300ml，每日3～4次，煮1次为3天量，其间将汤置冰箱冷藏，饮用时加热，连用5～7天。（李金敏．香菇牛蒡根萝卜汤治疗咳嗽40例．中国民间疗法，2008，9：26．）

2. 治疗咽炎 牛蒡子9g，酒大黄9g，防风9g，荆芥9g，薄荷6g，甘草6g。以上诸药加入500ml水，浸泡30分钟。然后文火煎至300ml左右用纱布过滤去渣，早晚分2次服。10天1个疗程，可服用1～3个疗程。（黄鸣真．牛蒡汤治疗咽炎89例分析．滨州医学院学报，2006，3：184．）

3. 治疗习惯性便秘 生牛蒡子（捣碎）15g，开水500ml，冲泡20分钟后代茶服饮，1日3次。（中医杂志，1997，38（12）：709．）

4. 治疗颈椎病 牛蒡子、僵蚕、半夏各10g，白蒺藜、桑枝各15g，独活、秦艽各9g，白芷5g，每日1剂，早晚煎服，15剂为1个疗程。（浙江中医杂志，2005．）

5. 治疗扁平疣 炒牛蒡子200g，研细末去皮，口服，每日3次，每次3～5g。（四川中医，1999，17（9）：32．）

蔓 荆 子

为马鞭草科植物单叶蔓荆或蔓荆的干燥成熟果实。

【效用特点】 辛、苦，微寒。归肝、胃经。功能疏散风热，清利头目。常用于风热感冒头痛，牙龈肿痛，目赤多泪，目暗不明，头晕目眩。现代药理研究表明，本品具有镇痛、抗炎、抗肿瘤、抗氧化、抗突变、降血压等作用。常用量为3～10g，水煎服。

【临床治验】

1. 治疗三叉神经痛 蔓荆子60g，白酒500ml，将蔓荆子炒至焦黄，研为粗末，入酒内浸泡3～7天（夏季泡3天，冬季泡7天），兑凉开水200ml，取汁700ml。每次服50ml，每日2次，7天为1个疗程。（中医杂志，2000，41（12）：712．）

2. 治疗坐骨神经痛 蔓荆子50g，炒至焦黄，轧为粗末，加入到白酒500ml内浸泡3～7天（夏天泡3天，冬天泡7天），兑凉开水适量，取汁700ml，每天分早、晚两次各饮50ml，7天为1个疗程。（河北中医药学报，

2001,16(4):24.)

3. 治疗慢性化脓性中耳炎 蔓荆子15～20g,升麻12～15g,前胡8～12g,桑白皮12～15g,甘草3～9g,麦门冬14～18g,茯苓18g,赤芍药15～20g,日1剂,分2次服。同时将外耳道洗净后,吹入红棉散(枯矾15g,龙骨12g,海螵蛸15g,洗净,切碎,与冰片2g共为末,消毒,贮瓶中备用),量宜少,鼓室内覆盖薄薄一层即可,以防结块妨碍引流。日1次。(河北中医,2003,25(7):508.)

4. 治疗急性鼻窦炎 蔓荆子12g,苍耳子10g,辛夷10g,白芷10g,桑叶15g,桔梗10g,随证加减,趁热熏鼻,温后口服。(中医杂志,2000,41(12):713.)

5. 治疗牙周炎 蔓荆子和清胃散煎服,另用蔓荆子10g,生石膏30g,细辛5g,煎汤漱口,热含冷吐,不拘时数。(中医杂志,2000,41(12):713.)

6. 治疗急性乳腺炎 蔓荆子200～300g,炒黄后研末,酒调成糊状。用时先用温盐水轻轻擦洗乳头及乳房,然后用吸乳器排空乳汁,将药敷于患处,用大青叶覆盖,再盖上纱布,外以胶布固定,12小时更换1次。若成脓者,行穿刺抽脓后再敷药。(湖南中医杂志,1999,15(3):48.)

蝉 蜕

为蝉科昆虫黑蚱的若虫羽化时脱落的皮壳。

【效用特点】 甘,寒。归肺、肝经。功能疏散风热,利咽,透疹,明目退翳,解痉。常用于风热感冒,咽痛,音哑,麻疹不透,风疹瘙痒,目赤翳障,惊风抽搐,破伤风。现代药理研究表明,本品具有解热、镇静、抗惊厥、免疫抑制等作用。常用量为3～6g,水煎服。

【临床治验】

1. 治疗百日咳 蝉蜕10g,百部5g,桑白皮5g,杏仁10g,浙贝10g,厚朴5g,茯苓10g,陈皮5g。每日1剂,约服10～20日。(甘肃中医,1999,12(2):40.)

2. 治疗顽固性泄泻 大黄、蝉蜕各10g,将大黄捣碎,蝉蜕去头足,用适量清水浸泡约20分钟,先武后文火煎煮10～15分钟,滤出药液200～300ml,分3次服,每日1剂。(薛会才.大黄蝉蜕汤治疗顽固性泄泻体会.实用中医药杂志,2009,7:481.)

3. 治疗小儿夜啼 钩藤6～9g,蝉蜕3～6g,白芍3～6g,木香1.5～

3g,川芎 3～6g,延胡索 6～9g。每日 1 剂,水煎服。(福建中医药,2002,33(1):18.)

4. 治疗疱疹性咽峡炎发热　薄荷 20g,蝉蜕 20g,加凉水 1000ml,浸泡 10 分钟后文火煎开 5 分钟,自然凉至常温。小于 1 岁患儿 100ml、1～2 岁患儿 200ml 保留灌肠 15～30 分钟,灌肠结束后将患儿臀部抬高 30°,2 次/天,至体温正常停用。(中国全科医学,2005,8(23):1966.)

5. 治疗急性肾炎　水肿期服蝉衣麻己汤(蝉蜕 10～15g,麻黄 8g,连翘 15g,防己 10g,赤小豆 30g,桑白皮 30g,黄芪 30g,薏米 30g),水肿缓解期服蝉衣苓术汤(蝉蜕 10～15g,茯苓 10g,白术 10g,怀山药 10g,薏米 30g,黄芪 30g,党参 10g,白茅根 30g,地榆 30g,大枣 5 枚),水煎服。(湖南中医杂志,2000,16(4):9-10.)

6. 治疗产后急性尿潴留　蝉蜕 10g,通草 5g,生大黄 9g(后下)。随症加减,急煎 5～20 分钟,顿服。(中医杂志,2000,41(4):245.)

7. 治疗癫痫持续状态　蝉蜕、苍术各 20g,僵蚕、川芎各 15g,制白附子 10g,水煎服,效果较好。(浙江中医杂志,1999,34(6):265.)

8. 治疗小儿阴茎水肿　蝉蜕、生甘草梢加水煎煮,取汁温洗小儿患处并外敷。(中医外治杂志,1999,8(4):53.)

葛　根

为豆科植物野葛的干燥根。

【效用特点】　甘、辛,凉。归脾、胃经。功能解肌退热,生津止渴,透疹,升阳止泻,通经活络,解酒毒。常用于外感发热头痛、项背强痛,口渴,消渴,麻疹不透,热痢,泄泻;高血压颈项强痛,胸痹心痛,酒毒伤中等。现代药理研究表明,本品具有降低血压、减缓心率、降低心肌耗氧量、扩张冠状血管、改善心肌的代谢、抑制动脉硬化、改善微循环、降糖降脂、抗氧化、解酒等作用。常用量为 10～15g,水煎服。

【临床治验】

1. 治疗高原心肌缺血　葛根素 0.2～0.3g 加入 5%葡萄糖注射液 250ml 中静脉滴注,1 次/天,2 周为 1 个疗程。(实用医药杂志,2008,25(7):802.)

2. 治疗冠心病　石菖蒲 20g,葛根 30g,白术 15g,黄芪 15g,丹参 15g。随症加减,水煎服。(湖南中医杂志,2008,24(2):63-64.)

3. 治疗糖尿病周围神经病变 用桂枝15g,葛根30g,白芍20g,生姜5片,大枣6枚。30天为1个疗程。(中医药临床杂志.2008,20(4):416.)

4. 治疗婴幼儿病毒性肠炎 葛根10g,黄芩6g,黄连3g,炙甘草3g,茯苓6g,车前子5g,苍术5g,滑石18g。1天1剂,用水500ml煎服,少量多次口服,不拘量,3~5天不等。(浙江中西医结合杂志,2008,18(8):522-523.)

5. 治疗放射性肠炎 葛根15g,黄芩9g,黄连9g,甘草3g。水煎服,每日1剂,2次分服。2周为1个疗程。(魏开建.葛根芩连汤治疗放射性肠炎的临床疗效观察.福建中医学院学报,2009年,6:13.)

6. 治疗过敏性紫癜 葛根30g,黄芩15g,黄连15g,甘草15g,蝉蜕20g,水牛角6g,赤芍15g。水煎服,每日2次,早晚各1次,5天为1个疗程。(实用中西医结合临床,2008,8(3):59.)

7. 治疗斜颈 葛根30g,桂枝12g,生麻黄9g,炒白芍12g,生姜9g,大枣6枚,炙甘草9g。随症加减,每日1剂,水煎,早晚分服,10剂为1个疗程。小儿及年老体弱者用量酌减。(李敏.葛根汤加味治疗斜颈153例.中医临床研究,2009,23:37.)

8. 治疗儿童多发性抽动症 葛根、生地、菟丝子各12g,天麻、僵蚕、地龙、钩藤、生牡蛎各9g,甘草3g,水煎取汁,每日1剂,分2~3次服。(陕西中医,2008,29(7):809-810.)

9. 治疗突发性耳聋 用葛根素0.4g溶于0.9%氯化钠注射液500ml,静脉点滴,1次/天,10天为1个疗程。(中国药师.2008,11(3):340-341.)

葛 花

为豆科植物野葛的干燥花蕾。

【效用特点】 甘,凉。归脾、胃经。功能解酒醒脾。常用于伤酒发热烦渴,不思饮食,呕逆吐酸,吐血,肠风下血。现代药理研究表明,本品具有解酒、保肝、扩张心脑血管、解除平滑肌痉挛等作用。常用量为4.5~9g;煎汤,或入丸、散。

【临床治验】

1. 治疗急性酒精中毒 葛花6g,研末,温水冲服。(江俊珊,张忠德.葛花治疗急性酒精中毒观察.中国实用乡村医生杂志,2004,10:34.)

2. 治疗酒精性脂肪肝 葛花30g,葛根15g,泽泻30g,泽兰12g,柴胡10g,山楂20g,山慈菇15g,郁金10g,丹参12g,何首乌20g,黄芪12g。随症加减，每日1剂，水煎，早晚分服。1个月为1个疗程。（王荣泽，熊益居，等. 自拟葛花泽肝汤治疗酒精性脂肪肝34例. 福建中医药，2009，5：18.）

3. 治疗小儿肺炎　葛根、银花、板蓝根、黄芩、炙桑皮、炒杏仁、冬花、桔梗、橘红、百部、芦根、生甘草，1岁以内各药用3g，2～3岁用6g，3岁以上用9g（板蓝根、橘红可酌情重用）。每日1剂，早晚分服，喜呕及较小的患儿可以频服。（张波，王宝迎. 自拟葛花兰芩汤治疗小儿肺炎172例疗效观察. 山西中医学院学报，2006，6：35.）

4. 治疗胃及十二指肠球部溃疡出血　葛花、白术各15g，广木香、青皮、陈皮、茯苓、神曲、猪苓、泽泻各10g，白豆蔻、砂仁、干姜各8g，人参5g。随症加减，每日1剂，凉服。2～3天出血基本停止后再加黄芪、生地、熟地各30g，当归15g，炮姜、炙甘草、附片各8g，大黄5g。每日1剂，温服。（徐志斌. 葛花解酲汤合升血八味治疗胃及十二指肠球部溃疡出血疗效观察. 湖北中医杂志，1994，6：26.）

柴　胡

为伞形科植物柴胡或狭叶柴胡的干燥根。

【效用特点】　苦，微寒。归肝、胆经。功能疏散退热，疏肝解郁，升举阳气。常用于感冒发热，寒热往来，胸胁胀痛，月经不调，子宫脱垂，脱肛。现代药理研究表明，本品具有解热镇痛、抗内毒素、抗炎、镇静、抗惊厥、保肝、降脂等作用。常用量为3～10g，水煎服。

【临床治验】

1. 治疗胆汁反流性胃炎　柴胡10g，白芍15g，川芎10g，郁金15g，香附10g，陈皮10g，枳壳10g，甘草6g。随症加减，每天1剂，水煎2服。1月为1个疗程。（张丽. 柴胡舒肝散加味治疗胆汁反流性胃炎35例观察. 首都医药，2010，10：54.）

2. 治疗抑郁症　柴胡15g，黄芩15g，半夏10g，太子参15g，甘草6g，生姜3片，大枣5枚。加水500ml，煎汁150ml，再复煎取汁150ml，两次药液混合早晚分服，30天为1个疗程。（实用中医药杂志，2008，24（6）：353.）

3. 治疗胁痛　附子6～12g，桂枝9g，柴胡12g，枳壳10g，白芍12g，陈皮10g，香附10g，川芎15g，甘草6g。随症兼见，水煎分2次，早晚分服，15天为1个疗程。（王京平. 柴胡疏肝散加附子桂枝治疗胁痛46例. 内蒙古中医药,2010,6:14.)

4. 治疗慢性丙型肝炎 柴胡、黄芩、赤芍、白芍、党参或太子参各 12g,半夏、枳壳各 10g,大枣 5 枚,白术 15g,丹参 20g,甘草 6g。每日 1 剂,水煎 2 次,于早上及午睡、晚上睡觉前各服 1 次。3 个月为 1 个疗程。(浙江中医杂志,2008,43(5):272.)

5. 治疗脂肪肝 柴胡 10g,陈皮(醋炒)10g,川芎 10g,香附 10g,枳壳 15g,芍药 20g,炙甘草 5g。每日 1 剂,水煎分早晚 2 次口服。(四川中医,2008,26(4):82-83.)

6. 治疗慢性胆囊炎 柴胡 10g,黄芩 10g,半夏 10g,党参 10g,甘草 6g,大枣 10g,生姜 2 片,金钱草 30g,郁金 10g,鸡内金 10g。随症加减,每日 1 剂,水煎服。(邵明霞.柴胡郁金汤治疗慢性胆囊炎 80 例.黑龙江中医药,2010,3:20.)

7. 治疗便秘 柴胡 10g,白芍 20g,枳壳 15g,炙甘草 6g,香附 15g,陈皮 6g,川芎 15g。每日 1 剂,水煎服。(中医药导报,2008,14(2):25.)

8. 治疗偏头痛 柴胡、当归、羌活、白芍、葛根各 12g,川芎 10g,细辛 3g,薄荷、白芷、白菊花、甘草各 6g,每日 1 剂,水煎两遍,取汁 300ml,分早晚两次温服。10 天为 1 个疗程。一般用药 3 个疗程。(陕西中医,2008,29(7):829.)

9. 治疗乳腺增生症 柴胡 12g,黄芩 9g,桂枝 9g,干姜 3g,天花粉 15g,生牡蛎 20g,生麦芽 15g,莪术 9g,白芷 9g,鹿角霜 12g。每天 1 剂,4 周为 1 个疗程。(中国实验方剂学杂志,2008,14(5).)

10. 治疗儿童多动症 醋柴胡 10g,郁金 10g,黄芩 10g,连翘 10g,决明子 10g,钩藤 10g,石菖蒲 12g,天竺黄 10g,当归 6g,益智仁 12g,制龟甲 12g,炙远志 12g。每日 1 剂,水煎 2 次,分早晚 2 次口服。8 周为 1 个疗程。(中医研究,2008,21(4):40-43.)

升 麻

为毛茛科植物大三叶升麻、兴安升麻或升麻的干燥根茎。

【效用特点】 辛、微甘,微寒。归肺、脾、胃、大肠经。功能发表透疹,清热解毒,升举阳气。常用于风热头痛,齿痛,口疮,咽喉肿痛,麻疹不透,阳毒发斑;脱肛,子宫脱垂。现代药理研究表明,本品具有抗菌、抗炎、镇痛、解痉、抗惊厥、降压、止血、降血脂、保肝等作用。常用量为 3～10g,水煎服。

【临床治验】

1. 治疗婴幼儿秋季腹泻 升麻、甘草各 3g,葛根、茯苓、车前子(包煎)

各10g,乌梅5g,炒白芍、防风、苍术各6g,藿香8g。上方剂量可随年龄大小增减。每日1剂,水煎分服。(新中医,1998,30(6):14-15.)

2. 治疗子宫脱垂 取升麻4g(研为细末),鸡蛋1个。将鸡蛋顶端钻一个黄豆粒大小的圆孔,把药末放入蛋内搅匀,取白纸一小块蘸水将蛋孔盖严,放蒸笼内蒸熟,去壳内服。每日1次,10天为1个疗程。(李治方.治疗子宫脱垂验方.山东中医杂志,1986,(3):43.)

3. 治疗二尖瓣脱垂综合征 黄芪20～40g,龙眼肉20～30g,升麻15～20g,阿胶15～20g,人参10～15g,当归15～20g,酸枣仁10～15g,茯神10～15g,白术15～20g,木香10～15g,远志10～15g,甘草5～10g。姜枣为引。水煎,日2次口服。(梁水英,刘畅.归脾升麻阿胶汤治疗二尖瓣脱垂综合征30例.中国民间疗法,2010,2:24.)

4. 治疗神经性皮炎 升麻10g,贯众12g,白芷10g,金银花10g,苦参6g,蒲公英10g,紫草6g,牡丹皮6g,千里光12g,甘草10g,绣球防风10g,蝉蜕6g。每日1剂,水煎服,15天为1个疗程。(云南中医学院学报,2000,23(1):38.)

5. 治疗渗出性红斑 升麻10g,连翘10g,薏苡仁20g,丹参10g,徐长卿15g,地肤子15g,白鲜皮15g,苏叶10g,生甘草4g。随症加减,每日1剂,早、中、晚煎3次,服3次。服药时留少许药汁搽洗患处。4日为1个疗程。(湖南中医杂志,1999,15(1):18.)

6. 治疗化脓性创口 升麻20g,漏芦15g,芒硝15g,黄芩15g,栀子10g,独活15g,黄柏30g,乳香20g,没药20g,甘草10g。儿童用量可酌减。将药(芒硝另包)纱布包,加水2000～2500ml,文火烧开煮沸15分钟后倒出,将芒硝兑入药液,先熏洗患处,待药液降至20～30℃时,将患处置药液中浸泡,或用药液纱布泡洗覆盖后并用针管持续向纱布添加药液,使药液能充分渗入病灶,泡洗完毕,用药液之纱布敷盖患处。每日1剂。(中医外治杂志,1998,8(3):17.)

7. 治疗牙痛 升麻10g,细辛3g,白芷10g,黄连5g,川椒6g,骨碎补15g,枸杞子15g。每日1剂,水煎,分2次服下。(河北职工医学院学报,2000,17(3):49-50.)

淡 豆 豉

为豆科植物大豆的成熟种子的发酵加工品。

【效用特点】 苦、辛，凉。归肺、胃经。功能解表，除烦，宣发郁热。常用于感冒、寒热头痛，烦躁胸闷，虚烦不眠。现代药理研究表明，本品具有降血脂、降糖、类雌激素样等作用。常用量为6～12g，水煎服。

【临床治验】

1. 治疗不寐 栀子10g，淡豆豉10g，连翘10g，知母10g，茯苓15g，五味子10g，酸枣仁10g，合欢皮15g，夜交藤20g。每日1剂，水煎2次分3次服，午、晚饭后各1次，睡前1次。连服7剂为1个疗程。（河南中医，2005，25(3)：38.）

2. 治疗痤疮 淡豆豉、栀子、连翘、皂角刺、赤芍、丹皮、浙贝、天花粉、黄芩、半夏、柴胡各10g，黄连6g。水煎服，每日1剂。（四川中医，2002，20(9)：66-67.）

浮 萍

为浮萍科植物紫萍的干燥全草。

【效用特点】 辛，寒。归肺经。功能宣散风热，透疹，利尿。常用于麻疹不透，风疹瘙痒，水肿尿少。现代药理研究表明，本品具有利尿、强心、解热等作用。常用量为3～9g，水煎服。外用适量，煎汤浸洗。

【临床治验】

1. 治疗风热感冒 鲜浮萍30g，薄荷15g，葛根15g，水煎服，每日1剂，有疏散风热之功效。

2. 治疗咽喉肿痛 用鲜浮萍30g，板蓝根15g，山豆根15g，牛蒡子10g，生甘草10g，水煎服，每日1剂，有清热、利咽止痛之功效。

3. 治疗斑疹透发不畅 用鲜浮萍15g，蝉蜕10g，升麻10g，荔枝壳10g，西河柳10g，水煎服，每日1剂，有助于斑疹透发。

4. 治疗口舌生疮 取浮萍适量，晒干研极细粉末，装瓶备用。口腔先用茶水含漱，然后取适量上述药粉均匀地撒布于患处，每日3～5次。（李宇俊. 疏风清热话浮萍. 中华实用中西医杂志，2001，4：810.）

5. 治疗痤疮 丹参30g，浮萍草30g，生地20g，桑皮12g，红花10g，川芎15g，鸡血藤21g，连翘30g，荆芥穗、甘草各10g，每日1剂，分早晚2次温服。（河南预防医学杂志，2000，11(1)：43.）

6. 治疗颜面再发性皮炎 银花、土茯苓、紫背浮萍、生地各20g，苦参15g，白鲜皮、地肤子、生槐花、玄参各30g，刺蒺藜12g，荆芥、当归各9g，升麻、生甘草 6g。每日 1 剂，煎 2 次温服，12 天为 1 个疗程。（四川中医，1999，17(8)：29-30.）

7. 治疗白癜风　补骨脂 10g，紫背浮萍 12g，自然铜 20g，当归 15g，川芎 10g，丹参 15g，赤芍 10g，白芷 10g，白蒺藜 15g，首乌 10g，八月札 10g，紫河车 10g，郁金 10g，山茱萸 15g，甘草 6g。小儿剂量酌减。每日 1 剂，分 2 次服，3 个月为 1 个疗程。外用补骨脂 90g，紫草 15g，丹参 30g，白芷 30g，西洋参 15g，紫背浮萍 30g。将上述药物混合研末，用 75％酒精 500ml 浸泡 1 周后，过滤取汁，备用。每天外擦 3 次，擦药后适当行日光照射 20 分钟。3 个月为 1 个疗程。（湖南中医杂志，2007，23(5)：56.）

8. 治疗慢性荨麻疹　黄芪 80g，紫浮萍 20g，党参、当归各 10g。加水 1200ml，煎 50 分钟取汁 400ml，早晚各服 200ml，饭后温服。30 天为 1 个疗程。（陕西中医，2003，24(9)：792-793.）

9. 治疗鹅掌风　浮萍、僵蚕、皂荚、荆芥、防风、制川乌、制草乌、羌活、独活、白鲜皮、黄精、威灵仙各 10g，鲜凤仙花 1 株，陈醋 1kg。将上药用陈醋浸泡 24 小时后，放在小火上煮沸，滤去药渣备用。每日用药醋浸泡患部 2 次，每次 10～20 分钟，泡后拭干皮肤。以 3 剂药为 1 个疗程，一般需 1～2 个疗程。（湖北中医杂志，2002，24(6)：35.）

木　贼

为木贼科植物木贼的干燥地上部分。

【效用特点】　甘、苦，平。归肺、肝经。功能散风热，退目翳。常用于风热目赤，迎风流泪，目生云翳。现代药理研究表明，本品具有镇静、扩张血管、抑制血小板聚集、降压、利尿等作用。常用量为 3～9g，水煎服。

【临床治验】

1. 治疗扁平疣　木贼草 30g，露蜂房 10g，加 30％酒精 100ml，浸泡两周后取液备用。每日早晚洗净患处后，视皮损及患者耐受情况，用木贼草酊湿敷 10～20 分钟。连续用药 8 周。（王均. 自制木贼草酊治疗扁平疣 47 例. 浙江中医杂志，2009，11：842.）

2. 治疗渗出感染性皮肤病　取鲜木贼适量洗净，晾干水分取汁约30～40ml，加入庆大霉素针剂 4 万 U 备用。湿疹患者及个别感染较重的患者加用口服抗过敏药和抗生素。用前述木贼汁直接涂擦患处即可。每日 6～8 次。每次配用的木贼汁仅限当日所用。（陈刚庆. 鲜木贼汁联合庆大霉素治疗渗出感染性皮肤病60例.中华现代中医学杂志,2009,2:94.)

3. 治疗肛周尖锐湿疣 木贼、白鲜皮各20g,土茯苓、薏苡仁、赤芍、龙胆草、白头翁、白茅根各15g,紫草、黄柏各12g,甘草3g(外用加鸦胆子15g),1天1剂。上药加冷水淹过药面浸泡30分钟左右。煮沸后文火煎30分钟,煎药汁200~300ml,分2次服。药渣加入鸦胆子加水再煎20分钟,取药汁1000~2000ml坐浴,每次先熏再洗20~30分钟,常规换药。(陕西中医,2008,29(8):1022-1023.)

4. 治疗角膜炎 黄连、紫草、栀子、密蒙花、谷精草、秦艽各15g,秦皮、木贼草各20g。随症加减,水煎,过滤取药液。用时取干净毛巾浸于药液内湿透,然后拧至湿度、温度适宜时以患者可耐受为宜,敷于患眼处,每次20~30分钟,每天3~4次。2周为1个疗程。(新中医,2006,38(3):50.)

一枝黄花

为菊科植物一枝黄花的干燥全草。

【效用特点】 辛、苦,凉。归肺、肝经。功能清热解毒,疏散风热。常用于喉痹、乳蛾,咽喉疼痛,疮疖肿毒,风热感冒。现代药理研究表明,本品具有抗菌、祛痰、利尿、降压、保护胃黏膜、促进白细胞吞噬功能等作用。常用量为9~15g。

【临床治验】

1. 小儿上呼吸道感染 一枝黄花9~15g。文火煎30分钟后温服,上、下午各一剂。(林峰.一枝黄花治疗小儿上呼吸道感染.中国临床医药研究杂志,2006,2:27.)

2. 治疗咽喉肿痛 一枝黄花30g,水煎服。(《上海常用中草药》)

3. 治头风 一枝黄花9g,水煎服。(《湖南药物志》)

4. 治小儿急惊风 鲜一枝黄花一两,生姜一片。同捣烂取汁,开水冲服。(《闽东本草》)

5. 治毒蛇咬伤 一枝黄花一两。水煎,加蜂蜜一两调服。外用全草同酒糟杵烂敷。《江西民间草药》)

6. 治鹅掌风、灰指甲、脚癣 一枝黄花,每天用一至二两,煎取浓汁,浸洗患部,每次半小时,每天1~2次,7天为1个疗程。(《上海常用中草药》)

7. 治疗带状疱疹 将一枝黄花干品100g切碎后放入75%酒精250ml内浸泡备用,一般3天即可使用。治疗时将患处皮肤清洗干净,取适量药液涂抹于皮损外，每日 4～6 次。（林甲旭.一枝黄花酒精浸出液治疗带状疱疹 65 例.桂林医学，2001，1：38.）

大叶桉叶

为桃金娘科植物大叶桉的叶。

【效用特点】 微辛、微苦，平。功能疏风发表；祛痰止咳；清热解毒；杀虫止痒。常用于感冒，发热喘咳，泻痢腹痛，疟疾，风湿痹痛，丝虫病，钩端螺旋体病，咽喉肿痛，目赤翳障，丹毒痈疽，麻疹风疹，湿疹疥癣，烫伤。现代药理研究表明，本品具有降压、抗菌、抗病毒、杀阴道滴虫和钩端螺旋体等作用。常用量为内服煎汤，6～9g，鲜品 15～30g。外用适量，煎汤洗。

【临床治验】

1. 治疗感染性腹泻　用水提醇沉法提取大叶桉叶中的有效成分，经高压灭菌后，制成饮片备用，每片含生药 0.5g。大叶桉饮片 1.5g/kg，每天 3 次。（肖芙蓉，符永健，贾杰.大叶桉治疗感染性腹泻疗效观察.海南医学，2001，12(5)：65）

2. 治疗烫伤　取大叶桉干叶片（以秋季绿叶为佳）150g，用清水洗净后。加水 1500ml，用文火煎至 1000ml 为止，去除叶片，取两层消毒纱布过滤（此时药液呈棕褐色），装瓶进行高压消毒。用棉棒或棉球蘸药液直接涂于烫伤创面或喷雾于创面上，每日 6～10 次，涂药后创面以暴露为宜，可使创面迅速干燥；若烫伤面积大或合并感染者，可用消毒纱布 2～3 层敷盖在创面上，再按时将药液涂于纱布上，药液透过纱布接触创面，可减少患者换药的痛苦。待 2～3 天后，创面渗出液减少，去除纱布，直接涂于创面上。随着痂皮形成。涂药次数逐渐减少，直至脱痂停药。（杨作锦，王巧玲.大叶桉煎剂治疗烫伤疗效观察.基层医学论坛，2005，9(8)：765-766）

3. 治疗小儿头疮，烫伤，神经性皮炎　大叶桉叶煎水外洗。（《常用中草药手册》）

4. 治疗荨麻疹　大叶桉鲜叶 5 钱至 1 两，水煎服。（《福建中草药》）

5. 治疗下肢溃疡　20％桉叶汤，先洗患处，再以桉叶粉末撒，包扎。（《草药手册》）

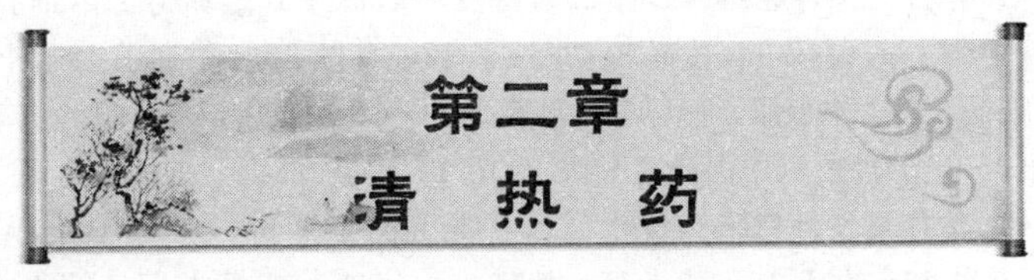

第二章 清热药

第一节　清热泻火药

石　膏

为硫酸盐类矿物硬石膏族石膏，主含含水硫酸钙($CaSO_4 \cdot 2H_2O$)，采挖后，除去泥沙及杂石。

【效用特点】 甘、辛，大寒。归肺、胃经。功能清热泻火，除烦止渴。常用于外感热病，高热烦渴，肺热喘咳，胃火亢盛，头痛，牙痛。现代药理研究表明，本品具有解热、镇痛、利尿、利胆、增强免疫、解痉、抗炎、促缺损骨愈合等作用。常用量为15～60g，打碎先煎。

【临床治验】

1. 治疗高热急症　石膏150g，麻黄15g，黄芩、金银花、白花蛇舌草各50g，柴胡、甘草各30g，薄荷、荆芥、赤芍、玄参各35g。薄荷、荆芥、麻黄用蒸馏法提取挥发油。石膏粉碎先煎，加入赤芍等5味药煎煮，经滤液、浓缩、醇沉、灭菌后，直肠肛门给药每次20～50ml，或每1.5mg/kg，每3小时1次，3～9次为1个疗程。(中医药学报，2003，31(3)：21.)

2. 治疗小儿发热　用石膏20g及适量面粉，用温水调匀，捏成5个如2分镍币大小的小饼，临睡前敷于患儿涌泉(双)、内关(双)、神阙穴，用6cm×6cm的胶布固定，次日晨取下。用1～3次，体温均恢复正常。(李艳. 石膏外敷治疗小儿发热. 中医杂志，2000，41(4)：199.)

3. 治疗阑尾脓肿　取生石膏2份，生桐油1份，混合成糊状，用油纸或塑料薄膜盛上药适量，外敷于在下腹阑尾脓肿体表投影区，外盖棉垫。胶布固定，每日换药1～3次。(王贵森. 石膏在外治法中的运用. 云南中医杂志，1986，(1)：45-46.)

4. 治疗三叉神经痛　石膏 25g，葛根 19g，黄芩 10g，赤芍 12g，荆芥穗 10g，钩藤 12g，薄荷 9g，甘草 9g，苍耳子 12g，柴胡 12g，蔓荆子 12g，全蝎 6g，蜈蚣 3 条。水煎服，每日 1 剂，水煎 2 次，分 3 次服用，7 天为 1 个疗程，连服2～3 个疗程。（中国社区医师，2007，23：40.）

5. 治疗复发性口疮　竹叶 15g，石膏 12g，半夏 9g，麦门冬 15g，人参 15g，茯苓 15g，白术 15g，黄芪 15g，甘草 6g。每日 1 剂，水煎服。（张小红. 转移因子腋下封闭联合竹叶石膏汤加味治疗复发性口疮 52 例. 河北中医，2007，8：724.）

6. 治疗鼻窦炎　川芎 10g，白芷 12g，生石膏 30～60g，苍耳子 15～30g，辛夷花 6g，鱼腥草 15～30g，桔梗 10g，黄芩 12～30g，赤芍 15g，金银花 15g，连翘 12g，甘草 6g。水煎服，日 1 剂，分 2～3 次服用，7 天为 1 个疗程。（河北中医，2007，29(8)：724-725.）

7. 治疗放射性口咽炎　竹叶 9g，石膏 20～30g，半夏、麦冬、生地各 12g，太子参 15～30g，甘草 6g，银花 10g。每日 1 剂，水煎至 200ml，早晚分 2 次服。（四川中医，2004，22(11)：85-86.）

8. 治疗关节扭伤　石膏 30g，黄柏 10g，共为细末，加醋调糊状，外敷患处，外加泡沫纸包扎好。如药干了可拿下来调成糊状再用，每日一剂。如损伤面积大，可按药物比例增加一倍或数倍。（青岛医药卫生，2004，36(3)：208.）

9. 治疗烧烫伤　石膏 15g，冰片 15g，研面，凉开水调糊状敷伤处。（陈树清. 石膏治疗烧伤. 中医杂志，2000，41(4)：201.）

10. 治疗痈肿　将生石膏、冰片按 9.5∶0.5 比例研成极细末，在药粉中加入少许食醋及适量冷开水，调匀成膏状，然后直接敷于肿块上，外用纱布固定，每日换药 1 次。（周汉清. 石膏外敷治疗痈肿. 中医杂志，2000，41(4)：200.）

11. 治疗接触性皮炎　取石膏 100g，水煎取液 1000ml，待温，浸泡患处，每日 2 次，每次 15 分钟。治疗期间禁食辛辣及刺激性食物。（兰义明，兰友明，鲍雪娇. 石膏治疗接触性皮炎. 中医杂志，2000，41(4)：201.）

知　母

为百合科植物知母的干燥根茎。

【效用特点】 甘、辛，寒。归肺、胃经。功能清热泻火，滋阴润燥，止渴除烦。常用于温热病，高热烦渴，咳嗽气喘，燥咳，便秘，骨蒸潮热，虚烦不眠，内热消渴。现代药理研究表明，本品具有抗菌、解热、抗炎、抗血小板聚集、抗衰老、抗肿瘤、降糖、降血压等作用。常用量为6～12g，水煎服。或入丸散。

【临床治验】

1. 治疗围绝经期综合征 百合30g，知母15g，甘草10g，浮小麦50g，大枣15g。随症加减，水煎服，1日1剂，7天为1个疗程。（牟艳利. 百合知母汤合甘麦大枣汤治疗围绝经期综合征52例. 实用中医药杂志，2010，3:167.）

2. 治疗恶性肿瘤长期发热 青蒿18g，知母18g。水煎服，每日1剂。连续服用14～28日。（中医研究，2005，18(6):46.）

3. 治疗肌纤维疼痛综合征 桂枝24g，芍药18g，甘草12g，麻黄12g，生姜12g，白术30g，知母24g，防风24g，附子12g，以开水700ml，煮取210ml，每次温服70ml，1日3服。1天1剂，7天为1个疗程。（陈宇，等. 桂枝芍药知母汤治疗肌纤维疼痛综合征34例疗效观察. 2008，29(3):26.）

4. 治疗腱鞘炎 桂枝12g，赤芍9g，麻黄9g，白术15g，知母12g，防风10g，附子6g（先煎），羌活12g，姜黄12g，甘草6g，每日1剂，水煎服。7天1个疗程。（中国乡村医药杂志，2007，14(3):57.）

5. 治疗活动期类风湿关节炎 桂枝、知母、生姜、白术各15g，芍药18g，防风12g，麻黄、甘草、炮附子各10g。随症加减。水煎2次，混匀，分3次口服，每日1剂。（余建华，张衡. 桂枝芍药知母汤治疗活动期类风湿关节炎72例临床观察. 2010，5:37.）

天花粉

为葫芦科植物栝楼或双边栝楼的干燥根。

【效用特点】 甘、微苦，微寒。归肺、胃经。功能清热泻火，生津止渴，消肿排脓。常用于热病烦渴，肺热燥咳，内热消渴，疮疡肿毒。现代药理研究表明，本品具有终止妊娠、抗肿瘤、抗病毒、双向调节免疫等作用。常用量为10～15g，水煎服。

【临床治验】

1. 治疗宫外孕 在给予米非司酮200mg的基础上，同时给予天花粉汤剂10～60g,服用5天。(蒋爱学.天花粉配合米非司酮保守治疗宫外孕临床分析.亚太传统医药,2009,12:57.)

2. 治疗哺乳期乳头皲裂 天花粉30g,研细末,用鸡蛋清调和后备用。用时将乳头用1∶5000高锰酸钾液洗涤,再涂上天花粉调和膏。每次哺乳前要洗净乳头,7日为1个疗程。(魏玉峰.天花粉外敷治疗哺乳期乳头皲裂.中国民间疗法,2010,1:15.)

3. 治疗寻常性银屑病 黄柏、丹皮、瞿麦、玉竹、鸡内金、萹蓄、乌药、竹叶、地肤子各10g,茅根、知母、生地各20g,天花粉、瓜蒌、生石膏各30g,生甘草6g。水煎两次,1日1剂,15天为1个疗程。(四川中医,2004,22(2):73.)

芦 根

为禾本科植物芦苇的新鲜或干燥根茎。

【效用特点】 甘,寒。归肺、胃经。功能清热泻火,生津止渴,除烦,止呕,利尿。常用于热病烦渴,胃热呕哕,肺热咳嗽,肺痈吐脓,热淋涩痛。现代药理研究表明,本品具有镇静、镇咳、保肝、解热、降压、降血糖、抑制离体平滑肌等作用。常用量为15～30g,水煎服;鲜品用量加倍,或捣汁用。

【临床治验】

1. 治疗慢性支气管炎痰热证 芦根15g,薏苡仁20g,冬瓜仁10g,桃仁8g,葶苈子6g,苦丁茶3g,日1剂,水煎取汁300ml,分2次服,7天为1个疗程。(湖南中医药导报,2002,8(3):111.)

2. 治疗脓胸 成人每日取干芦根250g,用文火久煎2次,取药汁分次服用,疗程1～2个月。(湛德刚.芦根治疗脓胸六例.湖南中医学院学报,1992,12(4):35.)

3. 治疗急慢性肝炎 鲜芦根60～150g,水煎服,日1剂。(巫钦海,傅寿根,宋纬文.鲜芦根治疗急慢性肝炎.吉林中医药,1996,(3):35.)

4. 治疗胆囊炎 芦根160g,煎水当茶饮,能清热利胆,退黄,消炎,促进胆汁分泌。(潘晓华.芦根之新用.中国民间疗法,2001,9(7):39.)

5. 治疗睾丸肿大 取芦根50g,水煎,每日1剂,早晚分服。(张德文.芦根治疗睾丸肿大2例.浙江中医杂志,1988,(12):538.)

栀　子

为茜草科植物栀子的干燥成熟果实。

【效用特点】 苦，寒。归心、肺、三焦经。功能泻火除烦，清热利湿，凉血解毒。常用于热病心烦，黄疸尿赤，血淋涩痛，血热吐衄，目赤肿痛，火毒疮疡；外治扭挫伤痛。现代药理研究表明，本品具有抗炎镇痛利胆保肝抗肿瘤、抗氧化、降血糖、抗补体效应等作用。常用量为6～10g，水煎服。外用生品适量，研末调敷。

【临床治验】

1. 治疗青壮年失眠　生山栀10～30g，研碎布包，敷于两足底之涌泉穴处，每晚更换一次，1周为1个疗程。（中医外治杂志，2002，11(3)：54.）

2. 治疗婴幼儿腹泻　取生山栀子（新鲜者尤佳）捣为泥，加少许食盐混匀，外贴于劳宫穴上，外用纱布包扎固定。每隔12小时换药1次，直至吐泻完全停止。（中国民间疗法，2000，8(3)：7.）

3. 治疗小儿发热　取生山栀9g研碎，然后浸入少量的70%酒精或白酒中，浸泡30～60分钟，取浸泡液与适量的面粉和匀，做成4个如5分硬币大小的面饼，临睡前贴压于患儿的涌泉穴（双），内关穴（双），外包纱布，再用胶布固定，次晨取下，以患儿皮肤呈青蓝色为佳。（方红，楼建华．生山栀外敷治疗小儿发热60例．中医杂志，1991，32(12)：32.）

4. 治疗产后外阴水肿　取栀子100g磨碎，用食用白醋约300ml浸泡，装入500ml无菌瓶中，浸泡1日后即可使用（浸泡时间越长，效果越好）。外敷前用1∶5000高锰酸钾清洗会阴，将栀子酒浸润小块无菌纱布后，用酒浸纱布（以不滴水为宜）敷于外阴水肿处，每次半小时，每日2次。（许国姣，项红英．栀子酒外敷治疗产后外阴水肿疗效观察．湖北中医杂志，2002，24(9)：25.）

5. 治疗急性水肿型胰腺炎　柴胡10g，栀子12g，生大黄（后下）10g，败酱草30g，丹参20g，生甘草5g。每日1剂，加水500ml，煮沸15分钟后，加入大黄再煎5分钟，取汁250ml，分3次服。7天为1个疗程。（南京中医药大学学报，2001，17(1)：59.）

6. 治疗急性软组织损伤　取生山栀粉30g，加入鸡蛋清1个，面粉适量，调成糊状，涂敷患处，每日1～2次，至肿消痛止。（喻宏．栀子外敷治疗软组织损伤80例.实用中医药杂志,2003,19(1):35.)

夏枯草

为唇形科植物夏枯草的干燥果穗。

【效用特点】 辛、苦,寒。归肝、胆经。功能清泻肝火,明目,散结消肿。常用于目赤肿痛,目珠夜痛,头痛眩晕,瘰疬,瘿瘤,乳痈乳癖,乳房肿痛;甲状腺肿大,淋巴结结核,乳腺增生,高血压。现代药理研究表明,本品具有抗菌、免疫调节、降糖、抗病毒、抗癌、抗突变等作用。常用量为9～15g,水煎服。

【临床治验】

1. 治疗甲状腺功能亢进症　夏枯草、酸枣仁各20g,浙贝母、炒栀子各15g,桃仁、红花各10g,生地30g。每日1剂,水煎服,分早、晚服用。(山西中医,2007,23(6):22.)

2. 治疗高血压　夏枯草口服液,每次10ml,2次/日。(中国新药杂志,2007,16(12):971.)

3. 治疗小儿流行性腮腺炎　以30g夏枯草加开水200ml泡20分钟,每次服50ml,每日3次。(梁锡宗.夏枯草治疗小儿流行性腮腺炎.安徽中医临床杂志,1998,10(1):61.)

4. 治疗慢性咽炎　用夏枯草(以色紫果穗大而整为佳)每次10g,用沸水浸泡15分钟饮用(可重复浸泡)每日3～5杯,10日为1个疗程。(沙建萍,黄黎明,王晓雯.夏枯草冲泡代茶饮治疗慢性咽炎.中医杂志,1999,40(7):390.)

5. 治疗乳腺增生症　夏枯草口服液10ml,2次/日。4周为1个疗程,连服4个疗程。(上海中医药杂志,2003,37(11):27.)

6. 治疗皮肤烫伤　取干夏枯草50g(创面大可加量),加水500g,煎沸后12分钟左右,倒在无菌容器里,凉到37℃左右,用无菌纱布浸湿,轻轻拍打患处,立即有清爽舒适感,再慢慢将患处擦干后,马上取出鲜芦荟肉质,均匀涂在患处,厚度为0.5cm左右,用一层无菌纱布固定,以防脱落。(实用中西医结合临床,2003,3(4):41.)

7. 治疗新生儿湿疹　将150～200g夏枯草入2500～3000ml水中煮沸10～15分钟,凉至水温39～42℃以消毒小方巾蘸药擦洗头面部,继将患儿放入药液中,头在药液外,以小方巾淋洗药液不及处。浴后干软布包裹患儿，脓疱处擦龙胆紫，如此连用3日。（种翠宁.夏枯草治疗新生儿湿疹.中华护理杂志，1997，32(11)：679.）

8. 治疗疖痈 鲜夏枯草30～60g洗净后，每日2～3次开水冲服，同时用鲜夏枯草20～100g清水洗后稍干，捣烂外敷患处，敷料覆盖，胶布固定，一般每日换药1次，顶端溃破后每日换药2次。（李冬女，李荷妹.鲜夏枯草治疗疖痈.浙江中医杂志，2003，38(6)：241.）

9. 治疗足跟痛 取夏枯草50g，放入食醋1000ml内浸泡2～4小时。然后煮沸15分钟，先熏后洗患处20分钟，每日1～3次，每剂可用2天。（刘天骥.夏枯草临床新用.中草药，1995，26(6)：297.）

寒水石

为硫酸盐类石膏族矿物石膏或碳酸盐类方解石族矿物方解石。

【效用特点】 辛、咸，寒。归心、胃、肾经。功能清热降火，利窍，消肿。常用于时行热痛，壮热烦渴，水肿，尿闭，咽喉肿痛，口舌生疮，痈疽，丹毒，烫伤。现代药理研究表明，本品具有杀菌、消毒、收敛、解热、泻下等作用。常用量为10～15g。

【临床治验】

1. 治疗烧烫伤 由大黄、地榆炭、寒水石、冰片、四季青、白蔹组成，以上药物以32∶1∶0.5∶4∶3的比例共研细末，用麻油调成糊状外用。（黑龙江中医药，2005，5：43.）

2. 治疗急性虹膜睫状体炎 在西医常规治法基础上，加用羌活、独活、蔓荆子、前胡、白芷、生甘草、防风各12g，黄柏、汉防己、知母、黄连各9g，焦栀子、酒黄芩、寒水石各15g。日1剂水煎服。（美贤.中西医结合治疗急性虹膜睫状体炎22例.中华实用中西医杂志，2002，11：1393.）

竹 叶

本品为禾本科常绿乔木或灌木淡竹的叶。

【效用特点】 甘、辛、淡，寒。归心、胃、小肠经。功能生津除烦，清热泻火，利尿。常用于热病烦渴，口疮尿赤。现代药理研究表明，本品具有增加尿中氯化物量、增高血糖等作用。常用量为6～15g，鲜品15～30g，煎服。

【临床治验】

1. 治疗急惊风　黄连 8g,竹叶 6g,连翘 5g,钩藤 8g,蝉蜕 4g,竹茹 5g,甘草 2g。随症加减,1 日 1 剂,煎汤 60～200ml,每日 4 次,每次 15～50ml 口服。2 天为 1 个疗程。(陈本善.黄连竹叶汤加减治疗急惊风 50 例.中国民族民间医药杂志,2010,3:135.)

2. 治疗老年口干症　竹叶 10g,石膏 15g,制半夏 10g,麦冬 15g,人参 6g,炙甘草 6g,粳米 9g。可随症加减,水煎至米熟,去渣分 2 次温服。(郭士强,张英丽,等.竹叶石膏汤治疗老年口干症.中国实用医药,2007,12:105.)

3. 治疗盗汗　竹叶 10～30g,石膏 20～60g,半夏 6～12g,麦门冬 10～20g,人参 5～12g,炙甘草 3～15g,粳米适量。上药共煎 3 次,用 3 次所滤出的药汁加粳米适量煮成稀粥(或米熟后去米饮汁亦可),1 日分 3 次服,5 日为 1 个疗程。(陈斌.仲景竹叶石膏汤治疗盗汗 87 例.中华现代中医学杂志,2007,1:65-66.)

4. 治疗小儿盗汗　竹叶、通草各 10g,钩藤 15～20g,蝉蜕 6g,浮小麦 15g。水煎服,1 天 1 剂,连服 3 剂,为 1 个疗程。(熊红英.竹叶钩藤汤治疗小儿盗汗 50 例.陕西中医,2005,10:1083-1084.)

淡竹叶

为禾本科草本植物淡竹的干燥茎叶。

【效用特点】 甘、淡,寒。归心、胃、小肠经。功能清热泻火,除烦止渴,利尿通淋。常用于热病烦渴,小便赤涩淋痛,口舌生疮。现代药理研究表明,本品具有免疫增强、抗肿瘤、抗氧化、降血脂、抗血栓、降血糖等作用。常用量为6～10g,水煎服。

【临床治验】

1. 治疗热病烦渴　淡竹叶 9g,芦根 15g,生石膏 12g(先煎)。煎服。(《安徽中草药》)

2. 治疗尿血　淡竹叶 12g,灯心草 10g,海金沙 6g。水煎服,每日 1 剂。(《江西草药》)

3. 治疗特发性水肿　淡竹叶 2g,开水浸泡代茶饮,每日 1 剂,连用 1 个月。(吕华.淡竹叶治疗特发性水肿 37 例.中国中西医结合杂志,1994,

14(10):634.)

4. 预防肛门术后小便困难 凡术后患者立即用淡竹叶、灯心草各6g,开水浸泡代茶饮,每日1剂,连用2日。(甘肃中医,1994,7(3):20.)

5. 治疗脾经湿盛型蛇串疮 生薏苡仁30g,淡竹叶10g,滑石20g,白蔻仁10g,茯苓15g,连翘10g,通草6g。水煎服,每日1剂,分2次口服。(周淑桂,高春秀.薏苡竹叶散加味治疗脾经湿盛型蛇串疮疗效观察.北京中医药,2008,5:369-370.)

决 明 子

为豆科植物决明或小决明的干燥成熟种子。

【效用特点】 甘、淡,寒。归心、胃、小肠经。功能清热明目,润肠通便。常用于目赤涩痛,羞明多泪,头痛眩晕,目暗不明,大便秘结。现代药理研究表明,本品具有抗菌、降压、降血脂、泻下、抗氧化、催产、杀虫等作用。常用量为9~15g,生用或炒用,打碎水煎服。

【临床治验】

1. 治疗原发性高血压 以决明子30g研末冲服。(黑龙江中医药,2003,4:24.)

2. 治疗老年人便秘 炒决明子60g,压粉,每次服3g,早晚各1次。(吉林中医药,2001,5:41.)

3. 治疗高脂血症 决明子种子开水泡后代茶饮用。(王靖.决明子治疗高脂血症24例近远期疗效观察.辽宁中医杂志,1991,18(7):29-30.)

4. 治疗乳腺小叶增生病 将决明子粉碎过80目筛,每次25g,每天2次,开水冲服。如服后恶心可用生姜5g泡茶送服;如大便稀溏则适当减量。连续服4周为1个疗程。(新中医,2003,35(11):62.)

5. 治疗口腔溃疡 将决明子研成粉末直接敷在口腔溃疡面上或将决明子10g用500ml水煮沸,每日漱口数次,可缩短口腔溃疡愈合的疗程。(阴发成,石屹,郭立明,于正龙.决明子治疗大面积口腔溃疡58例.中华实用中西医杂志.2004,16:2390.)

谷 精 草

为谷精草科植物谷精草的干燥带花茎的头状花序。

【效用特点】 辛、甘，平。归肝、肺经。功能疏散风热，明目，退翳。常用于风热目赤，肿痛羞明，眼生翳膜，风热头痛。现代药理研究表明，本品具有抗绿脓杆菌、肺炎球菌和大肠杆菌及皮肤真菌等作用。常用量为4.5～9g，水煎服。

【临床治验】

1. 治疗花斑癣　谷精草、茵陈、石决明、桑枝、白菊花各36g，木瓜、桑叶、青皮各45g共为粗渣，盛于布袋内熬水配成50%的水煎剂备用。每日外涂1～2次，每周洗浴1～2次，14天为1个疗程。（光明中医，2008，23(7)：966.）

2. 治疗重症沙眼　谷精草50g，红枣10枚，水煎当茶饮，一天一剂，7天为1个疗程。（陈尽好. 中西医结合治疗重症沙眼47例. 中国民族民间医药杂志，2009，8：61.）

3. 治疗流行性结膜炎　金银花15g，菊花15g，密蒙花15g，红花10g，蝉蜕10g，夏枯草15g，谷精草15g，木贼草15g，龙胆草10g，甘草5g。每日1剂，水煎分4次服用。（中国中医急症，2006，15(7)：751.）

4. 治疗单纯疱疹病毒性角膜炎　连翘、金银花、栀子、黄柏、黄芩、木通、谷精草、天花粉各10g，白芷5g，黄连4g，板蓝根30g。每日1剂，水煎分3次服。10天为1个疗程。（湖北中医杂志，2005，27(12)：35-36.）

青 葙 子

为苋科植物青葙的干燥成熟种子。

【效用特点】 苦，寒。归肝经。功能祛风热，清肝火，明目退翳。常用于目赤肿痛，眼生翳膜，视物昏花，高血压病，鼻衄，皮肤风热瘙痒，疮癣。现代药理研究表明，本品具有降糖、保肝、抗菌等作用。常用量为3～15g，水煎服；外用适量研末调敷。

【临床治验】

1. 治疗单纯疱疹病毒性角膜炎　蒲公英、金银花、连翘、夏枯草、天花粉各15g,桑叶、白菊花、青葙子、黄芩、丹皮、夜明砂各10g,蝉蜕6g。随症加减,日1剂,水煎服,10日为1个疗程。(陈燕.中西医结合治疗单纯疱疹病毒性角膜炎43例.中华实用中西医杂志,2003,6:775.)

2. 治疗老年性白内障 20%青葙子水提液行患眼离子导入,3次/周,1周为1个疗程。(刘安,曹明芳.20%青葙子水提液治疗老年性白内障临床观察.福建中医学院学报,2007,4:10.)

密 蒙 花

为马钱科植物密蒙花的干燥花蕾及其花序。

【效用特点】 甘,微寒。归肝经。功能清热养肝,明目退翳。常用于目赤肿痛,多泪羞明,眼生翳膜,肝虚目暗,视物昏花。现代药理研究表明,本品具有抗炎、利胆、解痉、保肝、免疫调节等作用。常用量为3～9g,水煎服。

【临床治验】

1. 治疗流行性结膜炎 金银花15g,菊花15g,密蒙花15g,红花10g,蝉蜕10g,夏枯草15g,谷精草15g,木贼草15g,龙胆草10g,甘草5g。每日1剂,水煎分4次服用。(中国中医急症,2006,15(7):751.)

2. 治疗急性卡他性结膜炎 密蒙花、僵蚕、蝉蜕、鱼腥草、石决明各15g,木贼、夏枯草、菊花、桑叶、车前子、刺蒺藜、羌活各12g,薄荷10g(另包,后下)。水煎服,日1剂,分2次服。(范大菁.密蒙花散加减方治疗急性卡他性结膜炎体会.实用中医药杂志,2009,4:255.)

3. 治疗角膜炎 黄连、紫草、栀子、密蒙花、谷精草、秦艽、秦皮、木贼草各20g。水煎两次,过滤取药液。用时取干净毛巾浸于药液内湿透,然后拧至湿度、温度适宜时,敷于患眼处,每次20～30分钟,每天3～4次。2周为1个疗程。(新中医,2006,38(3):50.)

4. 治疗小儿目眨 密蒙花、黄芩各8～10g,荆芥、苍术、黑豆、桑叶、鹤虱、槟榔、赤芍各6～8g,当归、蝉蜕各4～6g,甘草4g。水煎,日服3～5次。4剂为1个疗程。(云南中医学院学报,1999,22(2):39-40.)

鸭 跖 草

为鸭跖草科植物鸭跖草的全草。

【效用特点】　甘、淡，寒。归肺、胃、小肠经。功能清热泻火，解毒，利水消肿。常用于感冒发热，热病烦渴，咽喉肿痛，水肿尿少，热淋涩痛，痈疽疔疮等。现代药理研究表明，本品具有抑菌、退热、利尿、保肝等作用。常用量为15～30g，水煎服。外用适量。

【临床治验】

1. 治疗急性病毒性肝炎　取鸭跖草30～60g，水煎服，每日2次。15～20天为1个疗程。（姜树檀.鸭跖草治疗急性病毒性肝炎.浙江中医杂志，1985，20(2)：61.）

2. 治疗神经性呕吐　取鸭跖草全草120g，水煎服即可。（相鲁闽，刘添秀.鸭跖草治疗神经性呕吐.中国民间疗法，2001，9(7)：63.）

3. 治疗急性尿路感染　用鸭跖草鲜品60g，加水浓煎去渣，日一剂，分两次服。7天1个疗程。（周嘉鹤.鸭跖草鲜品治疗急性尿路感染.浙江中医杂志，1999，34(2)：78.）

4. 治疗前列腺肥大症　鸭跖草、蒲公英、白花蛇舌草各30g，丹参15g，苍术、穿山甲各6g，萆薢、车前子各10g，甘草9g。水煎服，日服2～3次。（陈元春.鸭跖草治疗前列腺肥大症.浙江中医杂志，2006，4：234.）

5. 治疗麦粒肿　取鲜鸭跖草，去叶留茎，洗净后剪去茎节，夹取一段在火上烧烤，当另一端出现液滴时，即乘热将流出的液汁熨涂在患处，一般每次取3茎段，熨涂3滴/次，每日1～3次。（王三德.鲜鸭跖草烤汁熨涂治疗麦粒肿262例.中国民间疗法，2001，9(7)：34-35.）

6. 治疗急性出血性结膜炎　用鸭跖草鲜品1～2株，洗净后去除花和叶片，点燃酒精灯，烤其茎的结节部，此时在茎的一端有无色透明的液体流出，将此液体点眼，双眼各1滴，每日3次，连用4日。（李晓英，李卫红.鸭跖草汁治疗急性出血性结膜炎30例.中国民间疗法，2000，8(8)：45.）

7. 治疗急性扁桃体炎　用鸭跖草60g(干品30g)浓煎去渣，加冰糖30g，凉后服用，每日3次，吞咽困难者用鲜全草绞汁调米醋少许，频频咽下。（郑培銮.鸭跖草治疗急性扁桃体炎112例效果观察.时珍国药研究，1993，4(2)：10-11.）

8. 治疗痱子热疖　用鸭跖草鲜品一把洗净揉碎煎数沸后用其药液频频洗浴，1日数次，痱子即可退去。并可预防热疖。治疗热疖掐鸭跖草嫩尖捣烂后敷于疖肿处，外用塑料薄膜覆盖后包扎。（崔素兴.鸭跖草治痱子热疖有奇效.四川中医，1999，17(1)：42.）

第二节 清热燥湿药

黄 芩

为唇形科植物黄芩的干燥根。

【效用特点】 苦，寒。归肺、胆、脾、大肠、小肠经。功能清热燥湿，泻火解毒，止血，安胎。常用于湿温、暑湿痞满、呕恶，泻痢，黄疸，肺热咳嗽，高热烦渴，血热吐衄，痈肿疮毒，胎动不安。现代药理研究表明，本品具有抗菌和抗病毒、清除自由基及抗氧化、抗炎、保肝、抗肿瘤等作用。常用量为 3～10g，水煎服。

【临床治验】

1. 治疗菌痢　黄芩 15g，葛根 12g，秦皮 12g，白芍 15g，苦参 30g，马齿苋 30g，甘草 6g，水煎 2 次，取汁 300～400ml，分 2 次服下，每日 1 剂，5～7 天为1 个疗程。（现代中西医结合杂志，2001，10(5)：427.）

2. 治疗急性上呼吸道感染　黄芩免煎剂 10g，穿心莲免煎剂 10g，水冲服，4 次/天。（赵文. 黄芩穿心莲免煎剂治疗急性上呼吸道感染疗效观察. 陕西中医，2010，4：391.）

3. 治疗过敏性紫癜　黄芩 12g，水牛角 9g，生地黄 12g，芍药 12g，丹皮 10g，黄连 9g，银花 15g，连翘 15g，玄参 15g，竹叶 10g，麦冬 10g，柴胡 9g，太子参 12g。每日 1 剂，水煎分两次温服，10 天为 1 个疗程。（中医药导报，2006，12(10)：45.）

4. 治疗鼻衄　黄芩 20～60g，白茅根 20～60g，蜂蜜 30g，随症加减。上药加生水适量泡 10～20 分钟，再煎滚后 15 分钟左右，滤渣放入蜂蜜约 30g，待蜜化稍温顿服，每日 1 剂，2 次分服，3 剂为 1 个疗程。（现代中医药，2002，4：11.）

5. 治疗儿童慢性上颌窦炎　黄芩 9g，辛夷 6g，白芷 9g，双花 9g，鱼腥草 15g，薏苡仁 15g，白术 9g，茯苓 9g，甘草 6g(以上药量可根据年龄大小酌情增减)。水煎服每日 1 剂，分两次服，早晚各 1 次，20 天为 1 个疗程。（山西中医学院学报，2006，6(2)：41.）

6. 治疗血虚风燥型湿疹　黄芩 100g 煎水浓缩成浸膏，再加入 500g 凡士林调匀制成黄芩油膏，每日早晚温水清洗患处皮肤后，把药物均匀涂敷于患处皮肤，每日2次，疗程4周。（刘岩，王晓华.黄芩油膏治疗血虚风燥型湿疹79例临床观察.中华实用中西医杂志，2010，3:12.）

7. 治疗银屑病　黄芩20g煎水浓缩成浸膏，加凡士林100g，制成软膏；取黄芩膏87g，将枯矾5g，青黛5g，冰片适量研细末与之调匀。用手指将药物均匀涂布于皮损上，继用无毒冰箱保鲜膜覆盖其上，并用手抚平，使其吸附在皮肤上，封包治疗。晚间敷之，晨起除掉清洗。（南京中医药大学学报，2003，19(3):180.）

8. 急性放射性皮炎　放疗前1日开始用黄芩水提物在放疗前及睡前将药均匀薄涂在放射野的皮肤处，次晨及放疗后将药洗去。（殷剑明，徐伯平，冯惠霞，胡莲英，利国威.单味黄芩防治急性放射性皮炎的临床观察.中国中西医结合杂志，2001，21(4):304)).）

9. 治疗痤疮　黄芩15g，桑白皮15g，黄连12g，栀子12g，苦参15g，枯矾3g，地肤子20g，香附10g，白芷10g。每日1剂，水煎分2次服，5日为1个疗程。（河南中医药学刊，1999，14(5):49.）

黄　连

为毛茛科植物黄连、三角叶黄连或云连的干燥根茎。

【效用特点】 苦，寒。归心、脾、胃、肝、胆、大肠经。功能清热燥湿，泻火解毒。常用于湿热痞满，呕吐吞酸，泻痢，黄疸，高热神昏，心火亢盛，心烦不寐，血热吐衄，目赤，牙痛，消渴，痈肿疔疮；外治湿疹，湿疮，耳道流脓。现代药理研究表明，本品具有广谱抗菌、解热、降血糖、解痉、免疫调节、抗炎、抗肿瘤、抗溃疡、防止动脉粥样硬化等作用。常用量为2～5g，水煎服；外用适量。

【临床治验】

1. 治疗酒精依赖综合征　黄连、甘草各6g，半夏、僵蚕、郁金、石菖蒲、陈皮、生姜各10g，竹茹、天麻、茯苓各15g。每天1剂，水煎，取汁500ml。早晚分服。治疗7天为1个疗程。（新中医，2008，40(1):70.）

2. 治疗慢性胃炎　黄连、枳实、甘草各6g，茯苓12g，姜半夏、陈皮、竹茹10g。每日1剂，水煎分3次服，1个月为1个疗程。（实用中医药杂志，2008，24(2):91.）

3. 治疗胃火上逆型呃逆嗳气　黄连10g(粗碎)用沸水300ml浸泡30分钟，每日晨起服200ml，余液中午加沸水200ml，口服，晚加沸水100ml饮尽。(孙晓春.水浸黄连治疗胃火上逆型呃逆嗳气30例.实用中医内科杂志,1999,13(3):18.)

4. 治疗小儿急性细菌性痢疾 黄连10g,马齿苋20g,白头翁10g,秦皮10g,随症加减。水煎500ml,2岁以下每次取药液20ml,2～6岁每次取药液30ml,6～8岁每次取药液60ml予保留灌肠每日2次。(陈秀荣,石新涛.黄连煎剂灌肠辅助治疗小儿急性细菌性痢疾.现代中西医结合杂志,2010,8:950.)

5. 治疗糖尿病合并带状疱疹 西医常规治疗基础上,另取黄连10g加水100ml水煎,取60ml,分次外擦患处,每日5次。(陕西中医,2007,28(5):581.)

6. 治疗烧伤 黄连、黄柏、紫草、丹参、川芎、当归、苍术,冰片、蜂蜡等中药组成。首先于烧伤局部用生理盐水清洗创面,擦除附着物,剪去水疱,用安尔碘消毒。将复方黄连烧伤膏涂在消毒敷料上或直接涂在创面上,外加敷料覆盖,再用胶布固定,绷带包扎,每天或隔日换药1次。(临床军医杂志,2007,35(5):772.)

7. 治疗指骨骨髓炎 取黄连65g,捣粉置烧瓶中,加水至2000ml,煮沸3次,每次15分钟,冷却备用。患指除去敷料后伸入注有药液的小瓷杯浸泡(需浸没病灶),每日1次,每次1～2小时。浸毕,按常规换药。(黄连液浸溶法治疗指骨骨髓炎87例.中西医结合杂志,1985,59:604.)

8. 治疗萎缩性舌炎 黄连6～10g,黄芩6～10g,白芍12～15g,阿胶12～15g,鸡蛋1个。前3味先煎,阿胶另煮,煎好后药液倾出,趁热将鸡蛋打入药液中搅匀,分两次温服。3剂为1个疗程。(山东中医杂志,2007,26(8):538.)

9. 治疗化脓性中耳炎 黄连、青黛、冰片各等份。研末,装瓶封闭备用。用时,将药粉少许吹入耳道,使药末穿过鼓膜穿孔,每天2次,5天为1个疗程。(陕西中医,1994,15(2):61.)

黄 柏

为芸香科植物黄皮树的干燥树皮。

【效用特点】 苦,寒。归肾、膀胱经。功能清热燥湿,泻火除蒸,解毒疗疮。常用于湿热泻痢,黄疸,带下,热淋,脚气,痿躄,骨蒸劳热,盗汗,遗精,疮疡肿毒,湿疹瘙痒。盐黄柏滋阴降火,用于阴虚火旺,盗汗骨蒸。现代药理研究表明，本品具有抗炎、解热、免疫抑制、抗肿瘤、抗溃疡、抗肾炎、杀灭家蝇等作用。常用量为3～12g，水煎服；外用适量。

【临床治验】

1. 治疗慢性结肠炎　苦参20g，黄柏研面6g，甘草12g，儿茶研面3g，白芍15g。用凉水400ml煎至250ml，去渣，温度降低至38℃左右加庆大霉素注射液8万U，做保留灌肠。每晚1剂，14天为1个疗程。（四川中医，2004，22(10)：38.）

2. 治疗细菌性痢疾　采用黄柏生药每次4.5～6g，每日3次，水煎服，8～10日为1个疗程。（王鸿文，傅占元.黄柏液灌肠治疗菌痢.辽宁中医杂志，1981，(6)：24.）

3. 治疗流行性腮腺炎　用黄柏粉与生石膏粉按7∶3的比例混合均匀，用药粉适量，用水或米醋、酒调成糊状，敷于患处，用纱布、塑料薄膜等敷盖固定，日1次，连用2～3日。（杨守珍.黄柏石膏粉外敷治疗流行性腮腺炎.中国民间疗法，2000，8(12)：15.）

4. 治疗痔漏术后水肿　黄柏750g，苦参500g，生大黄500g，野菊花500g，芒硝（冲）、冰片（冲）100g，五倍子250g，白芷250g。上药水煎，分装100瓶，每瓶500ml。晨起排便后，取药液150～200ml，加开水1000～1500ml，先熏蒸10分钟，待水温后坐浴10分钟，用无菌纱布擦干，常规换药，7天为1个疗程，治疗期保持大便通畅。（季红英.复方黄柏洗剂治疗痔瘘术后水肿120例.黑龙江中医药，2005，9：26.）

5. 治疗血栓性浅静脉炎　用黄柏300g，浸泡在1500ml温水中30分钟，用武火浓煎，取汁500ml。使用时将少量药液倒入清洁容器中，用纱布蘸取药液，以不滴水为度，直接敷于炎症局部，每次冷敷30分钟，日2次，连用1周。（崔先平，张丽霞，谢素平.外敷黄柏煎剂治疗血栓性浅静脉炎24例.山西中医，2001，17(5)：29.）

6. 治疗神经性皮炎　黄柏、生地各30g，银花、苦参、菊花各10g，麦冬、赤芍、蛇床子、地肤子、土茯苓各15g，甘草3g。每日1剂，分2次煎服，1个月为1个疗程。（四川中医，2008，26(6)：101.）

7. 治疗肛周湿疹　黄柏30g，百部30g，苍术30g，苦参30g，地肤子30g，川椒20g，败酱草30g。以上诸药洗净、粉碎、过筛，呈细末状，经高温处理装瓶备用。使用时，各取等份，放入盆内，用沸水2000ml冲泡，待水温降至37℃时，外敷洗患处半小时，每日两次，7天1个疗程。（光明中医，2008，23(6)：867.）

苦　参

为豆科植物苦参的干燥根。

【效用特点】　苦，寒。归心、肝、胃、大肠、膀胱经。功能清热燥湿，利尿，杀虫，宁心止悸。常用于湿热泻痢，便血，黄疸尿闭，淋漓涩痛，小便不利，赤白带下，阴肿阴痒，湿疹，湿疮，皮肤瘙痒，疥癣麻风，心悸不宁；外治滴虫性阴道炎。现代药理研究表明，本品具有抗肿瘤、抗病毒、抗心律失常、镇静、镇痛、解热降温等作用。常用量为5～10g，水煎服。外用适量，煎汤洗患处。

【临床治验】

1. 治疗顽固性失眠　苦参100g，百合、炒枣仁、柏子仁各40g。将苦参等4味中药加水适量，第一次煎40分钟，第2、3次各煎30分钟，将3次药液浓缩至1200ml过滤，装瓶备用，每晚临睡前1小时服30ml。（陕西中医，2007，28(4)：447.）

2. 治疗慢性结肠炎　取苦参30g，加水500ml，文火煎至80～100ml，每晚临睡前保留灌肠。灌肠期间忌食生冷、辛辣、油腻食物。7日为1个疗程。（韦荣贞.苦参液灌肠治疗慢性结肠炎.新中医，1989，(7)：14.）

3. 治疗前列腺增生症　当归15g，浙贝母10g，苦参10g，滑石(包煎)25g，炮山甲15g，皂角刺30g。每日1剂，分2次水煎服，30天为1个疗程。（长春中医药大学学报，2007，23(4)：58.）

4. 治疗放射性食管炎　给予基础治疗基础上，用苦参100g，水煎取液，不拘时频服。1周为1个疗程。（王建华，王晓贞.苦参治疗放射性食管炎60例.中医杂志，2002，43(9)：688-689.）

5. 治疗低位单纯性肛漏术后　苦参40g，金银花40g，蒲公英30g，地丁30g，黄柏20g，菊花15g，红花10g，黄连10g，加水1000ml，水煎30分钟后，先熏后洗。（中医药学报，2008，36(3)：60.）

6. 治疗慢性盆腔疼痛综合征　当归10g，浙贝母10g，苦参10g，滑石(包煎)15g。每日1剂，水煎分2次口服。（湖北中医杂志，2007，29(6)：36.）

7. 治疗霉菌性阴道炎　蛇床子30g，苦参30g，地肤子20g，黄连15g，黄柏15g，苍术15g，明矾15g，百部15g，花椒15g，土槿皮15g，白鲜皮15g，紫草9g，龙胆草9g。将上药置沙锅内加水浓煎1500～2000ml，倒入干净盆中，冲入明矾，留药渣备 2 次用。高温时熏洗外阴，待温度降至适宜时坐浴，浸泡外阴及阴道 30 分钟，或将温度适宜的药液放入阴道冲洗器内自行冲洗阴道，使分泌物排出体外。每日坐浴或冲洗 1 次，每日 1 剂，7 天为 1 个疗程，经期禁用。（河南中医，2007，27(7)：39.）

8. 治疗神经性皮炎　将苦参 200g 加入陈醋 500ml 内浸泡 5 日备用。用时，先将患处用温水洗净，再用消毒棉蘸药搽患处，每日早晚各 1 次，一般搽药 3～5 日见效。（郭筱宝. 中药治疗神经性皮炎 52 例. 湖北中医杂志，1958，(6)：20.）

9. 治疗褥疮　取苦参 10g(最好为新鲜苦参)温开水泡开后捣烂，加蛋清调成糊状，以略稠、不流液为宜；清创后将糊状的蛋清苦参敷于创面上，敷料覆盖，每日换药 2 次。（吕晓华，付丰言，林京春. 蛋清调苦参治疗褥疮. 中国民间疗法，2003，11(10)：25.）

龙 胆 草

为龙胆科植物龙胆、条叶龙胆、三花龙胆或坚龙胆的干燥根和根茎。

【效用特点】 苦，寒。归肝、胆经。功能清热燥湿，泻肝定惊。常用于湿热黄疸，小便淋痛，阴肿阴痒，湿热带下，肝胆实火之头胀头痛，目赤肿痛，耳聋耳肿，胁痛口苦，热病惊风抽搐。现代药理研究表明，本品具有保肝、利胆、健胃、抗菌、镇痛抗炎、耐缺氧、抗疲劳、抗甲状腺功能亢进等作用。常用量为 3～6g，水煎服。外用适量，煎水洗或研末调搽。

【临床治验】

1. 治疗慢性前列腺炎　龙胆草 15g，柴胡 10g，黄芩 10g，栀子 10g，桃仁 10g，红花 6g，瞿麦 20g，萹蓄 20g，牛膝 12g，泽泻 12g，车前子 15g，木通 10g。每日 1 剂，水煎后早晚分服。（杨名滨，黄爱梅. 加味龙胆泻肝汤治疗慢性前列腺炎 128 例观察. 实用中医药杂志，2008，24(4)：209.）

2. 治疗盗汗　龙胆草 6g，黄芩 9g，栀子 9g，泽泻 12g，车前子(另包) 9g，当归 9g，玄参 9g，生地黄 9g，黄芪 12g，炙甘草 6g。水煎服，每日 1 剂，早、晚分两次服。7 天为 1 个疗程。（牛玉凤，郝芬兰. 龙胆泻肝汤加减治疗盗汗 36 例. 湖北中医杂志，2006，28(8)：38.）

3. 治疗急性痛风性关节炎　龙胆草、甘草、当归各 6g，秦艽、柴胡、炒山栀、炒黄芩各 10g，生地黄 12g，车前子、泽泻、威灵仙、制元胡各 15g，生苡仁 30g。常法煎服，连续治疗 3～7 天。（陈湛，章立清，等. 龙胆泻肝汤治疗急性痛风性关节炎 65 例观察.浙江中医杂志,2010,2:123.)

4. 治疗小儿多发性抽动症　龙胆草 4～6g,黄芩、焦山栀、泽泻、柴胡、生地、白芍各 10g,钩藤 6～10g,全蝎 1～2g,生甘草 3～6g。每天 1 剂,水煎服,1 个月为 1 个疗程。(倪晓红.龙胆泻肝汤加减治疗小儿多发性抽动症 58 例.中国中医药科技,2007,14(2):67.)

5. 治疗睾丸鞘膜积液　龙胆草 30g,煎水 300ml,去渣,令微温浸泡阴囊约 30 分钟,每日 3 次。(钟兰桂.龙胆草的新用途.浙江中医杂志,1989,(7):322.)

6. 治疗带状疱疹　龙胆草 10g,黄芩 12g,车前子 12g,泽泻 12g,木通 10g,当归 6g,柴胡 10g,生地黄 20g,栀子 12g,金银花 12g,连翘 12g,板蓝根 30g,土茯苓 20g。每天 1 剂,水煎服,10 天为 1 个疗程。(顾玉潜.加味龙胆泻肝汤治疗带状疱疹 66 例.甘肃中医学院学报,2008,25(1):29.)

7. 治疗耳带状疱疹　龙胆草、青黛(包煎)、丹皮、赤芍、生蒲黄、制乳香、车前子各 10g,炒柴胡、全蝎(研粉吞服)各 6g,蚕沙(包煎)、丹参各 20g。随症加减,每日 1 剂,水煎取汁分 3 次温服。(张勇.龙胆黛蝎消疹汤治疗耳带状疱疹 50 例.中国中医急症,2009,8:1351.)

秦　皮

为木樨科植物苦枥白蜡树、白蜡树、尖叶白蜡树或宿柱白蜡树的干燥枝皮或干皮。

【效用特点】　苦、涩,寒。归肝、胆、大肠经。功能清热燥湿,收涩,明目。常用于热痢,泄泻,赤白带下,目赤肿痛,目生翳膜。现代药理研究表明,本品具有抗炎、止咳平喘、抗菌、抗肿瘤、保护中枢神经系统、利尿、止汗、抗凝、抗过敏、抗氧化、清除自由基等作用。常用量为 6～12g,水煎服。外用适量,煎洗患处。

【临床治验】

1. 治疗溃疡性结肠炎　白头翁 15g,黄柏 10g,黄连 8g,秦皮 15g。每日 1 剂,水煎,分 2 次温服,早晚各 1 次,15 天为 1 个疗程。(唐尚友,王捷虹,任海勇,等.白头翁汤加味治疗溃疡性结肠炎 68 例临床观察.中国中医基础医学杂志,2006,12(11):848.)

2. 治疗慢性腹泻　秦皮、白头翁各 20g,黄柏 15g,黄连 10g,败酱草、蒲公英、银花各30g。每剂药加水煎2次，浓缩药液约200ml。药液温度为37～40℃之间，保留灌肠，1天1次。（刘竹凤，刘竹华.白头翁止泻汤肛门滴入治疗慢性腹泻126例.陕西中医，2005，26(12)：1331.）

3. 治疗单纯疱疹病毒性角膜炎　秦皮、秦艽、防风、柴胡各10g，大青叶、金银花各30g，玄参、赤芍各15g，薄荷、甘草各6g。水煎服，每日1剂。（徐艳，王统辉.加味秦皮汤治疗单纯疱疹病毒性角膜炎41例.河南中医，2008，28(5)：52.）

十大功劳叶

为小檗科植物阔叶十大功劳的叶。

【效用特点】 苦，寒。归肺、肝、肾经。功能清虚热，燥湿，解毒。常用于肺痨咳血，骨蒸潮热，头晕耳鸣，腰膝酸软，湿热黄疸，带下，痢疾，风热感冒，目赤肿痛，痈肿疮疡。现代药理研究表明，本品具有抗菌、调节胃肠、降压等作用。常用量为6～9g，水煎服。外用适量，研末调敷。

【临床治验】

1. 治疗溃疡性结肠炎　阔叶十大功劳16g，半边莲15g，穿心莲9g，金莲花12g，半枝莲10g，马齿苋18g，木香8g，炒砂仁8g，甜石莲子35g，罂粟壳9g。每天1剂，2次煎成500ml，每次服140ml，每日3次。余下80ml每日分2次保留灌肠。（广西中医药，2001，24(2)：22.）

2. 治疗胆石症　蛇莓60g，柴胡、隔山消、十大功劳、茵陈蒿各30g，大黄15g(后下)。水煎服，每日1～2剂。（利胆排石汤2号治疗胆石症，中医药导报，2006，3：18.）

白 鲜 皮

为芸香科植物白鲜的干燥根皮。

【效用特点】 苦，寒。归脾、胃、膀胱经。功能清热燥湿，祛风解毒。常用于湿热疮毒，黄水淋漓，湿疹，风疹，疥癣疮癞，风湿热痹，黄疸尿赤。现代药理研究表明，本品具有抗菌、解热、抑制免疫、强心、耐缺氧、抗疲劳、抗生育、抗肿瘤等作用。常用量为4.5～9g，水煎服。外用适量，煎汤洗或研粉敷。

【临床治验】

1. 治疗急性湿疹　生地 30g，当归 9g，赤芍 9g，黄芩 9g，苦参 9g，苍耳子 9g，白鲜皮 9g，地肤子 9g，生甘草 6g。每日 1 剂，水煎 3 次，前 2 煎早晚内服，第 3 煎药液浸多层纱布湿敷患处，20 天为 1 个疗程。（国医论坛，2008，23(5)：24.）

2. 治疗面部脂溢性皮炎　银花 12g，连翘 10g，蒲公英、蛇舌草、钩藤各 15g，竹叶 10g，生地 15g，丹皮 6g，银柴胡 10g，珍珠母 15g，白芍、白鲜皮各 10g，甘草 6g。1 天 1 剂，水煎 2 次，取汁 300ml，1 天 2 次，饭后服，15 天为 1 个疗程，连服 2～3 个疗程。（浙江中西医结合杂志，2008，18(8)：512.）

3. 治疗小儿口腔溃疡　白鲜皮 30g，丁香 18g，地肤子 15g，大黄 12g，绿豆 10g。将上述 5 味中草药烘干，研碾成细粉末，过 100 目筛，装瓶密封瓶盖备用。每次取药粉 12g 左右，用米醋调成糊状备用。擦小儿足掌心的涌泉穴至热后，涂上调好的白鲜皮丁香糊，厚约 4mm，上盖无毒保鲜膜，用敷料固定药糊，每晚 1 次，次晨取下。（穆培丽，孙忠芬. 白鲜皮丁香糊敷涌泉穴治疗小儿口腔溃疡 46 例. 中国民间疗法，2010，4：19.）

4. 治疗脚气　狼毒 30g，密陀僧 30g，大风子 30g，防风 30g，冰片 20g，芦荟 30g，苦参 30g，白鲜皮 30g。上药除冰片外打碎煎 15 分钟，后放冰片，浸泡双脚，对脚气早、中期疗效好。15 天为 1 个疗程。（宋嗣环. 治疗脚气验方. 中国民间疗法，2009，8：68.）

椿　皮

为苦木科植物臭椿的干燥根皮或干皮。

【效用特点】 苦、涩，寒。归大肠、胃、肝经。功能清热燥湿，收涩止带，止泻，止血。常用于赤白带下，湿热泻痢，久泻久痢，便血，崩漏。现代药理研究表明，本品具有抗菌、抗肿瘤、驱蛔虫等作用。常用量为 6～9g，水煎服。

【临床治验】

1. 治疗溃疡性结肠炎　秦皮 15g，椿根白皮 15g，石榴皮 15g。湿热毒型加忍冬藤 20g，寒湿毒型加吴茱萸 10g。水煎服，每日 1 剂。（康承君，李家邦. 三皮汤加味治疗溃疡性结肠炎临床疗效观察. 中国中西医结合消化杂志，2006，14(3)：164.）

2. 治疗放射性直肠炎　党参 15～30g(或人参 6～9g)，焦白术 9g，炒白芍 18～30g，炒当归 6～9g，肉豆蔻 9g，肉桂 3～6g，炙甘草 9g，木香 9g，诃子 9g，罂粟壳 6～9g，炒椿根皮 9g（研，分冲），水煎服，每日 1 剂，早晚空腹各服 1 次，每次 150ml，4 周为 1 个疗程。（刘昌海，张家驹.真人养脏汤合椿根皮散治疗放射性直肠炎 20 例.山东中医杂志，2003，12：731.）

3. 治疗霉菌性阴道炎　萆薢、土茯苓、蒲公英、茯苓各 20g，萹蓄、椿白皮、黄柏、车前子、山药各 15g，白术、野菊花、贯众各 10g，黄连 6g。每日 1 剂，水煎服，早晚各 1 次。经净后开始服，10 天为 1 个疗程。同时用蒲公英、苦参、蛇床子各 30g，黄柏 20g，黄连、枯矾各 10g，川椒 6g。水煎后熏洗外阴并坐浴 15 分钟，每日 1 次。（朱慧萍.中药内服外洗治疗霉菌性阴道炎 66 例.实用中医药杂志，2007，23(2)：84.）

4. 治疗湿热带　蒲公英 30g，红藤 30g，椿白皮 30g，败酱草 15g，赤芍 15g，丹皮 12g，延胡索 15g，川楝子 12g，甘草 6g。水煎服，每日 1 剂，5 天为 1 个疗程。（施志林，等.蒲红椿白汤治疗湿热带 138 例临床报告.光明中医，2006，21(8)：82.）

苦 豆 子

为豆科植物苦豆子的全草及种子。

【效用特点】 苦，寒。有毒。功能清热利湿，止痛，杀虫。常用于菌痢、胃痛、疮疖、湿疹顽癣等。现代药理研究表明，本品具有抗病毒、抗肿瘤、抗心律失常、抗炎、抗变态反应、抗溃疡、升高白细胞、平喘、清热、止痛、杀虫、镇静、镇痛等作用。常用量为全草 1.5～3g，种子 3～5 粒，研粉吞服；外用适量，研粉煎水洗。

【临床治验】

1. 治疗小儿湿疹　苦豆子油搽剂涂于患处，涂后轻揉患处，利于吸收。早晚各 1 次，疗程 1～3 周，每周复查 1 次。（周建芹，刘芳.苦豆子油搽剂治疗小儿湿疹疗效观察.中国医药导报，2010，6：163.）

2. 治疗手足癣　患者局部用温开水清洁皮肤，待干后摇匀药液，用医用棉签蘸苦豆子干油涂抹于患部，反复轻轻涂擦，直至局部微微灼热为止，用药后勿洗局部，每天 3～4 次。（余恒才.外用苦豆子干油治疗手足癣 38 例.新疆中医药，1993，1：17.）

3. 治疗外阴白色病变　苦豆子 250g，加水 1500ml，细火煮沸，待药煎至剩 800ml 左右时除渣留液，用其药液外洗加热敷患处共 20 分钟，1 日 2

次，10天为1个疗程，连用3个疗程。（张和英，张雪芹. 中药苦豆子治疗外阴白色病变的疗效观察. 中国全科医学，2001，1：75.）

三 颗 针

为小檗科植物属豪猪刺、小黄连刺、细叶小檗或匙叶小檗等同属植物的根。

【效用特点】 苦，寒；有毒。归肝、胃、大肠经。功能清热燥湿，泻火解毒。常用于湿热泻痢，黄疸湿疹，咽痛目赤，聤耳流脓，痈肿疮毒。现代药理研究表明，本品具有抗肿瘤，升高白细胞，抗病原微生物、降压、利胆、抗炎等作用。常用量为9～15g，水煎服。

【临床治验】

1. 治疗小儿痱子　将三颗针中草药牙膏涂于患处，每天2次，每次涂抹前用温水将患处清洗干净。（杨晨霞. 三颗针中草药牙膏治疗小儿痱子效果好. 护理学报，2007，2：7.）

2. 治疗急性肠炎　三颗针鲜根10g水煎，分3次口服，另以稻米50g干锅炒糊，亦分3次口服，治疗期间注意休息，以稀粥加少许盐进行调养。（张湘宜. 三颗针水煎加糊米口服治疗急性肠炎. 中国民族医药杂志，2009，7：51.）

马 蔺 子

为鸢尾科植物马蔺的种子。

【效用特点】 甘，平。归脾、肺经。功能清热，利湿，止血，解毒。常用于黄疸、泻痢、白带、痈肿、喉痹、疖肿、风寒湿痹，吐血、衄血、血崩。现代药理研究表明，本品具有抗生育、抗着床等作用。常用量为内服，煎汤3～9g；或入丸散。外用捣敷。

【临床治验】

1. 放疗增敏作用　马蔺子素胶囊55mg/粒，1粒/次，一天3次，给药时间与放疗同步进行，直到放疗结束为止，具有显著的增敏作用。（吴庭安. 马蔺子素配合放疗对鼻咽癌颈部淋巴结转移灶的近期疗效观察. 基层医学论坛，2005，8：673.）

2. 治疗骨结核　将马蔺子放在铁锅内炒干研粉，装瓶备用。用时口服，每日3次，每次5～7g，小儿酌减。另用其粉2份，凡士林5份，调成药膏外敷。

3. 治疗急性黄疸型传染性肝炎　马蔺子三钱。水煎服。(《新疆中草药手册》)

4. 治疗咽喉肿痛　马蔺子二钱，牛蒡子三钱，大青叶一两。水煎服。(《山东中草药手册》)

5. 治疗鼻衄、吐血　马蔺子二钱，白茅根一两，仙鹤草五钱。水煎服。(《山东中草药手册》)

第三节　清热解毒药

金 银 花

为忍冬科植物忍冬的干燥花蕾或带初开的花。

【效用特点】 甘，寒。归肺、心、胃经。功能清热解毒，疏散风热。常用于痈肿疔疮，喉痹，丹毒，热毒血痢，风热感冒，温病发热。现代药理研究表明，本品具有抑菌、抗病毒、抗炎、保肝、利胆、降脂、降糖、止血、抗氧化、免疫调节等作用。常用量为6～15g，水煎服。

【临床治验】

1. 治疗咽喉炎　采用复方金银花合剂(金银花20g，麦冬、生地黄各15g，枳壳、佛手、玄参、桔梗、甘草各10g，浙贝18g)，3～8岁每次15ml，9～12岁每次20ml，每日3次，7天为1个疗程。(冯丙江，倪力民，陆照海. 复方金银花合剂治疗咽喉炎34例. 实用中医药杂志，2004，20(12)：690.)

2. 治疗儿童鼾症　金银花30g，辛夷花10g，苍耳子10g，白芷10g，水煎制成汤剂，每次取5ml加生理盐水10ml雾化吸入，每日1次，每次20分钟，连续15天。(马晋彤. 保守治疗儿童鼾症30例临床观察. 长春中医药大学学报，2009，4：586.)

3. 预防大剂量化疗口腔溃疡　自煎甘草、金银花汤剂500ml，4～6次/天，并用其漱口，连用10天。(马志琴，宋晓红. 甘草金银花煎饮预防大剂量化疗口腔溃疡的临床观察. 现代中西医结合杂志，2005，14(18)：2408.)

4. 治疗急性阑尾炎　三叶鬼针草(鲜草)60g，金银花30g，蜂蜜60g。

将三叶鬼针草、金银花水煎去渣，调入蜂蜜，分2次服，每日1剂。（林英，蒙秀林.三叶鬼针草与金银花联用治疗急性阑尾炎11例.中国民间疗法，2006，14(2)：38.）

5. 治疗甲沟炎、指头炎　取大黄100g，金银花50g，共研细末，以米醋调匀为浆糊状备用。用比患指稍粗一些的小塑料袋1个，装上调匀的药糊（不要装满，大半量即可），患指插入药袋中，开口处用细绳系在患指根部，松紧要适宜，以免影响血运。（孙常林，刘奎娟.大黄、金银花治疗甲沟炎、指头炎40例.中国中西医结合杂志，2000，20(8)：573.）

6. 治疗手足癣　乌梅25g，金银花50g。头煎30分钟，复煎25分钟，将两煎所得滤液约20～30ml过滤去渣。用棉签蘸此液涂搽患处，每日5次。（李淑华，王春兰.乌梅金银花治疗手足癣疗效观察.中国民间疗法，2010，4：18.）

连　翘

为木樨科植物连翘的干燥果实。

【效用特点】　苦，微寒。归肺、心、小肠经。功能清热解毒，消肿散结，疏散风热。常用于痈疽，瘰疬，乳痈，丹毒，风热感冒，温病初起，温热入营，高热烦渴，神昏发斑，热淋尿闭。现代药理研究表明，本品具有抗菌、抗抑郁、抗焦虑、抗肿瘤、影响药物代谢酶等作用。常用量为6～15g，水煎服。

【临床治验】

1. 治疗流行性感冒　连翘15g，桂枝10g，柴胡10g，白芍9g，黄芩6g，防风6g，荆芥6g，黄芪6g，杏仁3g，甘草3g。每日1剂，水煎，分2次服。（宗淑云.自拟桂枝柴胡连翘汤治疗流行性感冒28例临床观察.北京中医，2007，26(8)：521.）

2. 治疗流感　防风、连翘各40g，桑叶、金银花、菊花各35g，桂枝12g。烘干，研碾成细粉，过100目筛，先洗净擦干脐部，取配制好的防风连翘粉8～10g置于脐部，再用胶布敷贴固定，每晚换药1次，3天为1个疗程。（张宏伟，孙忠芬.防风连翘粉敷脐消除流感症状45例.中国民间疗法，2009，12：16.）

3. 治疗肾病水肿　麻黄10g，连翘12g，赤小豆20g，杏仁10g，黄芪15g，桑白皮12g，白术12g，益母草30g，薏苡仁30g，三棱20g。水煎服，每日1剂。（王海燕.麻黄连翘赤小豆汤治疗肾病水肿.河南中医，2000，20

(5):43.)

4. 治疗呃逆 取连翘心 60g,炒焦水煎服;或服药末,每次 10g,每日 3 次。(刘学勤,庞国明主编.百病奇效良方妙法精选.北京:中国医药科技出版社,74)

5. 治疗急性流行性腮腺炎 银花、连翘各 10g,黄芩、柴胡、板蓝根、山栀子各 9g,竹叶、赤芍、升麻各 6g,甘草 3g。每日 1～2 剂,水煎,分 2～4 次服完,5 天为 1 个疗程。另外用仙人掌加食盐捣烂敷患处。(莫长城.银花连翘解毒汤治疗急性流行性腮腺炎疗效观察.实用中西医结合临床,2008,8(4):23.)

6. 治疗过敏性紫癜 连翘 50g,茅根 20g,茜草、板蓝根、玄参、槐花各 15g,生地 25g,甘草、丹皮、地榆各 10g。1 日 1 剂,水煎,早晚分服。2 周为 1 个疗程。(王志华,宋修亭.自拟连翘汤治疗过敏性紫癜.时珍国医国药,1999,10(9):692.)

7. 治疗带状疱疹 连翘 15g,山栀子 10g,玄参 12g,黄芩 12g,羌活 10g,防风 10g,桔梗 6g,柴胡 10g,薄荷 10g,升麻 6g,牛蒡子 10g,当归 10g,川芎 10g,赤芍 10g。水煎,每日两次分服。(郭贞连.用连翘败毒散方治疗带状疱疹的临床观察.光明中医,2008,23(7):970.)

8. 治疗中重度寻常性痤疮 生地 15g,连翘、荆芥、当归、白芍(或赤芍)、川芎、黄芩、栀子、防风、枳壳、柴胡、白芷、桔梗各 10g,黄连、薄荷、甘草各 6g。水煎服,每日 2 次分服。4 周为 1 个疗程。(刘立.荆芥连翘汤治疗中重度寻常性痤疮 80 例.陕西中医,2007,28(12):1639.)

9. 治疗肠痔 当归 15g,连翘 15g,赤小豆 10g,薏米 15g,甘草 6g。每日 1 剂,水煎分 3 次服,同时药渣熏蒸坐浴,每次 10～15 分钟。(刘军平,王念莲.当归连翘赤小豆汤治肠痔.现代中西医结合杂志,2007,16(28):4165.)

蒲 公 英

为菊科植物蒲公英、碱地蒲公英或同属数种植物的干燥全草。

【效用特点】 苦、甘,寒。归肝、胃经。功能清热解毒,消肿散结,利尿通淋。常用于疔疮肿毒,乳痈,瘰疬,目赤,咽痛,肺痈,肠痈,湿热黄疸,热淋涩痛。现代药理研究表明,本品具有抑菌、抗内毒素、抗胃溃疡、利胆、通乳、抗肿瘤等作用。常用量为 10～15g,水煎服。外用鲜品适量捣敷或煎汤熏洗患处。

【临床治验】

1. 治疗肺癌疼痛 取新鲜蒲公英捣碎，将药汁直接敷于痛处皮肤，外盖3层纱布，中间夹1层凡士林纱布，以减慢药汁蒸发。敷药后半小时左右疼痛减轻，止痛时间可达8小时左右。（肿瘤疼痛外治法. 中国医药报，1987年1月19日.）

2. 治疗流行性腮腺炎 取鲜蒲公英30g(或干品20g)，捣碎，加入1个鸡蛋清中充分搅匀，再加冰糖适量，共捣成糊剂，摊于纱布上，外敷耳前区及下颌角区的肿胀处，每日换药1次。（王新，王兰，王洲. 单味蒲公英治疗流行性腮腺炎50例. 中国社区医师，2002，18(11)：32.）

3. 治疗产后急性乳腺炎 干蒲公英50g水煎，2次/天，空腹口服，如有乳汁排出不畅，可加王不留行10g，路路通10g。（林洁，王琴. 单味蒲公英煎剂治疗产后急性乳腺炎25例. 实用医药杂志，2007，24(8)：943.）

4. 治疗皮肤溃疡 取蒲公英50g，生地、黄芩各20g，加水煎至约500ml，无菌纱布过滤备用。清创后用中药药液清洗一遍，最后用药液浸渍无菌纱布覆盖创面3层，每日1次。（黄学红，陈珏，沈慧玲. 蒲公英汤治疗皮肤溃疡30例. 实用中医药杂志，2006，22(4)：238.）

5. 治疗乳头状皮肤病 取鲜蒲公英立即把流出的白乳汁涂抹在疣上。日涂3～5次，2～3天疣即可萎缩脱落。（张志浩，张富彬，于丽. 蒲公英治疗乳头状皮肤病204例. 中医外治杂志，2000，9(5)：53.）

6. 治疗难愈合伤口 取新鲜野菊花及蒲公英洗净后冷开水清洗沥干。捣烂呈糊状，敷于伤口表面，用无菌纱布覆盖，前3天每天更换2次，以后视伤口情况改为每天1次，直至伤口愈合为止。（陈友田，冉茂兰. 鲜野菊花、蒲公英外敷治疗难愈合伤口41例. 现代医药卫生，2002，18(2)：134.）

7. 治疗烫伤 取鲜蒲公英根，洗净后，捣烂，放在瓷器内，2小时后药汁自然地凝成浆糊状。然后将药汁涂在患处(涂厚层)，用量根据烫伤面积决定。每日涂2次。（曹建华. 鲜蒲公英根外用治疗烫伤. 中国民间疗法，2000，8(3)：15.）

8. 治疗疣 用鲜蒲公英白色乳汁搽洗疣部，日3次，每次10～15分钟。或干蒲公英45g，加水500ml水煎25分钟，不去药渣，浸洗患处30分钟，日2次，每剂可连用2～3天。（郝巧英，孙民英. 蒲公英外用治疗寻常疣. 中国民间疗法，2001，9(2)：63.）

9. 治疗腱鞘囊肿 采取未开花的鲜嫩蒲公英之叶片，洗干净，捣烂，适量摊在消毒纱布上，洗净患处，外敷其上。每日换药1次。（李瑾.鲜蒲公英外敷治疗腱鞘囊肿20例.陕西中医，1996，17(5)：218.）

10. 治疗肌内注射硬结　用新鲜蒲公英（全草）捣烂，加50%乙醇调匀，直接敷于注射硬结或痛处，外覆中间夹有油纱布或塑料薄膜的敷料，每日1次。（王兰珠.蒲公英外敷治疗肌肉注射硬结.山东中医杂志，1998，17(9)：428.）

紫花地丁

为堇菜科植物紫花地丁的干燥全草。

【效用特点】　苦、辛，寒。归心、肝经。功能清热解毒，凉血消肿。常用于疔疮肿毒，痈疽发背，丹毒，毒蛇咬伤。现代药理研究表明，本品具有抑菌抗炎、增强免疫、抗内毒素、抗氧化、抗HIV等作用。常用量为15～30g，水煎服。外用鲜品适量，捣烂敷患处。

【临床治验】

1. 治疗急性胆囊炎　蒲公英30g，紫花地丁30g，金银花30g，连翘15g，金钱草30g，贯众10g。随症加减，每日1剂，水煎分服。（邓光辉.清热解毒汤治疗急性胆囊炎20例.中国现代药物应用，2009，14：155.）

2. 治疗蜂窝织炎　患部清洁后，取鲜嫩的紫花地丁适量，放在清洁容器内捣烂，见绿色汁溢出，即可将捣烂的紫花地丁敷于患处，范围略大于红肿面积，外用清洁菜叶覆盖，轻轻包扎，严禁挤压。每日早晚换药。另取紫花地丁、蒲公英各30g，或两者鲜品各60g，洗净加水350ml，猛火煎5～6分钟，滤汁250ml，两煎药汁混和后分2次饭前温服，儿童酌减。（叶春芝.紫花地丁治疗蜂窝织炎.浙江中医杂志，2006，41(3)：170.）

3. 治疗疖肿　取新鲜紫花地丁300～500g，洗净，除去多余水分，加入食盐3～5g，捣烂成糊状备用。使用时，洗净患处，常规消毒皮肤，根据患处部位大小，取适量药糊敷于患处，以较细密的敷料包扎固定。每日换药2次。（张勤义，杜桂玲.紫花地丁治疗疖肿疗效观察.社区中医药，2005，21(1)：36.）

4. 治疗痤疮　金银花30g，野菊花、蒲公英、紫花地丁各15g，紫背天葵10g，枇杷叶10g，薏苡仁30g，茵陈15g，每日1剂水煎服，10天1个疗程。（包佐义.五味消毒饮治疗皮肤病.医药与保健，2009，6：34.）

5. 治疗腮腺炎　将紫花地丁及蒲公英鲜品捣烂为糊，用两层纱布包裹好，展平敷于患处，若无鲜品可用干品各10～15g，鸡蛋清调为糊状，同法敷于患处，每日早晚各1次，每次30分钟，7天为1个疗程。（庄淑萍.紫花地丁方治疗腮腺炎. 中国民族民间医药杂志,2002,57:244.)

6. 治疗滴虫性阴道炎　儿茶 10g,苦参 10g,黄柏 10g,半边莲 15g,紫花地丁 15g。上药煎制成 250ml 药液,用一次性导尿管套在 20ml 注射器上,冲洗阴道,每日 1 次,7 天为 1 个疗程,连续治疗 1 个疗程,月经期后,再行下 1 个疗程。(刘震坤,金影. 中药阴道灌洗治疗滴虫性阴道炎临床观察. 长春中医药大学学报,2008,24(4):428.)

野　菊　花

为菊科植物野菊的干燥头状花序。

【效用特点】　苦、辛,微寒。归肝、心经。功能清热解毒,泻火平肝。常用于疔疮痈肿,目赤肿痛,咽喉肿痛。现代药理研究表明,本品具有抗菌、抗炎、抑制免疫、增加离体兔心冠脉流量、减慢心率,降低心肌耗氧量、抗血小板聚集、抗氧化、抗肿瘤等作用。常用量为 9～15g,水煎服。外用适量,煎汤外洗或制膏外涂。

【临床治验】

1. 治疗糖尿病肾病　野菊花 20g,白花蛇舌草 20g,大黄 10g,黄芪 30g,枸杞子 10g,山药 20g,杜仲 15g,水蛭 6g,丹参 15g,太子参 15g,菟丝子 20g,茯苓 20g,白术 15g,肉桂 10g。水煎服,日 1 剂,4 周为 1 个疗程。(符开俊,冯敏. 清上防风汤加减治疗寻常痤疮 96 例疗效观察. 云南中医中药杂志,2008,29(8):20.)

2. 治疗慢性细菌性前列腺炎　野菊花 30g,蒲公英 20g,丹参 20g,黄柏 15g,赤芍 10g,泽兰 15g,红花 15g,败酱草 15g,穿山甲 10g,王不留行 10g,加水 250ml,文火煎煮 30 分钟,过滤去渣,继续煎煮至药液 150ml 止。保留灌肠,每日 1 次,12 天为 1 个疗程。(张林霞. 野菊花用于治疗新生儿红斑及脓疱疹. 解放军护理杂志,2008,25(5):17.)

3. 治疗新生儿红斑及脓疱疹　用 250～300ml 的热水冲泡野菊花 10g,待药液温度降至 39～40℃时,用无菌纱布或无菌棉签蘸取药液轻轻擦洗新生儿的患处,每次擦洗间隔不超过 2 小时。(任爱农,王志刚,等. 野菊花抑菌和抗病毒作用实验研究. 药物生物技术,1996,6(4):241.)

4. 治疗传染性软疣　以镊子夹除全部皮损的白色酪状软疣小体,外涂碘酊,并用野菊花,每日 5g,用 250～300ml 开水冲泡代茶饮。(舒友廉,娄卫海,孙桂莲. 冲泡野菊花治疗传染性软疣 91 例分析 . 实用中医内科杂志,2003,17(4):320.)

5. 治疗皮肤溃疡　野菊花30g,龙骨25g,冰片5g,银珠8g,生大黄25g,紫草50g,鹅不食草50g。将野菊花、紫草、鹅不食草过筛,另取植物油煎至药草枯脆后过滤,与龙骨、银珠、冰片研碎细末,加入适量麻油,不断搅拌使药粉与麻油均能沾在纱条上备用。溃疡面有脓性分泌物者,先清创,然后将中草药油性纱条敷在创面,并延至创缘外0.5～1cm,外盖无菌纱带,每天2次或隔天1次,2周为1个疗程。(张旺辉.自拟野菊花汤灌肠治疗慢性细菌性前列腺炎37例分析.中国计划生育学杂志,2002,5:304.)

6. 治疗急性肾小球肾炎　野菊花、鱼腥草、蒲公英、车前子草、白茅根、土茯苓等,随症加减,水煎,每次200～300ml,每日1剂,分2次服。(张勉之,张大宁,孙亚南,等.野菊花复方治疗急性肾小球肾炎临床研究.中国中西医结合肾病杂志,2004,5(5):288.)

7. 治疗面部痤疮　野菊花50g,水煎成200ml,将溶液冷冻成小冰块。每天洗面后,再用1块冰块涂擦面部,每次10分钟,每天2次。(赵娜.野菊花冰防面部痤疮.快乐养生,2009,7:22.)

8. 治疗流行性腮腺炎　取野菊花15g,煎汤代茶饮,每日1剂,连服1周。(万桂华.野菊花治疗流行性腮腺炎.广西中医药,1986,增刊:114.)

四　季　青

为冬青科植物冬青的叶。

【效用特点】　味苦,涩,性凉。功能清热解毒,生肌敛疮,活血止血。常用于肺热咳嗽,咽喉肿痛,痢疾,腹泻,胆道感染,尿路感染,冠心病心绞痛,烧烫伤,热毒痈肿,下肢溃疡,湿疹,冻疮,皲裂,血栓闭塞性脉管炎,外伤出血。现代药理研究表明,本品具有抗菌、增加冠脉流量、抗心绞痛、愈合创面等作用。常用量为15～30g,水煎服。外用适量,鲜品捣敷;或水煎洗、涂。

【临床治验】

1. 治疗小儿食滞腹痛　将冬青油2～3滴倒于操作者掌心,将两手掌揉搓至发热时,将药液涂搽在小儿的腹部后顺时针轻轻按摩至腹部皮肤微微发热即可,每次约5分钟,每天2～3次。(刘丽贞,漆丽媚.冬青油腹部按摩治疗小儿食滞腹痛疗效观察.护理学杂志(综合版),2009,8:47.)

2. 治疗单纯型慢性化脓性中耳炎　四季青水煎服,每日1剂。5～10岁每剂15g,11～18岁每剂20g,19岁以上25g。(应利晏.四季青治疗单纯型慢性化脓性中耳炎92例.中国全科医学杂志,2000,3(3):219.)

穿心莲

为爵床科植物穿心莲的干燥地上部分。

【效用特点】 苦,寒。归心、肺、大肠、膀胱经。功能清热解毒,凉血,消肿。常用于感冒发热,咽喉肿痛,口舌生疮,顿咳劳嗽,泄泻痢疾,热淋涩痛,痈肿疮疡,毒蛇咬伤。现代药理研究表明,本品具有解热、抗炎、抗菌、抗病毒、降低血压、抗心肌缺血再灌注损伤、抗动脉粥样硬化、抑制血小板聚集、抗肿瘤、增强免疫功能、抗生育等作用。常用量为6～9g,水煎服;外用适量。

【临床治验】

1. 治疗痰热咳嗽　银花15g,麻黄6～9g,桔梗12g,杏仁12g,生石膏12～20g,远志12g,黄芩15g,穿心莲15g,黄连10g,紫菀20g,款冬花15g,鸡矢藤20g,生甘草9g。2日1剂,加水煎沸10～15分钟,去渣取汁,每次150～250ml,每日3次微温服。(徐仕宏.银麻止嗽汤治疗痰热咳嗽126例.实用中医药杂志,2008,24(6):367.)

2. 治疗急性上呼吸道感染　黄芩免煎剂10g,穿心莲免煎剂10g,水冲服,4次/天,3天为1个疗程。(赵文.黄芩穿心莲免煎剂治疗急性上呼吸道感染疗效观察.陕西中医,2010,4:391.)

3. 治疗盗汗　穿心莲研末装胶囊。每次4粒约2g。每日2次。(周忠诚.穿心莲治疗盗汗一例.中华中西医学杂志,2009,11:51.)

4. 治疗小儿手足口病　穿心莲注射液10mg/(kg·d),1次/日,疗程3～5天,同时给予退热等对症处理。(马延华,常祎,等.穿心莲注射液治疗小儿手足口病疗效观察.中国社区医师(综合版),2009,16:119.)

5. 治疗老年阴囊湿疹　用温水洗净阴囊后,用穿心莲粉外敷患处(穿心莲片20粒,捣碎碾成粉末,加甘油100ml调匀成糊状),每天2次,10天为1个疗程。(曾秀莲,袁丽华.穿心莲粉加甘油湿敷治疗老年阴囊湿疹合并感染的效果观察.全科护理,2009,19:1728.)

大青叶

为十字花科植物菘蓝的干燥叶。

【效用特点】 苦,寒。归心、胃经。功能清热解毒,凉血消斑。常用于温邪入营,高热神昏,发斑发疹,痄腮,喉痹,丹毒,痈肿。现代药理研究表明,本品具有抗菌、抗病毒、抗内毒素、免疫调节、抗肿瘤等作用。常用量为9～15g,水煎服。

【临床治验】

1. 治疗阑尾炎 大青叶、芙蓉叶、黄连各10g,大黄、黄柏、明矾、五倍子、铜绿、没药、黄丹、乳香、胆矾、川楝子各5g,花椒2.5g,蜂蜡40g,每天换药1次。(肖兵,赵静,郭宏.止痛膏与铁箍散配合中药内服治疗阑尾炎38例.陕西中医,2008,29(9):1177.)

2. 治疗嗜酸性粒细胞增多症 将单味大青叶30g,置于茶具内,用100℃白开水冲泡,10分钟后以药代茶饮用,每次饮300ml,渴者多饮,每日1剂,饮3～5次。连服30天为1个疗程。(宋元禄,张连伟.大青叶治疗嗜酸性粒细胞增多症78例.新中医,1998,30(7):44.)

3. 治疗贝尔麻痹 大青叶30～60g,当归15g,川芎15g,鸡血藤30g,制白附子10g,僵蚕10g,全蝎6g。每日1剂,饭前分早晚2次服,另取下关、颊车、地仓、迎香、翳风等穴,隔姜艾炷灸,每日1次。(刘东义,魏绪华,杭传珍.青叶牵正散治疗贝尔麻痹50例.中医杂志,2008,49(6):526.)

4. 治疗流行性腮腺炎 取新鲜大青叶约60g,捣成糊状,均匀地涂布于患侧耳下肿胀处,上面覆盖纱布,并用胶布固定。每日换药1～2次。(徐剑.大青叶外敷治疗流行性腮腺炎.中国农村医学,1981,(1):9.)

5. 治疗会阴切口感染 用大青叶30g,苍术、黄柏各20g,煎剂湿敷;红肿期用红外线照射会阴部,每日2次,每次半小时。(章雀英.大青叶治疗会阴切口感染40例.浙江中西医结合杂志,2000,10(8):506.)

6. 治疗面部接触性皮炎 大青叶9～15g,紫花地丁6～12g,苦参6～15g,蛇床子6～15g,地肤子6～15g,金银花6～12g。随症加减,每日1剂,水煎2次,早晚冷湿敷患处30分钟。(张艳丽,梁爱芳,郑曙光.大青叶汤湿敷治疗面部接触性皮炎45例.中医杂志,2005,46(3):209.)

板 蓝 根

为十字花科植物菘蓝和草大青的根;或爵床科植物马蓝的根茎及根。

【效用特点】 苦、寒,凉。归心、胃经。具有清热解毒,凉血利咽的功效。常用于瘟疫时毒发热、咽痛、温毒发斑、喉痹痄腮、烂喉丹痧、大头瘟、丹毒、痈肿等。现代药理研究表明，本品具有抗菌、抗病毒、抗钩端螺旋体、解毒、增强免疫力、抗肿瘤、抗内毒素等作用。

【临床治验】

1. 治疗痤疮　板蓝根150g，薏苡仁150g，冷水1500ml，先煮板蓝根30分钟后，将板蓝根药渣去掉，用药水将薏苡仁煮为稀饭状即可。每次服15g，每天2次。（中国社区医师，2007，11：38.）

2. 治疗慢性咽炎　将板蓝根注射液改装入喷雾瓶中制成喷雾剂，喷其咽部2次，每喷1次相当于0.25ml，日6次；并用板蓝根冲剂1包/日，分3次口服，7日为1个疗程。（实用中医药杂志，2000，16(7)：22-23.）

3. 治疗跖疣　板蓝根、大青叶、金银花、马齿苋、苦参、香附、大飞扬各30g，木贼10g，煎水浸洗，30分钟/次，2剂/天。把蒜头剁碎，用纱布包着涂擦患处，2次/天。（时珍国医国药，2006，17(9)：1757.）

4. 治疗水痘　板蓝根水煎分3次于饭前服(1～2岁30g/d，3～6岁60g/d，6～12岁100g/d)。对伴有高热、皮肤瘙痒等症状者，予以西药对症治疗。（中国临床医生，2003；31(6)：63.）

5. 治疗流行性感冒　青蒿8g，黄芩10g，金银花10g，天葵子10g，大青叶15g，板蓝根15g，竹茹10g，土茯苓15g，芦根10g，甘草5g。每日1剂，水煎取汁温服，每日3次；药后覆加衣被取汗。（中国中医急症，2004，13(6)：388.）

6. 治疗带状疱疹　取板蓝根液(板蓝根注射液或中药板蓝根煎成的水溶液)局部外涂，每天4～6次，或视皮损范围大小随用随擦。（现代中西医结合杂志，2004，13(6)：732.）

青　黛

为爵床科植物马蓝、蓼科植物蓼蓝或十字花科植物菘蓝的叶或茎叶经加工制得的干燥粉末或团块。

【效用特点】　咸，寒。归肝经。功能清热解毒，凉血消斑，泻火定惊。常用于温毒发斑，血热吐衄，胸痛咳血，口疮，痄腮，喉痹，小儿惊痫。现代药理研究表明，本品具有抗真菌、抗炎、抗肿瘤等作用。常用量为1～3g，宜入丸散用。外用适量。

【临床治验】

1. 治疗儿童外感高热　青黛5～10g，黄芩5～25g，柴胡3～9g，前胡

3～10g,羌活 3～10g,独活 3～10g,茯苓 5～20g,桔梗 3～6g,太子参 5～30g,薄荷 3～9g,甘草 3～6g。每日 1 剂,根据患儿年龄每剂水煎取汁 100～250ml,分 3～5 次温服。(袁震土.芩黛败毒饮治疗儿童外感高热 128 例.中国中医急症,2007,16(2):129.)

2. 治疗流行性腮腺炎　青黛 4g,冰片 1g,胡黄连 2g,胆南星 2g,共研细末,加醋配以浸膏敷于腮腺肿胀之处。(史湘英,陈松柏,车颖悟.青黛浸膏辅佐治疗流行性腮腺炎的临床研究(附 56 例报告).哈尔滨医药,2008,28(2):41.)

3. 治疗巨脾症　青黛四黄粉用青黛粉、四黄散(大黄、黄连、黄芩、黄柏等)按 3∶1 比例充分混匀,以开水调成糊状,干湿适中,厚度为 1cm、范围超过肿大的脾脏范围 1cm,敷于脾区,四周用棉花围起以防渗漏。覆盖塑料薄膜,胶布固定,多头带外固定。每次敷药时间 6～8 小时,每日 1 次,连续治疗 2 周。(吴顺杰,李达.青黛四黄散外敷治疗巨脾症 39 例.实用中医药杂志,2007,23(6):374.)

4. 治疗溃疡性结肠炎　青黛 3g,炉甘石、花蕊石、煅石膏各 30g,儿茶 6g,冰片 3g。经乙状结肠镜,将药粉直接喷于直、结肠患处。(周荃芝,梁晓星,丁凤.青炉散创面喷洒治疗溃疡性结肠炎 40 例.陕西中医,2007,28(9):1164.)

5. 治疗带状疱疹　取青黛粉适量加小麻油调成糊状,敷于患处,将疱疹完全覆盖,每日换药 1 次,纱布固定,连用 7 天。同时内服青黛粉胶囊 2 粒,与汤药 150ml[龙胆草、柴胡、栀子各 9g,黄芩、车前子、泽泻各 12g,生地 18g,当归 9g,全蝎 3g,生石膏(先煎)30g,生大黄(后下)、甘草各 6g]。水煎,日 1 剂,同服,每日 3 次。(刘燕平.青黛外敷兼内服治疗带状疱疹 25 例.辽宁中医学院学报,2005,7(6):597.)

6. 预防化疗所致静脉炎　取适量青黛粉末,将适量醋和与醋等量的香油加入其中搅拌,调成糊状备用。给化疗药前 30 分钟,用棉签挑取青黛糊从穿刺点上方约 0.5cm 沿静脉走向涂抹近心端皮肤 15cm,化疗完毕后 2 小时将青黛擦掉。(陈世容,钱红霞,王益芳,等.青黛外敷预防化疗所致静脉炎的临床观察.肿瘤预防与治疗,2008,21(3):310.)

7. 治疗褥疮　青黛 50g,滑石粉 50g,麻油 85ml。先将青黛与滑石粉混合均匀,然后用麻油调成糊状。患处清创后用鹅颈灯距褥疮部位 30cm 烘烤 30 分钟,再用无菌棉签蘸青黛油膏涂于创面,让其暴露,每日换药 1 次。(丁小丽,曾根玉,熊星华.青黛油膏治疗褥疮 31 例临床观察.实用中西医结合临床,2007,7(2):44.)

8. 治疗鼻衄　将患者鼻腔内的血块及分泌物清除干净，然后将青黛均匀地撒在无菌干棉球上，直接放入患者鼻腔内填塞，以压紧为好。10 小时后即可取出，一般均可止血。可同时取白菜根 30g 水煎，青黛 3g 兑入煎剂中内服，早晚各 1 次。3 日为 1 个疗程。（叶春芝，刘玉萍. 青黛治疗鼻出血. 中国民族民间医药杂志，2002，(3)：184.）

贯　众

为鳞毛蕨科植物粗茎鳞毛蕨的干燥根茎及叶柄残基。

【效用特点】　苦，微寒；有小毒。归肝、胃经。功能清热解毒，驱虫。常用于虫积腹痛，疮疡。现代药理研究表明，本品具有抗病毒、抗肿瘤、兴奋子宫平滑肌、保肝、驱虫等作用。常用量为 4.5～9g，水煎服。

【临床治验】

1. 治疗放环后子宫出血　贯众炭、茜草、生地榆、仙鹤草、藕节炭、旱莲草、二花炭、败酱草各 15g，炒山楂 12g，益母草 30g，炒红花 6g，三七粉 3g（冲服）。日 1 剂，水煎 2 次，早晚 2 次分服。经量多者于经期第 3 天开始服药 5 剂；经期延长者于经前服 5 剂，经来第 3 天服 5 剂至经净；经间期出血者即时服药至止。以上治疗以 3 个月经周期为 1 个疗程。（王飞霞. 贯茜止血汤治疗放环后子宫出血 78 例. 四川中医，2004，22(6)：61.）

2. 治疗急性睾丸炎　取贯众 60g，去毛洗净，加水约 700ml，煎至 500ml。每日早晚各服 250ml，或分次当茶饮服。（林其昌. 贯众治疗急性睾丸炎. 广西中医药，1986，增刊：89.）

3. 防止尖锐湿疣电灼后复发　在术后给予贯众散：贯众 15g，黄柏 9g，每天 1 剂，研粗末，分 3 份，早中晚各 3 次，开水冲泡作茶饮，30 剂为 1 个疗程。（王霄鹏. 贯众散防止尖锐湿疣电灼后复发的临床观察. 中国伤残医学，2008，16(4)：82.）

鱼 腥 草

为三白草科植物蕺菜的新鲜全草或干燥地上部分。

【效用特点】　辛，微寒。归肺经。功能清热解毒，消痈排脓，利尿通淋。常用于肺痈吐脓，痰热喘咳，热痢，热淋，痈肿疮毒。现代药理研究表明，本品具有抗菌、抗病毒、增强免疫、抗炎、抗过敏、抗衰老、抗肿瘤等作用。常用量为15～25g，不宜久煎；鲜品用量加倍，水煎或捣汁服。外用适量，捣敷或煎汤熏洗患处。

【临床治验】

1. 治疗尿路感染　白花蛇舌草25g，鱼腥草20g，车前草15g，马鞭草15g，败酱草15g，灯心草15g，连钱草12g，鹿衔草15g。每天1剂，分早晚2次口服，10天为1个疗程。（赫岩，石冲，李伟惠. 通淋八草汤治疗尿路感染36例. 吉林中医药，2008，28(3)：195.）

2. 治疗老年性肺炎　苇茎25g，鱼腥草15g，黄芩10g，薏苡仁25g，冬瓜仁30g，桃仁10g，川贝10g，丹参15g，甘草5g。每日1剂，分早晚2次口服。（王丰. 清肺汤治疗老年性肺炎69例. 实用中医内科杂志，2008，22(7)：25.）

3. 治疗小儿急性上呼吸道感染　金银花、连翘、鱼腥草各10～15g，生大黄6～8g，生甘草10g。水煎，每日1剂，频服。（韩玲. 热必清汤治疗小儿急性上呼吸道感染110例. 陕西中医，2008，29(7)：808.）

4. 治疗小儿急性肾炎　鱼腥草15g，倒叩草30g，半枝莲15g，益母草15g，车前草15g，白茅根30g，灯心草1g。每日1剂水煎分服。（李学芝. 鱼腥草汤加味治疗小儿急性肾炎38例疗效观察. 实用中医内科杂志，2007，21(5)：57.）

5. 治疗小儿急性扁桃体炎　土牛膝、鱼腥草根、珍珠菜根（俗称狗尾巴草）各取鲜者10～30g，1天1剂，水煎服，早、中、晚各服1次，幼儿用量酌减，体温＞39℃患儿取羚羊角1～3g，冷水浸泡0.5小时，隔水炖1小时，加冰糖适量，趁热时服。（桑雅清，梁铁美，徐文峥. 自拟中药方治疗小儿急性扁桃体炎38例. 浙江中西医结合杂志，2007，17(5)：303.）

6. 治疗慢性咽炎　用鱼腥草10ml进行雾化吸入，每日1次，7日为1个疗程，连用1～2个疗程。期间注意休息，勿食辛辣及烟酒。（蓝建平. 鱼腥草超声雾化治疗慢性咽炎疗效观察. 中国中西医结合耳鼻咽喉科杂志，2001，9(3)：111.）

7. 治疗儿童鼻窦炎　鱼腥草15g，红藤15g，鲜芦根25g，金银花10g，连翘10g，桔梗6g，杏仁6g，冬瓜仁6g，桃仁6g。较小儿童药量酌减。每日1剂，水煎，分早晚2次服。（郭转玲，张赏. 银苇合剂治疗儿童鼻窦炎40例疗效观察. 河北中医，2008，30(4)：372.）

8. 治疗盆腔炎　用鱼败合剂（鱼腥草、败酱草、白花蛇舌草、红藤、蒲公英各30g），随症加减。浓煎取汁100ml，待药汁温后（30～40℃），保留灌肠，每日1次，2周为1个疗程，月经期停用。（傅绪梅，邹玉珍，范杰. 自拟中药灌肠方治疗盆腔炎 88 例. 中医杂志,2007,48(8):754.)

9. 治疗结膜炎、角膜炎　取新鲜鱼腥草一撮(约 10～15g),洗净后放入碗内,加片糖 10～15g 后用开水泡服或煎服均可。(王桂林. 鱼腥草治疗红眼病. 湖南科技报.)

10. 治疗耳廓血肿　取鲜鱼腥草(全草)30g,洗净捣烂成泥,敷于血肿局部,再用纱布包扎即可。每日换药 1 次。(王俊香,赵永平. 鱼腥草治疗耳廓血肿. 中国民间疗法,2001,9(9):62.)

11. 治疗丹毒　用鲜鱼腥草 100～200g,洗净,捣碎,加食盐 10～20g 调匀外敷患处,加敷料包扎,日 3 次。(吴汉军,李燕君,刘邦强. 鲜鱼腥草外敷治疗丹毒 1 例. 时珍国医国药,2003,14(11):663.)

12. 治疗痔疮　取鲜鱼腥草全草 100g,切碎捣烂,冲入滚开水,趁热熏洗肛门,以能忍受为度。(孙前林. 鲜鱼腥草熏洗治痔疮. 浙江中医杂志,1993,(5):237.)

金 荞 麦

为蓼科植物金荞麦的干燥根茎。

【效用特点】 微辛、涩,凉。归肺经。功能清热解毒,排脓祛瘀。常用于肺脓疡,麻疹肺炎,扁桃体周围脓肿。现代药理研究表明,本品具有抗菌、解热、抗炎、镇咳、祛痰、抗血小板聚集、抗肿瘤等作用。常用量为 15～45g,用水或黄酒隔水密闭炖服。

【临床治验】

1. 治疗小儿外感发热　金荞麦 50g,水煎取汁 150ml,分 3 次口服。(杨琳,汤建桥,周士伟,等. 金荞麦治疗小儿外感发热 50 例临床观察. 中国中医急症,2005,14(7):644.)

2. 治疗肺脓肿　金荞麦浓缩颗粒 45g,黄酒 10ml,用温开水烊冲顿服,每日 3 次,早、中、晚饭后 1 小时服用。连服 7 天为 1 个疗程。(黄瑞彬,黄周红. 金荞麦(浓缩颗粒)黄酒饮治疗肺脓肿 20 例. 世界中医药,2009,1:16.)

3. 治疗慢性支气管炎急性发作　在西医常规治疗基础上,加用金荞麦水剂 50ml,3 次/天。7 天为 1 个疗程。(张红兴. 中西医结合治疗慢性支气管炎急性发作 120 例. 吉林中医药,2009,8:673.)

4. 治疗肺癌干咳　金荞麦 30g,桑白皮 10g,浙贝母 10g,麦冬 10g,桔梗 6g,平地木 30g,胆南星 10g,山慈菇 6g,黛蛤散 30g(包煎),旋覆花 10g

(包煎),党参 10g,罂粟壳 2g 等。(倪依群.肃肺合剂治疗肺癌刺激性干咳 37 例.山东中医杂志,2004,23(12):728.)

大 血 藤

为木通科植物大血藤的干燥藤茎。

【效用特点】 苦,平。归大肠、肝经。功能清热解毒,活血,祛风止痛。常用于肠痈腹痛,热毒疮疡,经闭痛经,跌扑肿痛,风湿痹痛。现代药理研究表明,本品具有心肌保护、抗血小板聚集、抗炎、抗病毒、抗氧化等作用。常用量为 9～15g,水煎服。

【临床治验】

1. 治疗慢性溃疡性结肠炎　红藤 30g,黄连、黄芩、黄柏各 10g,苦参、制大黄各 15g,浓煎为 100ml 溶液,液温在 35～40℃,睡前保留灌肠,每晚 1 次,10 日为 1 个疗程。(卓红曼,孙前林.红藤败毒汤灌肠治疗慢性溃疡性结肠炎 42 例.浙江中医杂志,2007,42(3):152.)

2. 治疗小儿慢性胃炎　红藤 15g,姜半夏 7g,黄连 3g,生姜 3g,玫瑰花 5g,佛手花 5g,绿萼梅 5g,炒鸡内金 10g,焦神曲 10g,太子参 15g,蒲公英 15g,石斛 10g,每日 1 剂,每次 60ml,每日 2 次。(杜玉琳.红藤健胃汤治疗小儿慢性胃炎 38 例疗效观察.浙江中医药大学学报,2007,31(3):336,338.)

3. 治疗结核性腹膜炎　红藤 30g,败酱草 30g,地丁 30g,蒲公英 30g,当归 10g,赤芍 10g,黄柏 20g,桃仁 10g,三棱 10g,莪术 10g,陈皮 10g,车前子 15g(有腹水者加),加水浓煎为 100ml,温度为 38～39℃保留灌肠一次,14 天为 1 个疗程。(张秀花,王田慧.中药红藤汤灌肠治疗结核性腹膜炎疗效观察.实用医技杂志,2008,15(7):875.)

4. 治疗慢性前列腺炎　红藤 30g,败酱草 30g,菟丝子 20g,黄芪 20g,丹参 15g,赤芍 15g,香附 9g,茯苓 15g,陈皮 6g,皂角刺 30g,生大黄 6g。每日 1 剂,水煎分 2 次服。(刘步平,谢建兴.红藤清前汤治疗慢性前列腺炎 267 例总结.湖南中医杂志,2007,23(2):26.)

5. 治疗输卵管阻塞性不孕症　红藤、蒲公英、路路通、败酱草各 30g,当归、桃仁、三棱、莪术、炮穿山甲、皂刺各 15g,一方 3 用。本方每日 1 剂,煎制 2 遍后(约 350ml)分为两部分,一部分约 200ml,于术后或月经净后 3 天开始口服,早晚各 1 次,连续 10 天。汤剂另一部分约 150ml 于术后或月经净后3天，每晚排便后保留灌肠，连续10天，经期停用。煎制过的药渣装入布袋中，热敷两侧少腹部（药渣温度以40℃左右为宜），每日2次，连续10天。（秦淼，马秀云.中药综合治疗输卵管阻塞性不孕症58例.陕西中医，2008，29(7)：772.）

6. 治疗慢性盆腔炎　红藤20g，丹参20g，赤芍15g，泽兰10g，香附10g，柴胡6g，七叶一枝花20g，乳香10g，没药10g，延胡索15g，党参15g，怀山药15g。每日1剂，水煎分两次服，同时每晚用中药液保留灌肠：忍冬藤20g，虎杖20g，枳壳12g，土茯苓15g，败酱草20g，红藤20g，鸡血藤20g，三棱10g，莪术10g，蒲公英20g。浓煎150ml侧卧保留灌肠1次，7日为1个疗程，每月只用1个疗程，月经期停用，下次月经干净2～3天开始下一个疗程。（罗小华.丹芍红藤汤配合中药保留灌肠治疗慢性盆腔炎104例临床观察.中医药导报，2008，14(2)：38.）

败酱草

为败酱科植物黄花败酱和白花败酱的全草。

【效用特点】　辛、苦，微寒。归胃、大肠、肝经。功能清热解毒，活血排脓。常用于肠痈，肺痈，痈肿，痢疾，产后瘀滞腹痛。现代药理研究表明，本品具有抗菌、抗病毒、镇静、免疫增强、抗肿瘤、保肝、利胆、致泻等作用。常用量为10～15g，水煎服。外用鲜品适量，捣敷。

【临床治验】

1. 治疗慢性前列腺炎　白英20g，败酱草、半枝莲、生地、王不留行、蒲公英、车前子各15g，茯苓10g，桔梗、丹皮各8g，随证加减。每日1剂，水煎2次，上、下午各口服1次。剩余药渣再加水2500ml，煎20分钟后倒入盆中，先熏蒸会阴部及肛门等处，待药温40℃左右时再坐浴30分钟，每日1次，4周为1个疗程。（高丽明，周梁，周静昱.腺清方内服结合坐浴治疗慢性前列腺炎68例.陕西中医，2008，29(8)：1049.）

2. 治疗慢性泄泻　附子5～20g，败酱草10～30g，薏苡仁10～30g。日1剂，水煎，饭后服用。20天为1个疗程。（田化德.薏苡附子败酱散治疗慢性泄泻216例.河南中医，2006，26(12)：12.）

3. 治疗脂肪肝　败酱草、薏苡仁各30g，茵陈蒿、草决明、赤丹参、炒山楂、嫩桑枝各15g，广郁金、石菖蒲、枸杞子、泽泻各12g，茅苍术、鸡内金各10g。水煎服，每天1剂，1个月为1个疗程。（李延芳.脂肪肝化汤治疗湿热痰瘀互结型脂肪肝 36 例.陕西中医,2008,29(6):681.)

4. 治疗卵巢囊肿 败酱草、白花蛇舌草、车前草、薏苡仁、枣仁各 30g,皂刺、当归、香附子、白术各 15g,浙贝、白芥子、炒莱菔子各 10g,炮穿山甲(冲服)5g,生姜 3 片,大枣 3 枚。每日 1 剂,水煎 2 遍,分早晚饭后 30 分钟各服 1 次。3 周 1 个疗程。(罗化云.囊肿消治疗卵巢囊肿 50 例.陕西中医,2008,29(7):788.)

5. 治疗盆腔炎输卵管积水 红藤 15g,败酱草 15g,丹参 10g,赤芍 10g,车前子 10g,泽泻 10g。随症加减,每日 1 剂,水煎服。(郑慧颖,洪丽美.红藤败酱汤治疗盆腔炎输卵管积水 69 例.中国药业,2010,8:82.)

6. 治疗慢性盆腔炎 败酱草 30g,薏苡仁 30g,赤芍 12g,猪苓 12g,丹皮 10g,车前子 15g(另包),焦栀子 12g,蒲公英 15g,龙胆草 6g,香附 10g,当归 15g,黄芪 20g,炮山甲 6g。每日 1 剂,水煎分 2 次服,21 日为 1 个疗程,经期停服,治疗期间禁房事。(侯敏.中药内服加灌肠治疗慢性盆腔炎 152 例.实用中医药杂志,2008,24(9):572.)

射 干

为鸢尾科植物射干的干燥根茎。

【效用特点】 苦、寒。归肺经。功能消热解毒,消痰利咽。常用于咽喉肿痛,痰咳气喘。现代药理研究表明,本品具有抗炎、抗菌、抗病毒、清除自由基、抗血栓、抗溃疡、利胆等作用。常用量为 3~9g,水煎服。

【临床治验】

1. 治疗毛细支气管炎 射干 5g,炙麻黄 3g,桂枝 5g,芍药 6g,细辛 1.5g,五味子 6g,生姜 5g,半夏 6g,紫菀 6g,款冬花 6g,生甘草 3g,桑皮 6g,炒白术 5g。每日 1 剂,每剂煎 2 次,2~6 月患儿每次取 50ml,1~2 岁每次取 100ml,总量在 24 小时内分数次缓缓服入,疗程 10~14 天。(贺芝兰.射干麻黄汤合小青龙汤加减治疗毛细支气管炎.山西中医,2003,19:5.)

2. 治疗小儿哮喘 射干 5g,炙麻黄 3g,细辛 2g,干姜 5g,苏子 5g,炙桑白皮 5g,炙杏仁 5g,半夏 5g,陈皮 5g,鱼腥草 10g,紫菀 5g,五味子 5g,熬汤浓缩至 250ml,每次每 kg 体重 2ml,1 天 4 次,口服或鼻饲,连用 5 天为 1 个疗程。(赵承栩.射干麻黄汤加减治疗小儿哮喘疗效分析.中国误诊学杂志,2008,8(26):6355.)

3. 治疗咳嗽 射干 12g,麻黄绒 15g,款冬花 15g,紫菀 15g,法半夏

12g，细辛 5g，五味子 10g，大枣 20g，生姜 10g。1 日 1 剂，水煎 15 分钟，取汁 500ml，分 3 次服。（张聪广. 射干麻黄汤治疗 138 例咳嗽临床观察. 四川中医，2008，26(4)：78.）

4. 治疗扁桃体炎　射干 30g，山豆根 30g，马勃 30g，板蓝根 30g，玄参 20g，麦冬 20g，桔梗 20g，甘草 15g，牛蒡子 30g。每日 1 剂，水煎徐徐服下。（宋天诚. 加味玄麦甘桔汤治疗扁桃体炎 68 例. 实用中医药杂志，2008，24(5)：293.）

5. 治疗咽肿痛　取射干 20g，煎浓汁，每日服 2 次，每次 100ml。（李旺龙. 治疗咽肿痛验方. 中医函授通讯，1990，(6)：42.）

6. 治疗儿童鼻后滴流综合征　射干、苍耳子、僵蚕、蝉衣、黄芩各 10g，辛夷花、白芷各 6g，马勃(包)5g，全蝎 1.5g，鱼腥草 30g，生甘草 3g。每日 1 剂，水煎服。（卞国本. 苍夷射干汤治疗儿童鼻后滴流综合征 60 例. 陕西中医，2007，28(11)：1459.）

7. 预防鼻咽癌放疗毒副反应　射干 15g，山豆根 15g，太子参 30g，赤芍 12g，浙贝母 12g，麦冬 15g，玄参 30g，半枝莲 30g，白花蛇舌草 30g，夏枯草 12g，焦山楂 15g，炒谷麦芽各 25g，桔梗 10g，甘草 10g，大枣 30 枚。每日 1 剂，分 5～8 次服完。（肖映昱，殷玉杰. 山豆射干汤预防鼻咽癌放疗毒副反应 30 例临床观察. 内蒙古中医药，2007，10：6.）

山豆根

为豆科植物越南槐的干燥根及根茎。

【效用特点】　苦，寒；有毒。归肺、胃经。功能清热解毒，消肿利咽。常用于火毒蕴结，咽喉肿痛，齿龈肿痛。现代药理研究表明，本品具有抗肿瘤、抗心律失常、正性肌力、抗溃疡、抗炎、镇痛、抗血小板聚集、降甘油三酯等作用。常用量为 3～6g，水煎服。

【临床治验】

1. 治疗非酒精性脂肪性肝炎　山豆根 1kg 加 6%白醋 3L 浸泡 1 个月。每次 14ml，每日 3 次口服，服用 2 个月。（戴兆云，顾翔宇，吴一新. 山豆根醋浸液治疗非酒精性脂肪性肝炎疗效初步观察. 中国中西医结合杂志，2005，25(5)：407.）

2. 治疗膀胱肿瘤　山豆根浸膏片，每次 4 片（相当于生药 1.5g），每日 3 次；并加喜树碱膀胱灌注，每次保留 2～4 小时，1 日 1 次，25 次为 1 个疗程。（翁维良，房书亭. 临床中药学. 郑州：河南科学技术出版社，1998：435.）

3. 治疗咽喉肿痛 山豆根、射干各 9g，桔梗、牛蒡子各 6g，生甘草 3g，水煎服。（《中药大全》）

4. 治疗痤疮 采用山豆根合剂（山豆根、苦参、丹参、银花、连翘、氯霉素）外涂面部皮损处，2 次/天，中药（银花、连翘、野菊等）煎剂，通过超声冷喷面部，每次 15 分钟，隔日一次，维 A 酸霜睡前洗净面部晾干后，外涂一次。（聂卫民，唐晓玲，等. 山豆根合剂治疗痤疮的临床观察. 中国医药指南：学术版，2009，1：14.）

5. 治疗宫颈糜烂 山豆根粉高压消毒后，局部涂患处，1～3 天涂 1 次，10 次为 1 个疗程。（翁维良，房书亭. 临床中药学. 郑州：河南科学技术出版社，1998：435.）

马 勃

为灰包科真菌脱皮马勃、大马勃或紫色马勃的干燥子实体。

【效用特点】 辛，平。归肺经。功能清肺利咽，止血。常用于风热郁肺咽痛，咳嗽，音哑；外治鼻衄，创伤出血。现代药理研究表明，本品具有抗菌、抗炎、抗肿瘤、止血、止咳、杀虫、抗增殖等作用。常用量为 1.5～6g，水煎服。外用适量，敷患处。

【临床治验】

1. 治疗小儿急性咽喉炎症 金银花、连翘、蒲公英、板蓝根各 12g，射干、马勃、通草、牛蒡子（炒）各 4.5g，薄荷 3g。水煎，每毫升含生药量 1.38g。1 岁以内，1 次 10ml；1～3 岁，1 次 15ml；4～6 岁，1 次 20ml；7 岁以上 30ml；1 天 3 次，饭后口服。（梁春辉，姚希梅. 扁咽糖浆治疗小儿急性咽喉炎症 100 例. 陕西中医，2008，29(5)：549.）

2. 治疗喉源性咳嗽 银花、连翘各 15g，马勃、牛蒡子、射干、瓜蒌皮、前胡、桔梗各 12g，杏仁 10g。每日 1 剂，水煎 500ml，分 3 次服用。服药期间忌辛辣、油腻，防感冒。7 天为 1 个疗程。（敖素华，彭素岚，王俊峰. 银翘马勃散加味治疗喉源性咳嗽 50 例. 陕西中医，2005，26(12)：1273.）

3. 治疗褥疮 将外壳完整的马勃在顶部把皮揭掉，取出内容物后过筛，研细粉状。清疮后用无菌纱布 3～4 层取马勃粉涂于上面，使之铺平，薄厚均匀，覆盖于疮面上，用胶布固定。分泌物多时，可每日换两次药。逐渐每日换药一次。待创面干燥后，2～3 天换药一次。（高京华，刘芳. 马勃治疗褥疮的疗效对照观察. 现代中医药，2005，25(4)：29.）

4. 治疗腮腺炎　黄芩、牛蒡子、玄参、马勃、连翘、桔梗各 10g，蒲公英 12g，金银花、板蓝根各 15g，薄荷（后下）6g，甘草 5g，药物剂量根据年龄大小增减，1 天 1 剂，水煎分次口服。（陈雪丽. 普济消毒饮加减内服外敷治疗腮腺炎 87 例. 陕西中医，2005，26(12)：1279.）

青　果

为橄榄科植物橄榄干燥成熟果实。

【效用特点】 甘、酸，平归肺、胃经。功能清热解毒，利咽，生津。常用于咽喉肿痛，咳嗽痰黏，烦热口渴，鱼蟹中毒。现代药理研究表明，本品具有解酒护肝、抗菌消炎、抗乙肝病毒，保护胃黏膜等作用。常用量为 5～10g。

【临床治验】

1. 救治河豚中毒　在常规治疗基础上加用青果 30g，生甘草 6g，为 1 次量，两药烘干、粉碎，共研细末，过 80 目筛，口服或鼻饲，每日 2～3 次。（王占恩，王燕青，等. 青果蠲毒散救治河豚鱼中毒临床观察. 中国中西医结合杂志，2003，8：592.）

2. 防治呼吸道癌症　青果（即橄榄）10g，洗净拍碎，乌龙茶 5g，同入沙锅，加水煎煮 20 分钟，代茶饮，可生津利咽。用作咽喉癌、食管癌、胃癌等的辅助治疗饮料。（姜琳. 防治呼吸道癌症药茶. 癌症康复，2003，4：27.）

3. 痔疮　青果核、蜂蜜各 30g，将青果核煅成炭末，蜂蜜调服。每日 1 剂，早晚分服，同时少许外涂患处。（滕小林. 痔疮食疗法. 医药与保健，2004，10：46.）

4. 治疗过敏性咳嗽　青果 10g，桑白皮 15g，地骨皮、射干、百部、玄参、麦冬、乌药、瓜蒌壳、茯苓各 20g。水煎 500ml，每日 1 剂，分多次慢慢咽服。（张天锡，李霞. 青果止咳汤治疗过敏性咳嗽 300 例. 四川中医，2007，1：62.）

金 果 榄

为防己科植物青牛胆或金果榄的干燥块根。

【效用特点】 苦，寒。归肺、大肠经。功能清热解毒，利咽，止痛。常用于咽喉肿痛，痈疽疔毒，泄泻，痢疾，脘腹疼痛等。现代药理研究表明，本品具有抗炎、镇痛、抑菌、提高应激能力、抗溃疡等作用。常用量为3～9g。外用适量，研末吹喉或醋磨涂敷患处。

【临床治验】

1. 治疗急性扁桃体　金果榄粉3g，开水冲服，3次/天，5天为1个疗程。（辛梅霞，刘英. 金果榄粉治疗急性扁桃体38例. 世界今日医学杂志，2004，4:290.）

2. 佐治外感发热　在抗病毒、抗菌的基础上，予金果榄8～10g，水煎200ml，口服，每日2次。（罗金文. 金果榄佐治外感发热34例疗效观察. 中国中医急症，2009，4:522.）

3. 治疗输液后静脉炎　将金果榄切成薄片浸泡于75%的酒精中，7天后去渣即成金果榄酒，将纱布敷料浸泡于酒精中密封备用。取金果榄酒纱布敷料（4层）敷于病变部位，每次15～30分钟，日敷2～3次即可。（张青云. 金果榄酒湿敷治疗输液后静脉炎. 河南中医，2001，4:13.）

木　蝴　蝶

紫薇科植物木蝴蝶的干燥成熟种子。

【效用特点】　苦、甘，凉。归肺、肝、胃经。功能清肺利咽，疏肝和胃。常用于肺热咳嗽，喉痹，音哑，肝胃气痛。现代药理研究表明，本品具有抗炎、抗变态反应、利尿、利胆，降胆固醇等作用。常用量为1～3g。外用适量，敷贴；或研末撒患处。

【临床治验】

1. 治白癜风　木蝴蝶30g，白酒500g。将木蝴蝶浸泡2～3天后，酒变色后开始擦患处，坚持每天早、晚各擦一次。（木蝴蝶泡酒治白癜风. 上海医药，2009，12:562.）

2. 妊娠咳嗽　川贝母、紫菀各15g，百部12g，桔梗、荆芥、白前、木蝴蝶各10g，陈皮6g，生甘草5g。随症加减，每日1剂，文火水煎2次，取汁400ml，分早晚2次饭后温服，5天为1个疗程。（郑泳霞. 妊娠咳嗽. 广西中医药，2006，4:F0003.）

3. 治疗咽源性咳嗽　木蝴蝶5g，杏仁10g，百部10g，黄芩15g，玄参15g，蝉蜕5g，生甘草5g。随症加减，日1剂，水煎2次，共取汁500ml，频饮，一日内服完，不耐苦味者亦可分早晚2次饭后服用。（陶颖. 木蝴蝶汤加减治疗咽源性咳嗽42例.山东中医杂志,2005,3:153.)

4. 治疗急性喉炎 木蝴蝶、生地各15g,牛蒡子、银花、诃子各12g,胖大海9g,甘草6g(儿童用量酌减)。随症加减,日1剂,水煎服。无条件煎药者可将上药用沸水400ml冲泡20分钟(加盖)后饮用。(吕康,王平分.木蝴蝶汤治疗急性喉炎98例.山西中医,1994,6:18-19.)

5. 治疗十二指肠球部溃疡 黄芪30g,桂枝12g,石菖蒲12g,丹参12g,木蝴蝶10g,甘草3g。随症加减,每日1剂,水煎服,每次150ml,餐前半小时服药,日服3次。(黄梅英,罗卉.黄芪木蝴蝶汤治疗十二指肠球部溃疡30例.中国乡村医生,1998,10:38.)

白头翁

为毛茛科植物白头翁的干燥根。

【效用特点】 苦,寒。归胃、大肠经。功能清热解毒,凉血止痢。常用于热毒血痢,阴痒带下,阿米巴痢。现代药理研究表明,本品具有抗肿瘤、抗菌、杀虫、抗氧化、免疫增强等作用。常用量为9～15g,水煎服。

【临床治验】

1. 治疗慢性放射性肠炎 白头翁15g,黄柏12g,黄连6g,秦皮12g,地榆15g,防风12g,便血重时加云南白药适量。水煎、过滤、浓缩至100～120ml。每日睡前保留灌肠1次,15天为1个疗程。(李海强.白头翁汤加味保留灌肠治疗慢性放射性肠炎32例.河南中医,2008,28(9):28.)

2. 治疗溃疡性结肠炎 白头翁25g,秦皮15g,乌梅15g,赤石脂20g,甘草15g。每日1剂,水煎2次,早、晚各服1次,30日为1个疗程。(呼军珍.白头翁汤治疗溃疡性结肠炎临床观察.实用中医内科杂志,2008,22(9):29.)

3. 治疗阿米巴痢疾 白头翁30g,黄连、秦皮各9g,黄柏、金银花各12g,败酱草15g。随症加减,日1剂水煎服,小儿酌减。并用白头翁40g,连翘、大蒜子各15g,栀子12g,秦皮10g,水煎取液100ml保留灌肠,日2次。(幸平.白头翁汤加味治愈阿米巴痢疾30例临床观察.中国乡村医药,2000,7(1):13-14.)

4. 治疗尿路感染 白头翁25g,瞿麦15g,萹蓄15g,马齿苋25g,车前子25g,蒲公英20g,紫花地丁20g,猪苓20g,白芍15g,甘草10g。每日1剂,水煎取汁300ml,日3次口服,1周为1个疗程。(窦莉莉.自拟治淋汤治疗尿路感染 30 例临床观察. 长春中医药大学学报，2006，22(2)：26.）

5. 治疗颈淋巴结核和化脓性疾患　取白头翁 150g，洗净切成寸段，用白酒 1000ml 浸泡，装坛内密封，隔水煎煮数沸，取出后放地上阴凉处 2～3 天，然后捞出白头翁，酒装瓶密封备用。早晚食后 1 小时各服 1 次，每次饮 1～2 盅。一般 1～2 个月为 1 个疗程。本药适用于瘰疬溃后，脓水清稀，久不收口的患者。（张仲林. 白头翁新用述要. 中医函授通讯，1993，(6)：12.）

6. 治疗流行性腮腺炎　取鲜白头翁 20g 先煎数沸后，再将鸡蛋 3 个打入药中，勿搅动，以免蛋散。待鸡蛋熟后，捞出鸡蛋，吃蛋喝汤，使患者微微汗出。（吕方振，陶振岗. 白头翁治疗流行性腮腺炎多例. 山东中医杂志，1986，(5)：47.）

马　齿　苋

为马齿苋科植物马齿苋的干燥地上部分。

【效用特点】　酸，寒。归肝、大肠经。功能清热解毒，凉血止血。常用于热毒血痢，痈肿疔疮，湿疹，丹毒，蛇虫咬伤，便血，痔血，崩漏下血。现代药理研究表明，本品具有抗菌、抗病毒、抗衰老、免疫增强、降糖、肌肉松弛、降血脂、子宫收缩等作用。常用量为 9～15g，水煎服；鲜品 30～60g。外用适量捣敷患处。

【临床治验】

1. 治疗百日咳　鲜马齿苋 200～300g，水煎 2 次，合并滤液，浓缩至 100～150ml，日 1 剂分 2 次口服，5 日为 1 个疗程。（妙治百日咳. 浙江中医杂志，2002，9：413.）

2. 治疗小儿细菌性痢疾　新鲜马齿苋 200g，洗净，捣成泥状，取汁 20ml，保留灌肠，日 2 次，可连续治疗 3～5 日。（蒋琴，郭芳，程敏，王宏伟. 马齿苋汁灌肠治疗小儿细菌性痢疾 50 例. 中国民间疗法，2000，8(1)：25.）

3. 治疗急性阑尾炎　取马齿苋洗净捣碎，用纱布包裹压榨过滤，取原汁 30ml，加适量白糖及冷开水口服 100ml 为 1 次量，每日服 3 次。（赵旭功，吴经纬，张西荣，等. 山东医药工业，2002，21(4)：34-36.）

4. 治疗急性尿路感染　马齿苋干品 120～150g(或鲜品 300g)，红糖 90g。马齿苋洗净切碎和红糖一起放入沙锅内加水煎，水量以高出药面为度。煮沸 30 分钟后去渣取药汁约 500ml，趁热服下，服后睡觉盖被出汗。

每日3次，每次1剂。（狄久芳，王美玲，刘庆会. 马齿苋治疗急性尿路感染. 中国民间疗法，1998，4:64.）

5. 治疗急性乳腺炎　朴硝100g，马齿苋200g，先将鲜马齿苋洗净捣汁，以汁调匀朴硝，涂在纱布上，外敷患处，每4～6小时更换1次。（任芝勤，葛翠瑶. 朴硝马齿苋调敷治疗急性乳腺炎126例. 中医外治杂志，1999，8(6):53.）

6. 治疗隐翅虫皮炎　先用碱性肥皂水反复清洗患处，持续清洗3～5分钟，再取鲜马齿苋茎叶洗净捣烂与适量米泔水拌成糊状外涂于患处，1日1～2次。（段丛勇. 马齿苋外用治疗隐翅虫皮炎23例疗效观察. 东南国防医药，2008，10(2):115.）

7. 治疗化妆品皮炎　马齿苋60g，九里香30g(取九里香叶阴干备用)，水煎1000ml，待冷后湿敷20分钟，每天2次，10天为1个疗程。（韩平. 马九洗剂配合中药辨证治疗化妆品皮炎41例疗效观察. 新中医，2008，40(7):18.）

8. 治疗带状疱疹　用新鲜马齿苋，捣泥外敷，每日6次。（李志勇，刘燕凤. 新鲜马齿苋外敷治疗带状疱疹. 中国临床医生，2003，31(5):15.）

9. 治疗扁平疣　用鲜马齿苋100g洗净捣烂成为泥状，用纱布包好，擦患部3～5分钟，擦至皮肤发红为止，每日擦2次，早晚为宜。10天为1个疗程。（龙建民. 马齿苋擦患部治疗扁平疣30例临床观察. 青海医药杂志，1999，29(3):24.）

10. 治疗淋病　取马齿苋150g(鲜品加倍)，每日1剂，水煎，早晚分服。连服10天为1个疗程，可服1～3个疗程。（邹世光. 马齿苋治疗淋病12例报道. 浙江中医杂志，1992，27(6):277.）

11. 治疗急性荨麻疹　每次取马齿苋鲜草200～300g，加1500ml水，煎取汤液1000ml左右，即内服100ml(小儿酌减)，每日2次；余液再加水适量煎沸后捞弃残草，稍温擦洗患处止痒。（赵旭功，吴经纬，张西荣，等. 马齿苋的药理研究及临床应用. 山东医药工业，2002，21(4):34-36)

12. 治疗新生儿脐炎　鲜马齿苋去根洗净，焙成炭，治疗新生儿脐炎，脐部消毒后，把该炭涂于脐轮内。（段书坤，张爱欣，李淑琴. 鲜马齿苋烧炭治疗新生儿脐炎的临床观察. 时珍国药研究，1995，6(4):9.）

13. 治疗肛瘘术后　五倍子20g，蒲公英10g，苦参10g，黄柏20g，马齿苋30g，大黄10g，茜草10g，槐角10g，煎汤1000ml，先熏后洗，水温适宜时坐浴15～20分钟，然后换药，每日1～2次。（林爱珍，吴汉泉，杨德群. 中药坐浴治疗肛瘘术后患者85例. 中医杂志，2007，48(8):720.）

14. 治疗虫蛇咬伤　取适量新鲜马齿苋，去根洗净，捣烂外敷，每日换药2～3次。（周光，徐红伟. 马齿苋外用治疗虫蛇咬伤. 中国民间疗法，2002，10：27.）

鸦　胆　子

为苦木科植物鸦胆子的干燥成熟果实。

【效用特点】　苦，寒；有小毒。归大肠、肝经。功能清热解毒，截疟，止痢，腐蚀赘疣。常用于痢疾，疟疾；外治赘疣，鸡眼。现代药理研究表明，本品具有抗疟、抗阿米巴及其他寄生虫、抗肿瘤、兴奋子宫及小肠平滑肌等作用。常用量为0.5～2g，用龙眼肉包裹或装入胶囊吞服。外用适量。

【临床治验】

1. 治疗溃疡性结肠炎　鸦胆子30g，大黄、黄连、黄芩、甘草各15g，加水500ml，煎至150ml保留灌肠。每晚1次，14天为1个疗程。（毛炯，李艳嫦. 鸦胆子三黄汤保留灌肠治疗溃疡性结肠炎的临床观察. 浙江中西医结合杂志，2002，12(12)：764.）

2. 治疗阴道炎　取鸦胆子25g，每日1剂。加水2500ml，文火煎至500ml，过滤后装瓶高压消毒，将药液加温后做阴道冲洗。每日冲洗1次，7日为1个疗程。（王淑贤，等. 鸦胆子治疗阴道炎. 广西中医药，1986，增刊：103.）

3. 治疗脚鸡眼　用温热水烫(泡)脚，泡软时，用小刀去除鸡眼的角质上皮增厚部分，能见到有微量血或液体出现时，将调好的鸦胆子油按在鸡眼中央处，再用胶布盖上。正常2～3日，即可用小镊子取出坏死腐肉部分，余下的洞穴用消炎药膏包扎。（翟锐，翟锦芳. 用鸦胆子仁治疗脚鸡眼. 中国医院药学杂志，1991，11(11)：520.）

4. 治疗手指顽固性寻常疣　将鸦胆子用尖嘴钳剪开，取出仁，碾成油糊状敷于疣体上。最后用胶布将疣体和周围胶布一并覆盖。（丹壁. 鸦胆子外用治疗手指顽固性寻常疣8例. 新中医. 2007，39(12)：57.）

5. 治疗灰指甲　先将病趾或指甲用温热盐水浸泡20～30分钟，使其发软，再用小刀将趾(指)甲的萎缩松软部分刮净，揩干后将鸦胆子去壳取仁放在病甲上，并用手拇指、食指隔以塑料薄膜捏住鸦胆子仁，用力挤压，使之压出油来涂敷在病甲上，外用胶布或伤湿膏固定，每甲1～2粒，每日1次。（张小丽，王燕青. 鸦胆子外敷治疗灰指甲. 中国民间疗法，2003，11(6)：26.）

蚤　休

为百合科植物华重楼、云南重楼或七叶一枝花的根茎。

【效用特点】 苦，微寒；小毒。归肝经。功能清热解毒，消肿止痛，凉肝定惊。常用于痈肿疮毒，咽肿喉痹，乳痈，蛇虫咬伤，跌打伤痛，肝热抽搐。现代药理研究表明，本品具有抗菌、镇痛、镇静、止咳平喘抗肿瘤等作用。3～9g，水煎服。外用适量。

【临床治验】

1. 治疗慢性萎缩性胃炎　太子参30g，土茯苓15g，蚤休（重楼）10g，牡丹皮10g，山楂30g，佛手12g，郁金12g，莪术10g，三七6g（研末分2次冲服），白芍15g，甘草6g，二次煎汁400ml，分早晚2次空腹服。（李景巍，吴杰. 参苓蚤休汤为主治疗慢性萎缩性胃炎68例. 中医杂志，2007，48(10)：909.）

2. 治疗胃十二指肠溃疡　取重楼20g切碎，用冷水浸透，塞入洗净的猪肚内，将猪肚两端扎紧，放煲内加入2500ml清水，并加适量食盐，文火慢煲。煲至约1500ml时，将猪肚捞起，倒出药渣。把猪肚切成片状，再放入煲内，待沸后便可分次服食汤肉。每隔4天1剂。（倪建锁，李先生. 来函摘登. 新中医，1987，(8)：封三.）

3. 治疗慢性乙型肝炎　蚤休、白花蛇舌草、公英、赤芍各15g，柴胡、枳壳、山豆根各10g，白术、丹参、黄芪、茵陈、金钱草各30g，白芍12g，甘草6g。每天1剂，煎药取汁400ml，分两次口服。（宁建平，崔志文. 疏肝健脾活血汤治疗慢性乙型肝炎80例. 陕西中医，2008，29(9)：1185.）

4. 治疗开放性感染性创口　黄柏30g，蚤休25g，蒲公英、紫花地丁、苦参各20g，丹参15g。水煎500ml左右，取汁备用。使用时将药液加温到40℃左右，用敷料蘸取反复浴洗创面，每日1～2次，每次20～30分钟，浴洗后用油纱覆盖创面，其上再以浸渍解毒生肌洗剂药液的一块纱布敷盖，再用细网眼油纱敷盖，最后用干敷料覆盖包扎。1周为1个疗程。（李军鹏，赵永锋，周驱. 解毒生肌洗剂治疗开放性感染性创口568例. 陕西中医，2008，29(5)：572.）

5. 治疗静脉炎　将晒干的七叶一枝花根茎以醋研磨成汁，用棉签蘸涂患处，每日3～4次。（李军. 七叶一枝花治疗静脉炎. 广西中医药，1992，(15)增刊：99.）

6. 治疗寻常痤疮　首乌、土茯苓各30g，蚤休、丹皮、生地、金银花、赤芍、当归各15g，每日1剂，水煎至400ml，分2次，早晚服用，连服6周。（曹发龙，杨国利. 凉血解毒汤治疗寻常痤疮50例. 陕西中医，2005，26(12)：1278.）

7. 治疗疱疹性口腔炎　青黛4.5g，蚤休6g，连翘9g，知母6g，黄芩15g，黄连9g，石膏15g，竹叶9g，神曲15g，甘草6g。上药除青黛外，水煎，过滤药液，再趁热加入青黛搅匀。此方为3～5岁儿童剂量，可根据年龄适当加减。将药液分为4份服用，6小时服1次。（任桂梅，张华，张美玲. 青黛蚤休饮治疗疱疹性口腔炎38例. 时珍国医国药，1999，10(4)：291.）

8. 治疗阴道支原体感染　蚤休洗净、焙干、碾粉，过200目筛，灭菌，上药于阴道及宫颈处。隔日1次，7天为1个疗程。上药期间避开经期，禁止性生活。（叶燕萍，胡琳，游曼球. 蚤休粉阴道给药治疗女性生殖道支原体感染200例. 陕西中医，2000，21(8)：352.）

拳　参

为蓼科植物拳参的干燥根茎。

【效用特点】　苦、涩，微寒。归肺、肝、大肠经。功能清热解毒，消肿，止血。常用于赤痢，热泻，肺热咳嗽，痈肿，瘰疬，口舌生疮，吐血，衄血，痔疮出血，毒蛇咬伤。现代药理研究表明，本品具有抗菌、镇痛、止血、中枢抑制等作用。常用量为4.5～9g，水煎服。外用适量。

【临床治验】

1. 治疗湿热型痢疾　拳参12g，草血竭12g，槟榔6g。每日1剂，加水约500ml，煎汁100ml，分3次口服，一般服药3～7天。（黄平，肖顺丰. 民间验方“拳参止痢方”治疗湿热型痢疾52例. 中国民族民间医药杂志，2001，49：85.）

2. 治疗婴幼儿腹泻　在常规治疗基础上加用拳参2～8g，煎汤内服，1日3次，3天为一个疗程。（吴荷芬，张琳. 拳参辅助治疗婴幼儿腹泻的临床分析. 右江医学，2003，4：389.）

翻白草

蔷薇科植物翻白草的干燥全草。

【效用特点】 甘、微苦,平。归肝、胃、大肠经。功能清热解毒,止痢,止血。常用于湿热泻痢,痈肿疮毒,血热吐衄,便血,崩漏。现代药理研究表明,本品具有降血糖、降血脂、抗炎等作用。常用量为9～15g,内服煎汤或浸酒。外用捣敷。

【临床治验】

1. 治疗乳腺炎 翻白草、蒲公英、马齿苋、老鹳草、车前子、萹蓄各30g,瞿麦、白芷、柴胡、牛膝各12g,香附、香薷、板蓝根各9g,每日1剂,水煎服。并将黄柏研为细末,加适量水调成泥状外敷于病变局部,敷药的面积应大于炎症区域3cm,每日换药3次。(徐佩,周长峰.翻白草及黄柏治疗乳腺炎36例.中国民间疗法,2003,4:39.)

2. 2型糖尿病 翻白草30g,玉米须20g,制成1∶3的合剂60g,每次50ml。每日3次。(张磊,王红星.36例Ⅱ型糖尿病复方翻白草合剂治疗疗效观察.中国现代药物应用,2007,1:50-51.)

半边莲

为桔梗科植物半边莲的干燥全草。

【效用特点】 辛,平。归心、小肠、肺经。功能利尿消肿,清热解毒。常用于大腹水肿,面足浮肿,痈肿疔疮,蛇虫咬伤,晚期血吸虫病腹水。现代药理研究表明,本品具有利尿、呼吸兴奋、降压、解蛇毒、利胆、催吐等作用。常用量为9～15g,水煎服。

【临床治验】

1. 治疗急性肾小球肾炎 鲜半边莲草水煎服,3～12岁每日量50～150g;12岁以上每日量100～250g,水煎加白糖适量,不拘时服。(江怀筹.半边莲治疗急性肾小球肾炎.中国民族民间医药杂志,1999,39:211.)

2. 治疗婴幼儿肺炎 在综合治疗的基础上给予复方半边莲注射液,剂量为0.2～0.4ml/(kg·d),加入5%葡萄糖注射液或生理盐水中静滴。(程海凤,谢志儒.复方半边莲治疗婴幼儿肺炎124例.中国临床医药研究杂志,2004,116:23.)

3. 治疗前列腺增生 大黄15g,黄芪25g,王不留行15g,丹皮10g,栀子15g,半边莲20g,半枝莲20g,枳实10g,路路通10g。每日1剂,7天为1个疗程。(王和权.大黄北芪汤治疗前列腺增生25例.中国中医急症.2006,15(11):1289.)

4. 治疗带状疱疹　鲜半边莲全草150g加食盐少许，捣烂绞汁，取其药汁开水冲服，以渣调人乳外敷患处。每日2～3次。（苏凤. 半边莲治疗带状疱疹经验. 中国医学研究与临床，2003，4：63.）

5. 治疗毒蛇咬伤　半边莲30～60g，半枝莲30～60g，八角莲15～30g，七叶一枝花15～30g，田基黄15～30g，一枝箭15～30g，两面针15～30g，白花蛇舌草15～30g，每日1剂水煎，冲入适量蜜糖或白糖口服。（韦麟. 自拟三莲汤治疗毒蛇咬伤68例. 中国民间疗法，2001，9(5)：43.）

白花蛇舌草

为茜草科植物白花蛇舌草的全草。

【效用特点】　苦、甘，寒。归心、肺、肝、大肠经。功能清热解毒，利湿。常用于肺热喘嗽，咽喉肿痛，肠痈，疖肿疮疡，毒蛇咬伤，热淋涩痛，水肿，痢疾，肠炎，湿热黄疸，癌肿。现代药理研究表明，本品具有抗肿瘤、免疫增强、抗化学诱变等作用。常用量为15～30g，大剂量可用至60g，水煎服；鲜品可捣汁服。外用适量，捣敷。

【临床治验】

1. 治疗慢性乙型肝炎　白花蛇舌草45g，金银花20g，太子参20g，五味子15g，苦参15g，黄连10g，法半夏20g，瓜蒌15g，丹参15g，垂盆草15g，地耳草15g，茯苓15g。日1剂，水煎取汁100ml，每日2次口服。（耿读海. 复方蛇草汤治疗慢性乙型肝炎42例疗效观察. 河北中医，2008，30(1)：22.）

2. 治疗原发性肾病　黄芪20g，白花蛇舌草20g。每天1剂，水煎取汁，每次100ml，1日3次口服。（易青，崔向军，潘蕾. 黄芪白花蛇舌草汤治疗原发性肾病综合征. 湖北中医杂志，2006，28(9)：11.）

3. 治疗膀胱癌　白花蛇舌草注射液12mg加入5%葡萄糖溶液250ml静脉滴注，每天1次，每个疗程10天，间歇20天进行下1个疗程。（肖建利，张丽芳. 白花蛇舌草治疗膀胱癌1例. 临床合理用药杂志，2009，8：23.）

4. 治疗尿路感染　白花蛇舌草25g，车前草15g，马鞭草15g，鱼腥草20g，败酱草15g，灯心草15g，连钱草12g，鹿衔草15g。每天1剂，分早晚2次口服，10天为1个疗程。（赫岩，石冲，李伟惠，等. 通淋八草汤治疗尿路感染36例. 吉林中医药，2008，28(3)：195.）

5. 治疗寻常型银屑病　白花蛇舌草15g，土茯苓20g，生槐花20g，茜草15g，白茅根15g，丹参10g，生地10g，赤芍10g，黄芩10g，天冬10g，麦冬

10g，生甘草 10g。水煎，早晚分服，每日 1 剂。（刘岚.“消疕汤”治疗寻常型银屑病 46 例. 江苏中医药，2008，40(4)：27.）

6. 治疗寻常痤疮　白花蛇舌草、栀子、黄芩、生地黄、枇杷叶、桑白皮、当归、赤芍、白芷、菊花、知母、黄柏、牡蛎，按中药制剂规范制成冲剂，每包 15g(相当于生药量 15g)，成年人(16 岁以上)按 2 包/次，每日 2 次，16 岁以下每次 1 包，每日 3 次。（贾中华，董玉池，魏克勤. 复方白花蛇舌草冲剂治疗寻常痤疮的临床观察. 中国麻风皮肤病杂志，2002，18(1)：58.）

山 慈 菇

为兰科植物杜鹃兰、独蒜兰或云南独蒜兰的干燥假鳞茎。

【效用特点】 甘、微辛，凉。归肝、脾经。功能清热解毒，化痰散结。常用于痈肿疔毒，瘰疬痰核，淋巴结结核，蛇虫咬伤。现代药理研究表明，本品具有抗菌、抗肿瘤抗血管生成增强骨髓的造血功能等作用。常用量为 3～9g，水煎服。外用适量。

【临床治验】

1. 治疗脂肪肝　山慈菇 15g，泽泻 20g，山楂 15g，决明子 20g，丹参 20g，土鳖虫 15g，柴胡 12g，黄芩 10g，法半夏 15g，茯苓 20g，甘草 10g，日 1 剂，水煎服。（郑昱，杨少军. 慈菇化脂方治疗脂肪肝 50 例. 中国中医药信息杂志，2002，9(5)：67.）

2. 治疗萎缩性胃炎　百合 30g，乌药 10g，黄连 3g，吴茱萸 1g，白芍 20g，山慈菇 12g，佛手、炒二芽各 15g，甘草 6g 等。日 1 剂，水煎服。（李仁进，张国印，杨俊峰. 和中汤治疗萎缩性胃炎 45 例. 湖北中医杂志，1999，21(10)：465.）

3. 治疗痛风性关节炎　山慈菇 20g，土茯苓 30g，萆薢 30g，薏苡仁 20g，威灵仙 15g，秦艽 15g，牛膝 15g，全蝎 3g，蜈蚣 2 条，甘草 5g。每日一剂早晚分服，一个月为 1 个疗程。（林永. 慈茯萆苡汤治疗痛风性关节炎 52 例. 光明中医，2007，22(1)）

4. 治疗脓性指头炎　将鲜山慈菇 25g，洗净捣烂加米醋 3ml 和匀稍蒸温，用塑料薄膜包敷患指，每日换药 1 次。（陈卓全. 山慈菇调醋治愈脓性指头炎 7 例. 中医杂志，1990，31(4)：30.）

5. 治疗血栓性浅静脉炎　取山慈菇 90g，碾碎，浸泡在 500ml 的 75% 酒精中，7 天后取浸泡液在患处来回搓擦，直到皮肤发热。每日 3～5 次，7

天为一个疗程。(赵秀珍,陈留池,钱南平.山慈菇酊治疗血栓性浅静脉炎.中国中西医结合杂志,1992,12(3):186.)

土茯苓

为百合科植物光叶菝葜的干燥根茎。

【效用特点】 甘、淡,平。归肝、胃经。功能除湿,解毒,通利关节。常用于湿热淋浊,带下,痈肿,瘰疬,疥癣,梅毒及汞中毒所致的肢体拘挛,筋骨疼痛。现代药理研究表明,本品具有抗肿瘤、免疫抑制、抗动脉粥样硬化、治疗冠心病和心绞痛、防治钩端螺旋体病等作用。常用量为15～60g,水煎服。

【临床治验】

1. 治疗慢性肾盂肾炎　金银花、连翘、土茯苓、白头翁、蒲公英各15g,生地、黄芩、黄柏、车前子、泽泻、生甘草各10g。煎取药液约500ml,代茶饮服,每日1剂。(陈训军.银花土茯苓汤治疗慢性肾盂肾炎78例.湖北中医杂志,2002,24(3):35.)

2. 治疗急慢性肾炎　土茯苓每日90g,水煎分3次服。服后小便增加,退肿作用较好。(《中药辞典》)

3. 治疗慢性膀胱炎　土茯苓15g,连翘15g,地肤子15g,虎杖15g,通草10g,冬葵子10g,穿山甲10g,猪苓10g,薏苡仁10g,天花粉10g,蒲公英10g,当归尾10g,浙贝母10g。每日1剂,水煎3次,前2次分早晚服,第3次兑温水后先熏后坐浴0.5小时。14天为1个疗程。本方也可用于慢性前列腺炎。(王成霞,韦溶澄."土茯苓汤"治疗慢性膀胱炎60例.江苏中医药,2004,25(4):25.)

4. 治疗食道炎　土茯苓100g,金银花100g,熬成膏状,每日多次咽服。

5. 治疗头痛　土茯苓120g,水煎服。

6. 治痰喘　单用土茯苓50～70g,水煎分早晚2次服,一般3～7天痊愈。(王洪然.土茯苓在临床的应用.中国民族民间医药杂志,2009,16:79.)

7. 治疗慢性盆腔炎　红藤、鸡冠花、椿根皮各30g,土茯苓、败酱草各40g,益母草15g,乳香、没药、白芷、延胡索、苦参、黄柏、芡实、山药各10g。1天1剂,1剂煎两次,每煎250ml,早晚空腹各服1次,15天为1个疗程。(王新斌,武权生.红藤土茯苓汤治疗慢性盆腔炎64例.甘肃中医学院学报,2007,24(5):24.)

8. 治疗急性淋病　土茯苓、生薏苡仁、茵陈、白茅根各30g，马齿苋、滑石各20g，黄芩10g，黄柏、甘草各6g，银花、连翘各15g。每日1剂，煎取汁400ml，分早晚2次服用。（朱军. 土茯苓苡仁汤治疗急性淋病90例. 实用中医药杂志，2004，20(1)：22.）

9. 治疗慢性湿疹　土茯苓30g，薏苡仁20g，茵陈20g，红花10g，当归15g，黄芩10g，黄柏10g，栀子10g，苦参5g，白鲜皮10g，金银花15g，甘草5g。水煎服，每日2次，于饭后温服。1周为1个疗程。（郭新会，王倩荣. 土茯苓汤治疗慢性湿疹40例. 河南中医，2005，25(10)：51.）

10. 治疗面部脂溢性皮炎　土茯苓30g，生薏苡仁30g，蝉蜕10g，丹皮15g，丹参20g，生地20g，赤芍15g，白鲜皮15g，地肤子15g，生甘草5g。水煎服，每日1剂。（邓燕. 土茯苓薏苡仁汤配合外用颠倒散治疗面部脂溢性皮炎30例的疗效观察. 中药材，2007，30(7)：898.）

11. 治疗寻常型银屑病　土茯苓30g，生槐花30g，生地30g，白鲜皮15g，忍冬藤15g，蚤休15g，紫草15g，大青叶15g，山豆根9g，生甘草6g。水煎服，每日1剂，分早晚2次温服。（张勇，刘爱英，耿红梅. 自拟土茯苓汤治疗血热型寻常型银屑病. 现代医药卫生，2006，22(8)：1185.）

12. 治疗嗜酸性筋膜炎　土茯苓15g，茵陈10g，山慈菇10g，鸡内金12g，地龙10g，积雪草30g，薏苡仁20g。水煎，日1剂分2次服。3个月为1个疗程。（董淑云. "土茯苓汤"治疗嗜酸性筋膜炎24例. 江苏中医药，2007，39(4)：50.）

千 里 光

菊科植物千里光的干燥地上部分。

【效用特点】　苦，寒。归肺、肝经。功能清热解毒，利湿，明目。常用于痈肿疮毒，感冒发热，目赤肿痛，泄泻痢疾，皮肤湿疹。现代药理研究表明，本品具有抗多种病原菌、抗钩端螺旋体、抗滴虫、保肝、抗氧化等作用。常用量为15～30g。

【临床治验】

1. 治疗流行性腮腺炎　在常规治疗基础上，采用鲜品千里光及蒲公英全草各20～30g捣汁内服，若捣汁困难，可加入5～10ml凉开水，用纱布包裹并挤取药汁10～20ml于餐后1小时服用，每日3次。所剩药渣加1～20g仙人掌（去刺去皮）捣成糊状，外敷于腮腺肿大之处，敷药范围超过腮腺肿大范围约 0.5cm 为宜，每日换药一次，换药前用清水洗净所敷皮肤表面。(杨泽明. 千里光、蒲公英、仙人掌联合治疗流行性腮腺炎 43 例. 中国民族民间医药杂志，2009，8:129.)

2. 治疗扁平疣　鲜忍冬藤 30～50g，鲜千里光 30～50g。将上述两味药洗净混合捣烂(或用 1000ml 清水煎至 300ml)，先用捣烂之药渣擦洗皮损处至扁平疣微破皮，有少许血液渗出，每日 1 次，然后再用药液外涂，每日 5～10 次。(王先英. 冬藤里光合剂治疗扁平疣 30 例. 世界今日医学杂志，2006，5:265.)

3. 治疗带状疱疹后遗神经痛　千里光 30g，冰片 5g，薄荷 15g，川芎 25g，加入 50%酒精 500ml 中，浸泡 1 周后外用。每日涂擦 3～4 次。(汤效群，沈悦. 通络止痛法治疗带状疱疹后遗神经病 60 例. 安徽中医学院学报，1997，4:28.)

4. 治疗包皮炎　鲜千里光(全草)1000g 或干品 600g，加水 5000ml，煮开后 20 分钟去渣取汁，口服 150ml，余汁坐浴泡洗 20～30 分钟，每日 2 次。(张理保，吴唐树. 千里光治疗包皮炎 25 例. 湖南中医杂志，2001，6:43-44.)

5. 治疗阴道炎　千里光、马鞭草、土大黄、重楼、艾叶、乌梅、苦参各 15g，加水约 3000ml，水煎 30 分钟，过滤取药液 2000ml，待温度适宜时洗外阴部，每日 2 次。每次洗浴 20～30 分钟，1 剂可连用 2～3 天。(张琦，常华. 千里光合剂外洗贴脐治疗阴道炎 82 例. 中国民族民间医药杂志，2000，1:27.)

漏　芦

为菊科植物祁州漏芦的干燥根。

【效用特点】　苦，寒。归胃经。功能清热解毒，消痈，下乳，舒筋通脉。常用于乳痈肿痛，痈疽发背，瘰疬疮毒，乳汁不通，湿痹拘挛。现代药理研究表明，本品具有抗真菌、抗动脉粥样硬化、氧化、降血糖等作用。常用量为 5～9g，水煎服。

【临床治验】

1. 治疗乳腺增生病　柴胡 20g，白芍 25g，菊花 20g，山慈菇 10g，炮甲珠 10g，生牡蛎 25g，瓜蒌 10g，漏芦 15g，浙贝 25g，海藻 10g，川楝子 20g；疼痛加元胡 20g，乳香 10g。水煎取汁 300ml，早晚两次分服。30 天为 1 个疗程，月经期停服。(薛广成，于帮国. 自拟乳癖消结汤治疗乳腺增生病 168

例.黑龙江中医药,1999,6:39.)

2. 治疗痤疮 漏芦 50g,甘草 10g。随症加减,水煎,每日 1 剂,7 剂为 1 个疗程。(徐九思.漏芦甘草汤治疗痤疮 26 例临床观察.光明中医,2009,6:1164.)

地 锦 草

为大戟科植物地锦或斑地锦的干燥全草。

【效用特点】 辛,平。归肝、大肠经。功能清热解毒,凉血止血。常用于痢疾,泄泻,咯血,尿血,便血,崩漏,疮疖痈肿。现代药理研究表明,本品具有抗菌、抗氧化、抑制肾功能损伤、止血等作用。常用量为 9～20g;鲜品 30～60g,水煎服。外用适量。

【临床治验】

1. 治疗慢性特发性血小板减少症 鲜地锦草 30～50g,生地 15g,丹皮 10g,赤芍 10g,当归 10g,独活 6g,补骨脂 10g,旱莲草 15g,黄芪 10g,党参 10g,五味子 6g,陈皮 6g。水煎服,每日 1 剂。15 天为 1 个疗程。(马朝斌.“复方地锦草汤”治疗慢性特发性血小板减少症 35 例.江苏中医药,2004,25(11):31.)

2. 治疗溃疡性结肠炎 地锦草、生黄芪各 30g,黄柏、白及粉各 15g,生甘草、白芷各 10g,血竭粉 6g。上药前五味浓煎,取汁 200ml,加入血竭粉及白及粉,搅匀。临睡前,行高位保留灌肠,每日 1 次,连用 6 次停用 1 天。1 个月为 1 个疗程。(庞良泉,杨祖旺.地锦黄白汤保留灌肠治疗溃疡性结肠炎.湖北中医杂志,2003,25(9):42.)

3. 治疗小儿秋季腹泻 在常规治疗基础上,加用地锦草、葛根各 20g,黄芩、黄连各 15g,诃子、肉豆蔻各 12g,水煎 500ml,药液温度在 38～40℃,每次 40 分钟,每日 2 次足浴。5 天为 1 个疗程。(杨士珍,郝海英,等.地锦草合剂足浴治疗小儿秋季腹泻 60 例.陕西中医,2009,11:1479.)

4. 治疗青春期功能性子宫出血 地锦草、贯众炭各 20g,仙鹤草、乌贼骨各 30g,生地黄、茜草各 15g。每日 1 剂,日服 2 次。病情较急、出血量多者可每日服 2 剂。1 个月经周期为 1 个疗程。(周志群,郑慧颖.地锦乌茜汤治疗青春期功能性子宫出血 76 例.安徽中医学院学报,2001,20(1):23.)

5. 治疗外阴色素减退疾病 地锦草 30g,研末,每袋重 3g,每次 2

袋,每天 2 次,熏洗坐浴 20 分钟,30 天为 1 个疗程。(邢恺萝,王桂芬.地锦冲剂治疗外阴色素减退疾病 99 例疗效观察.新中医,2003,35(7):28.)

6. 治疗老年性皮肤瘙痒症　鲜地锦草 200g,水煎服,每日 1 剂,分 2 次服。药渣加水再煎,用煎液趁热擦洗皮肤,每晚睡前 1 次。7 天为 1 个疗程,休息 1~2 天,开始下 1 个疗程。(郭吟龙.单味地锦草治疗老年性皮肤瘙痒症.中医药研究,2001,17(2):30.)

冬凌草

为唇形科植物碎米桠的全草。

【效用特点】 苦、甘、微寒。功能清热解毒,活血止痛。常用于咽喉肿痛,感冒头痛,气管炎,慢性肝炎,风湿关节痛,蛇虫咬伤。现代药理研究表明,本品具有抗肿瘤、抗突变、中枢抑制、抗菌、消炎、抗氧化、解痉、影响免疫功能等作用。常用量为 30~60g,水煎服;或泡酒。

【临床治验】

1. 治疗膀胱癌　冬凌草 50g,水煎(含生药 0.1g/ml)过滤沉淀后取上清液,患者留置三腔导尿管,膀胱注入脱气冬凌草煎液 300~500ml,保留灌注 3 小时。(丁向东,吴梅,刘萍.冬凌草煎液膀胱灌注结合高能聚焦超声热疗治疗膀胱癌 31 例.中国中西医结合杂志,2007,27(11):1039.)

2. 治疗复发性口疮　冬凌草滴丸(40mg/丸),每次口服 24 丸,3 次/天,5 天为 1 个疗程。(任雯,朱声荣.冬凌草滴丸治疗复发性口疮的临床研究 1 个疗程.临床口腔医学杂志,2009,12:742.)

金莲花

为毛茛科金莲花或亚洲金莲花的花。

【效用特点】 微苦,寒。归心经。功能清热解毒。常用于上呼吸道感染,咽喉肿痛,口疮,疔毒,淋巴炎等。现代药理研究表明,本品具有抗菌,尤其是抗绿脓杆菌的作用。常用量为 5~10g,内服煎汤;或入丸、散。外用煎水含漱。

【临床治验】

1. 防治放射性肺炎　金莲花 10g，枸杞 10g，生黄芪 10g，南沙参 10g，红花 10g，太子参 5g，川贝母 5g，丹参 5g，杏仁 5g，炙甘草 5g，大枣 3 枚，打成粗粉，装入茶纸袋中，分装 2 袋，每袋 40g，在不同病变时期采用中药泡茶代水饮用，取得较好疗效。（白玉昊，时银英，赵仁，等. 中药金莲花茶剂防治放射性肺炎心得. 中医药临床杂志，2010，5：386-388.）

2. 治疗上呼吸道感染　金莲花片（0.4g/片）口服，1 次 4 片，每日 3 次。（刘静，刘建中，郭金甲，等. 金莲花片治疗上呼吸道感染临床观察. 湖北中医杂志，2007，29(10)：29.）

3. 治疗痤疮　金莲花冲剂 1 袋（12g），每日 3 次冲服。痤疮兼有便秘者用大黄 3g，天花粉 10g，水煎送服；月经期量少、腹痛用川芎 10g，红花 10g，水煎送服；心烦潮热用栀子 10g，柴胡 10g，怀牛膝 10g，水煎送服。（曹秀梅，任国红. 金莲花冲剂治疗痤疮 122 例疗效报告. 中华实用中西医杂志，2004，4(2)：174.）

4. 治疗慢性咽炎　金莲花 6g，桔梗 4g，甘草 2g，泡水作茶饮，每日 1 剂，15 天为 1 个疗程，可连续服用 2 个疗程。（王辉，于洁. 自拟金莲花汤治疗慢性咽炎 86 例疗效观察. 甘肃中医，2003，16(10)：20.）

5. 治疗溃疡性结肠炎　金莲花 12g，阔叶十大功劳 16g，半边莲 15g，榄核莲 9g，半枝莲 10g，马齿苋 18g，木香 8g，炒砂仁 8g，甜石莲子 35g，罂粟壳 9g。每天 1 剂，2 次煎成 500ml，每次服 140ml，每日 3 次。余下 80ml 每日分 2 次保留灌肠。（牟科媛. 自拟六莲汤治疗溃疡性结肠炎. 广西中医药，2001，24(2)：22.）

6. 治疗慢性扁桃体炎　金莲花 3g，开水泡，代茶常喝并含漱。（《河北中药手册》）

7. 治疗急性中耳炎、急性鼓膜炎、急性结膜炎、急性淋巴管炎　金莲花、菊花各 9g，生甘草 3g，水煎服。（河北中药手册）

九节茶

为金粟兰科植物接骨金粟兰的枝叶。

【效用特点】 辛、苦，平。有小毒。功能清热解毒，活血散瘀，祛风除湿。常用于流感、肺炎、细菌性痢疾、胰腺癌、胃癌、直肠癌、肝癌、骨折、急性阑尾炎、急性胃肠炎、跌打损伤。现代药理研究表明，本品具有抗癌、增效，抗菌、抗炎及镇痛的作用。常用量为6～15g,煎汤或浸酒。外用捣敷或煎水熏洗。

【临床治验】

1. 治疗溃疡病　取肿节风(九节茶)浸膏片,每含浸膏0.25g(相当于生药25g),1天3次,每次3片,连续服1个月为1个疗程。(楼大达,等.肿节风治疗胃溃疡的临床观察.中医杂志,1980,21(8):45.)

2. 治疗胰腺癌　用肿节风总黄酮片(200mg/片)及针剂(25mg/2ml)。根据病情口服剂量每次100～400mg,每日3～4次。(李熙民,等.肿节风总黄体酮治疗晚期胰腺癌初步观察.中草药,1980,11(8):365.)

3. 治疗原发性血小板减少性紫癜　用肿节风片(每片含生药2g),每次6片,每日3～4次,小儿酌减。(张家根.肿节风片治疗原发性血小板减少性紫癜26例观察.中医杂志,1980,31(12):30.)

4. 治疗急性咽炎　复方肿节风Ⅰ号雾化剂,每支10ml(取肿节风4000g,鱼腥草2000g,桔梗1000g,冰片10g等,制成近1000ml重蒸馏液),进行口腔雾化治疗,每日1次,每次1支,5次为1个疗程,重症患者可每日2次。(张燕平,韩云霞,等.复方肿节风Ⅰ号雾化剂治疗急性咽炎100例.陕西中医,2007,28(8):955-956.)

5. 治疗口腔溃疡　采用草珊瑚(九节茶)口腔膏局部外涂,每日3或4次。(凌翔,金燕,陈卫民.草珊瑚口腔膏治疗复发性口腔溃疡52例.医药导报,2002,21(12):778-779.)

6. 治疗银屑病　用单味草珊瑚片剂6片(每片含干浸膏0.25g),每日3次口服;针剂每支2ml含干浸膏1.0g,2～4ml,每日1～2次肌注。疗程60日。(焦敬荣,谢桐泰,王有山.单味草珊瑚治疗银屑病58例.中西医结合杂志,1988,8(11):693.)

白 蔹

为葡萄科植物白蔹的干燥块根。

【效用特点】 苦,微寒。归心、胃经。功能清热解毒,消痈散结。常用于痈疽发背,疔疮,瘰疬,水火烫伤。现代药理研究表明,本品具有抗菌、抗肿瘤、镇痛、强心等作用。常用量为4.5～9g,水煎服。外用适量,煎汤洗或研成极细粉敷患处。

【临床治验】

1. 治疗疖肿　赤小豆、白蔹等量炒黄研末,鸡蛋清调涂疖肿部位,每日换药1次。(宋春丽.外用白蔹、赤小豆粉治疗疖肿.中国民间疗法,2008,8:62.)

2. 治疗秋季肠炎 白蔹洗净后泡水12小时,剥外层皮晒干压成粉剂,0～6个月以内者每次口服0.5g,6个月～1岁0.75g,1岁以上1g每日服3次。(李中国,程玉杰.白蔹皮粉治疗秋季肠炎止泻疗效观察.吉林医学信息,1994,3:42.)

绿 豆

为豆科植物绿豆的种子。

【效用特点】 甘,寒。归心、肝、胃经。功能清热,消暑,利水,解毒。常用于暑热烦渴,感冒发热,霍乱吐泻,痰热哮喘,头痛目赤,口舌生疮,水肿尿少,疮疡痈肿,风疹丹毒,药物及食物中毒。现代药理研究表明,本品具有抑菌、降脂、抗肿瘤、解毒、增强免疫功能、抗氧化、清热解暑等作用。常用量为15～30g,大剂量可用120g,水煎服;或研末;或生研绞汁。外用适量,研末调敷。

【临床治验】

1. 治婴幼儿腹泻 7粒绿豆,3粒白胡椒,加入乳锥内形成细沫,让患者平卧,把事先备好的药倒入肚脐内,然后用白布做成略比肚脐大一点的布按压在肚脐上,再用胶布做呈"#"字形固定,以免药外出,维持4～8小时。(贾全恩,周宪奇.绿豆白胡椒敷脐治婴幼儿腹泻.中国基层医药,2000,7(2):156.)

2. 治疗蕈中毒幻视 绿豆100～300g,生甘草10～20g,加水1000ml浸泡30分钟,然后煎煮30分钟,取汁600ml,让患者不拘时代茶饮,每次内服100ml左右,每日1～2剂。(张宏.绿豆甘草汤治疗蕈中毒幻视88例.中国中医急症,2000,9(1):17.)

3. 治疗草乌中毒 甘草50g,绿豆250g,急煎服之,并予对症支持治疗。(周素芳.甘草绿豆汤治疗草乌中毒.中国中医急症,2009,3:347.)

4. 治疗肾病综合征 赤小豆、绿豆、黑豆各30g,茯苓10g,甘草5g。每日1剂,煎取2次,去草药留豆,混匀早晚分服(吃豆喝汤)。30剂为1个疗程。(柳伟.三豆饮加减治疗肾病综合征30例.陕西中医,2008,29(4):406.)

5. 治疗复发性口疮 羊肉120g,绿豆30g,生姜5g,大枣10粒切开,加水适量炖烂取服，每日 1 剂。（吴盛荣，邱智辉，吴光烈. 运用大枣绿豆羊肉汤治疗复发性口疮经验总结. 世界中医药，2009，6：314.）

苦碟子

本品为菊科植物抱茎苦荬菜的当年生幼苗。

【效用特点】 苦，辛，平。归心、肝经。功能清热解毒，排脓止痛，凉血止血。常用于阑尾炎、肠炎、痢疾、各种化脓性炎症；头痛、牙痛、胸腹痛、疮疖、痔疮、外伤疼痛以及中小手术疼痛；吐血、衄血。现代药理研究表明，本品具有镇静、解痉、改变血液流变学及血管内皮素水平、抗肿瘤等作用。常用量为 9～15g，煎汤或研末。外用适量，水煎熏洗、研末调敷或捣敷。

【临床治验】

1. 治疗冠心病心绞痛　苦碟子注射液 20ml 加入 5%葡萄糖注射液 250ml 中静滴，每日 1 次，1 个疗程 15 天。（邢同国. 苦碟子治疗冠心病心绞痛的疗效观察. 中国现代医生，2010，10：45.）

2. 治疗视网膜静脉阻塞　取自辽宁兴城地区两年生苦碟子全草，用钙法提取制成 20%注射剂。每日 1 次。每次 10ml。加入 5%葡萄糖液 250ml 中，每日 1 次。静脉滴注。15 次为 1 个疗程。（张宏文，程芳. 苦碟子治疗视网膜静脉阻塞 31 例. 中国疗养医学，1999，1：35.）

3. 痔疮　苦碟子适量，切碎，煎汤熏洗。（《内蒙古中草药》）

了哥王根

为瑞香科植物了哥王的根。

【效用特点】 苦、寒、有毒。归脾、胃经。功能清热利尿，解毒杀虫破积。常用于肺炎、腮腺炎、水肿臌胀、疮疡肿毒、瘰疬、跌打损伤。现代药理研究表明，本品具有抑菌、抗炎镇痛、抗病毒、抗癌等作用。常用量为 9～15g，内服煎汤（宜煎 4 小时以上），外用研末调敷。

【临床治验】

1. 治疗慢性气管炎　取了哥王根皮 5kg，煎 2 小时后过滤。将 2 次煎液合并，文火浓缩至 6000ml，加适量防腐剂及糖。每天服 3 次，每次 20ml，10 天为 1 个疗程。疗程间隔半个月。（贾钰华，孙学刚. 三越了哥王片治疗热痰型老年慢性支气管炎 52 例. 浙江中医杂志,2000,35(3):135.)

2. 治疗急性扁桃体炎　三越了哥王片每次 3 片,每日 3 次,疗程 7 天。(杨明亮,刘文杰,郑克勤,等. 了哥王片临床验证 300 例总结. 江西中医药,1999,30(4):35.)

3. 治疗风湿性关节炎　取了哥王根 9g,鸡肉 120g,水适量,隔水炖 7 小时,睡前 1 次服食,连服 3 次,对风湿性关节炎有明显效果。(《岭南草药志》)

4. 治疗寻常疣　将了哥王果捣烂,浸泡于 30ml 95%酒精中,2 周后过滤成酊剂。局部消毒后,用消毒三棱针将疣逐个挑破或刮平,然后涂擦上药(或以了哥王果汁直接涂也可),每日 1 次,每次涂擦 4～5 分钟,连用 2～3 天,局部不包扎。也可分期分批的治疗。

5. 治疗坐骨神经痛　了哥王(根、茎)125g,海桐皮 63g,加水约 4L,煎至 240ml;加黑雌鸡肉(去毛及内脏)500g,置于盅内,文火隔水炖 4 小时,取药液顿服。隔 3 天用 1 剂,2 剂为 1 个疗程。(聂祯祥. 复方了哥王汤治疗坐骨神经痛 100 例临床观察. 安徽中医临床杂志,1998,10(4):227.)

龙　葵

为茄科植物龙葵的全草。

【效用特点】　苦,寒。归肺、肾经。功能清热解毒,活血消肿。常用于痈肿、疔疮、慢性气管炎、急性肾炎、痢疾、丹毒、瘰疬、湿疹、跌打损伤、扭伤。现代药理研究表明,本品具有抗炎、升血糖、平喘、止咳等作用。常用量为内服煎汤,15～30g。外用捣敷或煎水洗。

【临床治验】

1. 治疗癌性胸腹水　用龙葵 120g,去根首煎留汁适量(100ml 左右),复煎 1 次。两次煎液混匀,分晚睡前、次晨各服半量。(张立忠,谢群卿. 龙葵治疗癌性胸腹水 5 例. 新中医,1990,22(3):37.)

2. 治疗慢性腹泻　用鲜龙葵一小把(约 30～50g),热性腹泻加白糖,寒性腹泻加红糖,寒热并存者加红白糖,水煎服。(戴明喜. 鲜龙葵治疗慢性腹泻 48 例. 中国民间疗法,2001,9(1):45.)

3. 治疗泌尿系感染　取龙葵 500g 晒干切碎,加水 4000ml,水煎浓缩至 1000ml,趁热加入蔗糖 90g 溶解,搅匀。每次 100ml,每日 3 次,5 天为 1 个疗程。(颜英娜. 龙葵治疗泌尿系感染 30 例疗效. 广西中医药,1992,(15)增刊:56.)

4. 治疗崩漏　龙葵30g，水煎，1日1剂。（朱敏英. 龙葵治疗崩漏症的临床观察. 中国民族民间医药杂志，2004，3：163.）

5. 治疗老年丹毒　用龙葵鲜品100～150g（干品20～30g），洗净捣烂后外敷患处，日2次，3～5日即愈。或干品20g（鲜品200g）水煎浸泡患处，每次浸泡30分钟，日3次，持续湿敷。（冯淑梅，张新庆. 龙葵外用治疗老年丹毒. 山东中医杂志，2001，20(2)：85.）

6. 治疗甲沟炎　用新鲜龙葵1棵，犁头草3～5棵，捣烂分2次用，或每次用一半捣烂后外敷，日2次。（李孔雀，段永青. 龙葵犁头草外敷治疗甲沟炎30例. 福建中医药，1999，30(6)：19.）

7. 治疗复发性口疮　用新鲜龙葵果实50g，白矾30g，洗净，用干净纱布包后压榨取汁置于干净沙锅内，另取相应量的白矾倒入上药汁内搅拌均匀，置文火上焙干后将药块置乳钵内研成细末，外敷于溃疡处，每个溃疡面每次0.1～1.0g，日3～5次。（王建凯，高磊，张凤玲. 自拟龙葵散治疗复发性口疮64例疗效分析. 河南中医药学刊，1999，14(5)：54.）

天葵子

为毛茛科植物天葵的干燥块根。

【效用特点】　甘、苦，寒。归肝、胃经。功能清热解毒，消肿散结。常用于痈肿疔疮，乳痈，瘰疬，蛇虫咬伤。常用量为9～15g。

【临床治验】

1. 治疗乳小叶增生　取鲜天葵子适量，洗净捣碎成糊状（现配现用）。先用温开水冲洗患处，拭干后再敷上药糊。敷药部位较肿块稍大些，厚约0.5～1cm，均匀推平，然后用塑料纸盖上，大于敷药部位，贴上胶布固定。一般每天换药一次，2～3天后肿块开始缩小，触痛亦减轻。（李志强. 天葵子外敷治疗乳小叶增生. 中医外治杂志，1993，4：42.）

2. 治疗外吹乳痈　天葵子洗净，捣烂，用消毒全棉纱布包裹，以能塞进鼻孔大小为准。左乳患病，塞右鼻孔；右乳患病塞左鼻孔。每5～6小时换药1次，24小时见效，3～4天痊愈。如病情严重，可放入少量食盐与天葵子同时捣烂，再用全棉纱布包裹塞鼻孔，并对患乳进行热敷，用吸乳器吸去乳汁，4～5天痊愈。（程亚群. 天葵子治疗外吹乳痈. 中医外治杂志，2002，4：52.）

3. 治疗性病淋巴肉芽肿　蒲公英10g，野菊花10g，天葵子10g，玄参10g，川贝母10g。水煎服，每日1次。（《现代中西医皮肤科学》）

鬼针草

本品为菊科植物鬼针草的全草。

【效用特点】 苦，微寒。功能清热解毒，祛风除湿，活血消肿。常用于咽喉肿痛，泄泻，痢疾，黄疸，肠痈，疔疮肿毒，蛇虫咬伤，风湿痹痛，跌打损伤。现代药理研究表明，本品具有抗炎、抗菌等作用。常用量为内服煎汤，15～30g，鲜品倍量；或捣汁。外用适量，捣敷或取汁涂；或煎水熏洗。

【临床治验】

1. 治疗前列腺肥大　鬼针草30g，补骨脂10g，菟丝子10g，杜仲10g，山萸肉10g，炙黄芪18g，益母草20g，莪术15g等。文火煎30分钟，煎两次分早晚温服，每日1剂，15天为1个疗程，连服2个疗程。（舒俊，鬼针草合剂治疗前列腺肥大的临床分析，西部医学，2005，17（5）：505.）

2. 治疗婴儿腹泻　鬼针草全草80～200g加水1500ml煎煮20分钟。待药液降温后将婴儿两足放入盆中浸洗10分钟，然后术者以拇指顺时针方向按摩足外踝正中直下与赤白肉际相交横纹处2分钟，再放入盆中浸洗10分钟。每日浸洗按摩2次，4次为1个疗程。（何惠民.鬼针草浸洗加按摩治疗婴儿腹泻20例.中国民间疗法，2002，10(9)：17.）

3. 治疗跌打损伤　鲜鬼针草100g，洗净捣烂，白酒150ml浸泡搅拌约15～20分钟，用纱布浸药液外敷患处，10分钟换一次，30分钟后疼痛减轻，2天后瘀肿渐消，用药5天瘀肿消退。（姜伟，姜根旺.鬼针草治疗跌打损伤.中医外治杂志，2001，10(3)：55.）

4. 治疗急慢性荨麻疹　取鬼针草全草，一次量鲜品100～300g，干品50～150g，水煎服，1次200ml，4小时1次，或1日3次。（程慧丽，程新露，等.鬼针草治疗急慢性荨麻疹81例.四川中医，2006，24(11)：75.）

5. 治疗小儿细菌性痢疾　鬼针草煎液每毫升含生药5g，年龄在4岁以下者每次10ml，4～7岁每次15ml，7岁以上每次20ml，日服2～3次，3～5天为1个疗程。（李宗伟，智彩红.鬼针草治疗小儿细菌性痢疾42例报告.开封医专学报，1999，18(2)：65.）

仙 人 掌

本品为仙人掌科植物仙人掌的根及茎。

【效用特点】 苦，寒。归心、肺、胃经。功能清热解毒，行气活血。常用于肺痈、乳痈、疔疮、烫火伤、蛇虫咬伤、心胃气痛、痞块、痢疾、痔出血、喉痛、跌打损伤。现代药理研究表明，本品具有抗菌，保护胃黏膜，抗胃溃疡，促凝血，提高抗疲劳、耐缺氧能力，增强机体免疫功能，升白细胞，抗诱变，抗衰老，降血糖，降压，镇痛，抑瘤等作用。常用量为鲜品 30～60g，煎服；外用鲜品适量，去刺捣烂敷患处。

【临床治验】

1. 治疗病毒性肠炎　取仙人掌 100g，去刺毛洗净，开水煮沸后继续文火煮 30 分钟，冷却后少许红糖搅匀每日 4～5 次口服，1～2 岁，3～5ml/次；3～5 岁，5～10ml/次；5 岁以上 10～20ml/次。（朱明妥. 仙人掌治疗病毒性肠炎. 中国乡村医生杂志，1991，(7)：42）

2. 治疗急性乳腺炎　取仙人掌鲜品(不宜取新发茎枝)50g 左右，去皮去刺捣烂至糊状，直接敷于患处，每日 2 次。患侧乳房定时吸奶吸净。（凌元仁. 仙人掌外敷治疗急性乳腺炎疗效观察. 浙江中西医结合杂志，2005，4：236）

3. 治疗急性牙髓炎、牙周炎　取仙人掌 30g，洗净后去刺，将其捣烂呈稀糊状，加入冰片适量，均匀地涂在纸上，贴敷于炎症部位，每日换药 1 次。（陈晓秋，等. 仙人掌冰片贴敷治疗急性牙髓炎牙周炎 96 例. 中西医结合杂志，1991，11(10)：602）

4. 治疗牙痛　将仙人掌摘一小块捣烂，再用鸡蛋清拌调，然后敷于牙痛处的外部脸上。每次敷 3～5 小时。敷用次数一般 2～3 次即可肿消痛止。（孟罗生. 仙人掌治牙痛 . 科技信息报，1987 年 7 月 6 日第 4 版.）

5. 治疗流行性腮腺炎　取老仙人掌去刺，去皮，加食盐少许，捣烂如泥状，摊置于棉布上，厚约 0.5cm，贴于患、健两侧腮腺部位，1～2 日换药 1 次，早期使用治疗效果更佳。（袁正文. 仙人掌外敷治疗痄腮 21 例. 中国民间疗法，2000，8(11)：49.）

6. 治疗颌下淋巴结炎　仙人掌去刺，洗净，取 100g 加白矾 25g 捣制成黏糊状，平铺于清洁软布上外敷于颌下，早晚各 1 次。（田秀荣，陈立珍，田昭鸾. 仙人掌治疗颌下淋巴结炎 15 例. 医学理论与实践，2003，16

(5):551.)

7. 治疗足跟痛　用新鲜仙人掌,洗净,刮去两面毛刺,剖成两半,将剖开的一面于热炉上烘热约3～4分钟,然后敷于足跟疼痛处,外用胶布固定,12小时后再换半片。连续贴敷2周为1个疗程,可连用2疗程。(刘克辉,曲耀艺.仙人掌外敷治疗足跟痛88例报告.光明中医,2000,15(1):28-29.)

8. 治疗带状疱疹　在抗病毒治疗基础上,取鲜品仙人掌去皮去刺,洗净后,按仙人掌10g加冰片1g的比例,捣烂成泥。用无菌针头刺破水疱(小水疱不用刺破),水流尽后,取仙人掌冰片泥均匀涂抹一层后,用单层纱布覆盖,外加一层保鲜膜,保鲜膜范围需超过纱布。每日1次,连用5天。(鲁美仙.仙人掌冰片泥治疗带状疱疹23例.浙江中医杂志,2010,4:303.)

9. 治疗甲沟炎　选取新鲜而多汁的仙人掌1叶,去刺,捣碎成糊状,用以外敷患处,每日换药1次,连用3～5日。(韩建华.仙人掌外敷治疗甲沟炎3例.中国民间疗法,2002,10(12):22.)

10. 治疗炎性外痔　新鲜仙人掌500g,去根去刺,削去外皮约3mm,切成条块状,入铁锅中加水煎煮,煎出液约2000ml,即倒入盆中趁热熏蒸肛门,待稍温后,坐入盆中浸浴15分钟,每日2次,用3～5日。(相鲁闽,黄素珍.仙人掌浸出液熏洗治疗炎性外痔120例.中国民间疗法,1999,7(4):10.)

11. 治疗注射性浅静脉炎　将仙人掌捣烂与蛋清调和成糊状,敷于患处表面,用纱布轻轻覆盖或包扎,每日更换1次,2日为1个疗程。(赵湘,杨君超,童钟杭,等.仙人掌片治疗2型糖尿病的临床观察.中国中西医结合杂志,2000,20(6):456-458.)

12. 治疗注射所致局部感染　根据感染面积的大小,取仙人掌适量,除去表面毛刺和绒毛,然后用清水洗净擦干,捣烂,将捣烂之仙人掌敷于感染部位,厚度0.5cm,贴敷范围略大于患处,用薄塑料纸覆盖,外以胶布固定。(马凤贤,陈瀛,杜易芳,等.仙人掌糊剂治疗注射性浅静脉炎的疗效观察.中医药学报,2000,28(6):34.)

13. 治疗肌注后硬结　取仙人掌100g,去针洗净,加食盐50g混合,捣烂外敷于肌注硬结部位,包扎固定,每日换药1次,连用3～5日。(高光新,黄敬芳.仙人掌治疗肌注后硬结35例.中国民间疗法,2001,9(3):62.)

14. 治疗肿瘤化疗性局部疼痛　用鲜仙人掌100g洗净去针刺捣成糊状均匀地敷在疼痛的局部(现做现用)。(吴成平,潘池.鲜仙人掌外敷治疗肿瘤化疗性局部疼痛.现代中西医结合杂志,2003,12(19):2072-2073.)

杠　板　归

本品为蓼科植物杠板归的干燥地上部分。

【效用特点】　酸，微寒。归肺、膀胱经。功能清热解毒，利水消肿，止咳。常用于咽喉肿痛，肺热咳嗽，小儿顿咳，水肿尿少，湿热泻痢，湿疹，疖肿，蛇虫咬伤。现代药理研究表明，本品具有抗炎、抑菌、止咳祛痰等作用。常用量为15～30g。

【临床治验】

1. 治疗带状疱疹　杠板归100g，金银花、火炭母、板蓝根各50g。上药每剂浓煎2次，取汁500ml，分早、晚2次湿敷患处，每次30分钟，每日1剂，连用5天为1个疗程。雄黄散(雄黄10g，生石膏30g，冰片3g)每日1剂，冷开水调成糊状外涂患处，每日2次，连用5天为1个疗程。(韦雄.杠板归汤湿敷与雄黄散外涂治疗带状疱疹120例.山西中医，2009，25(8)：35)

2. 治疗疥疮　鲜杠板归全草1000g，以清水洗净后，加适量清水煮沸15分钟。滤去药渣后，药汁加入少许食盐，用以进行全身沐浴。对皮损部位适当用力搓洗。每日1～2次，2～4日即可痊愈。(付丰文，邱长南.药浴治疗疥疮50例.中国民间疗法，2003，11(8)：51)

3. 治疗炎性外痔　杠板归30g，苦参30g，黄柏15g，蛇床子30g，金银花15g，地肤子15g，延胡索15g，朴硝30g。将上药加水2000ml。浸泡20分钟后，煮沸20分钟，将液体倒入盆中，去渣或带渣均可。趁热先熏蒸，待水温稍降低后，以纱布浸湿热敷或直接坐入浸泡10～15分钟，每日1剂，早晚各1次，至症状消失。(林尊友，方宗武，杨珠英.杠板归汤熏洗治疗炎性外痔的疗效观察.光明中医，2010，25(1)：47-48)

毛　冬　青

本品为冬青科植物毛冬青的根。

【效用特点】　微苦、甘，平。归肺、肝、大肠经。功能清热解毒，活血通络。常用于风热感冒，肺热喘咳，咽痛，乳蛾，牙龈肿痛，胸痹心痛，中风偏瘫，血栓闭塞性脉管炎，丹毒，烧烫伤，痈疽，中心性视网膜炎。现代药理研究表明，本品具有增加冠脉流量、增强心收缩力、降压、降脂、抗菌、镇咳、祛痰等作用。常用量为内服煎汤,30～90g。外用煎汁涂或浸泡。

【临床治验】

1. 治感冒,扁桃体炎,痢疾 毛冬青根5钱至1两。水煎服。(《浙江民间常用草药》)

2. 治疗糖尿病足 在糖尿病饮食基础上使用胰岛素及口服降糖药并联合使用抗生素抗炎治疗。毛冬青根200g加水2000～3000ml浸泡20分钟。温火煮沸20分钟后,将药液倒入脚盆内,将脚放在上面熏蒸。待药液降至适宜温度时(38～45℃)将患脚浸于药液中泡洗。每日1～2次。每次30分钟,2个月为1个疗程。(黄金莲,赖朝华.毛冬青煎剂浸泡治疗糖尿病足42例临床观察.实用医学杂志,2007,23(11):1759)

3. 防治血透患者血管通路血栓性闭塞 毛冬青根150～250g用普通电热壶或煎中药电热壶加水1000～1500ml煎至300～400ml待45～55℃时,用小毛巾折叠成6～8层的毛巾块浸满毛冬青浓液、热敷在穿刺部位上(敷时先在下面垫上塑料胶纸,保护床铺单位)。(陈少英.毛冬青液外敷防治血透患者血管通路血栓性闭塞的临床研究.现代护理,2005,11(15):1185-1186)

4. 治疗静脉炎 毛冬青100g,加水600ml,煎取汁400ml,用6层纱布放进药液中浸透后湿敷病变部位,范围要稍大于红肿边缘,水温为40℃,4次/天,30分/次,3天为1个疗程。治疗期间停止该静脉径路的输液及穿刺。(奚丽龙,胡水勋.毛冬青湿敷治疗静脉炎的疗效观察.首都医药,2005,12(10):25-26)

5. 治疗难愈性褥疮 毛冬青叶及根皮200g,山芝麻根皮100g,大黄100g,冰片30g,将上药研成细末,加入蜂蜜(冬季采集)500ml中,反复拌匀成膏状备用,临时用无菌纱布做成毛冬青膏纱布和纱布条。在治疗原发病、支持疗法、抗感染、翻身等综合治疗基础上,按常规消毒清洗褥疮,如有窦道,先将毛冬青膏纱布条放置窦道内,疮面覆盖毛冬青膏纱布,后加盖无菌敷料,胶布固定,每天换药2次,直至褥疮愈合。(曾展清.毛冬青膏治疗难愈性褥疮29例.中国社区医师,2003,19(3):46)

6. 治疗急性乳蛾、急性喉痹 取毛冬青根皮(晒干切成碎片或碾成粉末)20～30g,用沸水150～250ml泡10～15分钟,慢慢吞服,服完后原药再按上法泡2～3次。每天可泡1～2剂,隔2～3小时服1次。因该药味稍苦,服药时可加适量白糖或冰糖调味。连续用药3～6天,痊愈后还需服药1～2天,以巩固疗效。(黄镇才.毛冬青治疗急乳蛾急喉痹186例.广西中医药,1996,19(4):39-40)

通 光 散

为萝藦科植物通关藤的藤、根或叶。

【效用特点】 苦，微寒。归肺、肝经。功能清热解毒，止咳平喘，利湿通乳，抗癌。常用于咽喉肿痛，肺热咳喘，湿热黄疸，小便不利，乳汁不通，疮疖，癌肿。现代药理研究表明，本品具有平喘、降压、抗肿瘤、提高机体免疫力、止痛解毒、保肝利尿等作用。常用量为内服煎汤 9～15g；或研末。外用捣敷。

【临床治验】

1. 治疗小儿哮喘　通光散 30g，陈皮、射干各 6g，麦芽、山楂各 10g。随症加减，每天 1 剂，加水 500ml，文火煎至 100ml，每次口服 20～30ml，每天 3 次，15 天为 1 个疗程。（阮江华，张秀兰. 通光散汤治疗小儿哮喘 53 例. 新中医，2003，35(6)：60-61）

2. 治疗慢性气管炎　取通光散 1～3 两加水 500ml，煎至 100～150ml，每日分 3 次服。（《中药大辞典》）

3. 治疗疔疮肿毒　通光散鲜叶适量。捣烂外敷。（《云南经济植物》）

茶　叶

为山茶科植物茶的叶芽。

【效用特点】 苦、甘，凉，归心、肺、胃经。功能清头目，除烦渴，化痰，消食利尿，解毒。常用于头痛目昏，多睡善寐，心烦口渴，食积痰滞，疟痢等。现代药理研究表明，本品具有兴奋中枢神经系统、兴奋心脏、扩张冠状动脉、松弛平滑肌、利尿、抑菌、收敛等作用。常用量为内服煎汤 3～9g，泡茶或入丸散；外用研末调敷。

【临床治验】

1. 治疗牙本质过敏症　每日早晚 2 次取茶叶适量放入口中咀嚼 5～10 分钟，花茶、绿茶均可。（邹筱平，崔英兰. 茶叶治疗牙本质过敏症. 中国民间疗法，2009，17(10)：69）

2. 治秋后燥咳　生姜洗净切 10 片，茶叶 7g，共煮成汁饮服。可发汗解表、温肺止咳，对流行性感冒、咳嗽颇有疗效。（姜海林. 偏方治秋后燥

咳.中国民间疗法,2005,13(2):58-59)

3. 治疗咳嗽 用香油适量炸锅,放入茶叶5～10g,以不炸焦为度,快速放入鸡蛋,煎熟即可服用。每次用鸡蛋1个,每天服1次,10次为1个疗程。间隔1～2天再行下1个疗程,一般3～4个疗程可愈治。(孙跃山.茶叶煎鸡蛋治疗咳嗽效果好.中国民间疗法,1996,3:19)

4. 治疗儿童急性咽炎 取适量生茶叶,用开水浸泡3～4分钟后将茶水倒入干净的容器内,加上适量的食用蜂蜜,现用现配,将调匀的茶水每次10～20ml,于晨起空腹开始服用,每日7～8次。(谢文菊,刘顺杰.蜂蜜与茶叶治疗儿童急性咽炎.中国民间疗法,2003,11(2):60)

5. 佐治2型糖尿病 苦瓜15g,人参3g,绿茶10g。每次用50℃开水冲开代茶频频饮服,每日1次。3个月为1个疗程,亦可常年饮用。(郑向荣,赵丽,周晓静.瓜参茶佐治2型糖尿病30例.河北中医,2003,25(7):534)

6. 治疗急慢性肠炎 用纯茶叶煎剂,每次2～5ml,每日3～4次口服,急性肠炎2天可痊愈,慢性肠炎4～21天可痊愈。(李翠霞,林盈芝.茶叶治疗急慢性肠炎.中国民间疗法,2004,12(4):28)

7. 治疗皮肤皱褶处疼痛与糜烂 用温水清洗患处,吸干水分后,将碾成粉末的茶叶均匀撒在患处,不需包扎,待茶叶粉末变软泡开后,用干棉签轻轻擦掉,反复几次即可痊愈。茶叶内含有大量鞣酸,可使菌体蛋白变性凝固,有杀菌、收敛止血作用,使患处消炎消肿;茶叶的吸水性可使局部皮肤保持干燥。(赵洪兰,葛锦英.茶叶末治疗皮肤皱褶处疼痛与糜烂.齐鲁护理杂志,2006,12(02A):287)

8. 治疗难治性足背慢性溃疡 一般干茶叶100g,10～15cm干蜈蚣10条,用砂罐文火炒焦,研为细末。然后用双氧水、生理盐水冲洗创面,清除创面脓汁及坏死组织,溃疡周围皮肤用碘酒、酒精消毒后,将先制好的药末撒在创面上,外用无菌纱布包扎固定,每2日换药1次。(李登德.茶叶蜈蚣末治疗难治性足背慢性溃疡1例.中国民族民间医药杂志,2006,5)

9. 治疗Ⅱ度烧伤 先将茶叶500g,红花250g分别研碎,把茶叶、红花一起浸泡于95%酒精1000ml中,10天后过滤,去渣。然后把冰片50g投入滤液中,摇匀,待溶化装瓶密封。常规清创后根据患者体重计算2%利多卡因用量,用喷壶喷洒于创面,待干,将茶叶冰红喷洒剂直接喷洒于创面,加用红外线烤灯照射。待干后再喷洒药物,每4小时向创面喷洒1次至成药痂为度。(王成峰,张文春.茶叶冰红喷洒剂治疗Ⅱ度烧伤130例.临床军医杂志,2000,3期:68-69)

10. 治疗新生儿红臀　取茶叶适量(最好是绿茶)，用文火焙干，研成粉末备用。将患儿皮损处用温水洗净，用干净的毛巾将水吸干，然后在皮损处撒上茶叶末。每次大小便后均重复上述操作。(邵立平. 茶叶治疗新生儿红臀 210 例临床观察. 齐鲁护理杂志，2007，17：55-56)

苦地丁

为罂粟科植物紫堇的干燥全草。

【效用特点】　苦，寒。归心、肝、大肠经。功能清热解毒，散结消肿。常用于时疫感冒，咽喉肿痛，疔疮肿痛，痈疽发背，痄腮丹毒。现代药理研究表明，本品具有抗病毒、抑菌、镇痛、抗炎、镇静、催眠和抗惊厥、明显抑制小鼠免疫功能等作用。常用量为 9～15g。外用适量，煎汤洗患处。

【临床治验】

1. 治咽炎　苦地丁 20g，开水泡服，代茶饮，7～10 天为 1 个疗程。一般 1～2 个疗程可愈。(张素红，郑敦强. 临床验方三则. 中国民间疗法，2003，11(2)：62)

2. 治疗小儿肛门渗油症　大黄苦地丁汤坐浴熏洗方药组成：大黄 15g，苦地丁 15g，苦参 10g，苍术 10g，黄连 10g，黄柏 10g，赤芍 6g，丹参 10g，凉水浸透后，加水 2000ml，煮沸后，文火煎至 1000ml，去渣，肛门部坐浴熏洗，每日两次，每次 20 分钟。(杜永兰. 中药内服外洗合治小儿肛门渗油症 65 例. 兰州医学院学报，2002，28(2)：45-46)

3. 治疗痔疮　苦地丁细粉每日 3 次，每次 4g，装空心胶囊口服，3 天为 1 个疗程。(崔亚萍，陈兵. 苦地丁治疗痔疮临床疗效观察. 陕西中医函授，1999，2：40-41.)

第四节　清热凉血药

生地黄

为玄参科植物地黄的干燥块根。

【效用特点】 甘,寒。归心、肝、肾经。功能清热凉血,养阴,生津。常用于热病舌绛烦渴,阴虚内热,骨蒸劳热,内热消渴,吐血,衄血,发斑发疹。现代药理研究表明,本品具有止血、促进血细胞增殖、增强免疫、降血糖、胃黏膜保护、抗衰老、抗骨质疏松、肾缺血保护等作用。常用量为9～15g,水煎服。

【临床治验】

1. 治疗糖尿病肾病 生黄芪30g,党参、生地黄、丹参、葛根各15g,枸杞子、川芎、苍术各10g,山萸肉6g,丹皮9g,水煎,每日1剂,早晚分服。(刘玉玲.参芪地黄汤加减治疗糖尿病肾病30例.陕西中医,2007,28(8):981.)

2. 治疗更年期综合征 当归15g,生地黄15g,熟地黄15g,黄连6g,黄芩6g,黄柏6g,黄芪15g。水煎服,每日1剂。(袁杰,袁兆荣.当归六黄汤加味治疗更年期综合征40例.山东中医杂志,2007,26(12):828.)

3. 治疗免疫性不孕症 生地黄、熟地黄、山茱萸、山药、炒当归、赤芍、柴胡各10g,白术、牡丹皮、茯苓各12g,五味子、甘草各6g。每天1剂,水煎,早晚分服,2月为1个疗程。(王春霞,李永伟.六味地黄汤加减治疗免疫性不孕症153例疗效观察.新中医,2008,40(2):24.)

4. 治疗功能性子宫出血 地黄60g,黄酒500ml为1日剂量,水煎浓缩2次,加红糖,分2次在经期第4～7天口服。(徐其良,黄素荣,刘晓宏.单味生地黄治疗功能性子宫出血临床验证.中国中西医结合杂志,1995,15(3):158.)

5. 治疗视网膜静脉阻塞 丹参30g,生地黄30g,赤芍12g,当归15g,川芎10g,菊花15g,地龙12g,川牛膝10g。水煎服,每日1剂。(徐艳.丹参地黄饮治疗视网膜静脉阻塞56例.中医研究,2008,21(7):39.)

6. 治疗急性眼部外伤 用生地黄50g,高压气蒸15分钟后,捣汁加蜂蜜10g外敷外伤处,上午2次,下午2次,每次15分钟,晚上睡眠时外敷半小时,连续3～5天。(苏南湘.生地黄外敷治疗急性眼部外伤34例.湖南中医杂志,2002,18(6):59.)

7. 治疗老年皮肤瘙痒症 百合40g,生地黄35g,生甘草15g,大枣12枚,浮小麦40g,沙参15g,玄参15g,乌梢蛇6g,蛇蜕6g,荆芥6g,白蒺藜10g。日1剂,水煎2次混匀,分早中晚服用。(何静.百合地黄汤合甘麦大枣汤加减治疗老年皮肤瘙痒症122例.河南中医,2008,28(3):38.)

8. 治疗湿疹、荨麻疹 生甘草30g,生地20g,水煎服,7日为1个疗程,疗程间隔3日。(王忠启,张运卫,张歧山.甘草生地治疗慢性荨麻疹12

例.江苏中医,2000,21(1):22-23.)

9.非感染性精囊炎　赤石脂、生地黄各20g,炒白术15g,炒黄芩、阿胶(烊化)、黄柏、茜草、血余炭各10g,甘草3g。每天1剂,水煎,分2次服,疗程为1月。(李波,崔树彦.黄土汤加减治疗非感染性精囊炎35例疗效观察.新中医,2007,39(12):48.)

玄　参

为玄参科植物玄参的干燥根。

【效用特点】　甘、苦、咸,微寒。归肺、胃、肾经。功能凉血滋阴,泻火解毒。常用于热病伤阴,舌绛烦渴,温毒发斑,津伤便秘,骨蒸劳嗽,目赤,咽痛,瘰疬,白喉,痈肿疮毒。现代药理研究表明,本品具有保肝、抗血小板聚集、抗氧化、抗缺血、抗抑郁等作用。常用量为9～15g,水煎服。

【临床治验】

1.治疗高血压病　玄参15g,生地15g,白芍10g,钩藤15g,夏枯草15g,牛膝10g,麦冬10g,菊花10g,丹参10g,泽泻10g。随症加减,每天1剂,15天为1个疗程。(张水全.自拟玄参夏枯钩藤汤治疗85例高血压病的体会.光明中医,2008,23(1):62.)

2.治疗喉源性咳嗽　麦冬6g,玄参6g,桔梗4.5g,生甘草6g,五味子3g,百部6g,菊花6g,薄荷6g。沸水冲泡代茶饮。每日1剂。(谭薇.加味玄参甘桔汤治疗喉源性咳嗽60例观察.时珍国医国药,2000,11(12):1128.)

3.治疗放射性食管炎　玄参10g,生地黄10g,麦门冬10g,沙参10g,石膏30g,桃仁10g,牡丹皮10g,连翘10g,金银花15g,白及20g,半枝莲10g,石上柏15g,延胡索10g,川楝子10g,八月札10g,甘草10g。水煎服,每日1剂。(李茂钦.玄参连桃汤治疗放射性食管炎30例临床观察.河北中医,2008,30(2):142.)

4.治疗脉管炎　玄参90g,金银花90g,全当归60g,甘草30g,制乳香6g,制没药6g,黄柏(盐水炒)6g。每日1剂,水煎早晚2次分服,6日为1个疗程。(张居伟,张海英.双花玄参七物汤治疗脉管炎.青岛医药卫生,2001,33(1):61.)

5.治疗肛肠病术后发热　玄参30g,麦冬、细生地各25g,大黄9g,芒硝4.5g。随症加减,每日1剂,水煎,分早晚两次服,3天为1个疗程。(梁靖华，张小侠，张洁，等．增液承气汤加减治疗肛肠病术后发热 43 例．陕西中医，2006，27(3)：303.)

牡丹皮

为毛茛科植物牡丹的干燥根皮。

【效用特点】 苦、辛，微寒。归心、肝、肾经。功能清热凉血，活血化瘀。常用于温毒发斑，吐血衄血，夜热早凉，无汗骨蒸，经闭痛经，痈肿疮毒，跌扑伤痛。现代药理研究表明，本品具有降血糖、抑制动脉粥样硬化、抗心律失常、保护缺血再灌注损伤、抗菌、抗变态反应、抗肿瘤等作用。常用量为 6～12g，水煎服。

【临床治验】

1. 治疗急性胆囊炎　大黄 12g，牡丹皮、桃仁各 12g，玄明粉 10g(分 2 次冲服)，冬瓜子 10g。每剂煎 2 次，每 6 小时服 1 次，7 天为 1 个疗程。(曹金婷．大黄牡丹皮汤治疗急性胆囊炎 44 例．河南中医，2008，28(2)：16.)

2. 治疗肾病综合征出血热少尿期　大黄 30g，牡丹皮 15g，桃仁 12g，芒硝 6g(冲)，蒲公英 30g，丹参 45g。水煎服，每天 1～2 剂，分早、晚两次服下。(周中辰，高宗娣．大黄牡丹皮汤治疗肾综合征出血热少尿期 13 例．山东中医杂志，2000，19(15)：280.)

3. 治疗急性阑尾炎　大黄 9～18g(后下)，牡丹皮 9～12g，桃仁 9～15g，红花 9～15g，冬瓜仁 15～30g，芒硝 9～12g(分冲)。每日 1 剂，连服 2 日。(周国芳．大黄牡丹皮汤加减治疗急性阑尾炎 41 例疗效观察．中医临床医生，2003，31(5)：47.)

4. 治疗过敏性紫癜　大黄 10g，牡丹皮 10g，桃仁 10g，冬瓜子 10g，生槐花 30g，茜草炭 30g，金银花炭 20g，蝉蜕 6g。每日 1 剂，水煎早晚 2 次分服。15 日为 1 个疗程。(范华云．大黄牡丹皮汤化裁治疗过敏性紫癜 36 例．河北中医，2000，22(8)：607.)

5. 治疗生殖器疱疹　生地黄 12g，麦门冬 9g，玄参 6g，甘草 6g，牡丹皮 6g，薄荷 6g，白芍 6g，黄芩 12g，西洋参 5g，连翘 15g，金银花 15g，板蓝根 20g。30～37℃饭前 30～60 分钟服用，每日 1 剂，连服 2 周。服后药渣加水重新煮沸 15 分钟，待凉后，每晚清洗外阴 1 次。(张荣良．中药治疗生殖器疱疹．中国民间疗法，2009，10：69.)

赤 芍

为毛茛科植物芍药或川赤芍的干燥根。

【效用特点】 苦，微寒。归肝经。功能清热凉血，散瘀止痛。常用于温毒发斑，吐血衄血，目赤肿痛，肝郁胁痛，经闭痛经，癥瘕腹痛，跌扑损伤，痈肿疮疡。现代药理研究表明，本品具有抗血栓、抗动脉粥样硬化、消退黄疸、抗肝纤维化、促进肝细胞再生、抗炎、抗变态反应、清除活性氧自由基等作用。常用量为6～12g，水煎服。

【临床治验】

1. 治疗肝性脑病　赤芍10g～30g，厚朴20g，枳实20g，玄明粉4g～6g（冲服），生大黄15g～20g（后下）。每日1剂，水煎服，每次100～150ml，每天2次。（樊宏伟，夏永欣，丁小琳. 赤芍承气汤治疗肝性脑病30例疗效观察. 国医论坛，2006，21(4)：34.）

2. 治疗重度黄疸型肝炎　赤芍60～100g，丹皮15g，丹参20～30g，茜草20g，白茅根20～30g，小蓟20g，水红花子12～15g，白花蛇舌草20g，大黄6～9g，每日1剂，水煎2次，早晚分服。（贾静鹏，蒋芳莉. 赤芍退黄汤治疗重度黄疸型肝炎的临床观察. 山西医药杂志（下半月），2009，9：852.）

3. 治疗淤胆型肝炎　茵陈、丹参、虎杖各15g，三七、郁金各10g，金钱草30g，山楂20g，重用赤芍30～80g。每日1剂，水煎取汁300ml，早晚各150ml温服。（朱秀娟. 重用赤芍治疗瘀胆型肝炎临床观察. 中医药临床杂志，2010，2：144.）

4. 慢性乙型肝炎　赤芍45g，茵陈30g，栀子20g。每日1剂，水煎分2次服。（袁年. 自拟赤芍茵栀汤治疗瘀胆型慢性乙型肝炎. 山西中医，2002，18(4)：43.）

5. 治疗重症急性胰腺炎　赤芍120g，丹参30g，柴胡15g，败酱草30g，生大黄15g，厚朴15g，开水泡制150ml，胃管内注入后夹闭胃管30～60分钟，2次/天，必要时加灌肠。（张敏，朱德增，李兆申，等. 赤芍煎剂治疗重症急性胰腺炎随机对照临床研究. 中西医结合学报，2008，6(6)：569.）

6. 治疗梅尼埃病　葛根30g，石菖蒲、赤芍各15g。水煎服，每日1剂。治疗15天为1个疗程。（郑运发，解书芬. 葛菖赤芍汤治疗美尼尔氏病146例. 实用中医药杂志，2000，16(4)：13.）

7. 治疗肠痈　大黄15g（后下），赤芍20g，蚤休15g，蒲公英15g，红藤

15g，甘草 6g。水煎，每日 2 剂，每 6 小时服药 14 次。（邹招初．大黄赤芍蚤休汤治疗肠痈 62 例疗效观察．中国中医急症，2001，10(5)：272.）

8．治疗慢性鼻炎　当归、川芎、辛夷、赤芍、郁金、姜黄各 15g，茯苓、泽泻、白术、黄芩各 12g，苍耳子 30g，甘草、薄荷各 10g。每日 1 剂，水煎服，每日分 2 次服，15 天为 1 个疗程。（王春旻．当归芍药汤加减治疗慢性鼻炎 132 例．光明中医，2008，23(8)：1172.）

9．治疗血热型急性湿疮　生地黄、牡丹皮、赤芍、紫草、白鲜皮、蝉蜕等。每天 1 剂，水煎 2 次，各取汁 150ml，混匀，早晚分服，2 周为 1 个疗程。（林正平，胡珊，潘静．凉血止痒汤治疗血热型急性湿疮 36 例临床观察．新中医，2008，40(10)：25.）

10．治疗扁平疣　生地 20g，当归、赤芍、川芎、蝉蜕、苍术、白附子、甘草各 10g，白鲜皮、海桐皮各 15g，开水浸泡 30 分钟水煎 2 次，分 2 次服，每 5 天为 1 个疗程。（王艺玲．四物汤加味治疗扁平疣 76 例．陕西中医，2008，29(8)：1023.）

紫　草

为紫草科植物新疆紫草或内蒙紫草的干燥根。

【效用特点】　甘、咸，寒。归心、肝经。功能凉血，活血，解毒透疹。常用于血热毒盛，斑疹紫黑，麻疹不透，疮疡，湿疹，水火烫伤。现代药理研究表明，本品具有抗炎、抗肿瘤、抗生育、保肝、抗甲状腺、抗免疫缺陷、抗凝血、抗前列腺素生物合成等作用。常用量为 5～9g，水煎服。外用适量，熬膏或用植物油浸泡涂擦。

【临床治验】

1．治疗过敏性紫癜　紫草、柴胡、赤芍、丹皮各 10g，丹参 9g，生地、蝉蜕各 10g，地骨皮 15g。每日 1 剂，早晚分服，2 周为 1 个疗程。（吴文霞．凉血消癜汤治疗过敏性紫癜 48 例．陕西中医，2008，29(8)：1025.）

2．治疗急性黄疸型肝炎　茵陈 100g，紫草 50g，金钱草、板蓝根、车前子(包煎)、麦芽各 20g，胆草、柴胡、赤芍、丹参、栀子、枳实各 10g，大黄(后下)、白芍各 15g。水煎，分 2 次早晚服。（白寅生．茵陈紫草汤治疗急性黄疸型肝炎 58 例．内蒙古中医药，2008，8：16.）

3．治疗玫瑰糠疹　紫草 15～30g，每日一剂，水煎，分两次服。（刘军．紫草煎治疗玫瑰糠疹 56 例．中医中药，2006，28(4)：28.）

4. 治疗婴儿尿布疹　紫草油 15g，豆油 15g，拌匀隔水蒸 30 分钟，搅拌至油呈红色，嘱每日大小便后用温水清洗患处，再用毛巾搽净，即可用药棉签蘸紫草油外涂患处，每日不少于 3 次，5 日为 1 个疗程。（孔卫华，王茹慧. 紫草油治疗尿布皮炎 74 例疗效观察. 山西中医，2005，21(2)：54.）

5. 治疗结节性红斑　紫草根、茜草根、川牛膝、木瓜、黄柏各 10g，防己、鸡血藤、赤芍、伸筋草各 15g，红花 6g。水煎服每日 1 剂，7 天为 1 个疗程。（侯新安. 紫草凉血汤治疗结节性红斑 30 例. 陕西中医，2006，27(12)：1512.）

6. 治疗带状疱疹　以紫草油外敷，每日换药 1 次。（王丽新，佟志刚. 紫草油治疗带状疱疹 30 例临床观察. 吉林中医药，2007，27(12)：33.）

7. 治疗肌注后硬结　将紫草油（紫草 30g，豆油、香油或其他食用植物油 100g。将豆油加温至 100℃，放至 60～80℃，加入紫外线照射 30 分钟的紫草，浸泡 24 小时备用）涂于硬结皮肤上，加塑料膜覆盖，用无菌纱布包扎并以胶布固定，每日涂敷 2～6 次。（刘芳荣. 紫草油治疗肌注后硬结 128 例疗效观察. 天津中医，2002，19(6)：12.）

8. 治疗子宫糜烂　用窥阴器暴露宫颈，清洁阴道与宫颈内分泌物，用醮有紫草油（紫草 150g，麻油 500g。将紫草和麻油倒入锅内，文火煎煮，炸至黄褐色后离火，过滤去渣，冷却，装瓶备用）的棉球涂擦宫颈及阴道上端，并根据糜烂面的大小，用浸足药液的无菌纱布敷于溃疡面上，隔日换药 1 次。（王连芬. 紫草油治疗宫颈糜烂 200 例. 河南中医，2003，23(11)：33-34.）

水　牛　角

为牛科动物水牛的角。

【效用特点】　苦，寒。归心、肝经。功能清热解毒，凉血，定惊。常用于温病高热，神昏谵语，发斑发疹，吐血衄血，惊风，癫狂。现代药理研究表明，本品具有抗内毒素、止血、镇静、解热、镇痛、抗炎等作用。常用量为 15～30g，宜先煎 3 小时以上。

【临床治验】

1. 治疗高血压　水牛角 30g，法半夏 10g，陈皮 10g，朱茯神 12g，胆南星 6g，竹沥 20g，石菖蒲 6g，天麻 6g，石决明 12g，党参 10g，丹皮 6g，郁金 6g。水煎服，1 日 2 次连服 6 周。（郑静峡. 清肝涤痰汤治疗高血压 58 例.

实用中医内科杂志,2007,21(4):49.)

2. 治疗急性脑出血　水牛角30g,大黄6g,生地黄30g,丹参15g,赤芍10g,焦栀子6g,石菖蒲6g,川牛膝10g,吴茱萸5g,泽兰20g。每日1剂,日2次冲服。(陆海芬.犀角(水牛角)地黄汤加味治疗急性脑出血临床研究.吉林中医药,2008,28(10):718.)

3. 治疗肾性血尿　生侧柏叶、白茅根、生薏苡仁各30g,水牛角(先煎)、土茯苓、女贞子、太子参、旱莲草各15g,生地、侧柏炭、川牛膝各10g,三七粉3g(冲服)每日1剂,水煎服,分早晚两次服。(邵燕燕,姜海涛.血尿宁汤治疗肾性血尿46例.陕西中医,2008,29(3):312.)

4. 治疗过敏性紫癜　水牛角粉30g,羚羊骨(先煎)20g,生地黄、赤芍各15g,紫草、牡丹皮各12g,蝉蜕8g每天1剂,水煎,分2次服,小儿酌情减量。7天为1个疗程。(谢丽珍,黄慈.犀角地黄汤加味治疗过敏性紫癜58例.新中医,2007,39(6):53.)

5. 治疗荨麻疹　水牛角30g,白茅根30g,紫草15g,薏苡仁20g,车前草15g,苏叶12g,土茯苓15g,栀子15g,蝉蜕10g,牡丹皮15g,云苓15g,丹参30g,忍冬藤30g,连翘18g,生地黄15g。每日1剂,水煎制为汤剂600ml,每次服用200ml,每天3次。(钱志霜,殷明华,等.自拟牛角茅根汤治疗荨麻疹.中国中医药现代远程教育,2009,(2):22.)

蛇　莓

为蔷薇科植物蛇莓的全草。

【效用特点】 甘、苦,寒;有毒。归肺、肝、大肠经。功能清热,凉血,消肿,解毒。常用于热病,惊痫,咳嗽,吐血,咽喉肿痛,痢疾,痈肿,疔疮,蛇虫咬伤,汤火烫伤。现代药理研究表明,本品具有抗癌、增强免疫功能、抗菌、降压、增加冠脉流量作用。常用量为煎汤,9～15g(鲜者30～60g);外用捣敷或研末撒。

【临床治验】

1. 治疗带状疱疹　蛇莓鲜全草150～300g,洗净,加少量食盐捣糊直接外敷或捣糊取汁外涂,外敷患处,外层加盖保鲜膜,每天1～2次。也可以取蛇莓草药汁外涂每天3～5次,外涂范围要超出病灶边缘2cm以上。可包扎部位最好外敷,也可白天取蛇莓草药汁外涂,晚上外敷。(芦启兴.蛇莓治疗带状疱疹疗效观察.中国乡村医药,2007,14(9):51.)

2. 治疗蜂类蜇伤　将蛇莓全草(鲜品更佳)10g 研末，用水调后敷于患处即可。(朱以琪. 蛇莓治疗蜂类蜇伤. 中国社区医师，2004，20(22)：37.)

3. 治疗外睑腺炎　将临时采集的鲜蛇莓根洗净，每次取 30～60g 与瘦猪肉酌量加水炖服，每日 1 剂。(李小兵. 洪玉丽. 蛇莓治疗外睑腺炎. 中国中医眼科杂志，1996，63：180.)

第五节　清虚热药

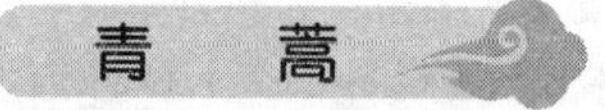

青　蒿

为菊科植物黄花蒿的干燥地上部分。

【效用特点】 苦、辛，寒。归肝、胆经。功能清热解暑，除蒸，截疟。常用于暑邪发热，阴虚发热，夜热早凉，骨蒸劳热，疟疾寒热，湿热黄疸。现代药理研究表明，本品具有抗疟、抗孕、抗肿瘤、减慢心率、抑制心肌收缩力、降低冠脉流量、降低血压、抗心律失常等作用。常用量为 6～12g，入煎剂宜后下。

【临床治验】

1. 治疗外感高热　青蒿 15g，生石膏 30～60g，知母 10g，蚤休 20g，地骨皮 12g，丹皮 10g，金银花 20g，连翘 10g，蒲公英 30g，甘草 6g，每日 1.5～2 剂，水煎服。(张双春. 青蒿石膏汤治疗外感高热 200 例. 北京中医，1999，(2)：27.)

2. 治疗恶性肿瘤发热　青蒿 18g，知母 18g。水煎服，每日 1 剂。(李晓东，孙静，栾祖鹏. 青蒿知母汤治疗恶性肿瘤长期发热 34 例. 中医研究，2005，18(6)：46.)

3. 治疗流行性结膜炎　用鲜青蒿 250g，加水适量，武火煎 10 分钟，去渣，放置露天过夜，药液接触露水即可。用药液洗敷患部，日 2～3 次。(刘志功. 青蒿外洗治疗流行性结膜炎. 新中医，2003，35(1)：8.)

4. 治疗复发性口腔溃疡　青蒿(后下)10g，鳖甲(先煎)30g，生地 15g，知母、牡丹皮、秦艽各 10g，青天葵 30g，玄参 15g，麦冬、柴胡、白薇各 10g，地骨皮 15g，僵蚕 10g，甘草 6g。水煎，每日 1 剂，分 2 次早晚温服，10 剂为 1 个疗程。(陈银环，林兴栋，程静. 青蒿鳖甲汤加味治疗阴虚型复发性口腔溃疡 21 例. 辽宁中医药大学学报，2006，8(4)：45.)

5. 治疗神经性皮炎　用 10%青蒿油搽剂外擦治疗，用后除有短暂局部灼热痒感外，无其他毒副作用。(郑久安，朱玉祥，熊霞. 青蒿油搽剂治疗神经性皮炎临床观察. 泸州医学院学报,1989,12(1):20-22.)

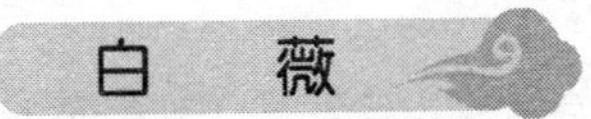

白 薇

为萝藦科植物白薇或蔓生白薇的干燥根及根茎。

【效用特点】 苦、咸,寒。归胃、肝、肾经。功能清热凉血,利尿通淋,解毒疗疮。常用于温邪伤营发热,阴虚发热,骨蒸劳热,产后血虚发热,热淋,血淋,痈疽肿毒。现代药理研究表明,本品具有解热、抗炎、止咳平喘、抗肿瘤、增强心肌收缩力、减慢心率、抑菌、利尿等作用。常用量为4.5~9g,水煎服。

【临床治验】

1. 治疗顽固外感高热 柴胡12g,葛根、生石膏(先煎)、小春花、冬桑叶各15g,白薇、青蒿各12g,三叶青10g。水煎服,每日1剂。(黄文溪. 柴葛清解汤治疗顽固外感高热26例. 中国中医急症,2004,13(6):388.)

2. 治疗婴幼儿发热 桂枝、白芍各9g,生姜6片,大枣6枚,甘草6g,白薇12g。以250ml水煎,水开后10~20分钟,即倾出药汁约150ml,稍凉却频频灌服,服完为度。1剂未瘥,可继服第2剂,服药后着厚衣被覆之,并用热稀粥调养。(于会勇,卢思俭,陆丽萍. 桂枝汤加白薇治疗婴幼儿发热30例. 陕西中医,2003,24(6):493.)

3. 治疗精液不液化 玄参10g,生地黄10g,麦冬10g,石斛10g,阿胶(烊化)10g,女贞子10g,墨旱莲12g,桑椹子20g,白芍10g,白花蛇舌草12g,枸杞子10g,菟丝子10g,白薇10g。30剂为1个疗程,每日1剂,水煎早晚服。(柴彦军. 白薇治疗精液不液化. 中医杂志,2006,10:736.)

4. 治疗头风症 白薇30g,人参10g,当归15g,甘草3g,葛根18g,羌活15g,寄生10g,白芍20g,茯苓10g,丹参15g,延胡索10g。随症加减,每日1剂,水煎服。(王少菲,李鲁萍. 白薇汤加味新用治疗头风症举隅. 中国临床医生,2003,8:3.)

地 骨 皮

为茄科植物枸杞或宁夏枸杞的干燥根皮。

【效用特点】 甘,寒。归肺、肝、肾经。功能凉血除蒸,清肺降火。常用于阴虚潮热,骨蒸盗汗,肺热咳嗽,咯血,衄血,内热消渴。现代药理研究表明，本品具有解热、降血糖、镇痛、免疫调节、降血压、抗菌、抗生育等作用。常用量为 9～15g，水煎服。

【临床治验】

1. 治疗骨科手术后非感染性发热　地骨皮 20g，银柴胡 10g，胡黄连 10g，柴胡 15g，生地 15g，玄参 10g。每日 1 剂，水煎，分 2 次服，连服 5～7 天。（苏波，朱江龙，陈宜. 地骨皮汤加味治疗骨科手术后非感染性发热体会. 现代中西医结合杂志，2008，17(28)：4442.）

2. 治疗功能性子宫出血　生地 20g，地骨皮 10g，阿胶 10g，白芍 15g，麦冬 15g，玄参 30g。水煎，每日 1 剂，分 2 次口服，每 7 剂为 1 个疗程。（郑丽丽，陈丽文. 两地汤加减治疗功血. 吉林中医药，2007，27(10)：21.）

3. 治疗寻常性痤疮　桑白皮、地骨皮各 12g，野菊花 30g，黄芩 12g，丹参 15g，生地 18g，蛇舌草 30g，丹皮 12g，红花、生山栀各 9g，泽泻 12g，生山楂 15g，夏枯草 30g，甘草 5g。1 天 1 剂，水煎 2 次，早晚分服，1 个月为 1 个疗程。（吴正华. 自拟三皮清肺饮治疗寻常性痤疮 76 例. 浙江中西医结合杂志，2007，17(6)：382.）

4. 治疗牙痛　取地骨皮 30～60g，每日 1 剂，水煎 2 次混匀后，不停吸饮，一般 1～2 天便愈。（林国清. 地骨皮治牙痛经验. 江西中医药，1995，（增刊）：50.）

5. 治疗耳疮瘘　地骨皮刮去外皮膜，取第二层皮，在铁锅内或瓦上焙干（勿焦），研末，调麻油成糊状。把药糊敷于疮口上或瘘管口上，12 小时换药一次，连用 1 周。（郑永武. 地骨皮治耳疮瘘有良效. 农村新技术，1995，(6)：58.）

6. 治疗外科疮疡　取生地骨皮 50g，炒地骨皮 50g，分别研粉，瓶装备用。用时取药粉敷于疮疡表面，初期用生者，破溃生、炒合用，纱布固定。每日换药 1 次，一般 3～5 次即愈（徐建华. 单味地骨皮治疗疮疡. 山东中医杂志，1996，15(4)：185.）

7. 治疗褥疮　将地骨皮焙干、焙黄，碾成极细粉，过 80 目筛后装瓶备用。患处清创处理后，将地骨皮粉均匀敷于患处，暴露患处，有分泌物时用消毒纱布包扎日 1 次。（刘淑娅. 地骨皮治褥疮效佳. 中医外治杂志，2001，10(2)：50.）

银　柴　胡

为石竹科植物银柴胡的干燥根。

【效用特点】 甘，微寒。归肝、胃经。功能清虚热，除疳热。常用于阴虚发热，骨蒸劳热，小儿疳热。现代药理研究表明，本品具有解热、抗炎、降脂、抗病毒、抗肿瘤、保肝、促酶分泌等作用。常用量为3～9g，水煎服。

【临床治验】

1. 治疗荨麻疹 银柴胡15g，荆芥、乌梅、防风、五味子各10g。表虚加黄芪、炒白术；血虚加生地黄、白茅根、牡丹皮、地肤子、白鲜皮。水煎服，每天1剂。（马岩松，王英姿. 过敏煎加减治疗荨麻疹30例. 新中医，2007，39(3)：59.）

2. 治疗小儿外感高热 银柴胡9～15g，丹皮9～15g，羌活6g，银花9g，石膏12g，知母9g，黄芩6g，板蓝根6g，芦根9g，生甘草3g。煎取100ml，少量多次温服，每日2剂。（刘立席，谢安树. 银柴胡丹皮汤治疗小儿外感高热56例. 四川中医，2004，22(4)：63.）

3. 治疗中心性浆液性视网膜脉络膜病变 银柴胡6g，菊花、蝉蜕、木贼草、羌活、防风、苍术、白术、女贞子、赤芍、生地、菟丝子各9g，甘草3g。（康玮，张丽霞，等. 庞赞襄用银柴胡治疗眼病之探讨. 中国中医眼科杂志，2007，4：229.）

胡黄连

为玄参科植物胡黄连的干燥根茎。

【效用特点】 苦，寒。归肝、胃、大肠经。功能清湿热，除骨蒸，消疳热。常用于湿热泻痢，黄疸，痔疾，骨蒸潮热，小儿疳热。现代药理研究表明，本品具有保肝、调节血脂、抗炎、抗糖尿病、平喘、抗真菌等作用。常用量为1.5～9g，水煎服。

【临床治验】

1. 治疗小儿积滞 柴胡6g，胡黄连4g，法半夏5g，山药10g，厚朴6g，木香5g，山楂8g，麦芽8g，神曲8g，甘草5g。加水约300ml，浸泡十分钟后煎煮，煎沸后5分钟取汁，1～3岁每日6次，一次10ml，4～6岁每日4次，一次10～30ml。（周一平. 柴胡胡黄连汤加味治疗小儿积滞30例. 黑龙江中医药，1999，2：39.）

2. 治疗复发性口腔炎 胡黄连12g，当归、生甘草各10g。水煎服，每日1剂。（余勇军. 胡连汤治疗复发性口腔炎. 浙江中西医结合杂志，2007，17(2)：124.）

3. 治疗小儿口腔溃疡　取吴茱萸、胡黄连各 10g，研末。放碗内调陈醋制成糊状，敷于双足涌泉穴（脚心前 1/3 与后 2/3 交界处），外用纱布覆盖并用绷带固定。24 小时更换 1 次。也可用治小儿流涎。（张雅红. 吴茱萸、胡黄连涌泉穴外敷治疗小儿口腔溃疡的疗效观察及护理. 护理研究：下旬版，2007，1：242.）

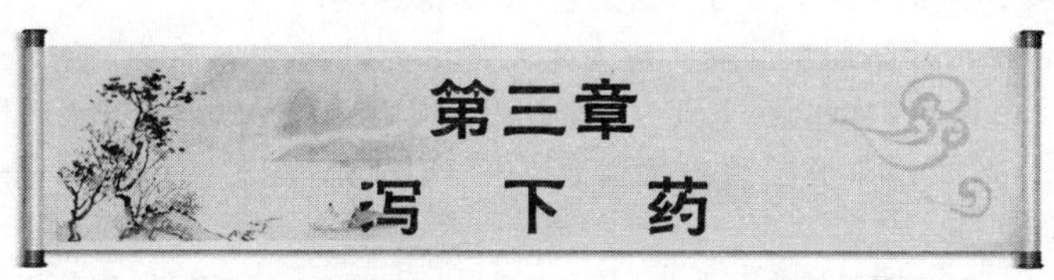

第三章 泻下药

第一节 攻下药

大黄

为蓼科植物掌叶大黄、唐古特大黄或药用大黄的干燥根及根茎。

【效用特点】 苦,寒。归脾、胃、大肠、肝、心包经。功能泻热通肠,凉血解毒,逐瘀通经。常用于实热便秘,积滞腹痛,泻痢不爽,湿热黄疸,血热吐衄,目赤,咽肿,肠痈腹痛,痈肿疔疮,瘀血经闭,跌打损伤,外治水火烫伤;上消化道出血。酒大黄善清上焦血分热毒。用于目赤咽肿,齿龈肿痛。熟大黄泻下力缓,泻火解毒。用于火毒疮疡。大黄炭凉血化瘀止血。用于血热有瘀出血症。现代药理研究表明,本品具有泻下、止血、降脂、保肝、抗菌、抗炎、免疫抑制、抗肿瘤和抗衰老等作用。常用量为3~30g,用于泻下不宜久煎。外用适量,研末调敷患处。

【临床治验】

1. 治疗高原急性脑梗死　大黄粗粉100g加8倍量水浸泡30分钟,煮沸15分钟后口服,部分病重患者给予鼻饲。每日3次,连服4周。(刘志勤,朱爱琴,于梅花. 藏边大黄对高原急性脑梗死患者的疗效及其血清TNF-α、IL-1β和L-6含量的影响. 中成药,2008,30(8):1100.)

2. 治疗急性肠梗阻　将生大黄研为粉末,每包9g,成人每次1包,用开水冲服或胃管注入,每日2次,老人及小孩减半。一般服药1~3次,在4~24小时可排气排便,随之腹胀腹痛缓解,胃肠功能恢复。(陈加龙. 生大黄治疗急性肠梗阻. 陕西中医杂志,1984,(8):33.)

3. 治疗肝性脑病　生大黄粉口服,每次10g,每日3次,疗程5天,不能口服者下胃管鼻饲。(王堂明,邱波,李树民,等. 生大黄粉口服治疗肝性脑病60例临床研究.辽宁中医杂志,2008,35(6):883.)

4. 治疗淤胆型肝炎 成人生大黄50g(儿童25～30g),煎成汤剂200ml,每日1次顿服。6天为1个疗程。或用生大黄20g,以开水频频泡服。(刘永正,朱恒肖.单味大黄治疗瘀胆型肝炎.中国中西医结合杂志,1986,6(1):59.)

5. 治疗胆系感染 大黄15g,加水150ml,煎10～15分钟,待药凉后空腹服下,每日分4～6次服用。根据大便次数酌情调整剂量,大便以每日5～7次为宜,5～7天为1个疗程,一般1～2个疗程。(薄克平.大黄治疗胆系感染60例疗效观察.中国乡村医药杂志,2008,15(2):45.)

6. 治疗胆汁反流性胃炎 单味熟大黄散剂泡服治疗胆汁反流性胃炎患者,疗程2个月。(吴国强.单味大黄治疗胆汁反流性胃炎28例.湖南中医学院学报,2001,21(2):54-55.)

7. 治疗结肠炎 用大黄31g水煎浓缩至200ml,用消毒纱布过滤,温度37℃左右,患者左侧卧位,屈膝,润滑肛管并插入肛管深约10～15cm,缓慢注入药液,嘱患者坚持2小时后排液。(李丽荣,李少华.大黄液灌肠治疗结肠炎28例.时珍国医国药,2003,14(2):101.)

8. 治疗化疗性静脉炎 敷药前先用75%乙醇清洁患部,用麻油将生大黄粉调成糊状,均匀摊在消毒纱布上。纱布大小视患处面积而定。将纱布包围患处,包扎固定,24小时换药1次。(陈传芬.生大黄粉外敷治疗化疗性静脉炎.上海中医药杂志,2008,42(2):48.)

9. 治疗传染性湿疹样皮炎 取生大黄粉加入香油适量调成油膏,外敷患部,每日1次。(何荣桂,王力.外用大黄的经验举隅.中医函授通讯,1993,(1):39.)

10. 治疗急性化脓性扁桃体炎 生大黄9～12g,以白开水150～200ml泡药,待药汤温度降至暖热时缓缓饮服,4～6小时后若体温未降至正常,可泡服第2汁。(时延利.生大黄治疗急性化脓性扁桃体炎31例.新中医,2007,39(1):53.)

11. 治疗流行性腮腺炎 生大黄10～30g,加入开水100～300ml浸泡30分钟,每日3次口服,每次10～100ml;发热退后,酌情减量服用,保持大便每日1～3次为宜。外用生大黄粉及芒硝粉各等份,取适量米醋调敷患处。每日2～4次。(穆宏志.大黄治疗流行性腮腺炎186例效果观察.中国乡村医药杂志,2008,15(3):50.)

12. 治疗化疗性口腔溃疡 大黄粉10g,加新鲜芦荟榨汁15ml调匀,涂搽溃疡面,以药粉覆盖溃疡面为度(严禁将药粉吞入口中),每天3次,分别于早、中餐后1小时和睡前应用，6天为1个疗程。（吴顺杰，李达. 新鲜芦荟汁合大黄粉治疗化疗性口腔溃疡30例疗效观察. 新中医，2007，39(6)：82.）

13. 治疗急性乳腺炎　取大黄、芒硝各80g，研成粉末并混匀，用棉布缝制一个布袋，装入布袋后封口，嘱患者定时排空患乳敷于患处，范围应大于炎症面积2～3cm，厚5mm，外用纱布和乳罩固定，每日1次。（韩晔红. 大黄、芒硝外敷治疗急性乳腺炎的临床观察. 现代中西医结合杂志，2007，16(30).）

14. 治疗盆腔瘀血综合征　用大黄30g，丹参30g水煎浓缩至200ml，用消毒纱布过滤，倒入无菌碗中，温度30℃左右，用30ml注射器将药液推入肛管，坚持2小时后排便，日1剂，10日为1个疗程。（王桂芬，李少华. 大黄液灌肠治疗盆腔瘀血综合征87例. 现代中西医结合杂志，2003，12(6)；630.）

15. 治疗慢性前列腺炎　将生大黄50g，放入沙锅内加水400ml，煎至200ml左右，倒入瓷盆中熏会阴部，待药液不烫手时，再用毛巾浸液擦洗会阴处。同时，用手指在局部作顺时针按摩，早晚各1次，每次30分钟。熏洗完毕后，取中极、会阴2穴，外敷以生姜汁调制的熟大黄细末20g，胶布固定。（邓声华. 单味大黄治疗慢性前列腺炎. 浙江中医杂志，1992，27(11)：488.）

16. 治疗急性有机磷中毒　生大黄粉30～60g加入生理盐水100ml经胃管注入，3次/天，保留胃管用10～20ml生理盐水冲管夹紧。连续1～3天，并同时用大黄粉30～60g加入生理盐水100～250ml经肛门灌肠，每日2～3次，连续1～3天。（高碧秀. 大黄治疗急性有机磷中毒26例疗效及护理. 中国现代药物应用，2008，(9)：106.）

芒　硝

为硫酸盐类矿物芒硝族芒硝，经加工精制而成的结晶体。主含含水硫酸钠($Na_2SO_4 \cdot 10H_2O$)。

【效用特点】　咸、苦，寒。归胃、大肠经。功能泻热通便，润燥软坚，清火消肿。常用于实热便秘，大便燥结，积滞腹痛，肠痈肿痛；外治乳痈，痔疮肿痛。现代药理研究表明，本品具有泻下作用。常用量为6～12g，一般不入煎剂，待汤剂煎得后，溶入汤剂中服用。外用适量。

【临床治验】

1. 治疗胆囊炎　芒硝 50g，冰片 5g 混匀，用一块大小适合的纱布块平铺桌面上，撒上药粉约 1cm 厚，纱布向一面折数层，将薄层面敷于腹部胆囊投影区，用胶布固定，再裹数层纱布，3 天换药 1 次，3 次为 1 个疗程。（王远进. 芒硝冰片散治疗胆囊炎 50 例. 中国乡村医药杂志，2005，12(2)：44.）

2. 治疗老年性便秘　萝卜 500g，芒硝、白芍各 20g，枳实、炙甘草各 10g，柴胡、桔梗各 6g，生黄芪、肉苁蓉各 20g，生白术 50g，每日 1 剂，1 日 3 次，用水 500ml 先煎炖萝卜 40 分钟，再取其汤液与芒硝兑服，当大便通即停用芒硝，其余药继用，以巩固疗效，服 7 天为 1 个疗程。（熊竹林. 萝卜芒硝汤加味治疗老年性便秘 198 例. 内蒙古中医药，2007，(4).）

3. 治疗急性胆源性胰腺炎　芒硝 500g 装入 20cm×30cm 纱布袋内，均匀平铺于胰腺体表投影区。约经过 6～8 小时后芒硝凝结成块，似板状，需重新更换，一般 8 小时 1 次。（吴继红，陈雪茹，金玉珍，等. 芒硝腹壁外敷治疗急性胆源性胰腺炎疗效观察. 中国实用医药，2007，2(28)：29.）

4. 治疗痛风　芒硝 50g，生栀子 100g，生黄柏 50g，生大黄 50g，生黄芩 50g，秦艽 50g，独活 50g，威灵仙 30g，汉防己 50g，冰片 10g，研末，以陈醋调敷患处，纱布固定，每日 1 次，1～7 天为 1 个疗程。（苏相国. 栀黄芒硝散外敷治疗痛风 36 例. 云南中医中药杂志，2001，22(4)：22.）

5. 治疗前列腺增生合并急性尿潴留　取芒硝 20～40g，装布袋内或用纱布包好敷在脐上，再把热水袋放在布袋上热敷，热水袋温度以患者能耐受为准，脐部有潮湿感，药量较大时，可有药水外渗，持续敷至排尿，之后每日敷 1～3 次以巩固疗效，5 日为 1 个疗程。（王皓光，姜凤. 芒硝敷脐治疗前列腺增生合并急性尿潴留 30 例. 中西医结合实用临床急救，1998，5(4)：174.）

6. 治疗静脉炎　芒硝 50g，冰片 50g 搅拌均匀，根据疼痛硬结部位大小，用 2 层纱布将药物包好平整放于病变部位，外层再用棉质布料包裹固定好，持续外敷，24 小时更换药物 1 次。（石英. 冰片加芒硝外敷治疗静脉炎的效果观察. 家庭护士，2008，6(3)：784.）

7. 治疗急性乳腺炎　芒硝 60g，大黄 30g，研碎成粉末，两者混匀，装入布袋后封口，贴敷在乳腺肿块上面，范围应超出肿块约 2cm，药物厚度不应小于 3mm。如肿块较大，可按大黄和芒硝 1：2 的比例适当增加药物量，用乳罩和绷带固定，24 小时更换 1 次。（陆应妹，吕一，王美华. 大黄芒硝外敷治疗急性乳腺炎 49 例. 浙江中西医结合杂志，2006，16(5)：314.）

8. 治疗产后断奶　将芒硝 200g 用纱布包好，分别敷于两侧乳房，24

小时更换一次，一般 2～5 天内乳汁吸收，乳房肿胀消退。（刘秀萍，邢玉梅，李宗宪. 芒硝用于产后断奶效果好. 山西护理杂志，1999，13(5)：230.）

9. 治疗产后乳房胀痛　芒硝 500g，平均分成 2 份，分别装于布袋中，固定于双侧乳房上，潮湿更换。（戴芙蓉，刘俊芬. 芒硝外敷治疗产后乳房胀痛 60 例临床观察. 中国民族民间医药杂志，2004，(2)：92-93.）

10. 治疗腮腺炎　芒硝、地龙各等份，共研细末，用米醋拌匀（醋药之比 2∶1），外敷于患处，每日 4 次，保持湿润，或以开水浸泡 10 分钟后用纱布吸湿敷于患处。（陈华良. 芒硝地龙散治疗腮腺炎. 中医外治杂志，2003，12(6)：44.）

11. 治疗牙痛　取玄明粉（即芒硝）30g，置于瓶中备用。用时，拣取洁净玄明粉适量置于牙痛处，上下牙轻度咬合，用口涎含化，后将药液吞服，连续使用如前法。本方适用于风火牙痛、胃火牙痛，一般半小时左右可止痛。对龋齿痛也有一定缓解作用。（李贤凯. 芒硝用于牙痛. 中医杂志，1993，34(10)：583.）

12. 治疗阑尾周围脓肿　芒硝 20g，大蒜 10g（红皮大蒜为好），混合碾成糊状备用。用油纱 2～3 层垫于患者麦氏区，将该药均匀涂抹于油纱之上，外用无菌纱布包贴固定。2 天更换一次，连用 3～4 次。（邹长富，周影. 芒硝、大蒜外敷治疗阑尾周围脓肿 60 例. 基层医学论坛，2003，7(7)：609.）

13. 治疗中毒性肠麻痹　芒硝 100～200g，装入约 12cm 大小的方形布袋内。布袋用单层手帕或双层纱布缝制而成。外敷于中下腹部，用胶布固定。再置热水袋于布袋上面，盖好衣被。热敷约 0.5～1 小时后，芒硝受热溶解，布袋潮湿，即可撤去热水袋。（邓永连. 芒硝敷治小儿中毒性肠麻痹 285 例. 江苏中医，1997，18(10)：20.）

14. 治疗脚癣　取芒硝 10g，溶解在 500ml 沸水中，置于盆内，待水温适度时，将患脚浸泡于溶液中，至水冷后取出晾干。若脚趾破溃有分泌物者，再撒一点滑石粉于患处。（杨开朝. 芒硝洗浴治脚癣. 中医药信息报，1990 年 3 月 10 日第 2 版.）

15. 治疗湿疹　据皮损范围大小，每次用芒硝 150～300g，加适量冷开水溶化后，用消毒纱布或干净毛巾湿敷患处，每日 3～4 次，每次敷 30 分钟或 1 小时。或视患病部位大小取适量芒硝与沸水按 1∶20～1∶30 比例（芒硝 50g，溶于沸水 1000～1500ml 内）配制溶液，先熏后洗，每日 2～3 次，每次 30 分钟，5 日为 1 个疗程。（刘明英，刘明霞，刘昭坤. 芒硝熏洗法治疗湿疹 600 例. 中医外治杂志，2000，9(4)：13.）

16. 治疗接触性皮炎　取芒硝 10g，兑入 25～40℃热水中，待芒硝溶化后湿敷或浸泡患处，每日3次，每次15～20分钟。（王春斌.芒硝治疗接触性皮炎.中医杂志，1993，34(10)：584.）

17. 治疗痱子 取芒硝100～200g，用热水溶化后加入洗澡盆中，水量10～20L，水温以不烫手为宜，冲洗皮肤，每天1次，每次10分钟，一般3次即可治愈。（李云龙.单味芒硝外洗治痱子.新中医，2001，33(5)：11.）

18. 治疗角膜云翳 取玄明粉（芒硝）50g，加入白醋500ml同置瓦罐焖浸，搅拌，文火熬干。乳钵研末，过200目筛，贮瓶密封备用。用时，撒少许于结膜囊内，每日2～3次，20天为1个疗程。本药适用于各种病变所致的角膜翳；但结膜充血，角膜炎症忌用。（苏宜春.玄明粉治疗角膜云翳.广西中医药，1992，15增刊：193-194.）

番泻叶

为豆科植物狭叶番泻或尖叶番泻的干燥小叶。

【效用特点】 甘、苦，寒。归大肠经。功能泻热行滞，通便，利水。常用于热结积滞，便秘腹痛，水肿胀满。现代药理研究表明，本品具有泻下作用。常用量为2～6g，入煎剂宜后下，或开水泡服。

【临床治验】

1. 治疗胃肠胀气 番泻叶10～20g，儿童、年老体弱者用量酌减，将番泻叶放入80℃左右的热茶200～300ml中，加盖浸泡15～20分钟后，把药液1次服下，嘱患者轻度活动，每日1次。妇女月经期、妊娠期禁用。（赵士修，朱金宏.番泻叶泡茶治疗胃肠胀气98例.中国民间疗法，2007，15(9)：28.）

2. 治疗老年患者便秘 番泻叶3g代茶饮，每日1次。（王志荣，周振华，董会芹.番泻叶治疗老年病人便秘的临床观察.中外健康文摘，2008，5(2)：121.）

3. 治疗上消化道出血 番泻叶5g加水200ml，煎得药液120ml，1次服下，并滚动翻身使药物均匀分布于胃壁。每12小时服药1次，连用3日为1个疗程。（黄汉升.番泻叶治疗上消化道出血48例.河北中西医结合杂志，1998，7(5)：741-742.）

4. 治疗乳腺增生 番泻叶4～6g，加开水约200ml浸泡15分钟后饮用，每日重复浸泡4～5杯。月经前7天开始服用，月经期停药，3个月为1个疗程。（陈秩东.番泻叶治疗乳腺增生21例.包头医学院学报，2003，

1(9):46.)

5. 治疗农药中毒　清水洗胃，由胃管灌入番泻叶浸泡液(番泻叶 30g，用 400ml 沸水浸泡待凉)400ml。(刘少青. 番泻叶治疗口服农药中毒 32 例. 现代中西医结合杂志，1999，8(12)：2061.)

芦　荟

为百合科植物库拉索芦荟、好望角芦荟或其他同属近缘植物叶的汁液浓缩干燥物。

【效用特点】　苦，寒。归肝、胃、大肠经。功能清肝热，通便。常用于便秘，小儿疳积，惊风；外治湿癣。现代药理研究表明，本品具有泻下、抗肿瘤、免疫调节、抗菌、抗氧化、抗衰老、降血脂、抗过敏、抗辐射、调整血糖水平等作用。常用量为 2～5g，水煎服。外用适量，研末敷患处。

【临床治验】

1. 治疗慢性支气管炎　取生长 3 年以上的厚质芦荟，榨成汁，兑 1/4 量椴树蜜，早晚分服，每次 10ml，重症酌加，1 个月为 1 个疗程。(孙玉琴. 芦荟汁治疗慢性支气管炎 24 例. 中医药学报，2001，29(6)：12.)

2. 治疗中风便秘　根据便秘时间长短取芦荟 5～10g 研末，加开水 500ml 搅拌均匀，除去不溶解之药渣，待水温降至 38℃时进行灌肠。(李静. 芦荟溶液灌肠治疗中风便秘患者 50 例. 中国民间疗法，2003，11(1)：32-33.)

3. 治疗急性乳腺炎　用鲜芦荟去刺、捣烂，用鸡蛋清调匀成膏状，摊在肿块大小的干净布上，贴敷患处。(孙素琴. 单味芦荟治疗急性乳腺炎 100 例疗效观察. 黑龙江中医药，2000，4：37.)

4. 治疗急性痛风性关节炎　根据肢体肿胀的范围，取新鲜芦荟叶 3～4cm，用刀从中间剖开，将叶肉面贴敷于肿痛处，纱布包裹，外用胶布固定，24 小时更换 1 次。(柳晓静，赛小珍. 新鲜木立芦荟叶肉贴敷治疗急性痛风性关节炎 22 例. 中国民间疗法，2002，10(3)：26.)

5. 治疗复发性口腔溃疡　将新鲜芦荟叶洗净烘干，研成粉末涂在口腔溃疡处，每日 4～6 次，连用 1 周，溃疡面积较大者，可连用 10 天。(郭北秋. 芦荟贴敷治疗复发性口腔溃疡 30 例. 中国民间疗法，1999，1：27.)

6. 治疗扁平疣　用生长期 2 年以上芦荟，取其鲜叶，洗净，每次用刀割取 2～3cm 鲜叶(也可视病变面积大小而定)，洗净皮肤患处，擦干后，将叶片撕开，直接用鲜叶叶肉涂擦数分钟（注意防止叶片表皮划伤皮肤），每日一次，治愈为止。如扁平疣表平较厚，可局部消毒后，用消毒针头刺破扁平疣，再涂搽芦荟，效果更好。（张福萍，于海燕，侯月英．中医外治杂志，2000，9(5)：49.）

7．治疗老年痔疮　取新鲜芦荟叶 100g，用手术刀削成薄片，加水 2000ml，煮沸 5～7 分钟，然后将药液倒出 100ml，每日早晚各 1 次，每次 50ml。余药液待冷却后，用以清洗肛门，早晚各 1 次，大便后要加洗 1 次。10～15 天为 1 个疗程。（崔秀青．芦荟煎液内服外洗治疗老年痔疮 63 例临床分析．山东医药，2005，45(31)：44.）

8．治疗足癣　芦荟切成 3cm 长的块，芦荟汁擦局部，日 1 次，连用 7 天。也可取 3 年以上的芦荟鲜叶 15g，切小片，加水 1000ml，煮沸 10 分钟后，凉至温热，泡患脚 10 分钟，一边泡一边用软毛刷刷脚，自觉热感为度。（朱庆云，李哲洙．芦荟汁外擦治疗足癣 30 例．中国民间疗法，1998，(2)：33-34.）

9．治疗褥疮　将新鲜芦荟叶用冷开水洗净捣烂，挤出汁液涂于褥疮部位，30 分钟后其自然干燥。辅以红外线烤灯局部照射，距离 50cm，时间 20 分钟，每日 2 次，并按时翻身皮肤护理。（黄少娅，秦丽娜，占若燕，罗秀娟，罗喜婵．新鲜芦荟治疗褥疮的效果观察．国际医药卫生导报，2005，11(14)：64-65.）

第二节　润　下　药

火　麻　仁

为桑科植物大麻的干燥成熟果实。

【效用特点】　甘，平。归脾、胃、大肠经。功能润肠通便。常用于血虚津亏，肠燥便秘。现代药理研究表明，本品具有泻下、降压、降脂、抗肿瘤、抗溃疡、利胆等作用。常用量为 9～15g，水煎服。

【临床治验】

1．治疗慢传输性便秘　玄参、火麻仁、桃仁、炒莱菔子、枳壳、槟榔各 15g，决明子、生白术各 30g，大枣 6 枚。每日 1 剂，水煎取汁 400ml，分 2 次服，10 天为 1 个疗程。（杨银良．通便汤治疗慢传输性便秘 80 例．陕西中医，2008，29(1)：55.）

2. 治疗老年人慢性便秘　黄芪 20g，火麻仁 15g，陈皮 10g，当归 10g。每日 1 剂，水煎服，加蜂蜜送服，15 天为 1 个疗程。（黄亦彤，顾玉潜. 加味黄芪汤治疗老年人慢性便秘疗效观察. 实用中医药杂志，2008，24(9)：561.）

3. 治疗神经性皮炎　火麻仁馏油（采用减压干馏—减压分馏工艺方法，制取 200～300℃馏分，配制成 3%的火麻仁馏油涂膜剂）每日早晚两次外涂皮损处。7 天为 1 个疗程。（杨素华，马子牧. 火麻仁馏油治疗 116 例神经性皮炎临床观察. 临床皮肤科杂志，1997，1：28.）

4. 治疗慢性咽炎　火麻仁 50g，加水 300ml 浸泡 60 分钟，文火煎取 150ml。复煎加水 150ml，煮沸后 20 分钟取汁，2 次煎液相兑，早晚分服，每天 1 剂以每天软便 2～3 次为度，不必尽剂。（于小勇. 单味火麻仁治疗慢性咽炎. 新中医，2002，1：29.）

郁　李　仁

为蔷薇科植物郁李、欧李或长梗扁桃的干燥成熟种子。

【效用特点】　辛、苦、甘，平。归脾、大肠、小肠经。功能润燥滑肠，下气利水。常用于大肠气滞，肠燥便秘，水肿腹满，脚气，小便不利。现代药理研究表明，本品具有促进肠蠕动、镇咳祛痰、抗炎、镇痛、降压、抗惊厥、扩张血管等作用。常用量为 6～9g，水煎服。

【临床治验】

1. 治疗肛门病术后便秘　郁李仁 24g，秦艽 10g，当归 10g，泽泻 10g，桃仁 15g，火麻仁 24g，黄芩 15g，生地 24g，酒军 35g，苍术 10g，枳实 15g。水煎两次混合，1 剂/天，分两次口服。（周毅. 当归郁李仁汤加减治疗肛门病术后便秘. 大肠肛门病外科杂志，2003，9(14)：269.）

2. 治疗老年糖尿病顽固性便秘　桃仁 10g，杏仁 10g，柏子仁 10g，松子仁 10g，郁李仁 10g，陈皮 10g，熟地 24g，山茱萸 12g，山药 12g，泽泻 9g，茯苓 9g，丹皮 9g。每日 1 剂，水煎早晚 2 次服，2 周为 1 个疗程。（李晓丽. 五仁六味地黄汤治疗老年糖尿病顽固性便秘 49 例. 实用中医内科杂志，2007，21(4)：53.）

3. 治疗幽门梗阻　郁李仁 10g，旋覆花 15g，党参 15g，半夏 15g，杏仁 3g，当归 3g，松子仁 3g，代赭石 3g，桃仁 45g，柏子仁 45g，火麻仁 60g，甘草 6g，生姜 3 片，大枣 3 枚。随证加减。加水煎至 200ml，分 3 次服，每日 1

剂。（元艺兰.郁李仁的药理作用与临床应用.现代医药卫生，2007，13:1987.）

松子仁

为松科松属植物中的华山松、红松、马尾松的种仁。

【效用特点】 甘，温。功能润肺，滑肠。常用于肺燥咳嗽，慢性便秘。现代药理研究表明，本品具有降脂、溶石等作用。常用量为6～15g。

【临床治验】

1. 治疗脱发　鲜松子仁300g，嚼服，每天3次，每次100g；另外，取松子100g，打碎后取油，涂搽于头部，并按摩头皮10～15分钟，每天2次，连续使用1个月为1个疗程。

2. 预防婴幼儿少发　妊娠开始后，孕妇可取鲜松子仁150g，嚼服，每天3次，每次50g，连续服用3～4个月。

3. 治疗久咳　取鲜松子仁100g，用蜂蜜50g微炒，每天3次，每次50g，连服1个月为1个疗程。

4. 治疗老年性肠燥便秘　鲜松子仁100g打碎后与蜂蜜50g混合，每天清晨空腹1次服完，连服2个月为1个疗程。

5. 治疗气血亏少引起的闭经　鲜松子仁100g，加入新鲜蜂王浆10g，清晨空腹1次服完。连服1个月为1个疗程。（秦竹，吴世东.松子仁民间疗法临床运用举隅.中国民族民间医药杂志，2000，1:56-57.）

蜂蜜

为蜜蜂科昆虫中华蜜蜂或意大利蜂所酿的蜜。

【效用特点】 甘，平。归肺、脾、大肠经。功能补中，润燥，止痛，解毒。常用于脘腹虚痛，肺燥干咳，肠燥便秘；外治疮疡不敛，水火烫伤。现代药理研究表明，本品具有润肠、保肝，改善冠状动脉血液循环、降血脂、抗炎、免疫调节、抗菌、调节糖代谢、抗肿瘤和加速创伤组织修复等作用。常用量为15～30g，冲服。

【临床治验】

1. 治疗小儿慢性咳嗽　鸡蛋1个，加滚烫开水冲成蛋花，待稍冷却后，加入蜂蜜1勺，滴入香油少许，晨起空腹喝下。也可用生姜50g，捣烂挤汁，加蜂蜜150g，盛于瓷器中调匀，隔水炖热约8分钟，使药液热度为60～80℃，分2次口服，用2～3日。（兰福森，周佐坤. 生姜蜂蜜治咳嗽88例. 中国民间疗法，1999，7(4)：43.）

2. 治疗急性咽炎　用纱布裹着10g左右的苦丁茶放在茶杯里，用开水冲泡。稍凉后（温度要低于60℃），加入一汤匙蜂蜜搅拌均匀放凉后，用此水在口中含漱2～3分钟，每天数次，每5天为1个疗程。（尤阳. 蜂蜜苦丁茶水含漱治疗急性咽炎110例分析. 中国误诊学杂志，2007，7(25)：6068.）

3. 治疗新生儿红臀　蜂蜜和香油（按2∶1比例）调制成糊状，加热煮沸约1分钟，待冷却后即可使用。用时将患儿臀部用温水洗净，用纱布或净洁软布轻轻拭干后，用棉签蘸油膏均匀涂于患处。（张居芬. 蜂蜜油膏治疗新生儿红臀61例. 中国民间疗法，2006，14(5)：25.）

4. 治疗烫伤　将蜂蜜、鸡蛋清、麻油、冰片倒入容器，搅拌均匀，浸泡5分钟，患处先用1‰新洁尔灭将创面冲洗干净，再用无菌棉签蘸药液均匀涂于患部，前3日每隔4小时涂1次，3日后每隔6小时涂1次。（柴志强. 蜂蜜鸡蛋油治疗面部Ⅱ度烫伤100例. 河南中医，2004，24(3)：86.）

5. 治疗乌头中毒　取蜂蜜50～100g，开水冲服。呕吐频繁者可频频少服，待呕止后可顿服。（袁呈云. 蜂蜜解救乌头中毒. 河北中医，1986，(2)：33.）

第三节　峻下逐水药

甘　遂

为大戟科植物甘遂的干燥块根。

【效用特点】　苦，寒；有毒。归肺、肾、大肠经。功能泻水逐饮。常用于水肿胀满，胸腹积水，痰饮积聚，气逆喘咳，二便不利。现代药理研究表明，本品具有泻下、利尿、抗生育、抗肿瘤、抗氧化、抗病毒和免疫抑制作用等作用。常用量为0.5～1.5g，醋制后，多入丸散用。

【临床治验】

1. 治疗肝硬化腹水　甘遂30g（研末），茵陈300g，黄芪100g，当归50g，半夏60g，陈皮100g，白术100g，山药100g，枸杞子100g，桑椹子100g，女贞子100g，墨旱莲100g，猪苓100g，茯苓100g，泽泻100g，车前子300g，香附100g，郁金100g，延胡索100g，枳壳100g，龟甲300g，鳖甲150g，炒谷芽300g，加饴糖500g制成膏方，早晚各1匙，豆浆送服，治疗1个月。（欧阳钦，吴春明. 甘遂半夏膏治疗肝硬化腹水60例. 中医杂志，2008，49（8）：721.）

2. 治疗慢性支气管炎　白芥子、细辛各20g，元胡、甘遂各12g，研末分3次用；再取生姜适量，捣烂、取汁，调和药末；最后将调和好的药末分摊于油纸上，分贴于双侧肺俞、膏肓俞、心俞、膈俞等穴位上，外用胶布固定，4～6小时后取下。每年夏季治疗，治疗3次为1个疗程，每次治疗间隔10天。根据病情需要治疗1～3个疗程。（王宝玲，于智芬. 中药穴位贴敷治疗慢性支气管炎56例. 时珍国医国药，2007，18（12）：3103.）

3. 治疗癫症　甘遂3g，朱砂3g，将甘遂研为细末。用新鲜猪心一具，调和甘遂末，将猪心剖作两片入药内，合之线缚。外用皮纸裹湿，慢火煅熟，勿令焦，取药细碾朱砂和匀，分作四丸。每服一丸，将所煨猪心煎汤化服。（韩国华，牟贵. 甘遂散治疗癫症临床观察. 中国医学杂志，2006，7：388.）

京大戟

为大戟科植物大戟的干燥根。

【效用特点】　苦，寒；有毒。归肺、脾、肾经。功能泻水逐饮。常用于水肿胀满，胸腹积水，痰饮积聚，气逆喘咳，二便不利。现代药理研究表明，本品具有泻下利尿等作用。常用量为内服醋制用，1.5～3g，水煎服；入丸散服，每次1g。外用适量，生用。

【临床治验】

1. 治疗顽固性便秘　用大戟5g研末，与8枚大枣肉共捣烂成膏，敷于脐部，点燃艾条在其上施灸20分钟，然后用纱布覆盖，胶布固定，日1次，直至大便畅通。（吴迎春，丛培夫，时秋菊. 大戟膏敷脐加艾灸治疗顽固性便秘68例. 中国民间疗法，2002，10（8）：22.）

2. 治疗顽固性肝硬化腹水　常规治疗基础上采用甘遂、大戟粉末（各0.5g研碎）适量用生姜泥调糊外敷神阙穴，一周2次，6周为1个疗程。（巨莉，张天先. 甘遂、大戟外敷配合综合疗法治疗顽固性肝硬化腹水疗效观察. 青海医药杂志，2003，8：59.）

芫 花

为瑞香科植物芫花的干燥花蕾。

【效用特点】 苦、辛，温；有毒。归肺、脾、肾经。功能泻水逐饮，解毒杀虫。常用于水肿胀满，胸腹积水，痰饮积聚，气逆喘咳，二便不利；外治疥癣秃疮，冻疮。现代药理研究表明，本品具有利尿、泻下、扩张冠状血管、降压、镇咳祛痰、镇痛、抗菌、镇静、抗惊厥作用、抗炎、抗肿瘤、杀虫、抗寄生虫、引产抗生育作用和免疫调节等作用。常用量为 1.5～3g，水煎服。醋芫花研末吞服，一次 0.6～0.9g，一日 1 次。

【临床治验】

1. 治疗冻疮　芫花、甘草各 10g，先用水 2000ml 煎煮甘草 5 分钟后加入芫花继续煎煮 5 分钟。待水温至 40℃左右时，用以浸洗冻疮部位，每次洗 20～30 分钟。每日洗 2～3 次，3 剂为 1 个疗程。（应芳芹，王丹红，姜占波. 芫花甘草治疗冻疮 87 例. 中国民间疗法，1999，12：32.）

2. 治疗牙痛　取新鲜芫花根二层皮 500g，洗净砸碎，倒入滚开水 600ml，冷却后装瓶备用，也可加酒精或白酒少许以防腐，3～5 天后即可使用。用棉球或棉签蘸药液放于患牙上 3～5 分钟。芫花根皮有毒，药液不可咽下。（秦保和. 自制芫花酊治疗牙痛 31 例. 中医外治杂志，2000，9（4）：41.）

3. 治疗手足癣　辣蓼 100g（鲜品 150g），芫花枝条 50g（鲜品 80g），水煎 2 次，分别加水 800ml、600ml，浓缩至 800ml，每日分 2 次浸泡患处，7 日为 1 个疗程。（赵成春，邱士岭，张文敏. 辣蓼芫花枝条制剂治疗手足癣 83 例. 中国民族民间医药杂志，2000，（2）：81-82.）

4. 治疗窦道　用新鲜芫花根，洗净晾干，剥取根皮，去除表皮层备用。窦道清创后冲洗，根据窦道深度和直径选择合适的芫花根皮放入窦道内，外露少许即可，用无菌敷料固定。每 3 日更换芫花根皮 1 次。（陈勇. 芫花根皮治疗窦道. 中国社区医师，2003，19（5）：38.）

商 陆

为商陆科植物商陆或垂序商陆的干燥根。

【效用特点】　苦，寒；有毒。归肺、脾、肾、大肠经。功能逐水消肿，通利二便，解毒散结。常用于水肿胀满，二便不通；外治痈肿疮毒。现代药理研究表明，本品具有利尿、抗肿瘤、镇咳祛痰、抗炎、抗菌、抗病毒、免疫调节、调节代谢、抗生育、抗辐射等作用。常用量为 3～9g，水煎服。外用鲜品捣烂或干品研末涂敷。

【临床治验】

1. 治疗精神病　鲜白商陆 40～60g 洗净切细加开水 40～60ml 浸泡 1 小时去渣取汁，加白糖适量，空腹一次服下，间隔 5 天 1 次，共 2 次。（崔泽宽. 鲜白商陆液治疗精神病 26 例. 中国乡村医生杂志，2001，1：37.）

2. 治疗银屑病　将生商陆置于高压锅中蒸 2 小时后烤干，研成粉，压成片。成人每日 9g，分 3 次服。儿童酌减。（王琪. 生商陆治疗银屑病 40 例疗效观察. 广西中医药，1986，增刊：161.）

3. 治疗顽固性腹水　商陆 50g 研细末，用食醋调匀成膏，将膏摊于 8cm×8cm 玻璃纸上，晚上睡觉前贴于肚脐上，用橡皮膏四周固定，第 2 天早晨起床时去掉（以免长期外敷致皮肤损伤），此法反复外敷，待水排尽为止。（代斌. 商陆敷脐治疗顽固性腹水 16 例. 中医外治杂志，1997，1：42.）

牵　牛　子

为旋花科植物裂叶牵牛或圆叶牵牛的干燥成熟种子。

【效用特点】　苦、寒；有毒。归肺、肾、大肠经。功能泻水通便，消痰涤饮，杀虫攻积。常用于水肿胀满，二便不通，痰饮积聚，气逆喘咳，虫积腹痛，蛔虫、绦虫病。现代药理研究表明，本品具有泻下、利尿、驱蛔等作用。常用量为 3～6g，水煎服。

【临床治验】

1. 治疗顽固性便秘　将牵牛子洗净置锅内，文火炒约 5 分钟，研末，每晚睡前半小时服 2～3g，疗程 1 个月。（戚建明. 牵牛子粉治疗顽固性便秘. 四川中医，2000，18(9)：12.）

2. 治疗泌尿系结石　牵牛子 10～15g，小茴香 10g，川楝子 10g，穿山甲 10～15g。每天 1 剂，煎煮两次，山甲先煎半小时，将头煎与二煎药混合，分两次服用，连服 21 天为 1 个疗程。（胡静娟. 二珍饮治疗泌尿系结石 58 例. 湖南中医，1999，5：52.）

3. 治疗肾炎　大黄 10g，牵牛子 10～20g，杏仁 10g，葶苈子 10g，黄芪

15～60g，党参 10～30g。每天 1 剂，煎煮两次，山甲先煎半小时，将头煎与二煎药混合，分两次服用，连服 21 天为 1 个疗程。（杨建丰.泻下宣肺健脾法治疗肾炎 68 例.河南中医，2003，23(8)：36.）

4. 治疗小儿便秘　黄精 10～20g，紫草 5～15g，牵牛子 3～9g，槟榔 5～15g，大黄（后下）3～9g，蜂蜜（冲服）9～15g。用量随年龄大小酌定。水煎取汁 150～300ml，频频少量温服，或分 3～4 次温服，每日 1 剂。（张焱.中药加味一捻金方治疗小儿便秘 84 例.辽宁中医杂志，2006，33(2)：195.）

5. 治疗黏液腺囊肿　取牵牛子 300g，放置炒锅中火炒至 7 分熟，加入白糖 40g，至炒熟。每次取 1 汤匙（约 4～8g，儿童适当减量），充分嚼碎后，适量温水冲咽即可。1 次/天，2 周为 1 个疗程。（侯明.二丑治疗黏液腺囊肿 17 例分析.中国误诊学杂志，2008，8(18)：4508.）

6. 治疗蛲虫病　取牵牛子 10g（儿童半量），研为细粉，加入面粉 100g，烙成薄饼，空腹 1 次吃尽。半个月重复治疗 1 次。（王云翔，等.牵牛子治疗蛲虫病 35 例.广西中医药（增刊），1992，(15)：15.）

巴　豆

为大戟科植物巴豆的干燥成熟果实。

【效用特点】 辛，热；有大毒。归胃、大肠经。功能泻下，外用蚀疮。常用于恶疮疥癣，疣痣。现代药理研究表明，本品具有泻下、抗肿瘤、抗菌、镇静等作用。常用量为每次 0.1～0.3g，内服大多制成霜用，入丸散剂服。外用适量，研末涂患处，或捣烂以纱布包擦患处。

【临床治验】

1. 治疗慢性阑尾炎　乌药 15g，小茴香 10g，木香 6g，川楝子 6g，槟榔 6g，高良姜 6g，青皮 6g，巴豆 7 个。先把巴豆微打破，同川楝子用麸皮炒黑，去巴豆及麸皮不用，和余药文火共煎，两煎混合，顿服。（徐恩歧，王乃峰，谢永侠.天台乌药散治疗慢性阑尾炎 40 例.齐鲁护理杂志，2004，10(9)：721.）

2. 治疗周围性面神经麻痹　巴豆 10 个，斑蝥 5 只，生姜 50g。碾碎后贴敷于患侧面部 8 小时，外用敷料固定。待形成水疱后，用无菌注射器将疱内液抽出，油纱覆盖患处，使其自然愈合。（邵长艳，毕臻.巴豆斑蝥膏治疗周围性面神经麻痹 70 例.江苏中医药，2004，25(2)：33.）

3. 治疗小儿疱疹性口炎　取生巴豆 2 粒，去皮，捣碎成泥饼状，敷于印堂穴处，外贴 2cm×2cm 大胶布以固定。贴 5 小时后去掉。每天 1 次，连贴 2 天。（乔学军. 巴豆外敷印堂穴治疗小儿疱疹性口炎 24 例. 新中医，2008，10：86.）

4. 治疗牛皮癣　巴豆 10g（去壳），雄黄 3g，黄柏 8g，青黛 8g，冰片 5g。以上共研粉为末，加猪油适量，调成糊状油膏。嘱患者用苦参 30g，艾叶 15g 煎水洗患部，再用消毒洁净的鹅毛蘸油膏涂擦患部，3 次/天。10 天为 1 个疗程。（李刚明. 巴豆擦剂治疗牛皮癣 16 例临床观察. 时珍国医国药，2005，2：134.）

千金子

为大戟科植物续随子的干燥成熟种子。

【效用特点】 辛、温；有毒。归肝、肾、大肠经。功能逐水消肿，破血消癥。常用于水肿，痰饮，积滞胀满，二便不通，血瘀经闭；外治顽癣，疣赘。现代药理研究表明，本品具有峻泻、抗肿瘤、镇静催眠等作用。常用量为每次 0.5～1g，内服去壳，去油制霜用，多入丸散服；外用适量，捣烂敷患处。

【临床治验】

1. 治疗面瘫　取千金子 20 枚，去壳，将肉压碎敷患侧太阳、颊车穴，胶布密封固定，嘱患者每天早、晚在两穴位各按摩 1 次，每次 15 分钟，7 天更换 1 次，连续 1～3 次。（来建琴. 内外合治法治疗面瘫 85 例. 湖南中医杂志，2001，17(3)：32.）

2. 治疗胆囊炎　续随子种皮洗净，干燥粉碎，制成胶囊，每天口服 6 粒，30 天为 1 个疗程。（胡顺利，何亚新. 续随子种皮治疗胆囊炎 55 例. 中国民间疗法，1996，5：39-40.）

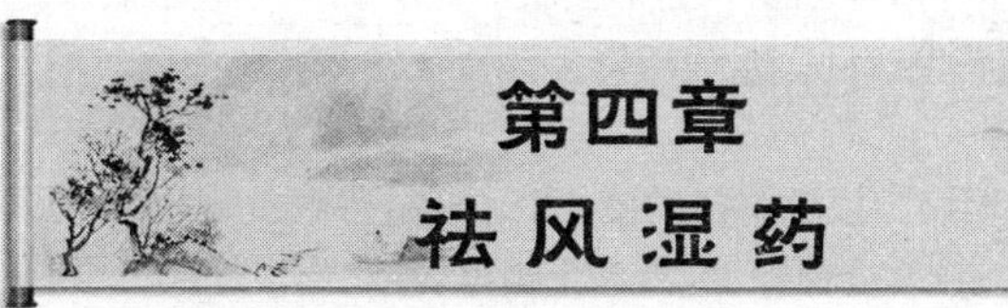

第四章 祛风湿药

第一节 祛风寒湿药

独 活

为伞形科植物重齿毛当归的干燥根。

【效用特点】 辛，苦，温。归肾、膀胱经。功能祛风除湿，通痹止痛。常用于风寒湿痹，腰膝疼痛，少阴伏风头痛。现代药理研究表明，本品具有镇静、催眠、抗惊厥、镇痛、解痉、抗炎、降低血压、抗溃疡、光敏等作用。常用量为3～9g，水煎服。

【临床治验】

1. 治疗膝关节骨性关节炎 独活、白茯苓、丹参各15g，桑寄生、生薏苡仁各30g，秦艽、防风、当归、甘草、川芎各9g，干地黄10g，白芍、杜仲各12g，制附片、细辛各3g。每日1剂，煎2汁分2次服，15天为1个疗程。同时将药渣加水1000ml，煎汤后再加醋50ml外洗敷患膝，温度适宜，边洗边轻柔地拍打患膝关节与髌骨，按摩患膝及其周围组织，屈伸患膝，每日1～2次，每次30～40分钟。（周友连.独活寄生汤加减治疗膝关节骨性关节炎116例疗效观察.浙江中医杂志，2007，42(10)：591.）

2. 治疗坐骨神经痛 独活15g，寄生15g，秦艽10g，细辛6g，杜仲15g，牛膝10g，当归10g，白芍10g，生地15g，党参10g，茯苓10g，肉桂8g，川芎10g，附子6g，麻黄10g，甘草3g，开水煎服，每日1剂，连服半月为1个疗程。（任麦存，安步林.独活寄生汤加减治疗坐骨神经痛35例.实用医技杂志，2008，15(8)：1034.）

3. 治疗盗汗 独活15g，桑寄生20g，秦艽10g，防风10g，干姜10g，川芎15g，当归15g，生地黄20g，白芍20g，茯苓18g，肉桂10g，杜仲15g，牛膝

30g，党参 15g，甘草 6g，浮小麦 30g，麻黄根 30g。每日 1 剂，水煎服。6 剂为 1 个疗程。（张华荣，孙国霞. 独活寄生汤治盗汗 28 例. 中国民间疗法，2008，6：28.）

4. 治疗梅尼埃病　独活 60g，鸡蛋 6 个，共煮，待鸡蛋熟后将鸡蛋皮打碎，再放入药液中煮 15 分钟停火，等鸡蛋稍凉，吃鸡蛋。每次 1 个，1 日 2 次。连服 3 天为 1 个疗程。（李晓燕. 独活煮鸡蛋治疗梅尼埃病. 家庭医药，2009，6：72.）

5. 治疗产后和流产后身痛　当归 15g，熟地黄 10g，白芍 15g，川芎 10g，党参 15g，茯苓 15g，独活 12g，桑寄生 10g，秦艽 12g，防风 10g，怀牛膝 15g，杜仲 15g，细辛 5g，肉桂 6g，炙甘草 6g。每日 1 剂，水煎服。20 天为 1 个疗程。（冯变景. 独活寄生汤治疗产后和流产后身痛 156 例. 中国民间疗法，2006，14(10)：30.）

威灵仙

为毛茛科植物威灵仙、棉团铁线莲或东北铁线莲的干燥根及根茎。

【效用特点】 辛、咸，温。归膀胱经。功能祛风除湿，通络止痛。常用于风湿痹痛，肢体麻木，筋脉拘挛，屈伸不利，骨鲠咽喉。现代药理研究表明，本品具有抗炎、镇痛、抗癌、抗菌、抗疟、降压、降糖、利胆、促进肠平滑肌运动和亮肤美白等作用。常用量为 6～9g，水煎服。

【临床治验】

1. 治疗胃寒痛　取威灵仙 30g，水煎，去渣取汁，加生鸡蛋（去壳后搅匀兑入）2 个，红糖适量，共煎成蛋汤，温服。（何振文. 威灵仙治胃寒痛. 中医杂志，1981，22(4)：30.）

2. 治疗慢性咽炎　威灵仙 20g，半夏 10g，厚朴 10g，苏叶 9g，云苓 10g，生姜 5g，黄芩 10g。每日 1 剂，水煎，取汁 400ml，分 4 次口服。30 天为 1 个疗程。（李红莲，张承宇. 半夏厚朴汤合威灵仙加减治疗慢性咽炎 50 例. 湖南中医杂志，2007，23(2)：69.）

3. 治疗骨鲠　用威灵仙 90g，加水 1500ml 煎至 500ml，加陈醋 70g，白糖 60g，徐徐含咽。（姚金才. 威灵仙治疗骨刺卡喉 20 例. 实用中医药杂志，2003，19(8)：438.）

4. 治疗腰腿痛　威灵仙 15g，当归 10g，丹参 15g，制乳没各 6g，土鳖 6g，骨碎补 20g。水煎服，1 日 1 次。2 周为 1 个疗程。（郑文少. 仙鳖效灵汤治疗腰腿痛.中外医疗,2008,21:98.)

5. 治疗足跟痛　用威灵仙5～10g捣碎,用陈醋调成膏状,先将患足浸泡热水中5～10分钟,擦干后将药膏敷于足跟,外用绷带包扎。晚上可将患足放在热水袋上热敷。每2日换药1次。(朱云海.威灵仙治疗跟痛症89例报告.中医杂志,1990,31(7):25.)

6. 治疗腰椎间盘突出症　黄芪30g,白术30g,威灵仙15g,木瓜12g,川牛膝15g,独活12g,橘络12g,山甲6g,首乌30g,乌药12g,茜草12g,白鲜皮30g,延胡索12g,蜈蚣2条,土元10g,甘草9g。上药水煎,早晚分服,每日1剂,15天为1个疗程。(刘其聪.补气活血通络法治疗腰椎间盘突出症60例.现代中西医结合杂志,2008,17(4):569.)

7. 治疗颈椎病　葛根45g,威灵仙、黄芪、鸡血藤各30g,乌梢蛇、当归、赤芍各15g,红花、桂枝、全蝎各10g。每日1剂,水煎分3次饭后服用。10剂为1个疗程。(杨国荣,陈宏伟,唐永春.葛根舒颈汤治疗颈椎病138例.陕西中医,2007,28(12):1623.)

8. 治疗外痔　取威灵仙30g,研末,每日黎明前时服3g;每日用干净的瓷盆接自己的尿液,用此热尿洗肛门,日2～3次,多洗更佳。(李玉杰.威灵仙口服加尿液外洗治疗外痔40例.中国民间疗法,1999,7(5):24-25.)

川乌头

为毛茛科植物乌头的干燥母根。

【效用特点】 辛、苦、热;有大毒。归心、肝、肾、脾经。功能祛风除湿,温经止痛。常用于风寒湿痹,关节疼痛,心腹冷痛,寒疝作痛,麻醉止痛。现代药理研究表明,本品具有镇痛、抗炎抗肿瘤等作用。常用量为1.5～3g,一般炮制后用。宜先煎、久煎。

【临床治验】

1. 治疗青春期原发性痛经　制川乌6g,炒当归、炒白芍各12g,炒党参、阿胶、醋制延胡索、鹿角片(先煎)各15g,川芎、五灵脂、制香附各10g,炒小茴香5g,肉桂2g,益母草24g。1天1剂,水煎2次,取汁300ml,分2次服。月经前3天开始服用,6天为1个疗程,连用3个月经周期。(鲁文珍.川乌温经汤治疗青春期原发性痛经45例.浙江中西医结合杂志,2008,18(8):501.)

2. 治疗痛痹　制川乌2g,制附子5g,桂枝10g,细辛3g,麻黄6g,白芍

15g，威灵仙15g，红花12g，川芎10g，甘草6g。每日1剂，水煎3次，分3次服，7剂为1个疗程。（刁洪亮. 乌头汤加减治疗痛痹47例. 实用中医药杂志，2008，24(4)：220.）

3. 治疗骨质增生　熟附片、黄芪、海风藤、忍冬藤15g，制川乌、杜仲、秦艽、僵蚕、地龙、桂枝、鹿角胶（烊化）、白芍各10g，丹参20g，红花12g，蜈蚣2条（去足头，研末冲服），全蝎8g（研末冲服）。久煎服用，每日1剂，每日3次。病情严重者以酒炒药渣外敷患处或复煎药渣熏洗患处。（黄莺飞. 骨通汤治疗骨质增生465例体会. 现代中西医结合杂志，2008，17(8)：1218.）

4. 治疗周围性面瘫　将制川乌、制草乌研成粉末状，按一定比例配伍后，取0.5～0.8g以透气性良好的纱布包裹成球形，大小以可以塞入鼻孔而不脱出为宜。将其塞入患者患侧鼻孔内，每6～8小时更换1次，直至面瘫完全治愈为止。（曹会彦，曹官泽. 川乌及草乌塞鼻治疗周围性面瘫326例. 实用中医药杂志，2009，3：175.）

5. 治疗和预防冻伤　患处清创后外涂川乌冻疮膏（由川乌、草乌、辣椒、桂枝、芒硝、红花、细辛、樟脑、甘油、酒精等组成），并用烤灯照射。（刘承林，刘超. 自治药治疗和预防冻伤. 中医临床研究，2009，21：24.）

草乌头

为毛茛科植物北乌头的干燥块根。

【效用特点】　辛，苦，热；有大毒。归心、肝、肾、脾经。功能祛风除湿，温经止痛。常用于风寒湿痹，关节疼痛，心腹冷痛，寒疝作痛，麻醉止痛。现代药理研究表明，本品具有抗炎镇痛强心等作用。常用量为1.5～3g，一般炮制后用。宜先煎、久煎。

【临床治验】

1. 治疗阳虚型晚期胃癌　制草乌24g，文武火水煎两次，混合在一起，共480ml，1天2次，每次20ml，服用12天后，休息4天，重复上述1个疗程，28天为1周期。（崔大江，王志勇，聂丹丽. 草乌治疗阳虚型晚期胃癌31例. 陕西中医，2002，23(12)：1079.）

2. 治腿膝冷凉　生川乌头10g，生草乌头10g，生甘草12g，金银花20g，牛膝15g。将上药用60°纯粮白酒500ml浸泡1周（冬季浸泡10天）后，每天晚上临睡前口服15～18ml，白天不服，每剂药酒约服1个月。（于国治.治腿膝冷凉药酒方.中国民间疗法,2009,11:70.)

3.治疗坐骨神经痛　川乌、草乌、甘草各6g,全蝎、蜈蚣各3g,乌梢蛇、威灵仙、独活、乳香各10g,川牛膝、杜仲、桑寄生各12g。1剂/天,开水煎煮(川、草乌先煎40分钟),取汁300ml,分3次饭后服用。10天为1个疗程。(柳哲.三乌坐痛饮治疗坐骨神经痛80例.陕西中医,2008,29(9):1190.)

4.治疗急性扭伤　生草乌9g,生川乌9g,生大黄30g,枯矾1.5g,干姜1.5g,生栀子15g。将上述药物晒干研成细粉,根据伤处范围大小,取扭伤粉适量,加70%酒精少量,边加边搅拌,使其呈糊状;然后将糊状的药物敷于患处,敷药面积大于患处1cm左右,最后用塑料薄膜覆盖创面,绷带包扎即可。每日换药2～3次,每次23小时。当药物干燥时可解开。干燥的药物加适量新鲜粉再调成糊状可继续使用。(徐同臣,宋君成.生草乌、生大黄粉治疗急性扭伤.中国社区医师(综合版),2005,6:53.)

5.治疗寒湿痹证　天麻40g,川牛膝、制川乌、制草乌、乌梅、杜仲、甘草各20g。取上药一剂,用45%的白酒750ml盛于大瓶中,浸泡7天后服用,每日不超过50ml,20天为1个疗程。(于存才,赵李坤.天乌汤治疗寒湿痹证200例.现代中医药,2002,(5):47.)

蕲　蛇

为蝰科动物五步蛇的干燥体。

【效用特点】　甘、咸,温;有毒。归肝经。功能祛风,通络,止痉。常用于风湿顽痹,麻木拘挛,中风口眼歪斜,半身不遂,抽搐痉挛,破伤风,麻风疥癣。现代药理研究表明,本品具有镇静、催眠及镇痛等作用。常用量为3～9g,水煎服;研末吞服,一次1～1.5g,一日2～3次。

【临床治验】

1.治疗糖尿病周围神经病变　黄芪50g,太子参、鸡血藤、蕲蛇各2g,当归、木瓜、地龙各15g,桃仁、红花、川芎、全蝎各10g,水蛭5g。每天1剂,水煎取汁约200ml,分早晚2次服,30天为一个疗程。(李正武.益气活血药加虫类药治疗糖尿病周围神经病变53例疗效观察.新中医,2006,38(4):48.)

2.治疗急性脑梗死　蕲蛇酶0.75U加生理盐水250ml,静脉滴注,1次/天。(韩威.蕲蛇酶治疗急性脑梗死50例疗效观察.黑龙江医学,2009,

11:832.)

3. 治疗下肢深静脉血栓形成　蕲蛇酶注射液 0.75～1.5U 加入 0.9%氯化钠溶液 500ml,经患肢足背静脉滴注,每日 1 次,连续 7～14 天。(洪云,赵渝.蕲蛇酶治疗下肢深静脉血栓形成的疗效观察.海峡药学,2009,12:16.)

金钱白花蛇

为眼镜蛇科动物银环蛇的幼蛇干燥体。

【效用特点】 甘、咸,温;有毒。归肝经。功能祛风,通络,止痉。常用于风湿顽痹,麻木拘挛,中风口歪,半身不遂,抽搐痉挛,破伤风,麻风疥癣,瘰疬恶疮。现代药理研究表明,本品具有抗炎、抗血栓等作用。常用量为 3～4.5g,水煎服;研末吞服,1～1.5g。

【临床治验】

1. 治疗肩周炎　全蝎 45g,蜈蚣 30 条,僵蚕 90g,蕲蛇 80g,金钱白花蛇 5 条。将上述药末和匀为 20 天剂量,即 1 个疗程,一日 3 次,每天加红糖 15g,芝麻粉 25g,水冲服。(昂永宏.蛇蝎散治疗肩周炎 52 例报道.基层中药杂志,2000,14(6):60.)

2. 治疗膝关节骨性关节炎　金钱白花蛇 1 条,蜈蚣 10 条,枸杞子 150g,全蝎 10g,怀牛膝 150g,姜黄 150g,制草乌 10g。取 50°以上白酒适量,密封浸泡 10 天,每天晚上饮用 1 次,分为 30 天左右饮完,之后再加酒浸泡 10 天,分次饮用 30 天为 1 个疗程。(吕恒军.壮骨健膝药酒治疗膝关节骨性关节炎 27 例.长春中医药大学学报,2009,2:244.)

3. 治疗神经性皮炎　樟脑 300g,冰片 250g,金钱白花蛇 100g,苦参 150g,水杨酸 200g,枯矾 250g,水飞雄黄 250g,硼砂 300g。上药共研细末,每 50g 药粉加凡士林 120g 调匀,外涂患处,每日 3 次,15 天为 1 个疗程。(卢俊芳,卢军亚,谷琳月,等.灭癣膏治疗神经性皮炎 150 例.中国民间疗法,2002,10(5):24.)

乌梢蛇

为游蛇科动物乌梢蛇的干燥体。

【效用特点】 甘,平;有毒。归肝经。功能祛风,通络,止痉。常用于风湿顽痹,麻木拘挛,中风口眼歪斜,半身不遂,抽搐痉挛,破伤风,麻风疥癣,瘰疬恶疮。现代药理研究表明,本品具有抗炎、镇痛、镇静等作用。常用量为 9～12g,水煎服。

【临床治验】

1. 治疗小儿哮喘　乌梢蛇 4～12g,蝉衣 4～8g,僵蚕 4～7g,麻黄 1～4g,杏仁 4～7g,生甘草 1～3g,桔梗 4～6g,苏子 4～7g,前胡 4～7g,浙贝母 4～8g,鱼腥草 5～15g(后下),每日 1 剂,水煎 2 次分服。(陈忠伟,程玲香. 乌梢麻黄饮治疗小儿哮喘 108 例. 中国中医药科技,2007,14(3):214.)

2. 治疗肩周炎　乌梢蛇 15g,蜈蚣 2 条(去头足),当归 15g,羌活 8g,桑枝 15g,防风 8g,秦艽 10g,威灵仙 15g,薏苡仁 30g,黄芪 30g,地龙 10g,姜黄 8g,制乳香 10g,制没药 10g。每日 1 剂,水煎,分 2 次温服。(秦火印,秦芸. 通痹活血汤治疗肩周炎 60 例. 江西中医药,2006,37(288):37.)

3. 治疗坐骨神经痛　制川乌 9g(先煎),制草乌 6～9g(先煎),乌梢蛇 9g,全蝎 6g,蜈蚣 2 条,地龙 9g,炙麻黄 6～9g,桂枝 12g,细辛 6g,当归 15g,独活 15g,炙黄芪 20g,川牛膝 10g,木瓜 20g,白芍 15～30g,甘草 6g。水煎服,每日 1 剂,早晚 2 次分服。(王福林. 自拟二乌蛇蝎汤治疗坐骨神经痛 125 例疗效分析. 实用中医内科杂志,2006,20(5):491.)

4. 治疗类风湿关节炎　黄芪 30g,桑寄生、熟地各 20g,乌梢蛇、乳香、没药各 6g,牛膝、当归各 15g,独活、白芍各 12g,秦艽 10g,炙甘草 9g,每日 1 剂,水煎服。30 剂为 1 个疗程,每日早晚药渣加热外敷患处关节 15～20 分钟。(陈有岭. 自拟黄芪熟地寄生汤治疗类风湿关节炎 140 例. 陕西中医,2007,28(5):538.)

5. 治疗老年皮肤瘙痒症　乌梢蛇 15g,全蝎 10g,当归 20g,生地黄 20g,熟地黄 25g,防风 15g,荆芥 15g,首乌 20g,黄芪 40g,枸杞子 25g,白蒺藜 25g,川芎 10g,白芍 20g,甘草 10g。水煎服,每日 1 剂,早晚 2 次分服。(张晓忠,刘德柱,刘姝. 养血疏风汤治疗老年皮肤瘙痒症 29 例. 中医研究,2008,21(9):31.)

6. 治疗寻常型银屑病　金银花 30g,连翘 20g,蒲公英 20g,乌梢蛇 15g,土茯苓 30g,白花蛇舌草 20g,丹参 20g,乌梅 20g,丹皮 20g,荆芥 30g,蝉蜕 10g,甘草 10g。水煎服,每日 2 次,1 个月为 1 个疗程。(毕艳武. 自拟凉血解毒消斑汤治疗寻常型银屑病 60 例. 实用中医内科杂志,2007,21(10):37.)

蛇　蜕

本品为游蛇科动物黑眉锦蛇、锦蛇或乌梢蛇等多种蛇脱下的皮膜。

【效用特点】 甘、咸，平，有毒。归肝经。功能祛风，定惊，退翳，解毒。常用于小儿惊风、抽搐痉挛、翳障、喉痹、疖肿、皮肤瘙痒等。现代药理研究表明，本品具有抗炎、抑制血管通透性增高等作用。常用量为 2～3g；研末吞服 0.3～0.6g。

【临床治验】

1. 治疗呃逆　将全蛇蜕 1 条缠于 2 寸长细竹上，燃烧后让患者以口鼻吸取其烟味，5 分钟即可见效而呃止。（宋林，林乐福. 单味蛇蜕治疗呃逆. 中国民间疗法，2003，11(3)：63.）

2. 治疗流行性腮腺炎　用鸡蛋 1 只（打碎）加蛇蜕 3g（研末）搅匀，用香油炒熟，一次服食，药后避风发汗，日 2 次。同时取蛇蜕 3g 研末，加冰片少许，香油调匀，患处持续敷用，每日换 2 次。（葛文敏，于方英. 蛇蜕治疗流行性腮腺炎 68 例. 现代中西医结合杂志，2001，10(19)：1887.）

3. 治疗缠腰火丹　取白颈蚯蚓数条放置洁净水中浸透一晚，墙角马虎（土虫）数个洗净，二者同时放入容器中砸成糊状，再将蛇蜕焙干研粉后掺入糊状中，同时加食醋适量，调成液态待用。局部症状无论轻重取药液外擦患处，每日 5 次左右。（王正苹. 民间验方蛇蜕液治疗缠腰火丹 90 例. 中国民族民间医药杂志，2002，5：283.）

4. 治疗疖肿　新鲜土大黄根 30g，洗净和一条蛇蜕共捣泥，外敷病变部位，厚度约 1～2cm，外敷面积应超过红肿边缘，先以塑料纸覆盖，再外敷纱布，胶布固定，每日换药 1 次，直至治愈。（王晓明，邵斌. 蛇蜕与土大黄泥外敷治疗疖肿. 中国民间疗法，2006，7：27.）

徐长卿

为萝藦科植物徐长卿的干燥根及根茎。

【效用特点】 辛，温。归肝、胃经。功能祛风化湿，止痛止痒。常用于风湿痹痛，胃痛胀满，牙痛，腰痛，跌扑损伤；荨麻疹，湿疹。现代药理研究表明，本品具有抗炎、镇痛、增加冠脉流量、降压、降血脂、抗动脉粥样硬化、抑制血小板聚集、抗血栓形成、抗过敏、免疫调节等作用。常用量为3～12g，入煎剂，宜后下。

【临床治验】

1. 治疗慢性萎缩性胃炎　生黄芪、山药、蒲公英各30g，枸杞子15g，徐长卿、鸡内金、刺猬皮、失笑散（包）各10g，莪术、木蝴蝶、炮山甲、生甘草各6g。每日1剂。清水煎，分上下午2次温服。3个月为1个疗程。（楼宇舫.胃安汤治疗慢性萎缩性胃炎65例.浙江中医杂志，2007，42(6)：329.）

2. 治疗神经衰弱　以徐长卿全草研粉，每次10～15g，每日2次。20天为1个疗程。（毕谦，等.徐长卿治疗神经衰弱300例疗效观察.中医杂志，1985，(10)：38.）

3. 治疗男女免疫性不育　蚤休、徐长卿、薏苡仁、黄芪各30g，淫羊藿、熟地各18g，菟丝子、山萸肉、枸杞子、何首乌各15g，当归、白僵蚕、蝉蜕、汉防己各12g，甘草9g。每日1剂，水煎取汁，分2次口服。（杨海魁，张晓明，马翠兰，等.精灵汤治疗男女免疫性不育181例.中医研究，2003，16(4)：32.）

4. 治疗偏头痛　徐长卿15g，川芎25g，荆芥12g，防风12g，全蝎12g，天麻15g，细辛7g，白芷12g，葛根30g，菊花20g，羌活12g，甘草10g，蜈蚣3条，三七（冲）4g。每日1剂，早晚2次分服。（闫爱兰.头痛散加减治疗偏头痛43例.河北中医，2008，30(1)：341.）

5. 治疗前列腺痛　白芍30g，当归20g，柴胡、香附、乌药、秦艽、徐长卿、乌梢蛇各10g，蜈蚣1条，炙甘草6g。每天1剂，水煎，分早晚2次服。治疗30天为1个疗程。（江立军，宋易华.疏肝理气熄风止痛法治疗前列腺痛57例疗效观察.新中医，2005，37(7)：23.）

6. 治疗腰椎间盘突出症　徐长卿10g，蜈蚣2条，细辛6g，牛膝10g，荆芥6g，甘草6g，每日1剂，早晚煎服，半个月为1个疗程。（王锦年，陆秉泰.蜈蚣细辛汤治疗腰椎间盘突出症108例.黑龙江中医药，2004，(1)：14.）

7. 治疗腱鞘囊肿　取徐长卿全草100g浸入50%～70%的酒精250ml中泡10日，药液备用。囊肿局部消毒后刺破，或以药线“十”字缝扎2针，以棉球蘸上液后按压局部，隔日一换。（赵永庆.徐长卿治疗腱鞘囊肿.中医杂志，2001，(9)：521.）

8. 治疗慢性荨麻疹　徐长卿30g，当归20g，川芎15g，生地黄30g，桃仁15g，红花10g，赤芍15g，地龙10g，蝉蜕6g，甘草6g。每天1剂，水煎2次，早晚各服1次，10剂为1个疗程。（王尚金.活血消风汤治疗慢性荨麻疹260例.中医研究，2004，17(3)：39.）

木瓜

为蔷薇科植物贴梗海棠的干燥近成熟果实。

【效用特点】 酸，温。归肝、脾经。功能平肝舒筋，和胃化湿。常用于湿痹拘挛，腰膝关节酸重疼痛，吐泻转筋，脚气，水肿。现代药理研究表明，本品具有抗炎、抗菌、镇痛、抗肿瘤、保肝、抗氧化及促进缺氧损伤大脑神经细胞的形态学恢复等作用。常用量为6～9g，水煎服。

【临床治验】

1. 治疗神经根型颈椎病 白芍18g，木瓜18g，威灵仙12g，葛根12g，鸡血藤12g，川芎9g，丹参12g，熟地10g，甘草6g。每天1剂，水煎2次分服，2周为1个疗程。（杨光，杨耀洲，赵玛丽，等. 白芍木瓜灵仙汤治疗神经根型颈椎病疗效观察. 中医正骨，2008，20(2)：9.）

2. 治疗原发性坐骨神经痛 木瓜25g，威灵仙、白芍、桑寄生、牛膝、续断、杜仲各15g，炙甘草6g，全蝎（冲）、三七（冲）各6g，蜈蚣1条（冲），随症加减，每日1剂，水煎，分2次服，10天为1个疗程。（杨桂莲. 木瓜白芍汤治疗原发性坐骨神经痛45例. 陕西中医，2009，8：1013.）

3. 治疗腓肠肌酸痛 木瓜、白芍各15g，生黄芪、当归、甘草各10g，杜仲12g，牛膝6g。水煎取汁，温频服，每日1剂。（马凤玲，刘中平. 木瓜芍药汤治疗腓肠肌酸痛一例. 湖北中医杂志，2009，1：39.）

4. 治疗痤疮 海浮石12g，连翘12g，蚤休12g，牡丹皮12g，土茯苓15g，木瓜10g，大黄6g。经煎煮加工，制成液体合剂，每瓶450ml，备用。每次150ml，每日3次口服，6天为1个疗程。（陈永哲，彭继美，苏慈敏. 海翘合剂治疗痤疮100例. 中国中医药科，2007，14(3)：213.）

蚕沙

为蚕蛾科动物家蚕蛾幼虫的干燥粪便。

【效用特点】 辛、甘，温。归肝、脾、胃经。功能祛风除湿，和胃化浊，活血通经。常用于风湿痹痛，肢体不遂，风疹瘙痒，吐泻转筋，闭经、崩漏。现代药理研究表明，本品具有促进造血、抗炎、抗辐射、促进骨折愈合等作用。常用量为10～15g，纱布包煎。外用适量，炒热熨。

【临床治验】

1. 治疗腰痛 将蚕沙500g装入20cm×20cm棉布袋中,放入电饭煲隔水蒸30分钟,用干净毛巾包裹后放在患者腰部,以感到药包温暖,不宜过烫为度,两包交替热熨,时间30分钟,每天治疗1次。10天为1个疗程。(徐立婷.蚕沙药熨结合理疗治疗腰痛的护理体会.中外医疗,2009,36:39.)

2. 治疗骨质增生症 用干净蚕沙,约250g放进瓦煲里用火炒热,边炒边下米醋使炒热蚕沙呈湿润状态。用纱布包好的热蚕沙,热烫患处。(饶乃华.蚕屎治疗骨质增生症效果好.广东蚕业,2003,37(3):17.)

伸筋草

为石松科植物石松的干燥全草。

【效用特点】 微苦、辛,温。归肝、脾、肾经。功能祛风除湿,舒筋活络。常用于关节酸痛,屈伸不利。现代药理研究表明,本品具有抗炎、镇痛、免疫调节、抗氧化、降温等作用。常用量为10~30g,水煎服。

【临床治验】

1. 治疗跟腱滑囊炎 伸筋草30g,苏木20g,威灵仙15g,徐长卿30g,红花15g,海桐皮15g,川椒12g,防风15g,木瓜12g,丹参20g,细辛5g,透骨草15g,艾叶20g。水煎倒入盆内烫洗患处(注意水温不要太高,以免烫伤皮肤)。每次洗20~30分钟,每天2~3次,以后可多次加热重复使用4~5天。(郭永洋,王晨霖.伸筋草洗剂治疗跟腱滑囊炎42例报告.中医正骨,2003,15(7):26.)

2. 治疗强直性脊柱炎 麻黄10g,桂枝10g,独活10g,青风藤12g,木瓜12g,伸筋草15g,五加皮12g,乌梢蛇15g,当归15g,赤芍15g,杜仲15g,甘草10g。共研细末,制成水丸。1日3次,每次5g,温开水送服。服3个月为1个疗程。(杨勇.伸筋通痹丸治疗强直性脊柱炎134例.四川中医,2005,23(7):77.)

3. 治疗肩关节周围炎 黄芪50g,当归15g,虎杖15g,羌活15g,威灵仙15g,桂枝10g,伸筋草30g,鸡血藤30g,桑枝30g,姜黄10g,川芎20g,白芍15g,甘草10g。水煎,早晚饭后40分钟分服。(杨军,乔宇.中药治疗肩关节周围炎60例分析.吉林医学,2008,29(17):1486.)

4. 治疗小儿肌性斜颈 伸筋草12g,透骨草12g,防风9g,独活9g,肉桂6g,川芎12g,元胡9g,姜黄12g,上药加蓖麻油300g浸3天后,加热约

100℃，滤去药渣，在药油尚温时加石蜡 75g 搅匀，待凉，在小儿患侧胸锁乳突肌局部涂擦伸筋草膏适量做推拿手法。（乔建士，张家云. 伸筋草膏作递质推拿治疗小儿肌性斜颈 39 例. 中医外治杂志，1999，2：21.）

5. 治疗膝关节韧带损伤后关节功能障碍　乳香 30g，没药 30g，当归 30g，川芎 30g，红花 30g，海桐皮 30g，伸筋草 30g，透骨草 30g，牛膝 30g，续断 30g，川乌 30g，草乌 30g，木瓜 30g。加入水中煮沸，患膝置于熏洗盆上，以浴巾覆盖，熏蒸约 10 分钟，药液温度下降后，浸洗患膝 10 分钟，每天 2 次。（赵燕邦，王慧声，姜颖韶. 自拟中药熏洗剂治疗膝关节韧带损伤后关节功能障碍临床研究. 辽宁中医药大学学报，2008，10(6)：124.）

寻骨风

为马兜铃科植物绵毛马兜铃的带根全草或根茎。

【效用特点】　辛、苦，平。归肝经。功能祛风除湿，活血通络，止痛。常用于风湿痹痛，肢体麻木，筋骨拘挛，脘腹疼痛，跌打伤痛，外伤出血，乳痈及多种化脓感染。现代药理研究表明，本品具有抗炎、镇痛、抗着床、抗早孕、抗感染、抗肿瘤、解热等作用。常用量为 10～20g，水煎服。

【临床治验】

1. 治疗类风湿关节炎　乳香 15g，没药 15g，寻骨风 8g，透骨草 4g，制川乌 8g，乌梢蛇 10g，秦艽 12g，知母 10g，白术 15g，白芍 15g，当归 12g，黄芪 20g，炙甘草 10g。水煎分 2 次服，日 1 剂。（马彬，张奉生. 乳香追风汤治疗类风湿关节炎 40 例. 山东中医杂志，2004，23(6)：337.）

2. 治疗骨痹　寻骨风、川芎、生大黄各等份，烘干，研极细末。先将骨关节处用清水洗净，揩干。用鲜鸡蛋清将药末调成糊状，均匀平摊于关节面上，用塑料布包裹，24 小时后取下，清水清洗关节面，每天外敷一次，10 天为一个疗程。（郭春慧，王东巧，杨震. 寻骨风散外敷治疗骨痹 131 例. 中医外治杂志，2001，10(1)：16.）

3. 治疗转移性骨肿瘤　骨碎补、寻骨风、透骨草、自然铜各 15g，补骨脂、熟地、炙鳖甲、干蟾皮各 10g，生黄芪、绞股蓝、蛇舌草、石见穿各 30g，穿山甲 6g，蜈蚣 3 条。水煎服，每日 1 剂，15 天为 1 个疗程。（方秀兰. 四骨一铜汤治疗转移性骨肿瘤 56 例. 浙江中医杂志，2004，(6)：249.）

4. 治疗三叉神经痛　将寻骨风 500g，浸于 50 度高粱白酒 2500ml 中，密封，1 周后即可服用。用时，每日早晚各服 20ml；外用药棉蘸酒敷于下关穴，干则易之。（王延凡. 单味寻骨风治疗三叉神经痛. 浙江中医杂志，1992，27(1)：22.）

松　节

为松科乔木油松或马尾松或赤松的枝节。

【效用特点】　苦，温。归肝、肾经。功能祛风燥湿，舒筋通络，活血止痛。常用于风寒湿痹、历节风痛、脚痹痿软，跌打伤痛。现代药理研究表明，本品具有抗肿瘤、抗炎、镇痛、解热、抗早孕、抗着床、改善关节等作用。常用量为10～15g，水煎服。外用适量，浸酒涂擦；或炒研末调敷。

【临床治验】

1. 治脚掌嵌压伤　用松节油将数层纱布棉花湿透，敷在患处，用铁片放在酒精灯上烧红，立即放在松节油棉花纱布上烫熨，反复进行，以患者能耐受为度。持续3～5分钟。一般每日治疗1次，若未愈第2日可再治疗1次。（王三德. 松节油棉花纱布熨治脚掌嵌压伤250例报告. 中国民间疗法，1997，(5)：17.）

2. 治疗沥青烫伤　用无菌纱布蘸松节油轻轻擦拭黏附于创面上的沥青，不要用镊子和棉球。动作要轻柔准确，边擦拭边用生理盐水或1%新洁尔灭溶液冲洗，至沥青擦净为止。（陈丹红，杜凌云，刘希凤，等. 松节油清洗沥青烫伤创面. 中国民间疗法，2001，9(6)：62.）

3. 治疗胸腰椎骨折后腹胀　用无菌干棉签蘸松节油环形在神阙穴上轻轻点擦，时间约2～3分钟，每隔6小时1次，注意局部点擦动作轻柔，擦的时间不宜过长，若局部皮肤发红、破溃则不宜使用。同时配合腹部热敷按摩。（何芬琴，王苏琴，等. 松节油点擦神阙穴治疗胸腰椎骨折后腹胀的疗效观察. 中医正骨，2009，1：53.）

4. 治疗血栓性浅表性静脉炎　采用松节油擦剂涂布于受累静脉区表面皮肤上，每日1次或隔日1次。（管文秀，王晓光. 松节油擦剂治疗血栓性浅表性静脉炎25例. 吉林医学信息，1996，10：9.）

海 风 藤

为胡椒科植物风藤的干燥藤茎。

【效用特点】 辛、苦，微温。归肝经。功能祛风湿，通筋络，止痛。常用于风寒湿痹，肢节疼痛，筋脉拘挛，屈伸不利。现代药理研究表明，本品具有抗炎、镇痛、抑制血小板活化因子、抗氧化、抗生育、抑制淀粉样前体蛋白、抗肿瘤、对脑缺血再灌注有保护等作用。常用量为 6～12g，水煎服。

【临床治验】

1. 治疗腰椎骨质增生　杜仲 30g，狗脊 60g，怀牛膝 10g，三棱 15g，莪术 30g，黄芪 60g，刘寄奴 20g，续断 15g，海风藤 15g，灯盏花 20g，淫羊藿 20g，当归 10g，桑寄生 60g，鸡血藤 10g，补骨脂 25g。每日 1 剂，水煎服，日服 3 次，10 天 1 个疗程。（赵永祥，华毅敏，俞永琼. 补肾活血法治疗腰椎骨质增生 40 例疗效观察. 云南中医中药杂志，2006，27(6)：13.）

2. 治疗坐骨神经痛　红藤 30g，楠藤 30g，络石藤 30g，海风藤 30g，鸡血藤 30g，木瓜 15g，秦艽 15g。水煎至 600ml，每服 100ml，每日 3 次。（李克煦. 红楠络海汤治疗坐骨神经痛. 四川中医，2005，23(2)：54.）

3. 治疗梨状肌损伤综合征　黄芪 20g，党参 20g，当归 15g，乳香 10g，没药 10g，三棱 10g，莪术 10g，知母 9g，麦门冬 9g，络石藤 15g，海风藤 15g，鸡血藤 30g。水煎，日服 1 剂，分 2 次服用。（张银如. 健运三藤汤治疗梨状肌损伤综合征 50 例. 中国民间疗法，2009，12：22.）

4. 治疗类风湿关节炎　清风藤 30～50g，鸡血藤、海风藤各 30g，川乌 3～9g，甘草 10g。水煎服，每日 1 剂，分早晚 2 次服，30 天为 1 个疗程，连服 1～3 个疗程。（胡茂荣，师秀珍. 中药三藤汤治疗类风湿关节炎 30 例. 中国现代医药杂志，2008，10(6)：57.）

青 风 藤

本品为防己科植物青藤和毛青藤的干燥藤茎。

【效用特点】 辛、苦，平。归肝、脾经。功能祛风湿，通经络，利小便。常用于风湿痹痛、关节肿胀、麻痹瘙痒等。现代药理研究表明，本品具有镇痛、镇静、降压、抗炎、免疫抑制、抗心律失常等作用。常用量为 6～12g。

【临床治验】

1. 治疗糖尿病周围神经病变　青风藤、络石藤、海风藤、鸡血藤各 30g，透骨草 20g，川芎、当归各 15g，桂枝、艾叶各 10g。水煎，取药液浸泡双下肢，并用软布反复擦洗。早晚各 1 次，每次 30 分钟，2 周为 1 个疗程。（高洁，梁晓雅. 血塞通配合四藤汤外洗治疗糖尿病周围神经病变 45 例. 陕西中医,2005,6:483.)

2. 治疗类风湿关节炎 将青风藤生药94g,水煎(浓缩制成片剂),早、晚分服。(张欣,等.青风藤治疗类风湿关节炎.陕西中医,1980,(5):12.)

丁公藤

本品为旋花科植物丁公藤或光叶丁公藤的干燥藤茎。

【效用特点】 辛,温,有小毒。归肝、脾、胃经。功能祛风除湿,消肿止痛。常用于风湿痹痛、半身不遂、跌打肿痛。现代药理研究表明,本品具有降眼压、消炎镇痛的作用。常用量为3~6g,用于配制酒剂,内服或外搽。

【临床治验】

1. 治疗原发性青光眼 用0.05%丁公藤碱Ⅱ苯甲酸盐点入眼中,滴药后最快者15分钟眼压下降到最低水平,持续时间最长11小时以上,且能改善房水流畅系数。与毛果芳香碱疗效相似。无明显副作用,是治疗原发性青光眼有效而安全的药物。(丁公藤临床协作组.丁公藤碱Ⅱ治疗原发性青光眼293例442只眼临床总结.中草药,1982,13(4):20.)

2. 防治青少年近视眼 用水提醇沉法提取丁公藤中的有效成分,制成滴眼液,每次2~3滴,每日3次,防治青少年近视眼。(王建平.丁公藤滴眼液的研制与临床应用.医药导报,2001,20(11):715.)

毛茛

本品为毛茛科植物毛茛的全草及根。

【效用特点】 辛,微苦,温;有毒。归胃、肾经。功能祛风止痛,解毒杀虫。常用于风湿关节炎、鹤膝风、头痛、胃痛、牙痛、痈肿、黄疸、疟疾、结膜炎、肝炎、痢疾、疥疮、癣。现代药理研究表明,本品具有抗菌、抗组胺等作用。一般不作内服。外用捣敷或煎水洗。

【临床治验】

1. 治疗小儿疳积 取鲜毛茛叶3~5片,置于掌心揉成赤豆大小,外敷于任意一侧内关穴,覆以1cm×1cm的车前草叶,再覆以纱布,胶布固定。待皮肤有灼热感(约1小时)时除去药,局部皮肤即呈红色,继之出现水疱。水疱不必刺穿,让其自然吸收。若不慎碰破,可外涂紫药水以防感染。(龚育仁. 毛茛外敷内关穴治疗小儿疳积 82 例. 中国民间疗法,1996,(4):31.)

2. 治疗胃痛　取毛茛洗净捣烂,加红糖少许调匀,置于有凹陷的橡皮瓶塞中翻转贴在胃俞、肾俞 2 穴,局部有蚁行感时弃去。如发疱,不必刺破,任其自行吸收。(韩明道,等. 鲜毛茛外敷治胃痛. 上海中医药杂志,1982,(1):30.)

3. 治疗肱骨外上踝炎　将鲜毛茛茎叶洗净切碎捣烂,做成约铜钱大小的扁圆形药泥饼(厚约 0.5cm),敷贴于肱骨外上髁炎疼痛最明显处,在药饼上盖一张稍大于药饼范围的不吸水纸。再盖上敷料用胶布固定即可。在敷贴 1～2 小时后,局部有烧灼感时即取下;经 4～6 小时后局部轻度红肿疼痛并逐渐起水疱,至 1～2 天后水疱逐渐增大。在水疱全部覆盖原药液弥散范围并极度充盈时,用空针管反复将水抽出,以消毒敷料覆盖包扎,以防感染。(陈森然. 毛茛外敷治疗肱骨外上髁炎 24 例效果观察. 安徽中医学院学报,1985,(4):39.)

4. 治疗牙痛　取鲜毛茛 5g,洗净切碎捣泥,用脱脂棉适量裹药泥做成一棉球棒植患处或以患牙咬住棉球 30 分钟,后用鲜毛茛 50g 放在有盖口杯内,用水 500ml 沏泡,待凉后以水刷牙 1～2 次。(彭国权. 毛茛治牙痛. 新中医,1990,22(3):28.)

5. 治疗疣　取毛茛根汁、食醋、米甜酒汁按 6∶1∶1 调配。先将鲜毛茛根捣碎取汁,加入食醋及甜酒汁,经紫外线照射两小时后密封待用。将药液点涂在疣体上(对角化重的寻常疣、跖疣、先用手术刀削除角化层),每半小时点涂 1 次,直至疣体的表面轻度发红为度,然后用清水洗净皮肤。(肖顺丰. 毛茛治疗疣 66 例. 中国民族民间医药杂志,1999,(4):204.)

6. 治疗流行性腮腺炎　将消毒纱布块置于制备好的毛茛芒硝糊汁中(取毛茛根汁、食醋、米甜酒汁按 6∶1∶1 调配,每 100ml 调配好的药液中加入芒硝粉 20g,调匀)浸透,敷贴在肿大腮腺的皮肤表面,不超过边界为度,以敷料固定。每半小时揭开观察一次药覆盖处的皮肤,待皮肤轻度发红且微感辣痛,即可取下,一次未愈者,可隔日再行治疗一次。(肖顺丰,黄平. 毛茛芒硝糊剂治疗流行性腮腺炎 86 例. 贵阳中医学院学报,1999;21(1):63.)

菝　葜

为百合科植物菝葜的根茎。

【效用特点】　甘、酸，平。归肝、肾经。功能祛风利湿，解毒消痈。常用于风湿痹痛，淋浊，带下，泄泻，痢疾，痈肿疮毒，顽癣，烧烫伤。现代药理研究表明，本品具有利尿、解毒、抑菌、抗锥虫等作用。常用量为内服煎汤，10～30g；或浸酒、入丸散。外用水煎熏洗。

【临床治验】

1. 治疗老年慢性功能性便秘　菝葜 20g，生白术 15g，枳实 15g，莱菔子 15g；气虚加大枣 5 枚，黄芪 15g；血虚加当归 15g；阴虚加麦冬 15g；每天 1 剂，水煎取汁 300ml，分早晚服。（李铁男，李杨. 枳术菝葜饮治疗老年慢性功能性便秘 12 例. 中国中医药科技，2006，13(3)：174.）

2. 治疗腰椎骨质增生、椎间盘突出　菝葜 50g，薏苡仁 50g，生黄芪 50g，党参 30g，当归 10g，蜈蚣 1 条，甘杞 15g，杜仲 15g，大枣 10g，每剂加猪脊椎骨 250g，适量清水一起炖服，每天 1 剂，分 2 次服，7 天为 1 个疗程。（苏锦海. 菝葜汤治疗腰椎骨质增生、椎间盘突出. 中国乡村医药，2004，11(4)：43.）

3. 治疗寻常型银屑病　菝葜 30g，虎杖 20g，紫草 15g，生地 10g，玄参 10g，黄芩 10g，白花蛇舌草 20g，丹参 15g，赤芍 10g，制大黄 10g，甘草 5g，水煎服，每日 1 剂，分 2～3 次口服。（徐萍，菝葜虎杖治银汤治疗寻常型银屑病临床研究. 国医论坛，2003，18(3)：18-19.）

4. 治疗牛皮癣　菝葜 50g，槐花 30g，茅根 30g，土茯苓 30g，生地 30g，紫草 10g，随症加减，每日 1 剂，水煎服。（许龙翔. 自拟菝葜槐花凉血汤治疗牛皮癣 101 例. 南京中医学院学报，1991，7(4)：209-210.）

凤仙花

为凤仙花科植物凤仙花的花。

【效用特点】　甘、苦，微温。功能祛风除湿，活血止痛，解毒杀虫。常用于风湿肢体痿废，腰胁疼痛，妇女闭经腹痛，产后瘀血未尽，白带，跌打损伤，骨折，痈疽疮毒，毒蛇咬伤，鹅掌风，灰指甲。现代药理研究表明，本品具有抑制癣菌及多种细菌等作用。常用量为内服煎汤，1.5～3g，鲜品可用至 3～9g；或研末；或浸酒。外用适量，鲜品研烂涂；或煎水洗。

【临床治验】

1. 治疗灰指甲　把凤仙花用 30％冰醋酸或米醋浸泡后外敷在灰指甲上，用纱布或创可贴覆盖，每日换药 1～2 次，换药之前用小刀刮除病甲变脆部分。(徐奇伟.凤仙花外敷治疗灰指甲50例.中国社区医师(综合版),2010,8:123.)

2. 治疗局限性湿疹　凤仙花全草洗净、剪碎加水适量煎半小时将汁滤出,把渣捣烂成泥,再把原汁倒入沙锅中细火煎半小时将汁二次滤出备用。首次把药渣用纱布袋装起来热敷患处30分钟左右,从第二次开始,先将备用汁5～10ml加热后,把纱布浸湿以不滴水、患者能耐受为宜热敷患处,每次半小时,每天2次。(李素美,牟书堂.凤仙花煎剂热敷治疗局限性湿疹.中国民康医学,2003,15(2):128.)

3. 治疗颈椎骨质增生　凤仙花全草鲜品时捣烂,或干品烘干粉碎成粉末,酒醋各占30%调敷患处使用,每4小时或1天1次。10天为1个疗程。(陆治伦.凤仙花外用治疗颈椎骨质增生.贵阳中医学院学报,2001,23(4):47.)

第二节　祛风湿热药

秦　艽

为龙胆科植物秦艽、麻花秦艽、粗茎秦艽或小秦艽的干燥根。

【效用特点】　辛、苦,平。归胃、肝、胆经。功能祛风湿,清湿热,止痹痛。常用于风湿痹痛,筋脉拘挛,骨节酸痛,日晡潮热,小儿疳积发热。现代药理研究表明,本品具有抗炎、抗过敏、镇静、镇痛、解热、抑制反射性肠液分泌、保肝、抗氧化、升血糖、利尿、降压、健胃和抗微生物等作用。常用量为3～9g,水煎服。

【临床治验】

1. 治疗急性脑梗死　秦艽20g,川芎、当归、赤芍各15g,防风、黄芩、羌活各8g,桃仁、红花、郁金、菖蒲各10g,生地9g,丹参30g,细辛2g。水煎服,每日1剂,15天为1个疗程。(屈小元,赵恒芳.大秦艽汤化裁治疗急性脑梗塞42例.陕西中医,2005,26(11):1155.)

2. 治疗围绝经期综合征　秦艽12g,鳖甲(先煎)5g,地骨皮15g,银柴胡15g,青蒿10g,当归12g,知母10g,乌梅10g,山茱萸15g,麻黄根15g,浮小麦30g,甘草10g。每日1剂,水煎取汁400ml,分早晚2次温服。(李彩荣,邓秀莲.秦艽鳖甲散加减治疗围绝经期综合征52例临床观察.河北中医,2009,8:1180.)

3. 治疗产后关节痛　秦艽 30g,当归 15g,白芍 15g,熟地 15g,川芎 10g,羌活 10g,独活 10g,防风 10g,白芷 10g,细辛 3g,甘草 5g。每日 1 剂,水煎 2 次,每次取汁 150ml,早晚分服。(边忠德.大秦艽汤治疗产后关节痛 37 例.中外健康文摘,2007,4(7):217.)

4. 治疗风湿性关节炎　秦艽 15g,细辛 3g,羌活 10g,独活 10g,防风 10g,白芷 10g,鸡血藤 20g,当归 15g,生地 15g,川芎 10g,白芍 15g,茯苓 10g,白术 10g,黄芩 10g,生石膏 30g,木瓜 30g,松节 10g。每天 1 剂,水煎分 2 次服。(蒯彤.加味大秦艽汤治疗风湿性关节炎(虚痹)80 例疗效观察.北京中医药,2008,27(2):123.)

防　己

为防己科植物粉防己的干燥根。

【效用特点】 苦,寒。归膀胱、肺经。功能利水消肿,祛风止痛。常用于水肿脚气,小便不利,湿疹疮毒,风湿痹痛;高血压。现代药理研究表明,本品具有抗炎、解热、镇痛、抗过敏、松弛肌肉、降压、抗心律失常、利尿等作用。常用量为 4.5~9g,水煎服。

【临床治验】

1. 治疗慢性肾病　汉防己 15g,黄芪 30g,白术 10g,仙灵脾 10g,生薏苡仁 20g,秦艽 10g,泽兰 10g,泽泻 10g,当归 10g,车前子(包煎)10g。每日 1 剂,水煎分 2 次服,早晚每服 200ml,连服 3 个月。(韩洪.防己黄芪汤加减治疗慢性尿酸性肾病 32 例观察.北京中医,2004,23(3):155.)

2. 治疗肝硬化腹水　防己 20g,黄芪 30g,炒白术 15g,半边莲 20g,桂枝 10g,甘草 6g,生姜 3 片,大枣 10 枚。每日 1 剂,水煎服。10 天为 1 疗程。(李勇,张进华,王柏梅.防己黄芪汤加味治肝硬化腹水 108 例.中西医结合肝病杂志,1999,14(5):11.)

3. 治疗小儿肾病综合征　防己 20g,炙黄芪 20g,白术 25g,炙甘草 15g,姜枣为引。随症加减,水煎服,早晚各服 1 次。(韩英林,王卿斌.防己黄芪汤治疗小儿肾病综合征 3 例.中国现代医生,2010,10:95.)

4. 治疗类风湿关节炎　黄芪 30g,防己 10g,白术 10g,防风 10g,忍冬藤 15g,木瓜 10g,黄柏 8g,薏米 20g,赤芍 20g,杜仲 12g,川断 12g,枸杞 20g。水煎服,每日 1 剂。(张四方,朱伟光.防己黄芪汤治疗类风湿关节炎近期疗效观察.中国医师杂志,2005,7(6):856.)

5. 治疗足跟痛 汉防己洗药(汉防己、独活、透骨草、豨莶草、牛膝、当归、穿山龙、红花、防风、海桐皮),将药装于布袋中,用水2000ml,盖严煮沸10分钟,每次用前加米醋(5°)25ml于药液中。先用药液热气熏蒸患足15分钟,再泡洗30分钟,药液温度下降可再加热,用毕放阴凉处待下次用。每剂可用4次,每日2次。(冯锦德,李修强."汉防己洗药"加醋治疗足跟痛.中华中西医学杂志,2009,2:67.)

老鹳草

为牻牛儿苗科植物牻牛儿苗、老鹳草或野老鹳草的干燥地上部分。

【效用特点】 辛、苦,平。归肝、肾、脾经。功能祛风湿,通经络,止泻利。常用于风湿痹痛,麻木拘挛,筋骨酸痛,泄泻痢疾。现代药理研究表明,本品具有抗炎、镇痛、免疫抑制、抗菌、抗病毒、保肝、抗氧化、抑制诱变、止泻、止血等作用。常用量为9～15g,水煎服。

【临床治验】

1. 治疗咳喘 佛耳草、碧桃干、老鹳草各15g,旋覆花、全瓜蒌、姜半夏、防风各10g,五味子6g。水煎服,每日1剂。(咳喘方.家庭医药,2008,1:11.)

2. 治疗急性咽炎 口服老鹳草合剂(每毫升含老鹳草生药1g)3岁以下5ml;3～8岁10ml;8～14岁15ml。1日3次。(魏群德,纳冬荃.老鹳草合剂治疗急性咽炎的疗效研究.中国民族民间医药杂志,1998,3:17.)

3. 治疗溃疡性结肠炎 将长嘴老鹳草制成含1g/ml生药的膏剂。一次10ml,3次/天。(刘荣汉.长嘴老鹳草治疗溃疡性结肠炎67例临床观察.甘肃中医学院学报,2005,22(2):25.)

4. 治疗痹症 老鹳草30～60g,羌活15g,独活15g,当归20g,桑寄生20g,牛膝15g,鸡血藤20g,红花6g,川芎6g,木瓜10g,附片6g,桂枝6g,制乳香3g,制没药3g,络石藤20g,川断15g,杜仲10g,秦艽15g,麻黄6g,山萸肉15g,乌梢蛇15g,千年健6g,地风6g,防风8g,加桑枝七节,黄酒30ml为引。每日1剂,水煎服,分3次。30天为1个疗程。(张宛冬,张群生.自拟老鹳草汤治疗痹症临床总结.光明中医,2002,6:31.)

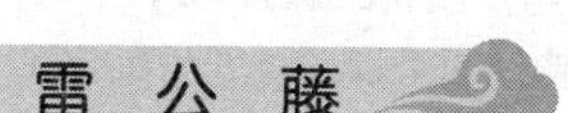

雷公藤

为卫矛科植物雷公藤根的木质部。

【效用特点】 苦、辛，凉，大毒。归肝、肾经。功能祛风除湿，活血通络，消肿止痛，杀虫解毒。常用于类风湿关节炎，风湿性关节炎，肾小球肾炎，肾病综合征，红斑狼疮，口眼干燥综合征，白塞病，湿疹，银屑病，疥疮、顽癣。现代药理研究表明，本品具有抗炎、免疫抑制、抗肿瘤、抗生育等作用。常用量为去皮根木质部15～25g；带皮根10～12g，文火煎1～2小时；亦可制成糖浆、浸膏片；若研粉装胶囊，每次0.5～1.5g，每日3次。外用适量，研粉；捣烂敷；制成酊剂、软膏涂擦。

【临床治验】

1. 治疗类风湿关节炎　雷公藤茎枝干品20～30g，七叶莲15～30g，八角枫根10～20g，水煎至150～200ml药汁，每剂分早晚2次口服，每次饭前30分钟空腹服75～100ml，每天1剂，连续服药至临床症状体征消失后15天，改为隔日或3天1剂。（赵堂娇，李秀芹. 复方雷公藤煎剂治疗早期类风湿关节炎36例. 中国民间疗法，2009，2：34.）

2. 治疗面部接触性皮炎　雷公藤生药20g加水1000ml，浸泡20分钟，文火煎20分钟，取医用纱布，将其折叠4～6层，面积以覆盖皮损为宜，用药液浸透纱布，挤压后以不滴水为度，敷于皮损上，每次30分钟，每日2次。每疗程6天。（欧阳忠辉. 雷公藤煎剂湿敷治疗面部接触性皮炎28例. 江西中医药，2007，38(296)：35.）

3. 治疗银屑病　雷公藤300g，乌蛸蛇、六月雪、川贝母、山慈菇、参三七、大青叶、白花蛇舌草、露蜂房、黄芪各200g，白花蛇30g，牛黄20g，除牛黄外，其余烘干粉成细粉过120目筛与牛黄拌匀，每次2～6g，每日1～2次，早晚饭后温开水冲服。30天为1个疗程。（牛富立，殷书芬，等. 雷公藤乌蛇丸治疗银屑病606例临床观察. 医学信息：下旬刊，2009，10：123.）

4. 治疗白塞病　用雷公藤去掉皮根的木质部分10g加水400ml，文火煎2小时，浓缩至50ml，过滤，药渣加水再煎，两药液混合约100ml，为1日量，分3次口服，3个月为1个疗程。（郑际烈，等. 雷公藤治疗白塞氏病的临床观察. 中西医结合杂志，1983，3(6)：346.）

5. 治疗盘状红斑狼疮　取雷公藤糖浆每次10～20ml，或雷公藤片每次3～5片，每日3次(相当于生30～60g/d)。（秦万章，等. 雷公藤治疗105

例系统性红斑狼疮.中华皮肤科杂志,1982,12(3):141.)

6. 治疗过敏性紫癜 雷公藤总苷开始每日服1.2mg/kg,等皮疹消退、症状缓解、尿常规恢复正常后减至1mg/kg,维持约10日,用药9～35日。(彭世瑜,等.雷公藤总甙治疗过敏性紫癜20例报告.江苏医药,1983,9(11):38.)

7. 治疗玫瑰糠疹 雷公藤糖浆口服10～20ml,1日3次,相当于口服生药30～60g/d。2周为1个疗程。(吴文媛,等.雷公藤糖浆治疗35例玫瑰糠疹的临床观察.中成药研究,1986,(8):23.)

桑 枝

为桑科植物桑的干燥嫩枝。

【效用特点】 微苦,平。归肝经。功能祛风湿,利关节。常用于肩臂、关节酸痛麻木。现代药理研究表明,本品具有抗炎、免疫增强、抗菌、抗病毒、降糖、降脂和治疗糖尿病末梢神经炎等作用。常用量为9～15g,水煎服。

【临床治验】

1. 治疗2型糖尿病 给予桑枝颗粒剂(桑枝提取物),1次1袋,1日3次,温开水溶化餐时服用。(郭宝荣,赵泉霖,钱秋海,等.桑枝颗粒剂治疗2型糖尿病40例.山东中医药大学学报,1999,23(1):46.)

2. 治疗神经根型颈椎病 桑枝50g,葛根20g,桂枝、白芍、延胡索、当归各15g,鸡血藤20g,细辛5g,甘草6g。手臂特别麻痛的桑枝用量可至60～70g,每天1剂,取汁200ml分2次服用,药渣翻煎,以毛巾热敷颈项肩部。2周为1个疗程,2个疗程后停用3～5天继续服用,症状消失继续服用1个疗程。(罗英,李运涛.重用桑枝加葛根汤治疗神经根型颈椎病86例.临床和实验医学杂志,2008,7(8):144.)

3. 治疗肩周炎 白芥子15g,桑枝30g,水煎服,每日1剂,用剩余药渣热敷肩峰部位,每日2次,每次30分钟,10天为1个疗程。(王国建.白芥子配桑枝治疗肩周炎.中医研究,1998,11(4):48.)

4. 治疗小儿生长痛 桑枝、薏苡仁、银花藤、络石藤、伸筋草各10～15g,赤芍、菊花、蚕沙各5～10g,甘草3～5g。随症加减。水煎服,每日1剂,7剂为1个疗程。(付丽,杨海成.中医药治疗小儿生长痛35例.长春中医药大学学报,2009,2:261.)

5. 治疗肌腱术后粘连　威灵仙、片姜黄各 25g，桑枝 50g，当归、川芎、延胡、制香附、伸筋草各 12g，海桐皮、赤芍、木瓜、制乳香各 10g，水煎服。术后 2 周可视伤口愈合情况而予以外洗治疗。用上方加透骨草 15g，没药、川椒各 10g。每日 1 剂煎汤熏洗，每剂 2 次，每次 15～30 分钟。（成羿，黄海，倪飞，等. 威灵桑枝姜黄汤熏洗防治Ⅱ区屈指肌腱术后粘连. 中国民间疗法，2001，9(1)：47.）

豨莶草

为菊科植物豨莶、腺梗豨莶或毛梗豨莶的干燥地上部分。

【效用特点】 辛、苦，寒。归肝、肾经。功能祛风湿，利关节，解毒。常用于风湿痹痛，筋骨无力，腰膝酸软，四肢麻痹，半身不遂，风疹湿疮。现代药理研究表明，本品具有抗炎、降压、舒张血管、抗血栓形成、改善微循环、抗生育、抗菌和抗疟等作用。常用量为 9～12g，水煎服。

【临床治验】

1. 治疗胸痹　豨莶草 50g，全瓜蒌 15g，薤白 15g，桂枝 9g，葛根 20g，山楂 15g，丹参 18g，麦冬 12g，香附 10g，炒枳壳 12g，党参 15g，甘草 5g，每日 1 剂，1 周为 1 个疗程。（张喜奎. 大剂量豨莶草为主治疗胸痹. 中医杂志，2001，42(4)：201.）

2. 降血沉　豨莶草 30～50g，温开水洗净，用保温杯开水泡 10 分钟饮用，不拘时，每日 1 剂，2 周为 1 个疗程。（马继明，尚志刚. 豨签草降血沉有良效. 中医杂志，2001，42(5)：263.）

3. 治疗脑血管意外后遗症　豨莶草 500g，以米酒或陈酒各 30g，层层喷洒，蒸透后晒干，如此 9 次，粉碎。再用蜜 600g，熬至滴水成珠，和入药末，为丸如梧子大，每日服用 20g，分早、晚服，以米汤或稀饭送下。（王达一. 稀豨莶草治疗脑血管意外后遗症 28 例. 江苏中医，1988，(12)：21.）

4. 治疗先兆子痫　豨莶草 40g，钩藤 20g，茯苓 10g，地龙 10g。每日 1 剂，水煎日服 2 次。1 周为 1 个疗程。（唐净同，宋京英. 豨莶草为主治疗先兆子痫. 中国中医急症，2004，13(5)：285.）

5. 消瘀肿　豨莶草 50g，丹参 20g，红花 15g，苏木 15g，透骨草 10g，水煎，局部熏洗每日 2 次，每次 30 分钟以上。（冯仙荣. 重用豨莶草外用消瘀肿. 中医杂志，2001，42(4)：201.）

6. 美容消斑　豨莶草 20g，生地黄 15g，麦冬 15g，赤芍 15g，牡丹皮

12g，天花粉 12g，每日 1 剂，水煎服，1 个月为 1 个疗程。（杨小清. 重用豨莶草美容消斑. 中医杂志，2001，42(5)：265.）

臭梧桐

为马鞭草科植物海州常山的嫩枝及叶。

【效用特点】 苦、微辛，平。功能祛风除湿，平肝降压，解毒杀虫。常用于风湿痹痛，半身不遂，高血压病，偏头痛，疟疾，痢疾，痈疽疮毒，湿疹疥癣。现代药理研究表明，本品具有镇痛、镇静、降压等作用。常用量为 10～15g，鲜品 30～60g，水煎服；或浸酒；或入丸、散。外用适量，煎水洗；或捣敷；研末掺或调敷。

【临床治验】

1. 治疗颈椎病　根据患者具体情况不同用臭梧桐 30～60g 不等，体质好、症状重者用量可大些，反之则小。水煎汁，每日服 2 次，5 天为 1 个疗程，同时配合卧床休息，颈部保暖等措施。（王利群. 臭梧桐根治疗颈椎病. 江苏中医，1996，17(2)：25.）

2. 治疗类风湿关节炎　桐胶囊每次 2 粒（臭梧桐、豨莶草组成，病情严重可加至 3 粒），1 日 3 次，餐后开水送服，连续服药 1 个月为 1 个疗程。（窦永起. 桐胶囊治疗类风湿关节炎 38 例临床观察. 中国医药学报，2004，19(12)：752.）

3. 治疗急性卡他性结膜炎　在常规治疗基础上，加用霜梧桐叶 150g，加水 3000ml，煎煮至 2000ml，趁热浸泡双足，边浸泡边揉搓按摩双足，直至水温不热时结束，每次约 30 分钟，每日 1～2 次。（于雪雁，孟静. 梧桐濯足汤辅助治疗急性卡他性结膜炎 45 例. 中医外治杂志，2000，5：48.）

海桐皮

为豆科植物刺桐、乔木刺桐的干皮或根皮。

【效用特点】 苦、辛，平。归肝、脾经。功能祛风除湿，舒筋通络，杀虫止痒。常用于风湿痹痛，肢节拘挛，跌打损伤，疥癣，湿疹。现代药理研究表明，本品具有镇痛、镇静、抗炎、保肝、强心、抗菌、抗肿瘤、抗糖尿病等作用。常用量为 6～12g，水煎服；或浸酒。外用适量，煎汤熏洗；或浸酒搽；或研末调散。

【临床治验】

1. 治疗龋齿牙痛 取海桐皮15～30g放置杯内，加开水100～200ml浸泡15分钟后，待温时含漱；或用海桐皮15～30g放置沙锅内，加水200ml煎10分钟后，取100～150ml液含漱5～10分钟即可。（郝时全.单味海桐皮治疗龋齿牙痛30例.中国实用乡村医生杂志，2008，15(1)：38.）

2. 治手足麻木 海桐皮、桂枝、姜黄、羌活、独活、松节、路路通、刘寄奴、透骨草、红花、当归各15g，加水和白酒后煎煮并滤取煎汁。趁热泡洗麻木的手或脚，每日2次。（马建国.治手足麻木方.家庭医药，2009，1：22.）

3. 治疗骨质增生症 海桐皮18g，透骨草18g，乳香12g，没药12g，当归15g，川椒15g，川芎10g，红花10g，威灵仙10g，防风10g，甘草6g，白芷6g。加水2000ml，煎成1000ml药液，不去渣加入陈醋50ml，将药液倒入盆中加盖保温或加热待用。药渣倒在毛巾上裹起，温度适宜时，敷熨患处，凉了浸入热药液后再敷熨或热敷。也可用药液浸泡患处。每日1剂，每日2～3次，每次约20分钟。7天为1个疗程，每疗程休息2天。（杨继源.海桐皮汤熏洗敷熨治疗骨质增生症448例.中医药学刊，2001，19(4)357.）

4. 治疗疼痛性骨萎缩 海桐皮15g，生黄芪、熟地黄各30g，川断、丹参各20g，当归、威灵仙、知母、木通各10g。上肢病变加桑枝10g，下肢病变加川牛膝10g。每日1剂，每剂煎服2次。药渣再煎，外洗患处，15天为1个疗程。（殳跃飞.自拟海桐皮汤治疗疼痛性骨萎缩108例.浙江中医杂志，2002：150.）

5. 治疗足跟痛 伸筋草、透骨草、生艾叶、海桐皮、千年健、延胡索、宽筋藤、苏木、羌活、独活、川芎各30g，水煎30分钟，先熏洗患足，并可将患足浸泡在药液中20分钟左右，每天早晚各1次，每剂用3天，4剂为1个疗程。（曹闳喻，王平.海桐皮汤熏洗配合足垫治疗足跟痛60例疗效观察.云南中医中药杂志，2010，1：25.）

6. 治疗创伤性骨化性肌炎 海桐皮、透骨草、没药、乳香、当归、川芎、川椒、红花、威灵仙各20g，防风15g，生甘草6g。中药煎汤洗患处，温度较高时先用毛巾浸泡药液，局部热敷患处，待温度适宜时，将患处及关节尽量浸泡入药液内，同时嘱患者推、挤、按、揉、弹、拨患处关节及周围软组织，每次15～20分钟，每日2～3次，每剂药用3天，每5剂为1个疗程。（朱晓飞.加减海桐皮汤外洗治疗创伤性骨化性肌炎38例——附海桐皮汤外洗治疗30例对照观察.浙江中医杂志，2003：298.）

7. 治疗瘙痒 苦参20g，黄柏15g，当归20g，生首乌30g，白蒺藜40g，紫草10g,白鲜皮20g,徐长卿30g,生地20g,皂角刺15g,蝉衣10g,赤芍15g,海桐皮15g,蜈蚣2条。每日1剂,水煎服,1周为1个疗程。(李群,刘玉萍.海桐皮与蜈蚣相伍疗奇痒.内蒙古中医药,2006(1):26.)

络石藤

为夹竹桃科植物络石的带叶藤茎。

【效用特点】 苦、辛,微寒。归心、肝、肾经。功能通络止痛,凉血清热,解毒消肿。常用于风湿痹痛,腰膝酸软,筋脉拘挛,咽喉肿痛,疔疮肿毒,跌打损伤,外伤出血。现代药理研究表明,本品具有抗炎、抗癌、抗痛风、抑菌、抗氧化、抗雌激素样等作用。常用量为6～12g,水煎服。外用鲜品适量,捣敷患处。

【临床治验】

1. 治疗小儿腹泻　络石藤鲜品200g,加水2500ml,煎煮至沸后,用温火维持15分钟,去渣留汁,待温,外洗小儿双膝以下。轻者1日1次,略重者1日2次,早晚分洗。(邹彩华.络石藤外洗治疗小儿腹泻.中医外治杂志,2001,10(4):48.)

2. 治疗糖尿病性多发性神经炎　葛根、忍冬藤各35g,络石藤、鸡血藤、夜交藤、钩藤各25g,地龙10g,水蛭6g。每日1剂,水煎服,15天为1个疗程。(潘成平.葛根五藤汤治疗糖尿病性多发性神经炎100例.吉林中医药,2001,(5):23.)

3. 治疗痛风性关节炎　忍冬藤、络石藤、青风藤各15g,败酱草、老鹳草各20g,土茯苓30g,黄柏10g,苍术、牛膝各15g。(张姚萍,周军.三藤二草汤加味治疗痛风性关节炎.中医正骨,2002,14(7):47.)

穿山龙

本品为薯蓣科植物穿龙薯蓣的干燥根茎。

【效用特点】 甘、苦,温。归肝、肾、肺经。功能祛风除湿,舒筋通络,活血止痛,止咳平喘。常用于风湿痹通、关节肿胀、疼痛麻木、跌扑损伤、闪腰岔气、咳嗽气喘等。现代药理研究表明,本品具有镇咳、平喘、降血压、降血脂、抗炎镇痛、免疫抑制等作用。常用量为9～15g,也可制成酒剂使用。

【临床治验】

1. 治疗慢性气管炎、支气管哮喘 用穿山龙片剂(每片含原生药2.5g),第1个疗程每日2次,每次2片;第2疗程每日3次,每次2片,10日为1个疗程。(雷励.穿山龙注射液穴位注射治疗重症支气管哮喘临床观察.中国中医急症,2005,14(5):419.)

2. 治冻疮 穿山龙根茎晒干去皮切碎,反复煎煮3～5次,直至药渣无苦味止,将所得药液过滤,细火浓缩至棕褐色胶状油膏。治疗时用棉签取少许,涂于患处,1日1次,涂后防止沾水,如有破溃,可用纱布保护。一般治疗3～5日可愈。(张颖,王永玲.巧治冻疮.中国民间疗法,2009,7:63.)

丝瓜络

葫芦科植物丝瓜的干燥成熟果实的维管束。

【效用特点】 甘,平。归肺、胃、肝经。功能祛风,通络,活血,下乳。常用于痹通拘挛、胸胁胀痛、乳汁不通、乳痈肿痛等。现代药理研究表明,本品具有抗炎、镇痛等作用。常用量为5～12g。

【临床治验】

1. 治疗乳汁淤积 用丝瓜络(秋季摘取成熟果实,搓去外皮及果肉,剪去两端,去掉种子,切碎)10～15g水煎服,每4小时1次,至乳汁通畅为止。(王培菊,李秀玲.丝瓜络、仙人掌、木梳联合治疗乳汁淤积疗效观察.中国社区医师:综合版,2007,21:123.)

2. 治疗产后乳房胀痛 干丝瓜络6～9g,烧成粉末,用开水冲调,然后用纱布过滤,除去杂质,将滤液1次顿服,1天可服1～2次,间隔时间为4～6小时。(揭兴钰,舒德喜.35例丝瓜络治疗产后乳房胀痛的临床观察.现代护理,2007,2:490.)

3. 治疗急性乳腺炎 丝瓜络20g,蒲公英20g,放入适量水中浸泡30分钟左右,先用武火煮,开锅后再用文火焖30分钟左右,将汤取出,分早晚两次温服。同时配合理疗,将患侧乳汁全部挤出,1次/天,效果更佳。3天为1个疗程。(李艳,王翠英.丝瓜络治疗急性乳腺炎26例.中国实用乡村医生杂志,2005,8:28.)

4. 治疗带状疱疹 将丝瓜络置于高温电炉内烤煳,冷却后用药碾研末加50%酒精调成糊状,涂于患处,可反复涂抹,干后再涂,直至疼痛消失,水疱结痂,干痂脱落为止。(沈桂荣,刘寿芹,等.中药丝瓜络治疗带状疱疹的临床应用.齐鲁护理杂志,2002,9:658-659.)

第三节 祛风湿强筋骨药

五加皮

为五加科植物细柱五加的干燥根皮。

【效用特点】 辛、苦,温。归肝、肾经。功能祛风湿,补肝肾,强筋骨。常用于风湿痹痛,筋骨痿软,小儿行迟,体虚乏力,水肿,脚气。现代药理研究表明,本品具有抗炎、镇痛、保肝、抗肿瘤、抑菌、抗病毒、镇静、耐缺氧、调节免疫系统等作用。常用量为4.5～9g,水煎服。

【临床治验】

1. 治疗肢体疼痛　五加皮、海风藤、透骨草各20g,当归、青皮、独活、木瓜、伸筋草各10g,随症加减,每日1剂,水煎,先用药水热气熏蒸,待水温热适度可直接浸泡。(吴利君.五加皮汤加减熏洗治疗肢体疼痛症62例.湖南中医杂志,1993,5:34.)

2. 治疗乳汁淤滞症　透骨草250g,五加皮120g,白芷120g,乳香60g,没药60g,当归尾120g,千年健60g,追地风60g,羌活60g,独活60g,上药磨成粉状,每150g为1份。每次取1份,用纱布袋包好放入蒸锅,隔水文火蒸15分钟后,用干毛巾包裹药包热敷于乳房硬结处(防止烫伤),直至药包冷却,敷后用手环形按摩硬结部位并协助产妇挤出淤积的乳汁;同时轻提乳头数次,以扩张乳管,促使积乳排出。每日2次,每药包可反复使用7～10天。10日为1个疗程。(许国姣,项红英."消症散"外敷治疗乳汁淤滞症58例.江苏中医药,2002,23(10):35.)

3. 治疗小儿静脉炎　黄柏10g,连翘10g,五加皮10g,野菊花15g,白花蛇舌草15g,加水1500ml浸泡20分钟,煮开后文火再煮20分钟,先熏蒸小儿患处。待药温降至25℃左右过滤后,用浸有该药汁的医用纱布局部湿敷,纱布宜稍大于渗出面积,让药液能充分渗入,每4小时更换敷料1次。(曾元香.中药湿敷治疗小儿静脉炎30例临床观察.中医药导报,2006,12(4):42.)

香加皮

为萝摩科植物杠柳的干燥根皮。

【效用特点】 辛、苦，温；有毒。归肝、肾、心经。功能祛风湿，强筋骨。常用于风寒湿痹，腰膝酸软，心悸气短，下肢水肿。现代药理研究表明，本品具有强心、升压、抗癌、抗胆碱酯酶、抗辐射等作用。常用量为3～6g，水煎服。

【临床治验】

1. 治疗慢性心衰　予以复方参加片（香加皮、红参、阳春砂仁等组成）治疗量2～3片，1日3次，维持量为1～2片，1日2次，口服。10天为1个疗程。（王敏，贾燕平. 抗心衰中药复方参加片的临床研究. 辽宁中医杂志，2005，32(2)：135.）

2. 治疗各类疣　使用时先用温水清洗患部，再以75%的酒精消毒疣体，待干燥后涂杠柳原浆于疣体表面，上午、下午各1次，4周为1个疗程。（贾红声，吴晓霞. 杠柳浆汁外用治疗各类疣53例临床观察. 安徽中医临床杂志，2003，1：25.）

桑寄生

为桑寄生科植物桑寄生的干燥带叶茎枝。

【效用特点】 苦、甘，平。归肝、肾经。功能补肝肾，强筋骨，祛风湿，安胎元。常用于风湿痹痛，腰膝酸软，筋骨无力，崩漏经多，妊娠漏血，胎动不安；高血压。现代药理研究表明，本品具有降压、利尿、抗菌、抗肿瘤等作用。常用量为9～15g，水煎服。

【临床治验】

1. 治疗高血压病　用桑寄生150g，丹参200g，白菊150g，益母草150g，磁石200g，罗布麻120g，夏枯草100g，钩藤50g，川芎50g。上药放入粉碎机中粉碎，做成药枕使用。（王忠萍. 降压药枕治疗高血压病60例分析. 山西医药杂志，2008，37(12)：1102.）

2. 治疗老年性眩晕　桑寄生50g，丹参20g，熟地20g，黄芪20g，夏枯草30g，茵陈15g，葛根10g，虎杖10g，7剂，每日1剂，水煎早晚分服。（刘新萍，彭磊，等. 桑寄生治疗老年性眩晕. 中医杂志，2002，11008.）

3. 治疗舌纵　桑寄生 35g，女贞子 30g，沙参 25g，玉竹 20g，龙骨、牡蛎、珍珠母各 18g，白芍、龙眼肉各 15g，神曲 12g，甘草 6g，每日 1 剂，水煎服。（杨川. 桑寄生治疗舌纵. 中医杂志，2002，11：811.）

4. 治疗腰椎间盘突出症　桑寄生、川杜仲、白芍各 15g，独活、防风、细辛各 8g，秦艽、当归、川芎、熟地黄、茯苓、党参各 10g，羌活 6g，肉桂、甘草各 7g，川牛膝 12g。水煎服，每日 1 剂，分 2 次温服，20 天为 1 个疗程。（镇树清，镇水清，镇万雄. 独活寄生汤加味治疗腰椎间盘突出症 126 例. 现代中西医结合杂志，2009，18(2)：175.）

狗　脊

为蚌壳蕨科植物金毛狗脊的干燥根。

【效用特点】　苦、甘，温。归肝、肾经。功能补肝肾，强腰脊，祛风湿。常用于腰膝酸软，下肢无力，风湿痹痛。现代药理研究表明，本品具有抗炎、抗癌、止血、抗血小板聚集、降血脂等作用。常用量为 6～12g，水煎服。

【临床治验】

1. 治疗绝经后骨质疏松症　金毛狗脊、川断、熟地、当归、阿胶、黄芪各 15g，鹿角胶 12g，东(阳)白芍、香附、川芎、红花、地鳖虫各 10g。水煎 3 次，合取汁 600ml，分早、晚 2 次温服，每天 1 剂。连服 3 个月为 1 个疗程。（何文扬，蔡雪芬. 狗脊散加减治疗绝经后骨质疏松症 113 例. 中医药学刊，2004，22(7)：1316.）

2. 治疗腰痛　狗脊 18g，水煎，分 2 次服。（石训义，窦玉兴. 狗脊治疗腰痛. 中国民间疗法，2003，11(11)：38.）

3. 治疗腰椎骨质增生及腰椎间盘突出　狗脊 30g，杜仲 30g，刺五加 15g，桑寄生 15g，牛膝 15g，川芎 15g，三七 10g，全蝎 10g，乌梢蛇 30g，大枣 10g，生姜 10g，甘草 10g。随症加减，水煎服，每日 3 次，或剂量加倍，改为散剂或酒剂服用。（李英. 狗脊汤治疗腰椎骨质增生及腰椎间盘突出 30 例. 中国保健营养：临床医学学刊，2009，9：127.）

4. 治疗腰肌纤维组织炎　狗脊 15g，续断 15g，桑寄生 15g，杜仲炭 15g，骨碎补 15g，当归 10g，白芍 15g，鸡血藤 20g，川芎 15g，乳香 10g，穿山甲(冲服)6g，苏木 15g，赤芍 30g，桃仁 10g。水煎服，每日 1 剂。（常建波，李金泰，张夫兴. 自拟狗脊汤治疗腰肌纤维组织炎 56 例. 吉林中医药，2000，6：37.）

千年健

为天南星科植物千年健的干燥根茎。

【效用特点】 苦,辛,温。归肝、肾经。功能祛风湿,健筋骨。常用于风寒湿痹,腰膝冷痛,下肢拘挛麻木。现代药理研究表明,本品具有抗炎、抑菌等作用。常用量为4.5～9g,水煎服。

【临床治验】

治疗压疮　将新鲜千年健柄叶清洗干净,切碎煮沸3分钟,冷却后渣、液分别置于灭菌器皿中备用。取其制备好的药液(37～38℃)涡流式冲洗至疮面清洁,窦道者彻底清除坏死组织后再用该药液冲洗溃疡面。用无菌干棉签轻轻擦拭溃疡面的积水,用碘酊消毒周围皮肤。将制备好的千年健碎柄叶敷于创面,把整个溃疡面填满,外面覆盖一层薄灭菌纱块,包扎固定,每天换药1～2次,直至溃疡面愈合。(赵鸥.千年健柄叶外敷治疗压疮的效果观察.中国临床医药研究杂志,2007,171:56.)

鹿衔草

为鹿蹄草科植物鹿蹄草或普通鹿蹄草的干燥全草。

【效用特点】 甘、苦,温。归肝、肾经。功能祛风湿,强筋骨,止血。常用于风湿痹痛,腰膝无力,月经过多,久咳劳嗽。现代药理研究表明,本品具有抗菌、抗病毒、抗炎、强心、降低血压、保肝、护肾、免疫促进、止痢、抗氧化、健胃、止咳平喘祛痰等作用。常用量为9～15g,水煎服。

【临床治验】

1. 治疗腔隙性脑梗死　在基础治疗上口服复方鹿衔草(鹿衔草、赤芍、丹参、川芎、瓜蒌、浙玄参等),日1剂,连续3周。(李新毅,穆俊霞,魏元平,等.复方鹿衔草治疗腔隙性脑梗死80例疗效观察.山西中医学院学报,2004,5(3):27.)

2. 治疗老年性膝骨关节炎　鹿衔草30g,伸筋草15g,女贞子15g,旱莲草15g,生黄芪10g,赤芍12g,白芍12g,炒白术9g,秦艽9g,威灵仙15g,桃仁9g,红花5g,桑寄生15g,杜仲9g,牛膝9g。用水煎服,1剂,分2次口服,共服用4周。(刘洪波,章家福,钟力炜,等.推拿加鹿衔草为主组方干预老年性膝骨关节炎.中国临床康复,2006,10(23):30.)

千 斤 拔

为豆科千斤拔属植物千斤拔的根。

【效用特点】 甘、微温,平。归肺、肾、膀胱经。功能祛风湿,强腰膝、消瘀解毒。常用于风湿痹痛,风湿性关节炎,痈肿、乳蛾、腰腿痛,腰肌劳损,白带,跌打损伤。现代药理研究表明,本品具有镇痛、抗炎、免疫增强、抗疲劳、抗缺氧等作用。常用量为内服煎汤 15~30g;外用适量,磨汁涂,或研末调敷。

【临床治验】

1. 治疗痹证 黄芪 30g,桂枝 15g,白芍 15g,白术 10g,千斤拔 15g,藤杜仲 15g,透骨草 15g,扁担藤 15g,九牛力 15g,宽筋藤 15g,鸡血藤 15g,薏苡仁 15g,甘草 6g。将上药用纱布包起放入沙锅或搪瓷锅中,加水 500ml,用武火煎沸后再以文火煎煮 10~20 分钟,取汁 200ml,分 2 次服用,日 1 剂,10 日为 1 个疗程。再将纱布药包放入大沙锅中,加水 2000ml,加入生姜 20g、黄酒 20g 煎煮 30min,取汁 1000ml,倒入盆中,熏蒸患处,对不易熏蒸处,可取热药包在局部熨烫。至药液降温至不致烫伤皮肤时,即可将患部浸入药液中。每日 1 次,10 日为 1 个疗程。(陆璇霖.芪桂千斤拔汤内服外用治疗痹证 80 例.中国民间疗法,2001,9(1):20-21.)

2. 治慢性肾炎 千斤拔 1~2 两,水煎服。(《新疗法与中草药选编》)

3. 治牙痛、牙痈 千斤拔 1~2 两,蜂房 3~5 钱,水煎服。(《福建中草药》)

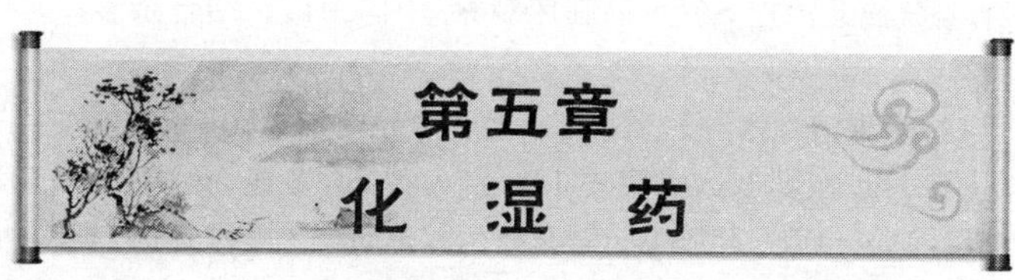

第五章 化湿药

广藿香

为唇形科植物广藿香的地上部分。

【效用特点】 辛，微温。归肺、脾、胃经。功能祛暑解表，化湿和胃。常用于夏令感冒，寒热头痛，胸脘痞闷，呕吐泄泻，妊娠呕吐，鼻渊，手、足癣。现代药理研究表明，本品具有舒张胃肠平滑肌、抗多种病原微生物、抗炎镇痛、镇吐、抑制子宫收缩以及抗毒蛇与蚊虫咬伤等作用。常用量为6～10g，水煎服；或入丸、散。外用适量，煎水洗；或研末搽。

【临床治验】

1. 治疗小儿暑湿发热　柴胡10g，藿香10g，枯芩6g，连翘10g，芦根10g，竹茹5g，射干10g，杏仁10g，前胡10g，厚朴10g，法半夏10g，陈皮10g，白豆蔻10g，生甘草5g。水煎，每日1剂，日服4～5次。（杨艳，熊磊.柴胡藿香汤治疗小儿暑湿发热40例疗效观察.云南中医中药杂志，2006，27(3)：29.）

2. 治疗外感夹湿型感冒　藿香15g，苏叶15g，桂枝15g，白芍15g，白芷15g，云苓15g，川芎10g，枳壳10g，陈皮15g，法半夏15g，黄芩10g，生姜3片，大枣5枚，生甘草10g，每剂药煎3次，所得药液混合共450ml，分3次服用，3天为1个疗程。（褚蕾，朱虹江.藿香桂枝汤与藿香正气水治疗外感夹湿型感冒100例临床对照观察.云南中医学院学报，2007，30(5)：45.）

3. 治疗夏季空调综合征　口服藿香正气软胶囊，每次2粒，每日2次，治疗1周。（王秀刚，孙世安.藿香正气软胶囊治疗夏季空调综合征28例.中国中西医结合杂志，2004，24(8)：688.）

4. 治疗严重急性呼吸综合征(SARS)　在基础治疗基础上，给予柴胡滴丸联合藿香正气滴丸(柴胡滴丸1.05g，每天2次，藿香正气滴丸5g，每天2次)口服，观察时限为13天。（李海，卢诚震，唐克诚，等.柴胡滴丸联合藿香正气滴丸治疗 SARS 的临床观察. 中国中西医结合杂志,2004,24(4):321.)

5. 治疗难治性水肿 藿香 10g,苏叶、苏梗各 10g,白芷 10g,生白术 10g,茯苓 30g,陈皮 10g,大腹皮 10g,生大黄 5g,黄连 5g,黄芩 10g,泽泻 10g,滑石 15g(包煎)、阿胶 10g(烊化)、生甘草 5g。3 周为 1 个疗程。(华传金. 难治性水肿治验 3 则. 北京中医药大学学报(中医临床版),2008,15(4):43.)

6. 治疗骨科术后非感染性发热 藿香、苍术、半夏、当归各 10g,陈皮、柴胡、川芎、蔻仁各 6g,薏苡仁 18g,黄芪 60g。每日 1 剂,早晚温服。(陈细明,邱荣标,蔡树辉,等. 藿香平胃散加味治疗骨科术后非感染性发热 30 例临床观察. 中国中医药科技,2008,15(2):104.)

7. 缓解海洛因成瘾戒断症状 戒毒期间服藿香正气口服液(10ml,每日 4 次)和刺五加片(4 片,每日 2 次),72 天为 1 个疗程。(黄德彬,刘希林,余昭芬,等. 藿香正气口服液合用刺五加片缓解海洛因成瘾戒断症状的疗效观察. 中成药,2004,26(5):382.)

8. 治疗过敏性鼻炎 辛夷 3g,藿香 10g。开水冲泡,浸闷 5～10 分钟。频饮,每日 1～2 剂。(白晓菊 . 辛夷藿香茶治疗过敏性鼻炎. 家庭医药,2009,5:25.)

9. 治疗口臭 口服藿香正气软胶囊,每次 4 粒,每日 3 次,并嘱禁食生冷油腻刺激之物。1 周后症状明显减轻,口臭基本消失,巩固治疗 3 周。(陈明. 藿香正气软胶囊治疗口臭. 中国民间疗法,2005.13(5):29.)

10. 治疗足癣 藿香 30g,土荆皮 30g,苦参 30g,蛇床子 30g,紫草 20g,地榆 30g,花椒 18g,野菊花 30g。将上述药物药粉倒入足盆中,加热水 2000ml 充分搅拌待温度适宜后泡足,每晚 1 次,每次 30 分钟,2 周为 1 疗程。(欧柏生. 藿香土荆皮配方颗粒泡足治疗足癣 51 例临床观察. 江苏中医药,2010,5:47.)

佩 兰

为菊科植物佩兰的干燥地上部分。

【效用特点】 辛,平。归脾、胃、肺经。功能芳香化湿,醒脾开胃,发表解暑。常用于湿浊中阻,脘痞呕恶,口中甜腻,口臭,多涎,暑湿表证,头胀胸闷。现代药理研究表明,本品具有祛痰、抗病毒、抗炎、抗肿瘤、增强免疫等作用。常用量为 3～9g，水煎服。

【临床治验】

1. 治疗小儿厌食　佩兰叶 10g，藿香 10g，苏梗 10g，竹茹 10g，佛手 10g，焦三仙各 10g，天花粉 10g，乌梅 6g，砂仁 3g，鸡内金 10g，荷叶 10g，生谷芽 10g，生麦芽 10g。同时配合捏脊，每日 1 次。2 周为 1 个疗程。（韩谨. 悦脾汤儿科治验四则. 中国民间疗法，2001，9(3)：30.）

2. 治疗婴儿腹泻　佩兰 20g，白术 25g，陈皮 15g，山药 50g，茯苓 15g，鸡内金 10g，以上药味经干热 170℃ 2 小时后研为细末，每日 3 次，每次服 0.5～1.0g。（任一心，孙瑾，中药佩兰白术散治疗婴儿腹泻 237 例. 中医药学报，1996，3：22.）

3. 治疗小儿轮状病毒性肠炎　佩兰 6g，藿香 6g，白术 10g，苍术 6g，茯苓 10g，法半夏 6g，广藿香 3g，厚朴 6g，薏苡仁 15g，车前子 6g，炒川连 3g，甘草 3g，生姜 6g。水煎取汁 100ml，≤6 个月每次服 10ml，6 个月～1 岁每次 20ml，1～2 岁者每次服用 30ml，分早、中、晚 3 次，3 天为 1 个疗程。（陈辉. 佩兰饮治疗轮状病毒性肠炎 74 例. 中国民族民间医药杂志，2002，(55)：78.）

4. 治疗闭经　佩兰叶 9g，泽兰叶 9g，大腹皮 9g，茯苓块 9g，川续断 9g，杜仲炭 12g，盐橘核 9g，台乌药 9g，杭白芍 9g，香附米 9g，砂仁米 9g，丝瓜络 9g，12 剂，水煎服。（于丽军，李素菊. 姚五达老中医治疗闭经举隅. 北京中医，1998，(6)：6.）

苍　术

为菊科植物茅苍术或北苍术的干燥根茎。

【效用特点】　辛、苦，温。归脾、胃、肝经。功能燥湿健脾，祛风散寒，明目。常用于脘腹胀满，泄泻，水肿，脚气痿躄，风湿痹痛，风寒感冒，夜盲。现代药理研究表明，本品具有促进胃肠活动、抗炎、保肝、抗肿瘤、降血糖、抗肿瘤、利尿、抑制血小板聚集、抗缺氧、抗菌抗病毒、抗心律失常等作用。常用量为 3～9g，水煎服。

【临床治验】

1. 治疗自主神经功能紊乱　熟地 30g，苍术 45g，五味子 10g，炮姜、厚朴各 10g，茯苓 15g，黄连 6g，肉桂 3g。2 周为 1 个疗程。（王小沛. 黑地黄丸临床运用举隅. 河南中医，2008，28(3)：63.）

2. 治疗肠易激综合征　炒苍术（必要时 50g）、炒党参各 30g，茯苓、焦六曲各 20g,木香、台乌药、补骨脂、炒白术、肉豆蔻各 15g,炮附子、淡干姜、炙甘草各 10g。2 周为 1 个疗程。(顾文忠. 重用苍术治疗顽固性湿证举隅. 实用中医药杂志,2001,17(9):43.)

3. 治疗胃下垂 取苍术 15~20g,煎汤或用滚开水浸泡,每次煎药 2 次或冲泡 2~3 杯。代茶饮,坚持服用 1~3 个月。(杨锋. 单味苍术治疗胃下垂. 上海中医药杂志,2001,(9):39.)

4. 治疗糖尿病胃轻瘫 苍术 10g,黄芪 10g,砂仁、莱菔子各 5g,大黄 3g,均以研末后计量,生姜汁 2~3ml,加白酒调成软泥状,敷神阙穴,外用胶布固定,16~20 小时,日 1 次,疗程 3 周。(任凤怡,苍术散敷神阙穴治疗糖尿病胃轻瘫 40 例. 中国药事,2002,6:380.)

5. 治疗小儿厌食 苍术、白术、山楂、炒谷芽、炒麦芽、六曲、陈皮各 6g,鸡内金、胡黄连各 5g,枳实 3g。水煎 2 次,约 200ml,2 岁以内小儿每日分 4~6 次,5 岁以内小儿每日分 3~4 次,口服,每日 1 剂,1 个月为 1 个疗程。(曹秀玲,李桂芬. 苍术运脾散治疗小儿厌食 30 例. 实用中医药杂志,2002,18(1):16.)

6. 治疗妊娠呕吐 陈艾叶(2 年以上)250g,苍术 50g,先将苍术研为细末,再将艾叶揉搓成团状,两者混匀,用细麻线(或易燃的薄纸)卷裹成 20~25cm 长的艾条,直径约为 1.2cm。取中脘、天突、内关、神门、巨阙、足三里,点燃艾条对准选定的穴位,距皮肤 1 寸上下熏灼,直到所灸穴位皮肤呈潮红色为止。每日 1 次,治疗 3~5 次。(杨宗善. 艾叶加苍术穴位灸治疗妊娠呕吐. 中国针灸,2000,(4):225.)

7. 治疗过敏性紫癜 苍术 15g,黄柏 10g,川牛膝 10g,生薏苡仁 30g,泽泻 10g,紫草 15g,生地 30g,丹皮 15g,赤芍 15g,萆薢 15g。每天 1 剂,水煎日服 3 次,10 天 1 个疗程。(赵永祥. 自拟化瘀苍术散治疗过敏性紫癜 42 例疗效观察. 云南中医中药杂志,2002,23(4):45.)

8. 治疗湿疹 苍术 15g,米仁 50g,黄芩 15g,川芎 15g,白蒺藜 15g,白鲜皮 20g,赤芍 15g,生甘草 15g。随症加减,每日 1 剂,水煎取药液 600ml,分 3 次服(餐前 1 小时服)。(夏光明,苍术米仁汤配用西药治疗湿疹 50 例. 中国社区医师:综合版,2005,4:53.)

厚 朴

为木兰科植物厚朴或凹叶厚朴的干燥干皮、根皮及枝皮。

【效用特点】 苦、辛，温。归脾、胃、肺、大肠经。功能燥湿消痰，下气除满。常用于湿滞伤中，脘痞吐泻，食积气滞，腹胀便秘，痰饮喘咳。现代药理研究表明，本品具有抗溃疡、镇吐、抗菌抗病毒、中枢抑制、肌松、抗氧化、抑制血小板聚集、扩张血管、保护心肌、抗溶血、抗动脉粥样硬化、抗癌等作用。常用量为3～9g，水煎服。

【临床治验】

1. 治疗胃轻瘫综合征　法半夏10g，制厚朴10g，茯苓10g，紫苏梗10g，生甘草3g。随症加减，每日1剂，水煎，分2次口服或由胃管注入。（袁瞳.半夏厚朴汤加减治疗胃轻瘫综合征38例.山东中医杂志，2006，25(7):450.）

2. 治疗梅核气　半夏12g，茯苓12g，厚朴9g，苏叶9g，生姜3片。随症加减，每日1剂，每剂水煎3次，取汁300ml，分3次温服。7天为1个疗程。（钮国英.半夏厚朴汤加味治疗梅核气148例.江西中医药，2010，2:50.）

3. 治疗顽固性咳嗽　制半夏12g，厚朴9g，苏叶、苏梗、桔梗、杏仁、炙紫菀、炙百部、茯苓各10g，生姜3片。水煎服，早晚各1次，5天为1个疗程。（赵立芳，傅云其.半夏厚朴汤加减治疗顽固性咳嗽31例.浙江中医杂志，2010，2:95）

砂　仁

为姜科植物阳春砂绿壳砂或海南砂的干燥成熟果实。

【效用特点】 辛，温。归脾、胃、肾经。功能化湿开胃，温脾止泻，理气安胎。常用于湿浊中阻，脘痞不饥，脾胃虚寒，呕吐泄泻，妊娠恶阻，胎动不安。现代药理研究表明，本品具有调节胃肠运动、抗炎镇痛、抑制血小板聚集，抗肿瘤等作用。常用量为3～6g，入煎剂宜后下。

【临床治验】

1. 治疗小儿秋季腹泻　砂仁5g，鸡内金10g，白糖15g。将鸡内金炒至焦黄发泡，与其他两药研细末。根据年龄分别服用2～6g，每日3次，温开水送服，连服3天。（王丽林.自拟砂仁鸡金散治疗小儿秋季腹泻46例.中国中医药信息杂志，2002，9:20.）

2. 治疗顽固性呕吐　白豆蔻15g，砂仁15g，共入汤剂，水沸后即去渣留汁200ml，加入鲜生姜汁6～7滴为1剂。每日1剂，3日为1个疗程。

(何志君.顽固性呕吐治疗验案.四川中医,2008,8:77.)

3.治疗乳腺炎　取砂仁10～20g研细末,取糯米饭少许和砂仁末拌和均匀,搓成线状如花生米大小,外裹以消毒纱布(必须是棉织品)塞鼻。左乳腺炎塞右鼻,右乳腺炎塞左鼻,亦可左右交替塞用,每隔12小时更换1次,直至炎症消失为止。(徐林春.砂仁治疗乳腺炎.广西中医药,1992,(15)增刊:174.)

白豆蔻

为姜科植物白豆蔻或爪哇白豆蔻的干燥成熟果实。

【效用特点】 辛,温。归肺、脾、胃经。功能化湿消痞,行气温中,开胃消食。常用于湿浊中阻,不思饮食,湿温初起,胸闷不饥,寒湿呕逆,胸腹胀痛,食积不消。现代药理研究表明,本品具有促进胃液分泌,兴奋肠管蠕动,驱除肠内积气,并抑制肠内异常发酵、止呕、抑菌、平喘等作用。常用量为3～6g,入煎剂宜后下。

【临床治验】

1.治疗小儿腹泻　柴胡10g,黄连6g,炒黄芩10g,吴茱萸3g,白芍10g,车前子10g,薏苡仁15g,茯苓10g,白豆蔻10g,生甘草3g,每日1剂,连服4天。(杨红松,杨振邦.杨振邦教授妙用白豆蔻临证经验撷拾.中医药学刊,2001,19(6):554.)

2.治疗结肠炎　党参、薏苡仁、肉豆蔻、赤石脂、禹余粮、煅龙牡、茯苓各30g,山药25g,砂仁10g,扁豆、桔梗、白术、诃子、大枣、白蔻仁各15g。煎取150ml口服,每日3次,2周为1个疗程。(魏睦新.参苓白术散加味治疗结肠炎.家庭医药,2009,2:24.)

3.治疗妇产科腹部术后肠功能恢复　白豆蔻10g,研细末,加水150ml煮沸后,于术后6小时即服,每日2次,服至患者饮食正常为止。(时学芳,王春香,朱海燕.白豆蔻用于妇产科腹部术后肠功能恢复的临床观察.北京中医,2003,25(12):950.)

草豆蔻

为姜科植物草豆蔻的干燥近成熟种子。

【效用特点】 辛，温。归脾、胃经。功能燥湿健脾，温胃止呕。常用于寒湿内阻，脘腹胀满冷痛，嗳气呕逆，不思饮食。现代药理研究表明，本品具有调节胃肠功能、抑菌等作用。常用量为3～6g，水煎服。

【临床治验】

1. 治疗功能性消化不良　枳实、党参各15g，白术、茯苓、白芍各30g，麦芽20g，柴胡、陈皮、法半夏、菖蒲、草豆蔻、甘草各10g。每日1剂，水煎分两次口服，每次200ml。4周为1个疗程。（黄育平. 中药枳术汤加味治疗功能性消化不良104例. 陕西中医，2006，27(1)：43.）

2. 治疗痰湿中阻型慢性胃炎　草豆蔻炒黄研末。每次3g，每日3次，10天为1个疗程。（刘晓晗. 治疗慢性胃炎单验方数则. 中国民间疗法，2008，12：60.）

3. 治疗顽固性呃逆　柴胡、白芍各9g，山药、赭石、苏子各30g，党参、半夏、草豆蔻、炒麦芽各15g，枳实20g，甘草6g。服7剂。（徐亚民，王秋芬. 加味和中饮临证治验. 四川中医，2004，22(7)：94.）

4. 治疗恙虫病　柴胡18g，黄芩15g，半夏15g，党参15g，黄连10g，连翘18g，夏枯草15g，大黄6g，羌活15g，独活15g，草豆蔻18g，青蒿18g，大枣10g，生姜15g。小儿剂量减半，每日1剂，开水浸泡30分钟煎沸即可，大便干结者大黄可酌情加量。服用3～9天。（张兴海. 小柴胡汤加味治疗恙虫病60例. 河南中医，2004，24(12)：13.）

草　果

为姜科植物草果的干燥成熟果实。

【效用特点】 辛、温。归脾、胃经。功能燥湿温中，除痰截疟。常用于寒湿内阻，脘腹胀痛，痞满呕吐，疟疾寒热。现代药理研究表明，本品具有抑制胃溃疡、镇静、抗菌等作用。常用量为3～6g，水煎服。

【临床治验】

1. 治疗剖宫产术后腹胀　草果50g，加冷水200ml，浸泡30分钟，煮沸15分钟后口服。（戴芙蓉. 草果治疗剖宫产术后腹胀42例临床分析. 中国民族民间医药杂志，2003，(64)：281.）

2. 治疗便秘　草果、枳实、郁金、石菖蒲各10g，冬瓜仁、薏苡仁各30g，海浮石、肉苁蓉各20g，全瓜蒌60g，生干姜各2g，浙贝母15g，蚕沙（另包）12g。7天为1个疗程。（李军，戴海安. 王杰巧用草果化浊十法. 新疆中医药,2008,26(1):52.)

3. 治疗复发性口腔溃疡 南北沙参、天冬、肉桂、柏子仁、巴戟天、煨草果仁、甘枸杞、茯苓、熟地、夜合花、酸枣仁、甘草、陈侧柏叶。按每日一贴的剂量煎制、浓缩成10ml/瓶。口疮发作期每日两次,每次1支;口疮痊愈后每日服1支,服10日。(张廷发,戴永雨.肉桂草果仁口服液治疗复发性口腔溃疡的临床疗效观察.中华实用医学,2001,3(19):60.)

4. 治疗急性结膜炎 草果20g,生姜30g,均捣碎,加食用盐10g,50°白酒500ml混匀,放入密闭容器中浸泡2周,至药液呈棕红色即成。用时过滤取液,用消毒棉签蘸药液涂于眼睑结膜及结膜穹隆部,每天7～8次。(苏春兰.草果治疗急性结膜炎36例.中国民间疗法,2004,10:30.)

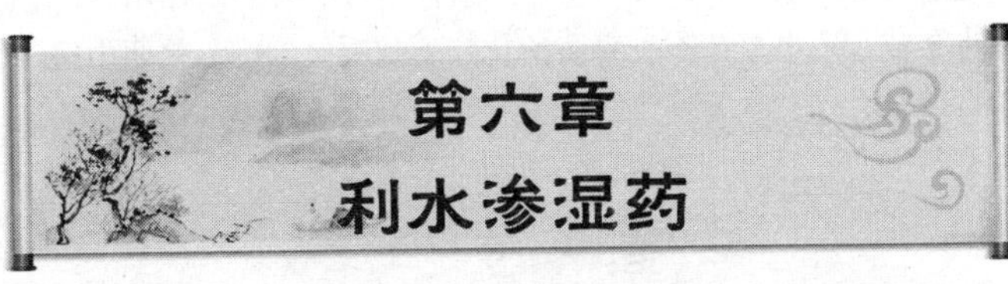

第六章 利水渗湿药

第一节 利水消肿药

茯苓

为多孔菌科真菌茯苓的干燥菌核。

【效用特点】 甘、淡，平。归心、肺、脾、肾经。功能利水渗湿，健脾宁心。常用于水肿尿少，痰饮眩悸，脾虚食少，便溏泄泻，心神不安，惊悸失眠。现代药理研究表明，本品具有利尿、保肝、免疫增强、抗肿瘤、镇静、抗菌、抗 HBV、抗白血病、抗衰老、改善大脑记忆功能、抗炎、化石、止呕等作用。常用量为 9～15g，水煎服。

【临床治验】

1. 治疗异位妊娠　桂枝 9g，茯苓 15g，桃仁 10g，赤芍 15g，牡丹皮 12g，丹参 15g，三棱 6g，莪术 6g，天花粉 30g。每日 1 剂，煎汁 400ml，每次 200ml，每日 2 次口服。（周贯忠，高玉霞. 桂枝茯苓汤治疗异位妊娠 60 例. 中国中医药现代远程教育，2010，5:32.）

2. 治疗阻塞性肺病　茯苓 15g，杏仁 12g，甘草 9g。随症加减，水煎服，7 日为 1 个疗程。（刘杰. 茯苓杏仁甘草汤治疗阻塞性肺病发作期 80 例临床观察. 中国医学创新，2009，27:91.）

3. 治疗不稳定型心绞痛　黄芪 15g，桂枝 10g，茯苓 15g，赤芍 15g，丹皮 15g，桃仁 10g，瓜蒌 20g，半夏 10g，每日 1 剂，水煎早晚温服。4 周为 1 个疗程。（李洁，解品启. 加味桂枝茯苓丸治疗不稳定型心绞痛临床体会. 中国中医急症，2009，10:1687.）

4. 防治化疗所致呕吐　生姜、半夏、茯苓各 50g 组成，制成半夏茯苓胶囊 57 粒，每粒净重 0.55g，化疗前 1 天，分早、中、晚服 3 次，化疗当日早

8：00 加服 1 次，每次服 11g，与恩丹西酮合用可能有协同作用。（柏玉举，石磊，肖冬英，等. 半夏茯苓胶囊防治化疗所致呕吐 38 例. 陕西中医，2006，27(10)：1224.）

猪 苓

为多孔菌科真菌猪苓的菌核。

【效用特点】 甘、淡，平。归脾、肾、膀胱经。功能利水渗湿。常用于小便不利，水肿胀满，泄泻、淋浊，带下。现代药理研究表明，本品具有利尿、保肝、抑菌、抗肿瘤、免疫增强、抗诱变、抗辐射等作用。常用量为 6～12g，水煎服。

【临床治验】

1. 治疗慢性肾炎　猪苓 15g，茯苓 15g，泽泻 15g，滑石 9～30g，阿胶 6～20g，茜草 10g，白茅根 30g，当归 15g。水煎服，每日 1 剂，30 剂为 1 个疗程，连用 3 个疗程。（张玉贤，廉向阳. 加味猪苓汤治疗慢性肾炎 33 例临床观察. 中华临床防治医学杂志，2007，2(3)：90.）

2. 治疗肾病综合征　在常规治疗基础上，加用猪苓 10g，茯苓 10g，阿胶 10g，滑石 10g，泽泻 10g。诸药(均为颗粒剂)混合后用开水冲 300ml，分 2 次温服，1 剂/天。（王永超，相昌娥. 猪苓汤治疗肾病综合征 30 例. 现代中医药，2009，6：17.）

3. 治疗产后尿潴留　猪苓、瞿麦、木通、泽泻、桔梗、益母草各 15g，茯苓、滑石(包煎)各 25g，黄芪 30g，车前子(包煎)、甘草各 10g。（向中吉. 猪苓瞿麦汤配合电推拿治疗产后尿潴留. 中国民族民间医药，2007，89(6)：360.）

4. 治疗中晚期膀胱癌　猪苓、茯苓、泽泻各 12g，阿胶 9g，滑石 6g，白花蛇舌草 30g，半枝莲、半边莲、山慈菇各 15g，每天 1 剂，水煎早晚分 2 次口服。于热疗前 5 天至热疗后 17 天服用。（丁向东，张沁园. 全身热疗结合猪苓汤加味治疗中晚期膀胱 42 例. 中国中西医结合杂志，2007，27(2)：168.）

5. 治疗婴幼儿秋泻　猪苓 10g，泽泻 15g，白术 10g，茯苓 10g，肉桂 5g。研细末，年龄 1～6 个月服 0.1～0.3g，6～12 个月服 0.3～0.5g，1～2 岁服 0.5～1.0g。每日 3 次口服，多饮温开水。呕吐者用生姜水送服。（孙永珍. 五苓散加减治疗婴幼儿秋泻疗效观察. 长春中医药大学学报，2009，6：908.）

6. 治疗玻璃体变性混浊　猪苓 9g，木通 9g，大黄 4.5g，栀子 9g，滑石 9g，萹蓄 9g，苍术 9g，车前子 9g，生薏苡仁 24g。每日 1 剂，早晚分服，共服 30 剂。（嵇金宝，肖文玮，吉红云. 中西医结合治疗玻璃体变性混浊的临床观察. 中华实用中西医结合杂志，2003，3(16)：726.）

薏苡仁

为禾本科植物薏苡的干燥成熟种仁。

【效用特点】　甘、淡，凉。归脾、胃、肺经。功能健脾渗湿，除痹止泻，清热排脓。常用于水肿，脚气，小便不利，湿痹拘挛，脾虚泄泻，肺痈，肠痈；扁平疣。现代药理研究表明，本品具有降低血压、镇静和镇痛、抗肿瘤诱发排卵、降温与解热、抑制胰蛋白酶、抑制多突触反射、降血糖和血钙、免疫调节、抑菌等作用。常用量为 9～30g，水煎服。本品力缓，用量宜大。除入汤剂、丸散外，亦可作粥食用，为食疗佳品。

【临床治验】

1. 治疗泌尿系统结石　生薏苡仁研末加少许白糖拌匀，每服 30g，日服 2 次。服后大量饮水，同时配以跳跃运动，往往可促结石下排。（华乐柏. 大剂薏苡仁临床应用拾萃. 中国中药杂志，1997，22(2)：119.）

2. 治疗溃疡性结肠炎　薏苡仁 20g，附子 2g(先下 30 分钟)，败酱草 10g，乌梅 3g(后下)。每日 1 剂，水煎，早晚餐前 30 分钟口服，1 个月为 1 个疗程。（史江. 薏苡仁、附子、败酱草加乌梅治疗溃疡性结肠炎 30 例. 吉林中医药，2009，4：304.）

3. 治疗鼻咽癌　用单味薏苡仁(80g)煎剂一次配合 ^{60}Co 根治性外照射。（李毓. 薏苡仁配合放射治疗晚期鼻咽癌的初步观测. 桂林医学院学报，1997，10(1)：51.）

4. 治疗下肢关节着痹　苍术、独活、秦艽各 9g，薏苡仁 30g，川牛膝、萆薢各 10g，防己 6g，忍冬藤 15g。每日 1 剂，水煎服，分上下午 2 次服用。（黄晓超. 薏苡仁汤加减治疗下肢关节着痹 63 例. 浙江中医杂志，2009，2：140.）

5. 治疗坐骨结节滑囊炎　取生薏苡仁 60g，加水 300ml，煎至 200ml，分 2 次口服。（黄继斗. 薏苡仁治疗坐骨结节滑囊炎 25 例介绍. 中医杂志，1987，28(1)：66.）

6. 治疗扁平疣　薏苡仁 50～60g，儿童酌减，日 1 剂水煎服；或与大米混合煮粥口服。并用薏苡仁粗粉与食醋调成糊状外敷患处，1～2次。用5～12日。（于燕莉，刘翠杰，易敏，等. 薏苡仁与液氮冷冻法治疗扁平疣疗效观察. 中医药学报，2000，28(5)：30.）

泽　泻

为泽泻科植物泽泻的干燥块茎。

【效用特点】　辛，温。归肝、脾经。功能行气活血，止痛，止血。常用于脘腹疼痛，肝郁胁痛，胸痹刺痛，跌扑损伤，外伤出血。现代药理研究表明，本品具有利尿、降血脂、抗脂肪肝、抗炎、降血糖、抗动脉粥样硬化、抗尿结石、降压、扩冠、抗变态反应、抗肾炎活性、调节免疫系统等作用。常用量为5～10g，水煎服。

【临床治验】

1. 治疗高脂血症　首乌10g，泽泻15g，法半夏10g，白术10g，枳实8g，制大黄10g，白芥子8g，生山楂15g，郁金10g，丹参10g，当归10g。水煎分2次服，每日1剂。（赵坤元. 首乌泽泻汤治疗高脂血症60例临床观察. 江苏中医药，2006，27(5)：32.）

2. 治疗高血压　炒杜仲20g，泽泻30g，川芎10g，丹参12g，焦山楂10g，夏枯草28g，菊花15g，随症加减，水煎服。（陈迪. 拟杜仲泽泻川芎饮治疗高血压. 医学信息，下旬刊，2010，2：147.）

3. 治疗慢性前列腺炎　山萸肉、黄芪、泽泻、杜仲各15g，山药、茯苓、菟丝子各20g，白术12g，巴戟天、桃仁、红花各10g，泽兰9g，车前子、益母草各30g。每日1剂，水煎2次，分早、晚2次口服。4周为1个疗程。（高征. 补肾健脾通瘀法治疗肾虚型慢性前列腺炎63例. 陕西中医，2007，28(12)：1604.）

4. 治疗眩晕　泽泻60g，白术30g，半夏10g，天麻15g，菊花15g，生姜3片。随症加减，水煎两次分服，10天为1个疗程。（王增慰. 泽泻汤治疗眩晕72例. 中国中医药现代远程教育，2010，5：33.）

冬瓜皮

葫芦科植物冬瓜干燥外层果皮。

【效用特点】 甘,凉。归脾、小肠经。功能利尿消肿。常用于水肿胀满,小便不利,暑热口渴,小便短赤。现代药理研究表明,本品具有利尿等作用。常用量为9～30g。内服煎汤或入散剂。外用煎水洗或研末调敷。

【临床治验】

1. 治疗四肢创伤性水肿 鲤鱼400～500g,冬瓜皮100～200g,鲤鱼去肠杂,留鳞与冬瓜皮同煮,不放盐,煮至汤成白色。起汁,去渣喝汤,一次喝完,每日2～3次。(龙绍华.鲤鱼冬瓜皮汤治疗四肢创伤性水肿.中国民间疗法,2002,12:31.)

2. 治疗冻疮 冬瓜皮、茄根用水浸泡2～4小时后,在火上加热至50℃左右,用其熏洗患处。具有止痒、加速血液循环的作用。(罗永康,王国勇.治疗冻疮小验方.解放军健康,2006,1:22.)

玉米须

为禾本科植物玉蜀黍的花柱和柱头。

【效用特点】 甘、淡,平。归肾、胃、肝、胆经。功能利尿消肿,清肝利胆。常用于水肿,小便淋沥,黄疸,胆囊炎,胆结石,高血压,糖尿病,乳汁不通。现代药理研究表明,本品具有利尿、利胆、保肝、降血脂、降压、抗氧化、降血糖、止血、抗菌、抗衰老、抗肿瘤、抗过敏、调节免疫等作用。常用量为15～30g;大剂量60～90g,水煎服。

【临床治验】

1. 治疗初诊高血压 在服用降压药的基础上加玉米须60g,晒干,洗净,加2L水煎至300ml,每日服3次。3个月为1个疗程。(董艳,巩丽娟.玉米须治疗初诊高血压病的临床观察.中西医结合心脑血管病杂志,2009,6:643.)

2. 治疗乳糜尿 玉米须30～60g,荠菜花15g,萆薢15g,煎服。(胡烈.玉米须临床新用.中国临床医生,2000,28(8):40.)

3. 治疗糖尿病 在服用降糖药的同时用玉米须20g,煎水代茶饮,每日1次,2个月为1个疗程。(迟玉叶.玉米须茶配合优降糖治疗糖尿病28例.陕西中医,1996:17(9):415.)

4. 治疗水肿 鲜玉米须60g煎汤服用,每日服2次(早晚饮用),一次100ml,24天为一个疗程。(许玉华,李静.玉米须治疗水肿.疾病控制杂志,2002,6(4):68.)

5. 治疗泌尿系结石　玉米须60g，去渣洗净，加水2L，文火煮沸，使药液为300ml。同时大量饮水，使尿量保持在2000ml以上。10周为1个疗程。（陈沛林，王新元. 玉米须煎剂治疗泌尿系结石. 临床肾脏病杂志，2009，1：35.）

6. 治疗反应性鼻病　用玉米须晒干卷成烟卷，如吸烟一样熏鼻或闻烟熏鼻，每日2次，每次一支烟卷。（张万强，金丽玲. 玉米须烟熏鼻治疗高反应性鼻病临床观察. 中国中西医结合耳鼻咽喉科杂志，1999，7(2)：91.）

7. 治湿疹　玉米须10g放入800ml水煮开20分钟取出，再放莲子50g(去芯)、冰糖15g，用微火炖成羹即可。1日服用2次，每次200ml。同时用玉米须250g烧成灰，研成末，以香油调拌，外敷患处，10天为1个疗程。（宫照明，刘军燕. 玉米须治湿疹. 中国民间疗法，2010，5：60.）

泽　漆

为大戟科植物泽漆的全草。

【效用特点】　味辛、苦，性微寒，有毒。归肺、大肠、小肠经。功能行水消肿，化痰止咳，解毒杀虫。常用于水气肿满，痰饮喘咳，疟疾，菌痢，瘰疬，结核性瘘管，骨髓炎。现代药理研究表明，本品具有扩血管、抑菌、抗肿瘤、平喘、等作用。常用量为3～9g，水煎服；或熬膏，入丸、散用。外用适量，煎水洗；熬膏涂或研末调敷。

【临床治验】

1. 治疗晚期肝癌　鲜泽漆煎汤口服，首日25g，与日递增至150g，每日分3次口服，2周为1个疗程。（陈军，朱邦松. 鲜泽漆口服治疗晚期肝癌的临床观察. 浙江中医药大学学报，2008，2：231.）

2. 治疗乳糜尿　泽漆30g水煎分3次服；或研细末水泛为丸，每次4g，每日3次。10日为1个疗程。（吕长青. 泽漆治疗乳糜尿60例简介. 新中医，1992，24(9)：54.）

3. 治疗面部疣　取新鲜开花的泽漆一根，在其茎中间用手掐断或用剪刀剪断，其断面流出乳白色液体，将其液体涂于患处疣体，1次/天。（王玉英. 用泽漆治疗1例面部疣的疗效观察. 中国实用医药，2009，29，160.）

4. 治疗复发性口疮　取干燥泽漆30g，加水250ml，煎煮15分钟，过滤取汁100ml，待温口服，早晚各1次。或用新鲜泽漆40g，加水200ml，煎煮10分钟，过滤取汁100ml，待温口服，早晚各1次。（翟本超. 泽漆治疗复发性口疮78例.浙江中医杂志,2004,8:331.)

5. 治疗流行性腮腺炎　取泽漆30g(干品15g)加水300ml,浓煎至150ml,每次50ml,日服3次,以愈为度。(刘国强.泽漆膏外敷治疗腮腺炎63例.河南中医,2003,23(9):54.)

6. 治疗破溃性颈淋巴结核　取新鲜泽漆500g(干品亦可)洗净,加水1000ml,煎至500ml,去渣装瓶备用。以药液反复洗涤创面后,再用注射器抽取干净药液,伸入瘘管管腔深处冲洗,洗净脓液,每日1次。(谭学宜,等.泽漆液外洗治疗破溃性淋巴结核.中级医刊,1993,(9):49.)

蝼　蛄

为蝼蛄科动物非洲蝼蛄和华北蝼蛄的全虫。

【效用特点】　味咸,性寒,小毒。归膀胱、小肠、大肠经。功能利水通淋,消肿解毒。常用于小便不利,水肿,石淋,瘰疬,恶疮。现代药理研究表明,本品具有利尿等作用。常用量为3～4.5g,水煎服;研末,1～2g。外用适量,研末调涂。

【临床治验】

1. 治疗肝硬化腹水　蝼蛄(焙)20g,大青蛙1只,砂仁6g,木香6g,大腹皮、党参各15g,黄芪20～30g,鳖甲(煅)、茵陈、马鞭草各20g。先将砂仁、木香纳入青蛙腹内,用泥封固,火煅至泥枯为度,取青蛙及内药,加蝼蛄、鳖甲共研细末,用上方煎水冲服。(王贯中.几味虫类药的临床运用体会.现代中医药,2004,3:52.)

2. 治疗小儿急性肾炎　取红壳鸡蛋1枚,将其敲一小孔,再将蝼蛄1～2只放入蛋中,外用草纸或卫生纸浸湿包8～10层,再放入草木灰火中或电烤箱内,待熟后弃纸及壳,趁热食之。一般1～5岁每天吃蝼蛄蛋1个,6～10岁每天吃2～3个,10岁以上每天吃3～4个。(谢贻亿.蝼蛄为主治疗小儿急性肾炎36例.浙江中医杂志,1994,4:162.)

3. 治疗前列腺肥大所致癃闭　蝼蛄6只(焙干研末分3次服用),茯苓30g,猪苓15g,泽泻10g,桂枝8g,怀牛膝15g,荔枝核10g,夏枯草15g,甲珠6g(研末分3次吞服),皂角刺8g,地龙15g。每日1剂,水煎3次,共取药液800ml,分3次服用,7天为1个疗程。(陈元,聂诗忠.自拟蝼蛄汤治疗前列腺肥大所致癃闭.中国民族民间医药杂志,2005,4:230.)

4. 治疗产后尿潴留　黄芪、益母草各30g,当归20g,蝼蛄12只(用酒醉死，去足、翅焙干，研末，白米酒或黄酒兑服)，大黄、车前子、桂枝、怀牛膝、炙甘草各 10g，水煎服。(卢财生，李澄清. 黄花当归蝼蛄汤治疗产后瘀血性癃闭. 新中医，1996，28(2)：63.)

荠　菜

十字花科植物荠菜的全草。

【效用特点】 甘，平。归心、脾、肾经。功能凉血止血，清热利尿。常用于肺痨咯血、吐血、产后出血、月经过多、便血；外感、水肿、目赤肿痛、淋浊、泄泻痢疾、疮疖、麻疹等。现代药理研究表明，具有收缩子宫、止血等作用。常用量为 15～60g。

【临床治验】

1. 治疗高血压　取初春未开花的荠菜 5～10g，用开水冲泡，代茶饮。(丛玲，许永喜，等. 荠菜代茶饮治疗高血压 60 例. 护理研究，2005，17：1513.)

2. 治疗慢性泌尿系感染　将荠菜全草 3～6g 洗净(以春末夏初采集晒干者为佳)，加水 3 碗煎至 1 碗，取汁早晚分 2 次口服。(岳淑玲，刘汉东. 荠菜治疗慢性泌尿系感染 40 例. 中国民间疗法，2004，7：48.)

3. 治疗骨关节疼痛　蓖麻子 20g，鲜荠菜 30g。用一干净器皿将两药放其中捣烂，敷于干净纱布上，涂布均匀，贴于患处，外用一干净塑料薄膜盖住后扎紧，24 小时更换 1 次，7～10 天为 1 个疗程。(尹文芹. 蓖麻子、鲜荠菜外用治疗骨关节疼痛. 中医外治杂志，2005，2：56.)

赤　小　豆

本品为豆科植物赤小豆或赤豆的种子。

【效用特点】 甘、酸，平。归心、小肠经。功能利水消肿，解毒排脓。常用于水肿胀满，脚气浮肿，黄疸尿赤，风湿热痹、痈肿疮毒、肠痈腹痛、腮腺炎、痢疾、痔疮。现代药理研究表明，本品具有利尿、抗过敏等作用。常用量为 9～30g，内服煎汤，或入散剂。外用生研调敷。

【临床治验】

1. 治疗肾源性水肿　赤小豆 50g，鲫鱼 1 尾，陈皮、草果各 6g，葱、姜、胡椒少许。煮汤每日1次，连服1个月。（李建，胡德群，袁红. 赤小豆鲫鱼汤治疗肾病综合征水肿的食疗观察. 四川中医，1999，17(2)：29-30.）

2. 治疗妊娠水肿　用赤小豆50g熬汤食用，每日2～3次，并低盐、高蛋白、高维生素饮食。（吴昉. 赤小豆治疗妊娠水肿20例临床观察. 中国社区医师，2003，19(2)：35-36.）

3. 治疗硬脑膜下积液　在常规对症治疗基础上，将患儿头发剃光洗净，赤小豆粉用微温开水调成糊状，敷在前囟门及其周围，前至前发际，左右至耳上2cm，后至头顶，厚度1cm，上盖纱布，待结块后取下，每日1次。（刘小名，宋涛，等. 赤小豆粉外敷前囟门治疗硬脑膜下积液12例. 河北中医，2006，3：219.）

4. 治疗流行性腮腺炎　赤小豆70粒，捣为细末，以鸡蛋清1个，调和成糊状，敷于患处，每日更换1次，至肿痛消失后再敷1次。（张明利，袁效涵. 赤小豆粉外敷治疗流行性腮腺炎46例. 中国民间疗法，2000，8(6)：24-25.）

5. 治疗局部肿痛　赤小豆100g捣碎，加3～4个鸡蛋清调匀后用纱布包裹，放在肿痛的局部持续湿敷30～50分钟，中间翻转1次，日2次；另用赤小豆100g，加水2000ml煮熟，每日分3～4次口服。（王文玲，高建华，毕金花. 赤小豆治疗局部肿痛10例. 中国民间疗法，2002，10(8)：62.）

6. 治疗疖肿　赤小豆、白蔹等量炒黄研末，鸡蛋清调涂疖肿部位，每日换药1次，一般2～7日即愈。（宋春丽. 外用白蔹、赤小豆粉治疗疖肿. 中国民间疗法，2008，8：62.）

7. 治疗颞下颌关节紊乱综合征　将赤小豆研成细末，湿润后敷于患处，包扎固定，每隔2～3小时将原糊剂重新调和湿润，反复4～5次后，重新更换赤小豆糊剂，再次敷于患处。（王日英，吕明媚. 赤小豆外敷治疗颞下颌关节紊乱综合征. 中国民间疗法，2002，10(11)：26-27.）

荔 枝 草

为唇形科植物雪见草的全草。

【效用特点】　辛，凉。归肺、胃经。功能凉血利水，解毒杀虫。常用于咳血，吐血，尿血，崩漏，腹水，白浊，咽喉肿痛，痈肿，痔疮。现代药理研究表明，本品具有保肝、止咳平喘、抗菌、抗病毒、抗肿瘤、抗氧化等作用。常用量为内服煎汤，9～30g(鲜品15～60g)，或捣绞汁饮。外用适量，捣敷，或绞汁含漱及滴耳,亦可煎水外洗。

【临床治验】

1. 治疗小儿急性肾炎血尿　荔枝草 60g,煎药取汁 300ml,每服 1 剂,分 2 次口服。(杨光成,单味荔枝草治疗小儿急性肾炎血尿疗效观察,湖北中医学院学报,2007,9(2):65.)

2. 治疗小儿阴茎包皮水肿　鲜荔枝草 250g 左右,煎浓汁,候温后先浸泡小儿阴茎 0.5 小时,再用干净纱布浸湿,湿敷小儿阴部,干即更换,一般半日之内即有效。(李庆耀,梁生林,邹复馨.荔枝草治疗小儿阴茎包皮水肿 16 例.江苏中医药,2009,41(3):38.)

3. 治疗带状疱疹　把荔枝草鲜草捣成烂泥状或把干草熬成汤放冰箱冷藏备用。以局部用药为主,面积较大者加服本药汤剂。每天给患者局部皮肤冷湿敷 3～4 次。(张梅,孙霞.荔枝草治疗带状疱疹的临床研究.中华医学实践杂志,2004,3(3):262.)

第二节　利尿通淋药

车　前　子

为车前科植物车前或平车前的干燥成熟种子。

【效用特点】 甘,微寒。归肝、肾、肺、小肠经。功能清热利尿,渗湿通淋,明目,祛痰。常用于水肿胀满,热淋涩痛,暑湿泄泻,目赤肿痛,痰热咳嗽。现代药理研究表明,本品具有利尿、抑制肾脏草酸钙结晶沉积、缓泻、抑制晶体上皮细胞凋亡、止咳化痰、抗炎、抗菌、抗衰老、缓解动物关节囊紧张度、保肝、抗肿瘤、降低胆固醇、降糖、抗血栓等作用。常用量为 9～15g,入煎剂宜包煎。

【临床治验】

1. 治疗小儿秋季腹泻　炒车前子 4g(包煎)、生车前子 4g(包煎)、炒白术 3g,炒白芍 3g,陈皮 2g,防风 1g,炒山楂 4g。每日 1 剂,水煎分早晚 2 次服。以上为小儿 1 岁剂量,其他年龄可酌情增减。3 天为 1 个疗程。(张朝霞.中西医结合治疗小儿秋季腹泻 35 例.现代中西医结合杂志,2008,17(4):500.)

2. 治疗糖尿病神经源性膀胱　麦冬、茯苓、车前子各 15g,沙参 20g,黄芩、桔梗、柴胡、栀子、冬葵子各 10g,通草 6g,猪苓、桑白皮各 12g。每天 1

剂，水煎，分2次服，10天为1个疗程，治疗1～3个疗程。（夏世澄. 清肺饮治疗糖尿病神经源性膀胱37例疗效观察. 新中医，2005，37(6)：41.）

3. 治疗高血压病　每日用车前子9g(经1个月疗效不显者加至18g)，水煎2次，当茶饮。（杨忠良，李淑辉. 单味车前子治疗老年高血压病. 中医杂志，1998，39(10)：581.）

4. 治疗痛风　车前子30g，水煎30分钟后，频服代茶饮，每日1剂。（钟百灵，潘承业. 车前子治疗痛风. 中医杂志，1998，39(11)：645.）

5. 预防术后尿潴留　术后1小时开始给予车前子热贴敷脐部，1次/日，直至患者排尿为止。（薛焕芬，李锦玲. 车前子热贴敷脐部预防术后尿潴留. 右江民族医学院学报，2000，22(2)：309-310.）

6. 矫正胎儿臀位　用车前子9g烘干焙末开水冲饮，睡前1次口服，2～7天为1个疗程，如1个疗程矫正未成功，可加用1个疗程，但不应超过3个疗程。（王忠叶，王爱华，牟忠祥. 口服车前子矫正胎儿臀位184例效果观察. 山东医药，2004，44(35)：71.）

7. 治疗脐炎　取车前全草，洗净、待干后(焙或烘)炒炭，研成极细粉末。用生理盐水将患部洗净，清理创面后，将车前全草粉撒布于脐上，以药粉覆盖创面为宜，并用无菌纱布包扎，隔日换药1次。（张林，董立功，綦启文. 车前全草粉治疗脐炎40例：对《车前子粉治疗新生儿脐炎25例》的验证与补充. 中级医刊，1995，30(10)：59.）

8. 治疗小儿阴茎肿痛　车前子、青葙子各50g，水煎外洗阴茎，每日1剂，不拘次数。（张心夷. 车前子外用治疗小儿阴茎肿痛. 中医杂志，1998，39(11)：647.）

9. 治疗急性结膜炎　车前子50g，薄荷10g，水煎2次取汁500～600ml，待药液凉后用消毒纱布蘸药汁洗患眼，洗时拨开上下眼睑，使药物进入睑结膜，每日1剂，每日洗3～5次。（高彩芝. 车前子薄荷外洗治疗急性结膜炎16例. 河北中医，2002，24(6)：424.）

滑　石

为硅酸盐类矿物滑石族滑石，主含含水硅酸镁［$Mg_3(Si_4O_{10})(OH)_2$］。

【效用特点】　甘、淡，寒。归膀胱、肺、胃经。功能利尿通淋，清热解暑，祛湿敛疮。常用于热淋，石淋，尿热涩痛，暑湿烦渴，湿热水泻；外治湿疹，湿疮，痱子。现代药理研究表明，本品具有镇吐、止泻、抗多种病原微生物、阻止毒物在胃肠道中的吸收、保护皮肤黏膜等作用。常用量为 10～20g，布包入煎。外用适量。

【临床治验】

1. 治疗婴幼儿病毒性肠炎　在对症支持治疗的同时，予以六一散 21g，配水 500ml 煎服，采用少量多次口服，总量不限，连用 3～5 天。（王华伟，许慧婷. 六一散治疗婴幼儿病毒性肠炎 148 例. 浙江中西医结合杂志，2006，16(10)：639.）

2. 治疗急性期痛风　用滑石 40g(布包)加水 500ml 浸泡 30 分钟后煮沸 10 分钟，频服似饮茶，外用金黄散、止痛散(生川乌、生草乌、羌活、独活、木香各 6g，细辛、干姜各 12g，当归 6g，雪上一枝蒿 15g)，两方各 15～30g 调敷包扎患处。1 周为 1 个疗程，连用 3 疗程。（刘淑敏. 痛风急性期的中医治疗. 四川中医，2001，19(6)：36.）

3. 治疗产后尿潴留　给予新斯的明 0.5mg 肌注，同时给予木通、滑石(包煎)、冬葵子、槟榔各 9g，枳壳 12g，生甘草 6g。每日 1 剂，水煎服。（李华玉，秦绪丽，刘长春. 中西医结合治疗产后尿潴留 70 例. 陕西中医，2001，22(6)：342.）

4. 治疗婴儿尿布皮炎　用黄柏 10g，滑石 30g，冰片 1g 研粉外涂尿布疹局部，3～4 次/天，大便后用温水清洗擦干，随时涂药。（方娟，张蕾. 黄柏滑石冰片治疗婴儿尿布皮炎的初期效果观察. 中国药物与临床，2009，10：990.）

5. 治疗带状疱疹　按照每 100g 滑石粉加入 75%酒精 150ml 的比例，先将滑石粉装入烧杯中，再倒入酒精搅拌均匀，用无菌棉签涂抹在疱疹表面，待干后再加涂一层，反复多次，直至形成较厚的保护膜。（莫剑，姚春杨. 滑石治疗带状疱疹 21 例. 北京中医，2007，1：43.）

6. 治疗烧烫伤　用滑石粉、石膏粉配制成麻油双石膏，外敷于烧烫伤处，纱布包裹，每日 1 次。（赵伍，蒋凤姣. 麻油双石膏治疗烧烫伤 60 例. 现代中医药，2008，28(1)：22.）

木　通

为木通科植物木通、三叶木通或白木通的干燥藤茎。

【效用特点】　苦，微寒。归心，小肠，膀胱经。功能清心火，利小便，通经下乳。常用于胸中烦热，喉痹咽痛，尿赤，五淋，水肿，周身挛痛，经闭乳少。现代药理研究表明，本品具有利尿、抗肿瘤、抗菌、降压、解热镇痛、镇静、收缩血管、抑制缓泻等作用。常用量为3～6g，水煎服。

【临床治验】

1. 治疗尿潴留　黄芩、黄柏、桑白皮、杏仁、木通、滑石各15g，山栀、桔梗、车前子、萹蓄、瞿麦、甘草梢各10g，茯苓12g。水煎，每日1剂，分2次服。（王冬毅. 老年癃闭验案三则. 实用中医药杂志，2005，21(11)：696.）

2. 治疗复发性口腔溃疡　生地30g，木通15g，甘草10g。每日1剂，水煎早晚分2次服，4剂为1个疗程，可连服2个疗程。（任冬梅，范存娜. 导赤散治疗复发性口腔溃疡38例. 黑龙江中医药，2006，(5)：29.）

通　草

为五加科植物通脱木的干燥茎髓。

【效用特点】　甘、淡，微寒。归肺、胃经。功能清热利尿，通气下乳。常用于湿温尿赤，淋病涩痛，水肿尿少，乳汁不下。现代药理研究表明，本品具有免疫调节、抗氧化、利尿、抗炎、解热等作用。常用量为3～5g，水煎服。

【临床治验】

1. 治疰夏症　玉米须15g，通草3g。将上药再加少许葡萄糖煎汤。每日1剂，代茶饮。（刘丽萍. 玉米须加通草治疰夏症. 山西中医，2003，2：25.）

2. 治疗泌尿系结石　通草60g，石韦、滑石、冬葵子、白芍各30g，琥珀（后下）5g，蒲黄、王不留行各15g，大黄（后下）、木香（后下）各10g。随症加减，每日1剂，水煎服。7天为1个疗程。（陈妍. 通草琥珀汤治疗泌尿系结石55例. 新中医，2002，7：58.）

3. 治疗产后缺乳　北芪30g，党参15g，当归10g，王不留行20g（炒），通草12g，猪蹄1～2只，黄豆50g，花生50g。黄豆、花生、猪蹄加水适量，文火炖至猪蹄烂熟，再将余药放入另一药锅内按照中药煎煮法煎煮两次合并两次煎液，加入熬好的花生黄豆猪蹄汤内，煮沸即可。分早、晚两次服用，1日1剂，7天为1个疗程。（苏伟琴，陈怡君. 催乳方治疗产后缺乳的疗效观察. 中国医药导刊，2008，10(3)：420.）

瞿　麦

为石竹科植物瞿麦或石竹的干燥地上部分。

【效用特点】 苦，寒。归心、小肠经。功能利尿通淋，破血通经。常用于热淋，血淋，石淋，小便不通，淋漓涩痛，月经闭止。现代药理研究表明，本品具有利尿、降压、抗多种病原微生物、兴奋肠管等作用。常用量为9～15g，水煎服。

【临床治验】

1. 治疗糖尿病肾衰水肿　在基础治疗上加服瓜蒌瞿麦散，瓜蒌根15g，瞿麦15g，茯苓15g，怀山药20g，五爪龙30g，炮附片5g。每日1剂，水煎，分早晚2次服，4周为1个疗程。（罗试计，庞英华，许廷生.瓜蒌瞿麦散治疗糖尿病肾衰阳虚型水肿32例.河南中医，2006，26(4)：44.）

2. 治疗盆腔炎性包块　瞿麦50g，加水100ml，文火煎20分钟。1剂/天，当茶饮。连用1～2个月。（张淑荣，马秀.瞿麦煎治疗盆腔炎性包块60例.中国医学研究与临床，2004，12：47.）

3. 治疗输尿管结石　瞿麦、萹蓄、赤芍各30g，泽泻、金钱草、滑石、三棱、青皮各15g，枳实、栀子各10g，大黄(后下)、甘草各6g。随症加减，每日1剂，水煎取汁400ml，分两次服。（牛占海，刘冬艳.瞿麦石淋汤治疗输尿管结石118例.中国社区医师，综合版，2009，17：154.）

4. 治疗泌尿系结石(体外碎石后)　在体外碎石治疗基础上加服中药宣肺排石汤，乌药、枳壳、瞿麦、海金沙、牛膝、车前子各15g，川芎、白芷各10g，干姜5g，桂枝6g，麻黄3g，金钱草30g。每日1剂，水煎2次，每次取汁500ml，混匀后分早、晚2次温服，10天为1个疗程。（何淑娴，廖育芬，庄荀芳.宣肺排石汤治疗泌尿系结石体外碎石后98例.新中医，2006，38(12)：58.）

5. 治疗足癣　瞿麦12g，萹蓄12g，苍术9g，苦参12g，车前子9g，乌梅12g，白鲜皮12g，蛇床子12g，地肤子12g，土茯苓15g，川牛膝9g，黄芪15g，生甘草3g。水煎服，每日2次，渣再煎外洗。（王东庆.八正散在皮肤病中的应用.安徽中医杂志，2001，13(3)：211.）

萹　蓄

为蓼科植物萹蓄的干燥地上部分。

【效用特点】 苦，微寒。归膀胱经。功能利尿通淋，杀虫，止痒。常用于膀胱热淋，小便短赤，淋漓涩痛，皮肤湿疹，阴痒带下。现代药理研究表明，本品具有利尿、降压、止血、抗菌、利胆、增加子宫张力等作用。常用量为9～15g，水煎服。外用适量，煎洗患处。

【临床治验】

1. 治疗急性尿路感染　车前草10g，木通10g，萹蓄10g，大黄5g，栀子10g，滑石7g，灯心草5g，瞿麦10g，甘草梢10g，紫珠草10g，旱莲草10g，石橄榄10g，石韦10g，凤尾草10g，藕节10g。每日1剂，水煎分3次口服。10～14天为1个疗程。（段冬寿，韩亚梅，黄雪娇.八正散治疗急性尿路感染血尿40例.中国中医急症，2003，12(6)：568.）

2. 治疗慢性盆腔炎　瞿麦、萹蓄、连翘、蒲公英各12g，红花、木通各6g，桃仁3g，延胡索、车前子、滑石、泽兰、益母草各10g，红花6g。1月1个疗程。（亢丽，王秋焕.中医辨证联合西药治疗慢性盆腔炎56例.陕西中医，2008，29(7)：795.）

3. 治疗遗精　金樱子、萹蓄各30g。水煎，每日半剂。每剂分2日服，每日服2次。（男性疾病方.家庭医药，2007，1：64.）

地肤子

为藜科植物地肤的干燥成熟果实。

【效用特点】 辛、苦，寒。归肾、膀胱经。功能清热利湿，祛风止痒。常用于小便涩痛，阴痒带下，风疹，湿疹，皮肤瘙痒。现代药理研究表明，本品具有抗菌、抗变态反应、利尿、抗炎、抑制单核巨噬系统功能等作用。常用量为9～15g，水煎服。外用适量，煎汤熏洗。

【临床治验】

1. 治疗尿路感染　地肤子、瞿麦、生地各20g，苏叶、桑白皮、萹蓄、车前子各15g，黄柏、荆芥各10g，银花、地榆各30g，甘草3g。随症加减，每日1剂，水煎服。（赵光智.加味地肤子汤治疗尿路感染.山西中医，2009，11：10.）

2. 治疗痤疮　取黄连15g，黄柏15g，黄芩20g，地肤子15g，苦参15g，陈皮15g，丹参20g，冰片10g，甲硝唑2g，螺内酯1g，维生素B_6 2g。将中药饮片破碎后放入大磨口瓶中，加入40%～60%乙醇溶液浸泡7天后过滤，再将冰片及其他西药研粉后加入滤液，溶化后即可应用。温水洗净面部拭干后，用棉签蘸取药液涂患处，不拘次数。（李玉仙，于慧芝．痤疮配的配制及临床应用．中医外治杂志，2003，12(4)：51.）

3．治疗扁平疣　用复方地肤子搽剂100ml，用棉棒蘸少许药液涂疣体，稍用力，3次/天，连用20天。（田健，晁青．复方地肤子搽剂对扁平疣的治疗作用．中国现代药物应用，2008，2(11)：9.）

4．治疗阴囊湿疹　地肤子30g，白芷6g，蛇床子15g，苦参15g，白矾6g，花椒6g，薄荷6g，蒲公英15g。水煎，先熏后洗患处，每日1次。（李叙香．治疗阴囊湿疹单验方数则．中国民间疗法，2007，11：65.）

5．治疗阴虱　百部30g，苦参30g，地肤子30g，黄柏15g。上药水煎去滓，涂洗感染部位。每日2～3次。持续1周。（崔丹凤．中药外用治疗阴虱．中国民间疗法，2008，9：59.）

海金沙

为海金沙科植物海金沙的干燥成熟孢子。

【效用特点】　甘、咸，寒。归膀胱、小肠经。功能清利湿热，通淋止痛。常用于热淋，砂淋，石淋，血淋，膏淋，尿道涩痛。现代药理研究表明，本品具有抑菌、利胆等作用。常用量为6～15g，入煎剂宜包煎。

【临床治验】

1．治疗胃脘痛　取海金沙若干装入空心胶囊，每次吞服3～5g(6～10粒)，每日2～3次。（兰小华，兰静．海金沙治疗胃脘痛31例．浙江中医杂志，2001，(8)：343.）

2．治疗婴幼儿腹泻　鲜海金沙全草50g，洗净切碎，加米泔水浸渍捣烂，加温过滤取汁，加适量蜂蜜即可服用。1周岁以上幼儿每次50ml，每天2次，温服，1周岁以下酌减。一般服药1天，最多不超过2天。（陈建龙，余育承．海金沙治疗婴幼儿腹泻．新中医，2002，34(9)：77.）

3．治疗肾结石　金钱草30g，海金沙30g，滑石12g，甘草3g，怀牛膝10g，石韦60g，车前子12g，茯苓20g，泽泻12g，鸡内金12g。水煎服。每日1剂，分2次服。（周春艳，梁韶明．小验方治疗肾结石．中国民间疗法，2009，5：65.）

4．治疗带状疱疹　海金沙用麻油调成糊状，敷于患处约0.3cm厚并包扎，1次/天，同时口服病毒灵片0.4g，3次/天。（楼英．海金沙治带状疱疹5例分析．浙江临床医学，2002，4(4)：265.）也可取鲜海金沙茎叶30～

60g,用凉开水洗净后捣烂,加适量烧酒,调敷患处,用带包好,每日 1 次。(林正松.海金沙治疗带状疱疹.浙江中医杂志,1993,28(11):521.)

石 韦

为水龙骨科植物庐山石韦、石韦或有柄石韦的干燥叶。

【效用特点】 甘、苦,微寒。归肺、膀胱经。功能利尿通淋,清热止血。常用于热淋,血淋,石淋,小便不通,淋漓涩痛,吐血,衄血,尿血,崩漏,肺热喘咳。现代药理研究表明,本品具有镇咳、祛痰、抗多种病原微生物、利尿、升白、抗癌等作用。常用量为 6～12g,水煎服。

【临床治验】

1. 治疗慢性肾盂肾炎 冬葵子 9～15g,瞿麦、石韦、滑石、车前子各 9～12g,白花蛇舌草 25～30g,萆薢、猪苓 12～15g,刘寄奴、牛膝各 12～18g,生甘草 6g。每日 1 剂。(庄道征,徐佩华,卢美菊.石韦散加味治疗慢性肾盂肾炎 45 例.四川中医,1999,17(5):33.)

2. 治疗急性泌尿系感染 石韦 30g,金钱草 20g,蒲公英 15g,车前草 20g,黄柏 12g,王不留行 18g,土茯苓 20g,赤芍药 18g,青皮 12g,鸡内金 12g,甘草 6g。日 1 剂,水煎 2 次,取汁 600ml,分早晚 2 次口服。2 周为 1 个疗程。(程涛.石韦汤治疗急性泌尿系感染 101 例.河北中医,2009,5:748.)

3. 治疗扁平疣 取新鲜石韦 500g 切碎放入 75%酒精 1000ml 内浸泡 1 周,用棉棒蘸药水后反复在疣体上进行螺旋式涂擦 15～20 秒,3 次/天,连续治疗 10 天为 1 个疗程。(沈庆毅.石韦外治扁平疣 60 例疗效观察.现代中西医结合杂志,2003,12(10):8701.)

冬 葵 子

为锦葵科植物野葵和冬葵的果实。

【效用特点】 甘,寒。归大肠、小肠、膀胱经。功能利尿通淋,滑肠通便,下乳。常用于淋病,水肿,大便不通,乳汁不行。现代药理研究表明,本品具有免疫调节、抗补体、降血糖和抑菌等作用。常用量为 6～15g,水煎服;或入散剂。

【临床治验】

1. 治疗前列腺增生性急性尿潴留　荆芥 20g，大黄 15g，瞿麦、石韦、冬葵子、茯苓各 12g，青皮、陈皮各 6g，泽泻、丹参、车前子各 15g。每日 1 剂，水煎 2 次分服，服 3～7 天。（陈忠伟. 倒换散加味治疗前列腺增生致急性尿潴留 78 例. 河北中医，2007，29(5)：443.）

2. 治疗尿路感染　萹蓄 30g，石韦、怀牛膝、蒲公英、党参各 15g，瞿麦、冬葵子、生地各 12g，六一散 10g。7 天 1 个疗程。（徐大龙，卢祖礼. 加味石韦散为主治疗尿路感染 36 例. 陕西中医，2007，28(7)：827.）

3. 治疗乳汁不足　黄芪 50g，王不留行 50g，瓜蒌 30g，当归 30g，麦冬 20g，川断 20g，茯苓 20g，陆通 15g，冬葵子 15g，合欢皮 15g，陈皮 20g，甘草 10g。每日 1 剂，慢火煎煮两遍，浓缩 400ml，早晚分服，3 天一个疗程。（张秋晔，李维民，熊蓉燕. 自拟通乳汤治疗乳汁不足的临床研究. 黑龙江医药科学，2006，29(5)：78.）

灯心草

为灯心草科植物灯心草的干燥茎髓。

【效用特点】　甘、淡，微寒。归心、肺、小肠经。功能清心火，利小便。常用于心烦失眠，尿少涩痛，口舌生疮。现代药理研究表明，本品具有镇静催眠、抗菌、抗氧化、抗肿瘤等作用。常用量为 1～3g，水煎服。

【临床治验】

1. 治疗呃逆　用一张白纸将一撮灯心草（约 1～2g）卷成雪茄烟样柱状物，点燃一端后凑近患者鼻孔（切勿太近以免灼伤皮肤），嘱患者尽量吸入灯心草燃烧产生的烟雾，然后屏气片刻，呼气后再次吸入。屏气及呼气时可移开“烟卷”，吸气时再凑近。重复进行至“烟卷”燃尽。（张舒雁. 巧用灯心草治呃逆. 浙江中医杂志，2001，(10)：453.）

2. 治疗带状疱疹　起针后，用中药灯心草将其一端浸入香油、花生油或豆油中，若蘸油太多可用棉纸吸去浮油，以免油滴下烫伤皮肤，然后掐住灯心草上端，蘸油的一端点燃，迅速灼蛇头、蛇尾，一触及皮肤便立即离开，以听见“啪”的一声响为是，火随之即灭，灸处可有小块灼伤，可自愈，每日治疗 1 次，10 次为 1 个疗程。（郑朴敏，蒋冀安. 针刺配合灯心草灸治疗带状疱疹. 河北中西医结合杂志，1999，8(4)：608.）

3. 治疗流行性腮腺炎　取中药灯心草一根，拇食指捏持，以其前 1/3

蘸香油后点燃，对准角孙穴快速灸灼，以能耳闻到“叭”的一声为佳，且同时灯火亦随之熄灭。治疗1次不愈者3日后复灸，一般不超过3次即可痊愈。（刘连臣．灯火灸法治疗流行性腮腺炎172例疗效观察．河北中医药学报，2006，1：28．）

萆　薢

为薯蓣科植物绵萆薢或福州薯蓣的干燥根茎。

【效用特点】 苦，平。归肾、胃经。功能利湿祛浊，祛风除痹。常用于膏淋，白浊，白带过多，风湿痹痛，关节不利，腰膝疼痛。现代药理研究表明，本品具有降尿酸、抗心肌缺血、抗肿瘤、抗动脉粥样硬化、抗骨质疏松、抗菌、促进单核巨噬系统功能等作用。常用量为9～15g，水煎服。

【临床治验】

1．治疗乳糜尿　党参30g，黄芪20g，茯苓15g，炒白术10g，菟丝子15g，山萸肉15g，萆薢15g，莲子15g，石菖蒲12g，薏苡仁20g，芡实12g，益智仁12g，乌药10g，甘草10g。随症加减，每2日1剂，早晚分2次服，20天为1个疗程。（起必云．加味萆薢分清饮治疗乳糜尿28例．云南中医中药杂志，2009，5：43．）

2．治疗急性痛风性关节炎　萆薢30g，萹蓄15g，瞿麦15g，泽泻30g，白术30g，茯苓30g，山茱萸30g，全蝎10g，秦艽20g，蚕沙10g，车前子15g，薏苡仁30g，木瓜15g，山慈菇15g，白花蛇舌草30g，丹参30g，桂枝10g，牛膝15g，甘草10g。日1剂，水煎取汁300ml分早晚各服1次。5天为1个疗程。（李金祥．萆薢痛风方治疗急性痛风性关节炎124例临床观察．河北中医，2009，9：1311．）

3．治疗下肢丹毒　萆薢20g，薏苡仁15g，黄柏10g，赤茯苓12g，丹皮12g，泽泻10g，滑石10g，牛膝10g。水煎服，日1剂。全身症状严重，高热、烦躁者可加青霉素肌注或静脉点滴。选取红、肿、热、硬较重及最早出现病变的部位，用2%碘酒消毒，75%乙醇脱碘，用三棱针快速点刺，连续2～3针，刺后放出少量暗红色血液并于针孔处拔罐，留罐5分钟，拔出少量黑血或组织液，每日1次，每次选1～2处，5天为1个疗程。（孙欣．萆薢渗湿汤合刺络拔罐法治疗下肢丹毒．白求恩军医学院学报，2007，5（4）：237．）

4．治疗结节性红斑　黄柏12g，萆薢15g，茯苓30g，生薏苡仁30g，丹皮 20g,泽泻 10g,滑石 30g,元胡 15g,银花藤 30g,茜草 15g,川牛膝 10g,加水浸泡药物 30～60 分钟,煎 2 次,药液混合分 2 次服。(常贵祥. 萆薢渗湿汤加减治疗结节性红斑 80 例. 光明中医.)

5. 治疗急性湿疹 萆薢 10g,薏苡仁 30g,黄柏 10g,茯苓 10g,丹皮 10g,泽泻 10g,通草 3g,苦参 6g,车前子(包)10g,徐长卿 10g,白鲜皮 10g,生甘草 6g。每日 1 剂,水煎 2 次共取汁约 500ml,分早、晚 2 次温服。局部糜烂渗出时以黄柏 30g,苦参 20g,苍术 20g,白鲜皮 30g,野菊花 30g,蒲公英 30g,加水煎至约 1000ml 去渣,浸洗湿敷患处,每日 2 次,每次 20 分钟。(吴宏斌. 萆薢渗湿汤加减结合中药外洗治疗急性湿疹 50 例分析. 中国中医药现代远程教育,2007,5(9):21.)

连钱草

本品为唇形科植物活血丹的干燥地上部分。

【效用特点】 性味辛、微苦,微寒。归肝、肾、膀胱经。功能利湿通淋,清热解毒,散瘀消肿。常用于热淋、石淋,湿热黄疸,疮痈肿毒,跌打损伤。现代药理研究表明,本品具有增强机体的免疫力、抗菌消炎抗病毒、加速创口的愈合、改善心肌缺血、缺氧、加快血液和微血管的循环、降血糖等作用。常用量为 15～30g。

【临床治验】

1. 防治胆道结石术后复发 连钱草沸水泡服代茶,要求坚持 1 年以上,如中途出现大便干结难解时,将连钱草用量增加为 60g 泡服,保持大便通畅。(李建兵. 连钱草泡服为主防治胆道结石术后复发. 江西中医药,2004,3:21.)

2. 断指(肢)再植 新鲜连钱草洗净,捣汁成水泥状。在患者断指(肢)处用 0.9%生理盐水清洗伤口,再用 2%碘酒、75%酒精创口周围消毒,再把连钱草药泥平摊于无菌纱布上(纱布大小以能包住创口为度),把断指(肢)对好位,用药纱布把对好位的创口包扎住(松紧度要适当)。再用已制备好的杉树皮夹板夹紧,然后用绷带捆紧(松紧适当),夏秋每日换药 1 次,冬春 2 天换药 1 次;治疗期满 2 个月时还要结合功能锻炼以达到疏通筋脉,促使血液和微血管循环。(曾细生. 用连钱草断指(肢)再植 30 例. 中国中医药科技,2004,11(2):125.)

猪鬃草

为铁线蕨科植物铁线蕨、白背铁线蕨的全草。

【效用特点】 苦，凉。归肝、肾经。功能清热解毒，利水通淋。常用于感冒发热，肺热咳嗽，湿热泄泻，痢疾，淋浊，带下，乳痈，瘰疬，疔毒，烫伤，毒蛇咬伤。现代药理研究表明，本品具有祛痰等作用。常用量为内服煎汤，15～30g；或浸酒。外用适量，煎水洗；或研末调敷。

【临床治验】

1. 治疗尿路感染　猪鬃草 15～30g，金钱草 15～30g，海金沙 15～30g，滑石 15g，牡丹皮 15～20g。用法为水煎，每日 1 剂，分 2 次服。（金庆丰，宋泰来. 复方猪鬃草煎剂治疗尿路感染 105 例. 上海中医药杂志，1992，6:37-38.）

2. 治疗痔疮　取鲜或干猪鬃草适量，放入水中煮至水为浓茶色，倒入盆中坐浴，每次 15～20min，2 次/日，7 日为 1 个疗程。（卜秀芹，卜文红，刘玉华. 猪鬃草坐浴治疗痔疮. 医学理论与实践，2005，18(3):253.）

第三节　利湿退黄药

茵陈蒿

为菊科植物滨蒿或茵陈蒿的干燥地上部分。

【效用特点】 苦、辛，微寒。归脾、胃、肝、胆经。功能清湿热，退黄疸。常用于黄疸尿少，湿疮瘙痒；传染性黄疸型肝炎。现代药理研究表明，本品具有利胆、保肝、抗炎、镇痛、解热、抗血小板聚集、抗肿瘤、扩张脑血管、抗心绞痛、舒张气管平滑肌、细胞保护、降压、抗菌、利尿、驱蛔虫等作用。常用量为 6～15g，水煎服。外用适量，煎汤熏洗。

【临床治验】

1. 治疗病毒性肝炎重度黄疸　茵陈 30～50g，栀子、泽泻、茯苓、赤芍各 15g，苍术、半夏、丹皮、大黄、郁金各 10g。每日 1 剂，水煎早晚 2 次分服。疗程为 1 个月。（王志炜，孟春萍. 加味茵陈蒿汤为主治疗病毒性肝炎重度黄疸 56 例临床观察. 浙江中医杂志,2008,43(8):453.)

2. 治疗胆石症　茵陈 20g,山栀子 15g,大黄 10g,金钱草 30g,海金沙 15g,陈皮 30g,川楝子 10g,白芍 15g,枳壳 10g,甘草 6g,煎煮 2 次,取汁 300ml,加入猪胆汁 5ml 混合均匀,分 2 次饭前服,每日 1 剂,1 个月为 1 个疗程。(许靖. 加味茵陈蒿汤治疗胆石症 42 例. 右江民族医学院学报,2005,(4):575.)

3. 治疗急性胆管炎内毒素血症　茵陈 30g,栀子 15g,厚朴 15g,枳实 15g,大黄(后下)15g,芒硝(冲服)10g。每日 1 剂(200ml),水煎服,早晚分服,住院期间服用,住院时间平均 7 天左右。(尚东,关凤林,晋佩,等. 茵陈蒿承气汤配合乳头括约肌切开术治疗急性胆管炎内毒素血症的临床研究. 中国中西医结合外科杂志,1998,4(1):5.)

4. 治疗复发性口腔溃疡　茵陈蒿 30g,泡开水 250ml,轻者每日漱口数次,重者代茶饮,每日 3～4 次即可愈合。(王豪. 单味中药治疗复发性口腔溃疡. 家庭医学:上半月,2007,19:56.)

5. 治疗痤疮　茵陈蒿、连翘、大黄、白芷、防风、天花粉、鸡内金、陈皮各 15g,金银花、浙贝母、皂角刺各 30g,鱼腥草、败酱草、苍术各 20g,栀子、乳香、没药、甘草各 10g,每日 1 剂,水煎,分 2 次口服。4 周为 1 个疗程。(李怀军,徐进军,梁伟. 复方茵陈蒿汤治疗中重度痤疮临床观察. 吉林中医药,2008,28(3):194.)

金 钱 草

为报春花科植物过路黄的干燥全草。

【效用特点】 甘、咸,微寒。归肝、胆、肾、膀胱经。功能清利湿热,通淋,消肿。常用于热淋,石淋,尿涩作痛,黄疸尿赤,痈肿疔疮,毒蛇咬伤;肝胆结石,尿路结石。现代药理研究表明,本品具有利胆、利尿、抗炎、抗菌、免疫抑制、镇痛、松弛血管平滑肌、抑制血小板聚集、增加冠脉流量等作用。常用量为 15～60g,水煎服;鲜品加倍。

【临床治验】

1. 治疗肾积水　金钱草 80g,海金沙 15g,木通 12g,丹参 15g,牛膝 15g,滑石 15g,灯心草 10g,白术 15g,甘草 5g。水煎服,每日 1 剂,早中晚分服,5 天为 1 个疗程。(马五华,刘树祥. 自拟金钱草汤治疗肾积水 30 例疗效观察. 云南中医中药杂志,2007,28(7):23.)

2. 治疗慢性胆囊炎　金钱草 20g，郁金 15g，延胡索 20g，川楝子 10g，木香 6g，黄芩 15g，白芍 12g，柴胡 12g，大黄 5g，车前子 10g，甘草 6g。每日 1 剂，水煎，分早晚 2 次口服，疗程 4 周。（黎甲文，王振常. 自拟舒肝汤治疗慢性胆囊炎 25 例疗效观察. 长春中医药大学学报，2009，5：711.）

3. 治疗慢性胰腺炎　吴茱萸 3g，黄连 3g，金钱草 30g，车前草 30g，茵陈 30g，延胡索 15g，乌药 15g，青皮 15g，制香附 15g，白芍 15g。水煎服，每日 1 剂，分 2 次，饭后半小时服用。（金涛，孙燚峰，李立红. 清胰左金汤治疗慢性胰腺炎 39 例. 中医杂志，2008，49(2)：143.）

4. 治疗婴儿人巨细胞病毒性肝炎　常规给予保肝、退黄并补充维生素治疗，金钱草每天 40g，水煎成 100ml，每日分 2～4 次口服，连用 5 天停 2 天。（刘学工，张积平，韩金粉，等. 金钱草联合更昔洛韦治疗婴儿人巨细胞病毒性肝炎 25 例. 中国中西医结合杂志，2006，26(7)：639.）

5. 治疗泌尿系结石　碎石后即予以金钱草 15g，海金沙 20g，鸡内金 20g，车前子 15g(包煎)、萹蓄 15g，瞿麦 15g，木通 10g，每日 1 剂，分 3 次口服，多饮水，多运动。（叶艳军，滕淑玲，吴志民. 西医体外碎石后服用排石汤治疗泌尿系结石临床体会. 河北医学，2008，14(2)：239.）

虎　杖

为蓼科植物虎杖的干燥根茎及根。

【效用特点】　微苦，微寒。归肝、胆、肺经。功能祛风利湿，散瘀定痛，止咳化痰。常用于关节痹痛，湿热黄疸，经闭，癥瘕，水火烫伤，跌扑损伤，痈肿疮毒，咳嗽痰多。现代药理研究表明，本品具有保肝利胆、抗多种病原微生物、抗氧化、抗休克、止血、抗炎、镇静、抗癌、降糖降脂、调节内分泌、保护大脑皮层神经元、镇咳、强心和扩血管、抑制血小板聚集和抗血栓等作用。常用量为 9～15g，水煎服。外用适量，制成煎液或油膏涂敷。

【临床治验】

1. 治疗急性黄疸型乙型肝炎　在基础治疗上加服板蓝根 20g，黄芪、虎杖、柴胡、丹参各 15g，黄芩、猪苓各 12g，败酱草、白花蛇舌草各 30g，党参 10g，甘草、大枣(去核)各 6g，生姜 9g，每次 10g，每日 2 次，15 天为 1 个疗程。（李金海．蓝芪虎杖丸急性黄疸型乙型肝炎 42 例. 河南中医，2003，23(8)：31.）

2. 治疗慢性前列腺炎　红藤 30g，败酱草 30g，虎杖 30g，生大黄(后下) 8g，知母 10g，黄柏 10g，肉桂 2g，牡丹皮 10g，桃仁 10g，琥珀(另冲)2.5g，生黄芪 40g，甘草梢 6g。水煎，早晚分服，每 15 天为 1 个疗程。（王道俊. 红藤败酱虎杖汤治疗慢性前列腺炎 60 例. 中国民间疗法，2007，15(10)：13.）

3. 治疗男性不育　枸杞子 15g，仙灵脾 15g，首乌 15g，黄芪 15g，虎杖 15g，蒲公英 20g，生地 15g，丹参 15g，赤芍 15g，徐长卿 12g，当归 15g，生甘草 3g，每日 1 剂，水煎分 2 次服。3 个月为 1 个疗程。（卢太坤，欧阳洪根，金冠羽，等. 虎杖丹参饮治疗免疫性不育男性的临床研究. 中华男科学杂志，2006，12(8)：750.）

4. 治疗急性上消化道出血　以单味虎杖制成虎杖口服液，每次 10ml（每 10ml 含生药 5g），每日 4 次，1 个疗程为 7 天。（傅志泉，雍定国，周智林，等. 虎杖对急性上消化道出血的临床及实验研究. 中国医院药学杂志，2006，26(5)：925.）

5. 治疗霉菌性阴道炎　取虎杖根 100g，加水 1500ml，煎取 1000ml，取滤液晾至温，坐浴 10～15 分钟，每日 1 次，7 日为 1 个疗程。（李武忠. 虎杖根治疗霉菌性阴道炎. 广西中医药，1992，1(15)增刊：157.）

6. 治疗烧伤　虎杖 3000g，黄连、黄柏、黄芩、大黄、地榆各 1000g，紫草 500g，冰片 50g，亚硝酸钠 100g。创面消毒干净，将药液喷于创面，并用烤灯照射，每天多次，待结痂后每天喷药 3 次。注意保持创面干燥，以无渗液为佳。如痂下有渗液和积脓，应及时清洗消毒。按上述方法反复使用。（徐敏洁，唐培仙. 复方虎杖喷剂治疗烧伤 400 例. 新中医，2007，39(3)：61.）

7. 治疗化疗引起的静脉炎　用碘酊棉棒消毒局部皮肤，直接将虎杖膏（虎杖 120g，冰片 1.5g，香油 40g，固体石蜡 20g。将石蜡与香油加热，放冷后加入虎杖粉、冰片混匀即可）调匀后外敷患处，厚 0.5cm，用双层纱布覆盖，24 小时更换一次。（罗世惜，潘红平，陈羽，等. 杨家莉虎杖膏治疗化疗药物引起的静脉炎 45 例. 陕西中医，2006，27(2)：211.）

8. 治疗骨折后期　虎杖 60g，切片水煎，取汁 300ml，100ml 内服，200ml 外洗患处，1 日 2 次，外洗每次不少于 20 分钟，连续 1 周。（刘长广，王爱霞. 单味虎杖应用于四肢骨折后期的治疗体会. 中医外治杂志，2000，9(1)：51.）

垂盆草

为景天科植物垂盆草的新鲜或干燥全草。

【效用特点】　甘、淡，凉。归肝、胆、小肠经。功能清利湿热，解毒。常用于湿热黄疸，小便不利，痈肿疮疡；急、慢性肝炎。现代药理研究表明，本品具有保肝、免疫抑制、血管紧张素转化酶抑制、抗菌、雌激素样等作用。常用量为鲜品250g，干品15～30g，水煎服。

【临床治验】

1. 治疗疖痈　新鲜垂盆草60～120g，洗净捣烂加干面粉少许调成糊状，外敷患处，每日换药1次（如脓已出头，中间留一小孔以便排脓），同时将鲜药30～60g捣汁冲服。（叶春芝，叶美玲．鲜垂盆草治疖痈．浙江中医杂志，2002，1：29．）

2. 治疗带状疱疹　新鲜垂盆草全草去杂质、泥灰，洗干净，加少量青盐，捣汁。常规消毒创面，用无菌垂盆草汁均匀敷于创面，即刻干燥，每日1次，用1～5次。（冯幕芬，赵喆．垂盆草治疗带状疱疹51例．实用中医药杂志，2005，21（7）：411．）

3. 治疗压疮　采用新鲜垂盆草茎、叶适量，洗净，阴干备用。用时加入适量的酒精，在药钵内捣烂，再用纱布滤干，根据压疮面积大小（患处常规清创处理后），敷于疮面，外加尼龙薄膜加纱布固定，早晚各更换一次，一般2～8天。（钟建平．新鲜垂盆草在防治老年病人压疮中的应用．浙江中医杂志，2007，42（1）：15．）

鸡骨草

为豆科植物广州相思子的干燥全株。

【效用特点】　甘、微苦，凉。归肝、胃经。功能利湿退黄，清热解毒，疏肝止痛。常用于湿热黄疸，胁肋不舒，胃脘胀痛，乳痈肿痛。现代药理研究表明，本品具有增强胃肠平滑肌的收缩、保肝等作用。常用量为15～30g。

【临床治验】

1. 治疗胆汁反流性胃炎　山药45g，鸡内金15g，鸡骨草30g，金钱草20g，大黄20g（另包后下），薤白20g，小茴香10g，延胡索15g，五灵脂20g，甘草15g，生荷叶10g，大枣5枚，可随症加减，每日1剂水煎分2次服。（赵德芬，井光宗．山药二鸡饮治疗胆汁反流性胃炎78例．中国民间疗法，2003，4：38．）

2. 治疗母儿ABO血型不合　鸡骨草30g，溪黄草、茯苓各15g，莲蓬3个，甘草8g。每天1剂，水煎服。10天为1个疗程，治疗2～3疗程。（苏小军，冯惠娟．鸡骨草汤治疗母儿ABO血型不合70例疗效观察．新中医，2005，7：47-48．）

珍珠草

本品为大戟笠植物叶下珠的全草或带根全草。

【效用特点】 甘、苦，凉，入肝、肺经。具有平肝清热，利水解毒的功效。常用于治疗肠炎、痢疾、传染性肝炎、尿路感染、小儿疳积、口疮、头疮、无名肿毒，火眼目翳。现代药理研究表明，本品具有抗炎、抗乙肝病毒等作用。常用量为15～30g，外用适量，鲜草捣烂敷伤口周围。

【临床治验】

1. 慢性肾盂肾炎　取珍珠草全草洗净阴干，日服30～60g，另加大枣6枚，头煎空腹顿服，二煎代茶。（胡文锦.珍珠草治疗慢性肾盂肾炎16例疗效观察.广东医学，1984，5(4):27.）

2. 乙型肝炎　用珍珠草口服液（每10ml含珍珠草生药2g)，每日3次，每次40ml。（张卫星.珍珠草口服液对66例HBVM转化的疗效观察.中成药，1997，19(1):24.）

3. 治疗带状疱疹　取珍珠草干草，烧灰存性，研细末，用小米加水煮粥，水开后，取其上浮黏稠泡沫液体，将珍珠草细末调成糊状，用消毒棉签蘸取，外涂于带状疱疹皮损处，每日2～3次，直至痊愈。（白玉峰.珍珠草治疗带状疱疹.河北中医，2009，6:809.）

酢浆草

本品为酢浆草科植物酢浆草的全草。

【效用特点】 酸，寒。归手阳明、太阳经。具有清热利湿，凉血散瘀的功效。常用于治疗痢疾、黄疸、淋病、赤白带下、麻疹、疔疮、痔疾、疥癣等；吐血、损伤、咽喉肿痛。现代药理研究表明，本品具有抗金黄色葡萄球菌等作用。常用量为6～12g，内服煎汤捣汁或研末。外用煎水洗、捣敷、捣汁涂、调敷或煎水漱口。

【临床治验】

1. 治疗带状疱疹　取鲜酢浆草适量洗净，用开水烫一下，甩干水，搓出液汁后，在带状疹处轻轻涂擦，每日1～2次。（贺叶苍.自荐治疗带状疹法.大众卫生报，1983年9月25日.）

2. 治疗急性乳腺炎　取鲜酢浆草适量洗净后捣烂，搓成黄豆般大小，塞入患乳对侧鼻孔，6 小时后取出再换 1 丸，每日换 2～4 次。（乐远芳. 鲜酢浆草治疗急性乳腺炎. 广西中医药，1986，增刊：78.）

3. 治疗血栓性静脉炎　取芦荟和酢浆草按 2：1 比例加少许冰片，捣烂敷于病变部位，并包扎，属湿热瘀滞型的采用凉敷法，气滞血瘀型的采用热敷法（即把药膏放在沙锅中加热后敷之）。每天换药 1 次，30 天为 1 个疗程。（陈培龙. 芦荟酢浆草膏外敷治疗血栓性静脉炎 86 例. 中医外治杂志，1998，1：9.）

4. 治疗痔疮　新鲜酢浆草 300g，煎汤外洗，每日洗数次。（夏玮. 单味鲜酢浆草的临床应用. 浙江中医杂志，1998：204.）

积雪草

本品为伞形科植物积雪草的全草。

【效用特点】　苦、辛，寒。归肝、脾、肾经。功能清热利湿，解毒消肿。常用于湿热黄疸，中暑腹泻，石淋血淋，痈肿疮毒，跌扑损伤等。现代药理研究表明，本品具有镇静、治疗皮肤溃疡、抗菌、镇痛、抗抑郁、防治乳腺增生症、抗肿瘤、抗炎、保护胃黏膜、舒张回肠平滑肌、促进皮肤细胞增殖的作用。常用量为 15～30g。

【临床治验】

1. 治疗新旧伤痛　将积雪草晒干后研成细末，每日 5g，分 3 次服，14 天为 1 个疗程。（黄一石. 积雪草治疗新旧伤痛临床观察. 福建医药杂志，1980，(2)：55.）

2. 治疗流行性腮腺炎　积雪草（鲜品）3～5 岁 30g；6～10 岁 60g；11～14 岁 90g；14 周岁以上 120g。稍切碎，加水适量，煎沸 15～25 分钟，取汁，再复煎 1 次，将 2 次煎液混合后分 3 次服。同时取鲜积雪草适量，洗净，捣烂，绞取汁。汁内加米醋少许，蘸涂患处，每日 5～8 次。（朱濂溪，唐兆祺. 单味积雪草治疗流行性腮腺炎 35 例. 福建中医药，1990，21(4)：45.）

3. 治疗乳痈　取鲜积雪草适量，用清水洗净，晾干并搓揉烂碎至有药汁渗出，然后捏成如手指头大小之药团塞入患乳对侧鼻孔中，嘱患者静卧休息。次晨将药团取出。若用药一次结块未能全部消除，可如法再用一次。（范保根. 积雪草治疗外吹乳痈. 浙江中医杂志，1988，23(8)：347.）

4. 治疗小儿暑疖　积雪草 30～60g（干品减半量）水煎去渣，加冰糖代茶饮，另用鲜品捣烂绞汁，加中药粉香(油)少许，敷患处。(庄惠国.积雪草治疗小儿暑疖.四川中医，1989，7(3)：13.)

凤尾草

为凤尾蕨科植物凤尾草的全草或根。

【效用特点】 味淡微苦，性寒。入大肠、肾、心、肝经。功能清热利湿，凉血止血，消肿解毒。常用于黄疸型肝炎，肠炎，菌痢，淋浊，带下，吐血，衄血，便血，尿血，扁桃体炎，腮腺炎，痈肿疮毒，湿疹。现代药理研究表明，本品具有抑菌、抗肿瘤等作用。常用量为9～18g，内服煎汤、研末或捣汁饮。外用捣敷或煎水洗。

【临床治验】

1. 治疗烧伤　取鲜凤尾草洗净、捣烂，用生理盐水配成深绿色液体备用，然后用配好的药液与生理盐水配成淡绿色液体，洗清创面，洗至创面与正常皮肤颜色相近，温度相等，再用配好的药液均匀涂在创面上，每隔1～2小时或创面干燥后均匀涂上即可，疗程一般为3～15天。另外也可用凤尾草焙干研末，麻油调敷。(蒋道德.凤尾草治疗烧伤40例.云南中医学院学报，1993，16(1)：31.)

2. 治疗泌尿系炎症　鲜凤尾草60～120g，水煎服。(《常用中草药手册》)

3. 治疗白带、五淋白浊　凤尾草6～9g，加车前草、白鸡冠花各9g，萹蓄草、贯众各15g，同煎服。(《浙江民间草药》)

4. 治疗崩漏　凤尾草30g，切碎，用水酒各半煎服。(《广西中草药》)

5. 治疗大便下血　凤尾草20～30g。同猪大肠炖熟去渣，食肠及汤。(《江西民间草药》)

6. 治疗荨麻疹　凤尾草适量，食盐水许，水煎洗。(《江西草药》)

7. 治疗秃发　小金星凤尾草根，浸油涂头。(《履巉岩本草》)

8. 治疗咽喉肿痛　鲜凤尾草15g。洗净，煎汤，冲乌糖少许，日服2次。

9. 治疗狂犬咬伤　凤尾草60g，水煎服；或捣烂外敷。(《湖南药物志》)

10. 治疗隐翅虫皮炎　取新鲜凤尾草20g，捣烂，用麻油调和，用生理盐水局部清洁后敷于患处，后更换。(彭玲，凤尾草治疗隐翅虫皮炎举隅.实用中医药杂志，2006，22(5)：301.)

黄蜀葵花

本品为锦葵科植物黄蜀葵的干燥花冠。

【效用特点】 甘,寒。归肾、膀胱经。功能清利湿热,消肿解毒。常用于湿热壅遏,淋浊水肿;外治痈疽肿毒,水火烫伤。现代药理研究表明,本品具有对骨质疏松的保护作用、抗乙型肝炎病毒、对心脑缺血性损伤及心肌缺血再灌注损伤的保护作用、对肾小管损伤的保护作用及镇痛等作用。常用量为 10～20g;研末内服,3～5g。外用适量,研末调敷。

【临床治验】

1. 治疗糖尿病肾病　黄葵胶囊(0.5g)每次 5 粒,每日 3 次;同时口服黄芪颗粒(黄芪全成分提取,无糖)每次 15g,每日 2 次,8 周为 1 个疗程。(程卫平,宋斌,廖祖春.黄蜀葵花联合黄芪治疗糖尿病肾病疗效观察.中国中西医结合肾病杂志,2010,11(7):629.)

2. 治疗乳糜尿　黄蜀葵花醇提物。每日服药量相当于生药 20～30g,分 3 次服。2 周为 1 个疗程,可连续 2～4 个疗程。(熊宁宁,余江毅.黄蜀葵花治疗乳糜尿 26 例及实验研究.辽宁中医杂志,1996,23(5):232-233.)

3. 治疗口腔黏膜溃疡　复方硼酸溶液漱口,患处用黄蜀葵糊剂(选择黄蜀葵花洗净晾干,放在消毒容器内,以黄蜀葵花醇浸膏为主要成分,再加上赋形剂羧甲基纤维素钠制成)涂布,盖住溃疡面,嘱患者口含 15 分钟后吞咽,每日 3 次。(韩晓兰,司徒曼丽.黄蜀葵糊剂治疗口腔粘膜溃疡 82 例.安徽中医临床杂志,1997,9(6):308.)

白　英

为茄科植物白英的全草。

【效用特点】 苦,平,有小毒。功能清热利湿,解毒消肿,抗癌。常用于感冒发热,黄疸性肝炎,胆囊炎,胆石病,癌症,子宫糜烂,白带,肾炎水肿,风湿性关节炎;外用治痈疖肿毒。现代药理研究表明,本品具有抗肿瘤、抗过敏、增强免疫力、抑菌、抗炎、护肝、灭钉螺和毒理活性等作用。常用量为 15～30g;外用适量,鲜全草捣烂敷患处。

【临床治验】

1. 治疗黄疸性肝炎　白英、天胡荽各30g，虎刺根15g。水煎服，每日1剂。(《中华本草》)

2. 治疗声带癌　白英、龙葵各30g，蛇莓、石见穿、野荞麦根各15g，麦冬、石韦各12g。水煎2次分服。(《中华本草》)

3. 治疗肺癌　白英、狗牙半支(垂盆草)各30g。水煎服，每日1剂。(《中华本草》)

4. 治疗盖诺化疗所致静脉炎　取白英50g，水煎至1000ml溶液，然后放入冰片10g，搅拌后湿热敷(40～45℃)患处，2次/日。(王红娟. 白英冰片洗剂治疗盖诺化疗所致静脉炎. 护理学杂志，2008，23(9)：68.)

5. 治疗脓耳　先用棉签蘸盐水，反复洗净脓垢，再用干棉签揩干。取鲜白毛藤(白英)叶捣碎挤汁，滴数滴于耳中，头偏向健侧片刻、轻压耳屏。每日2～3次(每日只须洗脓垢1次)，症状轻者，每日1～2次即可。1周为1个疗程。耳道口周围红肿者，用捣碎之叶敷局部。(尹德珍，胡若兰. 白毛藤外用治疗脓耳21例. 实用中医药杂志，1998，14(10)：32.)

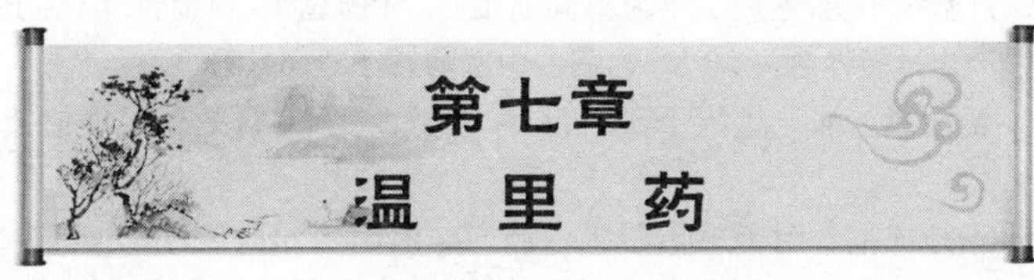

第七章 温里药

附子

为毛茛科植物乌头的子根加工品。

【效用特点】 辛、甘，大热，有毒。归心、肾、脾经。功能回阳救逆，补火助阳，散寒止痛。常用于亡阳虚脱，肢冷脉微，心阳不足，胸痹心痛，虚寒吐泻，脘腹冷痛，肾阳虚衰，阳痿宫冷，阴寒水肿，阳虚外感，寒湿痹痛。现代药理研究表明，本品具有强心、抗炎、抗休克、降血糖、保护关节液、抗氧化、兴奋副交感神经、增强免疫、镇静、镇痛等作用。常用量为3～9g(炮制品)，回阳救逆可用18～30g，内服煎汤，或入丸、散。外用适量，研末调服，或切成薄片盖在患处或穴位上，用艾炷灸之。内服宜制用，宜久煎；外用多用生品。

【临床治验】

1. 治低血压　附子15g，黄精31g，甘草31g。水煎内服，日服2～3次。(《实用中医内科学》)

2. 治疗慢性结肠炎　取附子末10g，葱白头(连须)2寸，捣泥外敷脐部，先以塑料纸覆盖，再外敷纱布，胶布固定。每日换药1次，7天为1个疗程，直至痊愈。(侯英芳，王晓明. 附子大葱泥敷脐治疗慢性结肠炎86例. 中国民间疗法，2007，5：15.)

3. 治顽固性头痛　制附子60g，食盐30g(为1剂量)。分别研末，各分成6包，每次服1包，每日2次，饭后冲服。阳虚头痛者，服1剂后头痛仍未缓解者，间隔3～5日，可持上方再服1剂，但不宜连续久服。(赵辉. 盐附散治疗顽固性头痛36例. 陕西中医，1989，(6)：270.)

4. 治疗过敏性鼻炎　取穴肺俞(双)、脾俞(双)、肾俞(双)。将附子片放置以上诸穴，上置艾炷，施灸，使皮肤潮红而不起疱为度。每日1次，10次为1个疗程，间隔2～3天行第2疗程，治疗3个疗程后观察疗效。然后改为每月施灸1次，连灸1年为巩固期治疗。（杨冠军，刘金竹. 隔附子灸背俞穴治疗过敏性鼻炎56例. 内蒙古中医药，2008，(6)：24.）

5. 治阴虚牙痛　生附子研末，口津调敷两足心，极效。（《华佗神医秘传》）

6. 治疗冻疮　附子10g，浸入白酒50g中，0.5小时后，用文火煎沸3分钟，趁热用棉球蘸酒涂于冻疮患处，每晚临睡前涂搽5次。（胡荣昕，许满时. 附子外用治疗冻疮32例. 浙江中医杂志，1998，33(10)：441.）

7. 治疗顽痹　制附子15g，茯苓15g，人参12g，白术15g，白芍12g。随症加减，每日1剂，早晚2次水煎温服，每服20剂为1个疗程。（陈保平. 附子汤加减治疗顽痹160例. 现代中西医结合杂志，2009，31：3856.）

8. 治疗肝肾不足型膝原发性骨关节炎　取穴内膝眼、犊鼻、阴陵泉、阳陵泉、血海、梁丘、鹤顶、肝俞、肾俞。制附子粉10g，60%乙醇5ml，调和成糊状，做成直径约3cm、厚约0.8cm的附子饼，中间以针刺10个小孔。每次选2～4穴，将附子饼放在应灸腧穴处，上面再放自制艾炷施灸，灸5壮，以使皮肤红润而不起疱为度。每天1次，连续灸5次，休息1～2天，10次为1个疗程。（孙奎. 隔附子饼灸治疗肝肾不足型膝原发性骨关节炎. 中国针灸，2008，28(2)：87.）

干　姜

本品为姜科植物的干燥根茎。

【效用特点】　辛，热。归脾、胃、肾、心、肺经。功能温中散寒，回阳通脉，燥湿消痰。常用于脘腹冷痛，呕吐泄泻，肢冷脉微，痰饮喘咳。现代药理研究表明，本品具有抗炎镇痛、抗胃溃疡、抑制血小板聚集、预防血栓形成、抗缺氧、抗菌、抗肿瘤、止呕、镇咳等作用。常用量为3～9g，煎服。

【临床治验】

1. 治疗遗尿　用干姜15g，加水200ml，煎至100ml，滤渣取液和面粉调成糊状，摊于3块6cm见方的布上，晒干即成姜饼。选中极、三阴交穴将药饼放置，用艾条熏灸，每日2～3次，每次30分钟，3日为1个疗程。（张钢纲. 常用中草药新用途手册. 北京：中国中医药出版社，1993：22.）

2. 治疗婴幼儿秋季腹泻　干姜3g炒成炭，淀粉（山芋粉、面粉均可）一食匙炒成黄黑色，合为一剂分2次服，较小婴儿可分3次服。（徐淑君. 干姜淀粉炭治疗婴幼儿秋季腹泻疗效观察. 中国冶金医学杂志，1993，10

(1):46.)

3. 治疗顽固性腹泻　艾叶 60g(切丝),干姜 60g(捣碎成粉末),拌匀用纱布包纳,敷于脐部及下腹部(关元),然后用远红外线或光热照射,每次 30 分钟(亦可用热水袋热敷,每次 30～50 分钟)。每日 2 次,5 天为 1 个疗程。用药过程中无须换药。(胡斌清. 艾叶、干姜脐部热敷治疗顽固性腹泻 21 例. 上海中医药杂志,2008,4:39.)

4. 治老人尿频　红枣 30 个洗净,干姜 3 片,加适量水放入锅内用文火把红枣煮烂,加入红糖 15g,一次服完。(罗文儒. 治老人尿频方. 中医药学刊,2005,2:260.)

5. 治疗褥疮　取干姜粉(高压灭菌)10g,生姜自然汁(高压灭菌)40ml,新鲜蛋清 60ml,生理盐水 40ml,搅匀,放入纱布敷料浸泡,取出敷于疮面,每隔 2～4 小时换药一次。(何继红. 王世彪治褥疮验方. 新中医,1990,(8):18.)

肉　桂

为樟科樟属植物肉桂的干皮和枝皮。

【效用特点】　辛、甘,大热。归肾、脾、心、肝经。功能补火助阳,引火归源,散寒止痛,活血通经。常用于阳痿,宫冷,腰膝冷痛,肾虚作喘,阳虚眩晕,目赤咽痛,心腹冷痛,虚寒吐泻,寒疝奔豚,经闭,痛经。现代药理研究表明,本品具有抗腹泻、抗溃疡、利胆、扩张血管、抗炎、抗菌、抗糖尿病、抗肿瘤、免疫调节、镇静、降温、解热、杀虫、抗醛糖还原酶等作用。常用量为煎服,25g,宜后下或焗服;或研末冲服,每次 1～2g。

【临床治验】

1. 治疗绿脓杆菌感染　将 0.5%肉桂油置于消毒容器中,消毒纱布浸药液敷创面或塞入创口及窦道内,每日换 1 次,也可用喷雾洒创面,每日 3 次。(李萍,姜玉成,张翊,等. 肉桂油抗绿脓杆菌感染的初步观察. 山东医药,1980,20(11):28.)

2. 治盗汗　附子(有毒,先煎 1 小时)12g,肉桂、五味子各 5g,山萸肉 10g,生黄芪 20g。每日 1 剂,水煎分 2 次服。(附子肉桂治盗汗. 家庭医药,2009,9:22.)

3. 治疗阑尾切除术后肠功能恢复　肉桂、吴茱萸各等份,研细末过 20 目筛,将适量凡士林加热以后与以上药末调膏,取适量药膏涂于纱布中央

(约 2cm×2cm 大小),稍烘热后敷脐(神阙穴),24 小时换 1 次。(龚旭初,孙爱珠,孔健.桂萸膏敷脐对阑尾切除术后肠功能恢复疗效观察.北京中医,1990,(5):26.)

4. 治小儿口角流涎 取肉桂 10g 研成细末,醋调成糊状,每晚临睡前将药料匀摊于 2 块纱布上,分别贴敷于双侧涌泉穴,并用胶布固定,次日晨取下。(兰茂璞.肉桂外治小儿口角流涎.中医杂志,1983,(8):638.)

5. 治疗小儿腹泻 丁香 1.5g,肉桂 3g,共研细末备用。使用时取药粉少许用水调成糊状,摊在 3cm×3cm 的伤湿止痛膏上,然后稍加热,将膏药贴于脐上,每 12 小时换药 1 次。敷药期间口服补液。(代洪梅.丁香肉桂敷脐治疗小儿腹泻 120 例.中国民间疗法,1998,(6):21.)

6. 治疗腹胀 肉桂、吴茱萸各 5g,研末,加凡士林调匀,涂于纱布上烘热,贴于神阙穴上。24 小时换药 1 次,一般 2～3 次可获效。(兰翠,郭清凤.肉桂方解除腹胀.中国民间疗法,2002,10:63.)

7. 治疗小儿口疮 以黄连 10g,肉桂 2g,烘干研细末,以纱布包起,敷于患儿脐部,固定。3 日后如口疮未愈,再敷 1 次。(赵文斌.黄连肉桂敷脐治疗小儿口疮.江苏中医,1999,(5):13.)

8. 治疗寒湿带下 肉桂 15g,补骨脂 20g,白芷 30g,芡实 20g,桑螵蛸 30g。研末,用醋调成糊状,临睡取适量敷于脐部,外用伤湿止痛膏固定。次日起床时取下,1 日换 1 次,连续使用 1 周。一般治疗 1～2 个疗程。(赵海燕.肉桂散贴脐治疗寒湿带下 15 例.湖南中医杂志,1997,2:30.)

吴茱萸

为芸香科吴茱萸属植物吴茱萸、石虎或疏毛吴茱萸的干燥近成熟果实。

【效用特点】 辛、苦,热;有小毒。归肝、脾、胃、肾经。功能散寒止痛,降逆止呕,助阳止泻。常用于厥阴头痛,寒疝腹痛,寒湿脚气,经行腹痛,脘腹胀痛,呕吐吞酸,五更泄泻,外治口疮,高血压。现代药理研究表明,本品具有抑胃肠动力、抗胃黏膜损伤、血压和松弛血管、抗血小板聚集、抗炎镇痛、抗肿瘤、抗菌、收缩气管平滑肌作用、减肥等作用。常用量为 1.5～4.5g,煎服。外用适量。

【临床治验】

1. 治疗高血压病 将吴茱萸研为细末,每次取 18～30g,用醋调敷两足心(最好睡前敷,用布包囊)。(余学燕,朱晓梅.吴茱萸贴敷涌泉穴治疗高血压病31例.河北中医,2004,26(10):757.)另报道,将吴茱萸研细末过筛,每晚临睡前取10～20g用醋调后纳入脐中,上盖用麝香虎骨膏固定,3日换敷1次,1个月为1个疗程。(商翠莲,李敏.吴茱萸贴敷治疗高血压病60例.实用中医药,2003,19(5):255.)

2. 治疗麻痹性肠梗阻　吴茱萸10g研末,淡盐水调成糊状,摊于2层方纱布上,将四边折起,长宽约5cm,以吴茱萸敷于脐部,胶布固定12小时更换一次,一般敷药1～2小时生效。(农远升.吴茱萸敷脐治麻痹性肠梗阻.中医杂志,1995,36(3):136.)

3. 治疗糖尿病腹胀　用吴茱萸粉5～10g,以姜汁或香油调成稠膏,再加肉桂粉2～3g,透皮剂少许,敷脐部,外用胶布固定,24小时后除去药渣,隔日1次,3～5次为1个疗程。(周孝德,常亚霖,张琳.吴茱萸粉贴脐治疗糖尿病腹胀128例小结.甘肃中医,2003,16(6):21.)

4. 治疗消化不良　将吴茱萸粉2.5～3g,用食醋5～6ml调成糊状,加温至40℃左右,摊于2层方纱上(约0.5cm厚),将4边折起,贴于脐部,用胶布固定。12小时更换1次。另有用吴茱萸20g研末外敷双侧涌泉穴。(岳世亮.单味吴茱萸外敷涌泉穴小儿单纯消化不良.中国农村医生杂志,1991,(7):37.)

5. 治疗小儿泄泻　以吴茱萸粉加醋调成糊敷脐周治疗婴幼儿泄泻96例,结果敷药1次治愈37例,敷药2次治愈51例,敷药3次治愈5例,好转3例,全部有效。(严凤山.吴茱萸敷脐治疗婴幼儿泄泻96例.陕西中医,1987,(8):461.)

6. 治疗癫痫　取吴茱萸适量,晒干粉碎成极细末,装瓶密封备用。用时取吴茱萸粉置脐中,以填平脐眼为限,外以麝香止痛膏固定,7天换药1次,连敷3个月或更长时间。(韩冠先,连华敏.吴茱萸敷脐疗癫痫.浙江中医杂志,1999,34(1):29.)

7. 治疗呃逆　取吴茱萸末20g,用香油调敷于双侧涌泉穴,敷料胶布外固定,每日更换1次。(宋耀朋,郭会娟.吴茱萸外敷涌泉穴治疗呃逆27例.中国民间疗法,2001,9(9):13-14.)

8. 治疗慢性前列腺炎　取吴茱萸60g,研末,用酒、醋各半,调制成糊状,外敷于中极、会阴二穴,局部用胶布固定,每日1次,年老体弱者、无明显热象者,用吴茱萸15～20g,加水100ml,约煎40分钟成60ml,分2次服;体质强壮者或有热象者用吴茱萸10～12g,竹叶8g,加水100ml,煎成90ml,分3次服,每日1剂。上法连用10天为1个疗程。(范新发.吴茱萸治疗慢性前列腺炎.中医杂志,1995,36(4):200.)

9. 治疗口角流涎 吴茱萸30g,研为细末,用醋调匀,晚间外敷涌泉穴(男左女右),外以布条缠扎,每次敷12小时,每日更换1次,一般敷3～5次痊愈。若流涎清稀者,取益智仁30g,水煎当茶饮之,每日1剂。若流涎稠黏且口腔红肿者,取佩兰15g,藿香15g,黄连3g,水煎服,每日1剂。(李黛.吴茱萸敷足治疗口角流涎.山东中医杂志,2000,19(3):168.)

10. 治疗小儿鼻出血 吴茱萸10～20g,研粉,每晚加适量水调成糊状,分敷于两足底涌泉穴,第二天早晨揭去,7天为1个疗程。(张三山.吴茱萸外敷治疗小儿鼻出血.浙江中医杂志,2003,(7):302.)

11. 治疗化疗后口腔溃疡 先予温水浸泡双足10分钟,擦干后将吴茱萸用醋调好后外敷于涌泉穴,涂抹直径约10mm,厚3mm,外敷纱布并用胶布固定,2小时后揭去,每日2次。疗程3～5天。(徐莉亭,韩建宏.吴茱萸外敷涌泉穴可治疗化疗后口腔溃疡.中华护理杂志,2006,41(10):873.)

12. 治疗鹅口疮 将吴茱萸15g研成细末,加醋调糊,敷于双侧涌泉穴,连续治疗3日。(郭骞,王黎.吴茱萸外敷治疗小儿口疮.山东中医杂志,2002,21(2):95.)

13. 治疗湿疮 用吴茱萸80g研为细末,加醋50ml调成软膏,外涂患处,每日2～3次。(王晓明,丛龙松.吴茱萸治疗湿疮40例.中国民间疗法,2001,9(8):58.)

14. 治疗牛皮癣 用吴茱萸10g,研末,过100目筛,加药用凡士林90g,制成软膏,取软膏适量,每日2次涂于患处,涂药后按摩局部片刻,每24小时更换1次,1个月为1个疗程。(孙玉德,韩治和.吴茱萸治疗牛皮癣21例.中医药信息,2000,17(2):47.)

小茴香

为伞形科多年生草本植物茴香的果实。

【效用特点】 辛,温。归肝、肾、膀胱、胃经。功能温肾暖肝,行气止痛,和胃。常用于寒疝腹痛,睾丸偏坠,脘腹冷痛。食少吐泻,胁痛,肾虚腰痛,痛经。现代药理研究表明,本品具有促进胃肠蠕动、促进胆汁分泌、抗真菌等作用。常用量为内服:6～10g,大剂量可用至30g。外用:炒熨或研末敷。

【临床治验】

1. 治疗肠梗阻　除用传统方法（胃肠减压、营养支持、维持水电解质平衡）外，另用食盐 500g 加小茴香 100g，炒热至烫手，装入毛巾袋中，腹部持续热敷，温度降低后再次加热，小茴香炒焦后更换之。（方新社. 食盐加小茴香治疗肠梗阻 62 例. 中国中西医结合消化杂志，2006，14(5)：339.）

2. 治疗术后腹胀　取小茴香 250g，炒热，用布袋包裹，温度以使患者局部无灼痛感为度。将药袋放在患者上腹中脘、神阙、天枢等穴位进行热敷。药袋紧贴皮肤使患者有舒适感，每日 2 次，每次 30 分钟。（刘涛，杨红，岳涛. 小茴香热敷治疗术后腹胀. 中国乡村医药，2003，10(5)：26-27.）

3. 治疗胃痛　用瓦片把小茴香焙干至微黄，焙干后研成粉末，把盐面和小茴香面掺在一起。比例不限，胃脘胀闷明显痛轻，大便不爽苔厚腻者加大盐面用量；痛重，吐酸水，喜暖喜按，大便溏薄，舌淡白者加大小茴香面用量。温开水调服或用食物蘸取粉末同吃，每日 3 次。（张保峰. 小茴香盐治胃痛 368 例. 临床军医杂志，2003，31(2)：111.）

4. 治遗尿　小茴香 6g，桑螵蛸 15g。装入猪尿脬内，焙干研末。每次 3g，日服 2 次。（《吉林中草药》）。

5. 治疗痛经　月经前 3 日及经期服用小茴香方（小茴香 10g，生姜 10g），每日 1 剂水煎分 2 次服，连服 3～5 剂。（谭闽英，李霞. 小茴香方治疗痛经 86 例. 中国民间疗法，2002，9(6)：50.）

6. 治疗鞘膜积液和阴囊象皮肿　取茴香 15g，食盐 4.5g，同炒焦，研为细末，打入青壳鸭蛋 1～2 个同煎为饼，临睡时温米酒送服。连服 4 日为 1 个疗程，间隔 2～5 日，再服第 2 疗程。（江苏新医学院. 中药大辞典. 上海：上海科学技术出版社，1993：1593.）

高 良 姜

为姜科植物高良姜的干燥根茎。

【效用特点】　辛，热。归脾、胃经。功能散寒止痛，温中止呕。常用于脘腹冷痛，胃寒呕吐。现代药理研究表明，本品具有镇痛、止呕、免疫促进、抗血栓、抗缺氧、抗氧化、抗癌、降血糖、促进渗透、抗菌、抗 HIV 等作用。常用量为煎服，3～10g；研末服，每次 3g。

【临床治验】

1. 治胃寒痛　高良姜 10g，姜黄 10g，红糖 30g。水煎，分 3 次温服。

(《中国民间实用医方》)

2. 治疗寒凝气滞型胃绞痛　高良姜12g,厚朴15g,当归8g,桂枝10g,生姜10g,白芍20g,砂仁8g,陈皮10g,白术15g,大枣5枚,炙甘草10g。每日1剂,水煎分3次空腹温服,3天1个疗程。(李易霞,张光翔,等.高良姜汤加味治疗寒凝气滞型胃绞痛72例疗效观察.中国误诊学杂志,2003,3:416-417.)

3. 治疗头痛　细辛、高良姜、羌活、川芎各10g,白芷20g。将上述药物一起研成细末,装入瓶中,头痛发生在左侧,可用手指蘸少许药粉吸入右鼻孔中;头痛发生在右侧,可用手指蘸少许药粉吸入左鼻孔中。(治疗头痛.求医问药,2009,10:51.)

花　椒

本品为芸香科植物青椒或花椒的干燥成熟果皮。

【效用特点】　辛,温。有小毒。归脾、胃、肾经。功能温中止痛,杀虫,止痒。常用于脘腹冷痛,呕吐泄泻,虫积腹痛,蛔虫症;外治湿疹瘙痒。现代药理研究表明,本品具有抗胃溃疡、抗炎性和功能性腹泻、抗菌、抗炎镇痛等作用。常用量为煎服,3～6g。外用适量,煎汤熏洗。

【临床治验】

1. 治疗支气管哮喘　将椒目榨油,制成胶丸(含油量约15%～30%),每丸含生药200mg,每次服600～1000mg,日服3次,儿童酌减。(陈孝伯,等.椒目治喘疗效好.中医药信息报,1990年3月10日.)

2. 治疗蛔虫病性肠梗阻　花椒9g加入麻油125ml,熬煎至花椒微香时停火,待温取出花椒。用时将此油1次顿服,或1次服不下,可间隔2～3小时后继续服药。(江苏省镇江地区人民卫生院.花椒麻油治疗蛔虫性肠梗阻.中草药通讯,1983,(1):52.)

3. 治疗过敏性鼻炎　取新鲜花椒100g及半夏200g混合,晒干,研末,过100目筛,药粉盛于经消毒处理后的干燥瓶内备用。治疗时可直接供鼻孔吸入少许药粉或用消毒棉签蘸取药粉少许供鼻孔吸入。每天3～6次,7～10天为1个疗程。(姜守运,杨建昌.花椒半夏粉鼻吸入法治疗变态反应性鼻炎20例.中国中西医结合杂志,2006,26(11):1028.)

4. 治疗单纯性下肢静脉曲张并溃疡形成　将花椒100g放入2000ml水中煮10分钟,将花椒水倒入消毒好的圆桶内,将患肢置于距水面10cm

处，利用蒸气熏，等水温降至 40℃时，将患肢浸入花椒水中，溃疡面应置于水面以下，浸泡约 20 分钟，然后患处清创处理，再用干净纱布外敷包扎，同时配合抬高患肢，应用抗生素及活血化瘀药物治疗。（周正山. 花椒水治疗单纯性下肢静脉曲张并溃疡形成 56 例疗效观察. 实用心脑肺血管病杂志，2005，13(2)：91.）

5. 治疗荨麻疹　干花椒皮 100g，置于容器内，加入沸水 500ml，浸泡 24 小时。滤去花椒皮，以花椒水涂于患处，即可止痒，消除水肿，对花粉过敏引起的颜面部风团效果尤佳。（刘炳书. 花椒水治疗荨麻疹. 中国民间疗法，2002，10(5)：25.）

6. 用于产后回乳　第 1 次服药必须在产后 24 小时内，花椒 10 粒，每天 3 次，口服，连服 3 天。（李美珍. 花椒用于产后回奶 87 例的临床观察. 中国民族民间医药杂志，2004，68：164.）

7. 治疗糖尿病并皮肤感染　将 1000ml 水煮沸后加入 50g 花椒再煮 10 分钟，将花椒水置入盆中，水面距患处 10cm，利用蒸气熏，待水温降至 40℃时，将无菌纱布放入花椒水中蘸取冲洗患处，至分泌物清洗干净，再继续冲洗约 15 分钟，再换药覆盖无菌纱布，每天 1 次。（郭兆美. 花椒水治疗糖尿病并皮肤感染 30 例临床观察. 宁夏医学杂志，2000，22(8)：474.）

8. 治疗牙痛　花椒 9g，荜茇 6g，樟脑 6g。加水 200ml 浓煎后，以棉签蘸取药液涂患处，或以棉球蘸取药液适量置于患处上下牙齿间咬紧，15～30 分钟可达止痛目的。（宫丽梅，邢跃萍，许映霞. 花椒方治牙痛 28 例. 时珍国医国药，2002，13(8)：484.）

9. 治疗脚癣　生大蒜头 5～6 瓣，花椒 15 粒。先把花椒炒焦，碾压成粉，然后和大蒜一起捣成糊状。患处用温水洗净后，外敷捣烂的大蒜花椒糊，约 1～2mm 厚。每隔 1 天换药 1 次。敷药后 20 分钟左右，大蒜花椒糊上面即出现黄水，稍感疼痛。轻者一般敷药 1～2 次即可痊愈。（杨玉珍. 大蒜花椒糊治疗脚癣. 山东中医杂志，2002，21(5)：288.）

10. 治疗神经性皮炎　食醋 500g，花椒 30g，生鸡蛋 2 枚(去壳)。装入容器内浸泡 1 周，用时将药液搅匀，病变局部常规消毒后，用棉签蘸涂患处，每日 3 次。（李忠娥，孙富广，苏伟娜. 花椒鸡蛋醋外涂治疗神经性皮炎. 中国民间疗法，2003，11(10)：27.）

11. 治疗肛管疾患术后　用纱布袋装入花椒，冲洗干净，封口，即成花椒包，加入食盐，而后注入水 2000ml 煮沸 5 分钟，捞出花椒包，将水倒入搪瓷盆中，待 3 分钟后，即可在盆上进行熏蒸，降至 40℃左右行坐浴 10～15 分钟。花椒包第 2 天仍可用。（李真，周书平，郝红敏，等. 花椒、食盐治疗肛管疾患术后112例.中国民政医学杂志,2002,14(3):183.)

12. 治疗肛裂　将500ml水煮沸后加入50g花椒,再煮20分钟,把花椒水倒入盆中,行熏洗坐浴。每日早晚各1次,每次30~50分钟。同时配合应用缓泻剂,防止大便干燥。(王道云,巩天玲,李梅花.花椒水坐浴治疗Ⅰ度肛裂76例临床分析(摘要).青岛大学医学院学报,2003,39(2):177.)

丁 香

本品为桃金娘科植物丁香的干燥花蕾。

【效用特点】 辛,温。归脾、胃、肾经。功能温中降逆,补肾助阳。常用于脾胃虚寒,呃逆呕吐,食少吐泻,心腹冷痛,肾虚阳痿。现代药理研究表明,本品具有抗腹泻、抗溃疡、促进胃酸和胃蛋白酶分泌、解除肠痉挛和保肝利胆、抗菌、抗血小板聚集、抗病毒、促进透皮吸收、抗癌、镇咳祛痰、抗氧化、抑制花生四烯酸代谢等作用。常用量为1~3g煎服。

【临床治验】

1. 治疗呃逆　将丁香1g左右(10~15粒),细嚼(嚼时有大量唾液分泌,切勿将其吐出),徐徐咽下。待药味尽,将口内剩余药渣吞下。30分钟如不止,可续用2~3次。(张崇尧.公丁香治疗呃逆.山东中医杂志,1986,(4):53.)

2. 治急性乳腺炎　公丁香研末,包入干棉球内塞患侧鼻孔,每次1.5g,每次保留6小时,每日2次,2~4日即可见效。(《临床药物新用联用手册》)

3. 治麻痹性肠梗阻　丁香30~60g,研成细末,加75%乙醇调和,敷于脐及脐周,直径约6~8cm,上用纱布,塑料药膜覆盖,再以胶布固定。用药两小时后可听到肠鸣音,4~8小时排便,排气。(李世样,李鼎建.丁香敷脐治疗麻痹性肠梗阻.中原医刊,1991,(2):26.)

4. 治疗小儿腹泻　丁香1.5g,肉桂3g,共研细末备用。使用时取药粉少许用水调成糊状,摊在3cm×3cm的伤湿止痛膏上,然后稍加热,将膏药贴于脐上,每12小时换药1次。(代洪梅.丁香肉桂敷脐治疗小儿腹泻120例.中国民间疗法,1998,(6):21.)

5. 治疗口腔溃疡　用丁香30g,加200ml温水浸泡24小时,常规口腔护理后,用棉签蘸本品涂于口腔黏膜潮红或溃烂处,日3~4次。(姜晓栋.丁香液治疗化疗后口腔溃疡.中国民间疗法,1999,7(3):37.)

6. 治小儿疝气　母丁香研细末，每次 2g 放脐孔，外加固定，2 日换药 1 次，20 日为 1 个疗程。(《临床药物新用联用手册》)

7. 治疗痔疮　采集紫丁香叶晒干后备用，用时将紫丁香叶洗净，装入铝制或铁制器皿中，冷水浸泡 2 小时后煮沸，再用文火煎煮 1 小时，取汁熏洗患处，每晚 1 次，每次熏洗 15～20 分钟，7 日为 1 个疗程。(李淑静，徐连英. 紫丁香叶治疗痔疮 18 例. 中国民间疗法，2001，9(1)：57.)

荜　茇

为胡椒科植物荜茇的果穗。

【效用特点】 味辛，性热。归胃、脾、大肠经。功能温中散寒，下气止痛。常用于脘腹冷痛，呕吐，泄泻，头痛，牙痛，鼻渊，冠心病心绞痛。现代药理研究表明，本品具有抗胃溃疡、抗惊厥、抗心律失常、降脂、抗炎、杀菌、耐缺氧、抗急性心肌缺血、降压、扩冠等作用。常用量为内服：煎汤，1～3g；或入丸、散。外用：适量，研末；或为丸纳龋齿孔中，或浸酒擦患处。

【临床治验】

1. 治疗牙本质过敏症　荜茇 100g，乌贼骨 100g，共研细粉，将不含任何药物的中华牙膏挤到牙刷头上，在其表面蘸取一层中药粉刷牙用，每天两次，早晚各 1 次，每次刷牙 3 分钟，敏感区刷 60 下。(刘晓锦，刘沛. 荜茇乌贼骨治疗牙本质过敏症 30 例临床疗效观察. 中国老年学杂志，2010，4：545-546.)

2. 治疗牙痛　荜茇 5g，高良姜 3g，川椒 25g，生川、草乌各 0.5g，洋金花 0.2g，上药置瓶中，加入 75%酒精 100ml，浸泡一周后加入樟脑 2g，密封备用。用时可将干棉球蘸取药液适量，抹齿周围、并咬住棉球，吐出口中唾液。(《中原医刊》，1983，(6)：22.)

荜　澄　茄

为胡椒科植物荜澄茄的果实。

【效用特点】 辛，温。归脾、胃、肾、膀胱经。功能温中散寒，行气止痛，暖肾。常用于胃寒呕逆，脘腹胀满冷痛，肠鸣泄泻，寒疝腹痛，寒湿小便淋漓浑浊。现代药理研究表明，本品具有抗胃溃疡、抗腹泻、利胆、抗心律失常、改善心肌缺血和降压、抗多种病原微生物、镇痛、镇静、抗过敏、抗缺氧等作用。常用量为内服:煎汤,1～5g,或入丸、散。外用:适量,研末擦牙或鼻。

【临床治验】

治疗阿米巴痢疾　将荜澄茄连皮研细,装入胶囊中。每次 1g,隔 2 小时 1 次,每日 4 次,视病情轻重连服 3～5 天。如服后有胃肠道刺激反应,可加入等量碳酸镁。(中国医学科学院药物研究所,等. 中药志(第二册). 北京:人民卫生出版社,1959:375.)

胡　椒

为胡椒科植物胡椒的果实。

【效用特点】　味辛,性热。归胃、大肠、肝经。功能温中散寒,下气止痛,止泻,开胃,解毒。常用于胃寒疼痛,呕吐,受寒泄泻,食欲不振,中鱼蟹毒。现代药理研究表明,本品具有抗胃溃疡、镇静、镇痛、抗炎、保肝、抗氧化、免疫调节、抗炎、抗菌、抗肿瘤、抗惊厥、降血脂等作用。常用量为内服:煎汤,1～3g;或入丸散。外用:适量,研末调敷,或置膏药内外贴。

【临床治验】

1. 治疗小儿哮喘　白胡椒 1～5 粒。研末,放于膏药中心,先用生姜擦小儿肺俞穴,以擦红为度,再将膏药贴上。禁风寒及食生冷。(《湖北科技资料》)

2. 治疗咳嗽　用食用胡椒粉、清凉油各适量,将调和的药膏摊于约 3cm×5cm 大小的追风膏上,贴于双侧肺俞穴,8～12 小时换药 1 次,5 日为 1 个疗程。(刘汉涛. 胡椒粉外敷肺俞穴治疗咳嗽 166 例. 中医外治杂志,2001,10(6):48.)

3. 治疗小儿腹泻　鲜白胡椒 10 粒研细末加黄酒或白酒调成糊状,填贴小儿神阙穴,上盖少许干棉球,然后用胶布固定。重者 10 小时换一次。轻者 14～16 小时一次。每次敷前用酒精棉球清洗小儿肚脐神阙穴和脐周围四边穴,擦红为止,再用干棉球擦干后才能用白胡椒贴敷法。(杨丽荣. 白胡椒外用治疗小儿腹泻 58 例. 河南医药信息,2002,22(10):33.)

4. 治疗虚寒性胃脘痛　取鸡蛋一枚打入碗中,黑胡椒大而饱满者 7 粒研细末,入于鸡蛋中搅匀,用沸水将鸡蛋冲熟,饮服,不加其他任何佐料,每日清晨空腹服 1 剂或睡前加服 1 剂,1 个月为 1 个疗程。(韩晓光,王秀华,孙超.胡椒鸡蛋汤治疗虚寒性胃脘痛62例.中国民间疗法，2001，9(12)：58.）

5.治疗心律失常　三七粉3～6g/d，白胡椒粉0.5～1g/d，分3次冲服或装胶囊后服用，5～7日为1个疗程，可连续服用2～3个疗程。（徐国云，梁建荣.用三七加白胡椒治疗心律失常26例.前卫医药杂志，1995，12(3)：174.）

6.治疗尿潴留　取白胡椒40粒，鲜辣有呛味的葱白6寸两根混合，捣烂成糊状备用。将糊剂敷于肚脐周围，直径约15cm，以塑料膜覆盖，周围用胶布粘紧固定，6小时后取去。（李风杰，董英华，刘云.胡椒葱糊剂外敷脐部治疗尿潴留60例.中国民间疗法，2001，9(3)：20.）

7.治冻疮　胡椒10%，白酒90%。把胡椒浸于白酒内，7天后过滤使用。涂于冻疮处，每日10次。（《中草药新医疗法资料选编》）

8.治疗阴囊湿疹　胡椒10粒。研成粉，加水2000ml，煮沸。外洗患处，每日2次。（《草医草药简便验方汇编》）

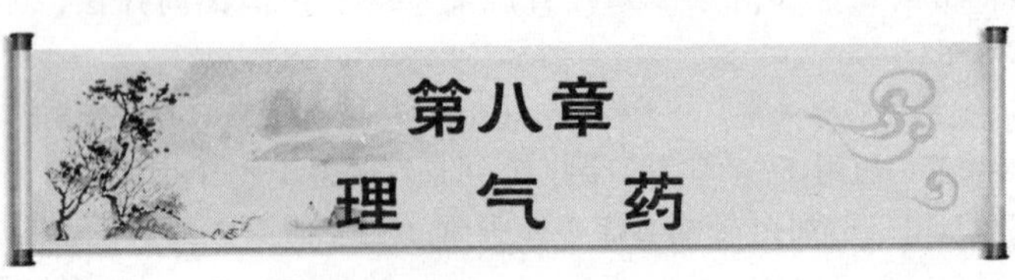

第八章 理气药

橘皮

为芸香科植物橘及其栽培变种的成熟果皮。

【效用特点】 苦、辛，温。归肺、脾经。功能理气健脾，燥湿化痰。常用于胸脘胀满，食少吐泻，咳嗽痰多。现代药理研究表明，本品具有抑制溃疡、促进胃液的分泌、祛痰、平喘、抑制黑色素等作用。常用量为3～9g，水煎服。

【临床治验】

1. 治疗急、慢性咽炎　半夏60g，陈皮30g，米醋500ml。用米醋浸泡半夏、陈皮，24小时后即可饮用。每天3～5次，每次10ml，徐徐下咽，令药液滋润咽喉痛处，1个疗程为7天。（苏保华. 半夏陈皮米醋治疗急慢性咽炎. 新中医，2005，37(8)：96.）

2. 治疗呃逆　取新鲜橘皮1个，洗净，放入杯中，加沸水500ml冲泡约10分钟，然后加入约30ml蜂蜜搅匀，饮服。若1杯呃逆不止，可再饮1杯。（杜霞，于芳. 橘皮冲饮治疗呃逆. 山西中医，2006，6：58.）

3. 治疗胃术后排空延迟症　西洋参、陈皮各15g。上2药切碎成粉末状入粥水中煎熬约20分钟后服食，每次量不得超过100ml，最好2～3小时进食1次。（陈伟刚. 西洋参陈皮汤治疗胃术后排空延迟症临床观察. 新中医，1998，30(1)：16.）

4. 治疗习惯性便秘　番泻叶10g，陈皮10g，开水冲服，早晚各一次，每次饮水量最好在750ml以上。（金昌顺，郭江英. 番泻叶加陈皮治疗习惯性便秘115例体会. 中外医学研究，2010年，6：94.）

5. 治疗胃痛　陈皮100g，面粉500g，红糖适量。陈皮晒干研末过细筛，面粉小火炒香，再将陈皮粉和面粉混合装瓶，临用时加入少量红糖调味。空腹时，每次取1小汤勺配好的陈皮粉，放在口中吞下。每天吞6～8

次或不计时吞服。1个月为1个疗程,可连续服用1～3个疗程。(李庆耀,邹复馨.陈皮粉治疗胃痛.中国民间疗法,2007,5:26-27.)

6. 防治胆石症 于每日上、下午各取金钱草10g,用清水洗净,鲜橘皮5g,放入茶杯中,用开水冲泡,代茶饮。每月上旬依上述法饮茶10天,为期1年。在春末夏初、深秋入冬两个胆石症好发期,各坚持连续饮1月。(顾晴,崔赤梅.金钱草橘皮泡茶饮防治胆石症60例.吉林中医药,2006,10:22-23.)

7. 治疗乳痈 香附30g(鲜品加倍),陈皮10g,水煮,加陈米醋半汤匙,饭后温服,早晚各一剂,微汗出为佳。(曾春,杨爱珍.陈皮香附饮治疗乳痈36例.海南医学,1991,2(8):38.)

8. 治疗烧烫伤 取新鲜橘皮适量,装入广口瓶内,用纸封口,置阴处,1周后橘皮表面生有白或黄毛,用筷子捣拌为糊状。用时将上药涂于伤口,每天涂2次,一般5～7天即可痊愈。(许占平.鲜橘皮治疗烧烫伤.山东中医杂志,1984,(4):43.)

化橘红

为芸香科植物化州柚或柚的未成熟或近成熟的外层果皮。

【效用特点】 辛、苦,温。归肺、脾经。功能散寒,燥湿,利气,消痰。常用于风寒咳嗽,喉痒痰多,食积伤酒,呕恶痞闷。现代药理研究表明,本品具有促进肠胃积气排出,促进胃液分泌、抗炎镇痛、祛痰止咳、抗血小板聚集等作用。常用量为3～6g,水煎服。

【临床治验】

治痰喘 化橘红、半夏各15g,川贝9g。共研细末。每服6g,开水送下。(《常见病验方研究参考资料》)

青皮

为芸香科植物橘及其栽培变种的幼果或未成熟果实的果皮。

【效用特点】 苦、辛,温。归肝、胆、胃经。功能疏肝破气,消积化滞。常用于胸胁胀痛,疝气,乳核,乳痈,食积腹痛。现代药理研究表明,本品具有调整胃肠功能、利胆、祛痰平喘、抗休克等作用。常用量为3～9g,水煎服。

【临床治验】

1. 治疗关格　鲜萝卜数个，青皮100g。先将青皮加水150ml煎至50～60ml，凉温，再将鲜萝卜切碎，捣汁，布包后，用手挤压出萝卜汁200ml。两药混合后经胃管内缓缓注入，分2次，每次100ml，同时用温盐水250ml每日保留灌肠1次。（高福才，李其林. 鲜萝卜汁青皮煎剂治愈关格17例. 甘肃中医，1993，4：33-34.）

2. 治疗痛经　青皮15g，郁金10g，香附15g，延胡索10g，酒芍15g，茯苓10g，白术10g，益母草10g，甘草3g。随症加减，水煎服，每日1剂。于每次行经前后服用6剂为1个疗程。（林惠珠. 自拟青皮香附元胡散治疗痛经47例. 福建中医药，2006，2：38.）

枳　实

为芸香科植物酸橙及其栽培变种或甜橙的幼果。

【效用特点】　苦、辛，微寒。归脾、胃、大肠经。功能破气消积，化痰除痞。常用于积滞内停，痞满胀痛，大便秘结，泻痢后重，结胸，胸痹，胃下垂，子宫脱垂，脱肛。现代药理研究表明，本品具有加强子宫、阴道平滑肌收缩力及收缩频率、升压、抗疲劳、抗氧化等作用。常用量为3～9g，水煎服。

【临床治验】

1. 治疗消化性溃疡　枳实与白芷等份，共研细末，每次9g，每日2次，饭前半小时温开水冲服。1个月为1个疗程。（王秀英，谭维新. 枳实白芷散治疗消化性溃疡86例. 河北中西医结合杂志，1998，7(6)：886.）

2. 治疗胃下垂　枳实40g，生白术30g，升麻6g，柴胡10g。随症加减，每日1剂，早晚服。（刘敏，丁雷. 重用枳实白术治疗胃下垂. 中国中医药信息杂志，2007，5：81.）

3. 治疗慢性胃炎　枳实15g，杏仁10g，飞滑石20g，白通草10g，白蔻仁10g，竹叶10g，厚朴10g，生薏苡仁25g，半夏10g，水煎服，每日1剂，1个月为1个疗程。（卢昌学. 枳实三仁汤治疗慢性胃炎疗效观察. 中华现代中医学杂志，2009，5：296-297.）

4. 治疗顽固性偏头痛　枳实50g，加水200ml，煎取50ml，过滤。连煎3次，将3次药汁混匀后代茶频饮，为1日量。连服10天为1个疗程。（申永艳. 单味枳实治疗顽固性偏头痛. 中国临床医生，2002，30(12)：20.）

木 香

本品为菊科植物木香的干燥根。

【效用特点】 辛、苦,温。归脾、胃、大肠、三焦、胆经。功能行气止痛,健脾消食。常用于胸脘胀痛,泻痢后重,食积不消,不思饮食。煨木香实肠止泻。用于泄泻腹痛。现代药理研究表明,本品具有明显缩短胃排空时间、抑制血小板聚集、对抗支气管收缩等作用。常用量为1.5~6g,水煎服。

【临床治验】

1. 治麻痹性肠梗阻 生木香10g,隔水炖取汤150ml,抽净胃内容物后注药,夹住胃管2小时,2~6小时内起效。(林金伟.生木香治疗麻痹性肠梗阻32例.浙江中医学院学报,1996,(3):17.)

2. 治疗急性菌痢 木香10g,苦参20g,地榆20g。1剂/天,水煎,每日服2次。(吕国英.木香苦参汤治疗急性菌痢98例临床观察.时珍国医国药,2003,14(7):415.)

3. 治疗腹胀 木香、丁香、小茴香、肉桂各等份,共为末,研细过筛,先以热毛巾擦净脐部,然后取适量药末装于纱布袋内,置于脐部,其上加热毛巾热敷,再覆以塑料薄膜保温。为增加疗效,其上可放置热水袋加温,每次外敷30分钟以上,3次为1个疗程。(马素娟.木香散敷脐治疗腹胀80例.中国民间疗法,2004,5:32.)

4. 治疗乳腺增生病 木香研末、生地捣膏,木香与生地比例为1∶2,加用蜂蜜调和制成圆饼状。直径4cm,厚度0.5cm,于乳房病变部位涂抹适量凡士林,将饼置于病变部位,上置中艾炷点燃,每次3壮,隔日1次,自月经后第15日起至月经来潮止。(李琳,穆艳云.隔木香饼灸法治疗乳腺增生病的临床疗效观察.针灸临床杂志,2006,22(6):35.)

沉 香

为瑞香科植物白木香含有树脂的木材。

【效用特点】 辛、苦,微温。归脾、胃、肾经。功能行气止痛,温中止呕,纳气平喘。常用于胸腹胀闷疼痛,胃寒呕吐呃逆,肾虚气逆喘急。现代药理研究表明,本品具有抗痉挛、平喘、抗菌、镇静、镇痛等作用。常用量为1.5~4.5g,入煎剂宜后下。

【临床治验】

1. 治疗老年性肠梗阻 将沉香6g砸碎,加水300ml,煎煮浓缩至200ml,另将蜂蜜120g,猪油150g加水至沸腾,搅拌均匀备用。用胃肠减压抽尽胃内容物,先服沉香药液,接服蜂蜜、猪油,然后让患者安睡(最好取半卧位,尽量减少不必要的活动)。(刘华.沉蜜饮治疗老年肠梗阻.山东中医学院学报,1979,(2):147.)

2. 治疗呃逆 将沉香粉3g用纸卷成香烟状(无沉香粉可用刀片把沉香木削成木屑卷好),点燃后将未燃烧的一头放入口中深吸后以咽食的方式将烟咽入,每次吸烟3口,1次无效,间隔30分钟重复1次,直至呃逆症状消失。(钟桂香.沉香粉吸入治疗呃逆的临床观察.护理学杂志,2001,16(8):497.)

3. 治疗慢性肺源性心脏病 沉香20g,蛤蚧5g,人参10g,地龙20g,补骨脂30g,胡桃肉30g,丹参20g,黄芪各30g,肉桂10g(后下)、麻黄20g,厚朴20g,炙甘草10g。水煎服,每日1剂,两次分服。(姜宇宙,吴维平.沉香蛤蚧汤治疗慢性肺源性心脏病的临床观察.中国医药导报,2009,24:71-72.)

檀 香

本品为檀香科植物树干的心材。

【效用特点】 辛,温。归脾、胃、心、肺经。功能行气温中,开胃止痛。常用于寒凝气滞,胸痛,腹痛,胃痛食少;冠心病,心绞痛。现代药理研究表明,本品具有镇静、抗菌、利尿等作用。常用量为2~5g,水煎服。

【临床治验】

1. 治疗冠心病心绞痛 红花6g,檀香2g,泡水代茶饮。(黄洁.红花檀香茶治疗冠心病心绞痛32例观察.时珍国药研究,1998,(3):210.)

2. 治疗顽固性呃逆 山楂25~40g,槟榔10g,檀香4g,三棱、莪术各6g。随症加减,每日1剂,分3次缓慢吞服。5天为1个疗程。(郑友再,黄诗锦.中药治疗顽固性呃逆50例.实用中医药杂志,2004,11:628.)

香 附

本品为莎草科植物莎草的根茎。

【效用特点】 辛、微苦、微甘，平。归肝、脾、三焦经。功能行气解郁，调经止痛。常用于肝郁气滞，胸、胁、脘腹胀痛，消化不良，胸脘痞闷，寒疝腹痛，乳房胀痛，月经不调，经闭痛经。现代药理研究表明，本品具有促进胆汁分泌，提高胆汁流量、减弱子宫平滑肌的收缩运动、抗菌、抗炎、调节脂代谢等作用。常用量为6～9g，水煎服。

【临床治验】

1. 治疗小儿慢性腹泻　制香附50g研末，加米酒调成干糊状，做成小饼，用纱布包裹，待小儿入睡后外敷神阙，每次4～6小时。白天艾条施灸神阙、天枢、足三里，每穴10分钟，每日3次。（许为. 香附粉敷神阙加艾灸治疗小儿慢性腹泻. 四川中医，1987，(1)：18.）

2. 治疗腰痛　生香附研粉，3g/d，分3次用冷开水冲服。（谢炳国. 生香附治腰痛. 中药通报，1988，13(3)：177.）

3. 治疗小儿疝气　香附、蜀椒各等份，新麸皮500g，大青盐粒3粒（约5～6g），陈醋适量，将上药拌湿炒黄，用消毒纱布将上药包裹，将患儿扶抱或平卧，根据病情轻重辨证施治选用命门、天枢、关元、气海、腹股沟等穴或阿是穴处，温热外敷，每天早晨5点钟，中午12点钟，下午5点钟，每日3次，1周为1个疗程。（张宽智. 香附蜀椒散外敷治疗小儿疝气. 中医外治杂志，1997，(2)：37.）

4. 治疗尿路结石　生香附（鲜品）80～100g，干品酌减，水煎至适量，每日不拘时内服。1个月为1个疗程。（邵全满. 生香附治疗尿路结石32例. 浙江中医学院学报，1996，(2)：23.）

5. 治疗网状淋巴管炎　将香附30g，焙干研为细末，每次取6g，用温黄酒送服，以微醉为度。不善饮者，用温开水送服亦可。每日1次，饭前或饭后服均可，服后盖被取汗更佳。（华康漠. 香附治疗网状淋巴管炎. 广西中医药，1986，增刊：88.）

6. 治疗扁平疣　制香附200g，研成细末，分15等份，每日1份，鸡蛋1个，与香附末1份，搅拌均匀，花生油15ml，锅内加热，放入拌匀的鸡蛋香附末，煎煮熟后，再放上10ml米醋，趁热吃下，1日1次，连服15日为1个疗程。（杨汝琨. 香附蛋醋方治疗扁平疣29例. 福建中医药，1997，28(6)：8.）

川楝子

本品为楝科植物川楝的干燥成熟果实。

【效用特点】 苦，寒；有小毒。归肝、小肠、膀胱经。功能舒肝行气止痛，驱虫。常用于胸胁、脘腹胀痛，疝痛，虫积腹痛。现代药理研究表明，本品具有镇痛抗炎、抗肉毒等作用。常用量为4.5～9g，水煎服。

【临床治验】

1. 治胃痛，肝区痛　川楝子、延胡索各等量，研细粉，每服3～9g，每日2～3次，黄酒为饮；亦可水煎服。(《全国中草药汇编》)

2. 治疗淋证　每日取川楝子30g，捣碎，水煎两次后，将药汁混匀浓缩为300ml，每次饭前口服100ml，每日3次，9日为1个疗程。(吴树忠.川楝子治疗淋证36例临床疗效观察.中国中医急症，1994，3(2)：67.)

3. 治疗白痢　取苦楝子150g，米拌炒成炭后，研粉过筛，每次1.5g，每日服3次。(瘳鉴，等.苦楝子治疗白痢.广西中医药，1986，增刊：8.)

4. 治急性乳腺炎　用川楝子捣碎晒干，炒至微黄，研细末。每次9g，加红糖60g，用黄酒或开水100～200ml冲服，每日1～2次。(江苏新医学院.中药大辞典.上海：上海科学技术出版社，1993：142.)

5. 治蛲虫病　取川楝子适量焙黄研末，装瓶备用，每晚睡前将两枚大蒜捣泥，混入适量药粉，搅匀后用胶布贴于肛门外，次日晨揭去，洗净肛门，晚上继用。(刘志丽，刘雪梅，王艳霞.川楝子合大蒜治蛲虫病89例.中医外治杂志，2000，9(2)：55.)

6. 治冻疮　川楝子120g，水煎后，趁热熏患处，再将药水泡洗，每日2次。(《湖北中草药志》)

7. 治疗脚癣　取苦楝子适量，去皮，加水泡软，捣成糊状后，浸泡患指(趾)。每日1次，连用3～5次。(钟文春.癣验方.中医函授通讯，1990，(6)：42.)

乌　药

本品为樟科植物乌药的块根。

【效用特点】 辛，温。归肺、脾、肾、膀胱经。功能顺气止痛，温肾散寒。常用于胸腹胀痛，气逆喘急，膀胱虚冷，遗尿尿频，疝气，痛经。现代药理研究表明，本品具有调节胃肠道平滑肌、增加消化液的分泌、抑制溃疡的形成、兴奋心肌、加速回流循环、升压及发汗、抗菌抗病毒等作用。常用量为3～9g，水煎服。

【临床治验】

1. 治疗腹痛泻痢　乌药250g(烧存性)，生大黄、元胡各50g，甘草25g共为末，每15g为一袋，服时盐汤下。(牛跃丽. 挖掘中药的特殊功能. 陕西中医，2001，4：246.)

2. 治疗小儿鞘膜积液　乌药10g，小茴香30g，文火水煎取汁150～250ml，日服1剂，分早、中、晚及睡前4次服完，10天为1个疗程。(张国丽. 乌药茴香汤治疗小儿鞘膜积液30例. 黑龙江中医药，2004，(2)：45.)

3. 治疗肾积水　乌药20～30g，泽泻15～20g。水煎2次合并药液，于上午9时顿服，每日1剂，20天为1个疗程。适用于肾积水非结石引起者，一般2～3疗程即可痊愈。(李延培. 乌药治疗肾积水和肝硬化腹水. 中医杂志，1997，38(3)：133.)

4. 治疗肝硬化腹水　乌药30～40g，鳖甲20～30g(醋炙，先煎30分钟)，水煎2次，药汁混合，早晚分服，每日1剂，20天为1个疗程。(李延培. 乌药治疗肾积水和肝硬化腹水. 中医杂志，1997，38(3)：133.)

5. 治疗痛经　当归15g，乌药15g，延胡索15g。放入保温杯或带盖的茶杯中，倒入90℃以上开水约200ml，将口盖严，浸泡10～20分钟后饮之，每日1剂，每剂药浸泡两次。直至腹痛消失停药。(唐红梅. 当归乌药饮治疗痛经65例. 实用中医药杂志，2009，5：291.)

荔 枝 核

本品为无患子科植物荔枝的干燥成熟种子。

【效用特点】　甘、微苦，温。归肝、肾经。功能行气散结，祛寒止痛。常用于寒疝腹痛，睾丸肿痛。现代药理研究表明，本品具有保肝、降血糖、调血脂和抗氧化等作用。常用量为4.5～9g，水煎服。

【临床治验】

1. 治疗慢性乙型肝炎　在一般护肝治疗用药基础上加用荔枝核颗粒(每包10g)治疗，1包/次，3次/天，12周为1个疗程。(曾文铤，马佩球，肖柳英，等. 荔枝核颗粒治疗慢性乙型肝炎的疗效观察. 中西医结合肝病杂志，2005，15(5)：260.)

2. 辅助治疗糖尿病　荔枝核适量烘干研末备用。每次服 10g，每日 3 次。饭前 30 分钟用温开水送服，3 个月为 1 个疗程。（王在全. 荔枝核辅助治疗糖尿病. 家庭医药，2009，1：22.）

3. 治疗前列腺痛　荔枝核 8g，捣碎成细粒状；田七 3g，切片或捣碎，用 80℃水泡，代茶饮。症状重者每日 2 次，早晚服；症状轻者每日 1 次，晚上服，连续饮用 1～2 个月。（邱云桥，丘勇超，崔志斌. 荔枝核田七泡服治疗前列腺痛. 中国民间疗法，2003，(9)：60.）

4. 治疗乳腺增生病　取荔枝核 20g，橘核 20g，研为细末，放入容积为 2.5L 暖瓶中。充满开水，放置 1 小时后饮用，每日 1 壶，10 天为 1 个疗程。（王金永，陈鸣明. 中医验方治疗乳腺增生病 31 例. 中国社区医师，2002，23：37.）

5. 治狐臭　荔枝核焙干研末，白酒适量，调匀涂擦腋窝，每日两次。（《福建药物志》）

佛　手

为芸香科植物佛手的干燥果实。

【效用特点】　辛、苦、酸，温。归肝、脾、肺经。功能疏肝理气，和胃止痛。常用于肝胃气滞，胸胁胀痛，胃脘痞满，食少呕吐。现代药理研究表明，本品具有止咳、平喘、祛痰、耐高温等作用。常用量为 3～9g，水煎服。

【临床治验】

1. 治肝胃气痛　鲜佛手 12～15g，开水冲泡，代茶饮。或佛手、延胡索各 6g，水煎服。（《全国中草药汇编》）

2. 治疗功能性消化不良　佛手、苏罗子、八月札各 9g，吴茱萸、川朴、枳壳、陈皮、玫瑰花各 4.5g，川连、绿萼梅、木香、砂仁各 3g。随症加减，每日 1 剂，温服。以 1 周为 1 个疗程。（沈允浩，龚红叶. 自拟佛手散加减治疗功能性消化不良 65 例疗效观察. 2006，4：22.）

3. 治湿痰咳嗽　佛手、姜半夏各 6g，砂糖等份。水煎服。（《全国中草药汇编》）

4. 治梅核气　佛手 150g，加水 600ml，水煎浓缩至 300ml。每次服 20ml，每天 4 次，呷服。（蔡百根，武彦云. 单味佛手治疗梅核气. 时珍国医药研究，1994，5(1)：18.）

5. 治妇女白带　佛手五钱至一两，猪小肠一尺。水煎服。（《闽南民间

草药》)

香 橼

为芸香科植物枸橼与香橼的干燥成熟果实。

【效用特点】 辛、苦、酸,温。归肝、脾、肺经。功能疏肝理气,宽中,化痰。常用于肝胃气滞,胸胁胀痛,脘腹痞满,呕吐嗳气,痰多咳嗽。现代药理研究表明,本品具有抗炎、抗病毒、增强离体兔肠张力和振幅等作用。常用量为3~9g,水煎服。

【临床治验】

1. 治咳嗽　香橼(去核),薄切作细片,以时酒同入砂瓶内,煮令熟烂,自黄昏至五更为度,用蜜拌匀。当睡中唤起,用匙挑服。(《养疴漫笔》)

2. 治疗胃痛　佛手15g,香橼15g,大枣10g。先将佛手香橼切细丝,大枣撕开去核,共放保温杯中,加入沸水,加盖浸泡20分钟即可代茶饮,每天1剂。(小艳.自制药茶疗胃痛.中华实用中西医杂志,2001,2:439.)

3. 治头风　香橼不拘新旧一枚(切开),鸭蛋一枚(煮熟,切两半),塞入香橼内。每边包在太阳穴上,得热即愈。(《串雅外编》)

玫 瑰 花

为蔷薇科植物玫瑰的干燥花蕾。

【效用特点】 甘、微苦,温。归肝、脾经。功能行气解郁,和血,止痛。常用于肝胃气痛,食少呕恶,月经不调,跌扑伤痛。现代药理研究表明,本品具有扩张血管、抗菌抗病毒、利胆、抗氧化等作用。常用量为1.5~6g,水煎服。

【临床治验】

1. 治肝风头痛　玫瑰花4~5朵,合蚕豆花9~12g。泡开水,代茶频饮。(《泉州本草》)

2. 治上部食道痉挛,咽中异物感　玫瑰花、白梅花各3g。沏水代茶饮。(《天津中草药》)

3. 治月经不调　玫瑰花3~9g,水煎冲黄酒、红糖服,每日1剂。(《青

岛中草药手册》)

4. 治疗寒性痛经　鲜玫瑰花50g(干品30g),粳米100g。先将粳米加水用旺火煮沸,转用文火熬煮成粥。加入玫瑰花稍煮即成。每日1剂,分数次食用。(宋文涛.药粥治疗寒性痛经.中国民间疗法,2003,8:51.)

5. 治疗老年性阴道炎　将玫瑰花油用棉签直接涂于外阴和阴道黏膜。每日早晚各1次,5～7天为1个疗程。(阿瓦汗米娜瓦尔.维药玫瑰花油治疗老年性阴道炎196例临床体会.中国民族民间医药杂志,2000,(46):269.)

降　香

本品为豆科植物降香檀的树干和根的干燥心材。

【效用特点】　辛,温。归肝、脾经。功能行气活血,止痛,止血。常用于脘腹疼痛,肝郁胁痛,胸痹刺痛,跌扑损伤,外伤出血。现代药理研究表明,本品具有抗血栓、抗惊厥、镇痛等作用。常用量为9～15g,入煎剂宜后下。外用适量,研细末敷患处。

【临床治验】

1. 治疗过敏性鼻炎　每夜应用1片檀降熏烤片(由檀香、降香等成分提取加工而成)放在病者卧房中熏烤6～10小时,每天1～2次,20～30天为1个疗程。(苏志坚,李劲松.檀降熏烤片治疗过敏性鼻炎60例.福建中医药,2002,3:29-30.)

2. 治疗荨麻疹　降香15g水煎,内服,1日2次;降香30g水煎,外洗,1日3～4次。(罗玉珠.降香治疗荨麻疹22例.内蒙古中医药,1996,(2):33.)

绿　萼　梅

本品为蔷薇科植物梅的干燥花蕾。

【效用特点】　微酸、涩,平。归肝、胃、肺经。功能开郁和中,化痰,解毒。常用于郁闷心烦,肝胃气痛,梅核气,瘰疬疮毒。常用量为3～5g,水煎服。

【临床治验】

1. 治咽喉异物感,上部食管痉挛　梅花、玫瑰花各3g。开水冲泡,代茶常饮。(《浙药用植物志》)

2. 治妊娠呕吐　梅花6g,开水冲泡,代茶饮。(《浙江药用植物志》)

3. 治瘰疬　鸡蛋开一孔,入绿萼梅花将开者7朵,封口,饭上蒸熟,去梅花食蛋,每日1枚,七日痊愈。(《本草纲目拾遗》)

娑 罗 子

为七叶树科植物七叶树、浙江七叶树或天师栗的干燥成熟种子。

【效用特点】　甘,温。归肝、胃经。功能疏肝理气,和胃止痛。用于。常用于肝胃气滞,胸腹胀闷,胃脘疼痛。现代药理研究表明,本品具有抗炎、消肿等作用。常用量为3～9g。

【临床治验】

1. 治疗胃脘痛　蒲公英30g,浙贝、娑罗子各15g,柴胡、枳壳、白芍、制香附各10g,甘草5g。每日1剂,水煎分2次温服。(陆梅华,蒲贝娑罗子煎治疗胃脘痛50例.陕西中医,2001,1:12.)

2. 治疗老年支气管哮喘　娑罗子皂苷10mg加入生理盐水20ml缓慢静脉注射,每天2次。(黄红光,周永生.中药娑罗子提取物——娑罗子皂苷治疗老年支气管哮喘疗效观察.中国医师杂志,2000,2:122-123.)

薤 白

为百合科植物小根蒜或薤的干燥鳞茎。

【效用特点】　辛、苦,温。归肺、胃、大肠经。功能通阳散结,行气导滞。常用于胸痹疼痛,痰饮咳喘,泻痢后重。现代药理研究表明,本品具有解痉平喘、抗炎、抗菌、调血脂等作用。常用量为5～9g,水煎服。

【临床治验】

1. 治疗里急后重　薤白、肉豆蔻、五味子、葛根、槟榔、赤芍、炙黄芪各10g,干姜、补骨脂、桔梗、桂枝各6g,吴茱萸、制附片(先煎)各3g,茯苓15g,生白术20g,黄连5g。水煎服。(白晓莉,宋清江.薤白善治里急后重.浙江中医杂志,2006,1:41.)

2. 治疗心绞痛或脘腹胀满疼痛等症　鲜薤白100g,洗净捣烂绞汁内服;或者取干品50g,捣烂后冲入开水,浸取汁液口服。(周贻谋.通阳行气话薤白.家庭医学:上半月,2007,17:58.)

3. 治疗支气管哮喘　单用薤白每日20～30g煎服,治疗支气管哮喘30例,服药后1小时,12例喘促停止或缓解。(梁颂名.中药方剂学.广州:广东科技出版社,1991:488.)

4. 治疗过敏性鼻炎　将薤白除去茎叶及须根,洗净,装入醋坛,浸没薤白为止,然后密封。一个月后启封,用小口瓶装上薤醋液,每天早晚休闲时,对准双侧鼻孔熏上30分钟,一般1个星期鼻塞、头痛、打喷嚏、流鼻涕等症状会消失。(张秀高.薤醋熏鼻治过敏性鼻炎验方.开卷有益:求医问药,2007,9:41.)

天 仙 藤

为马兜铃科植物马兜铃或北马兜铃的干燥地上部分。

【效用特点】　苦,温。归肝、脾、肾经。功能行气活血,通络止痛。常用于脘腹刺痛,风湿痹通。现代药理研究表明,本品具有抗菌、抗癌等作用。常用量为3～6g,内服煎汤。外用适量,煎水洗或捣烂敷。

【临床治验】

1. 治疗特发性浮肿　天仙藤15g,香附、乌药、陈皮、苏叶、木瓜各9g,生姜、甘草各3g。水煎,日服1剂,5剂为1个疗程。(叶人.天仙藤散治疗特发性浮肿25例.温州医学院学报,1996,1:52.)

2. 治疗功能性水肿　天仙藤、猪苓、白术各15g,香附、泽泻各12g,甘草10g,台乌药6g,生姜、木瓜、茯苓各10g。随症加减,每日1剂,水煎,分3次服,7天为1个疗程。(陈受全,王贤斌.天仙藤散治疗功能性水肿109例.湖北中医杂志,2001,1116.)

3. 治疗盆腔炎　天仙藤20g,香附15g,冬瓜仁30g,陈皮15g,乌药15g,大黄15g,牡丹皮15g,桃仁10g,黄柏20g,忍冬藤30g,红藤30g。共研细末,装入布袋锅内蒸热30分钟,敷下腹30分钟,早晚各热敷1次。每付药用3天,每次敷前重新蒸热。15天为1个疗程。(陈丽,林霞.中医综合治疗盆腔炎100例临床观察.河南中医学院学报,2008,670-671.)

青木香

为马兜铃科植物马兜铃和北马兜铃的根。

【效用特点】 辛、苦，寒，小毒。归肺、胃、肝经。功能行气止痛，解毒消肿，平肝降压。常用于胸胁脘腹疼痛，疝气痛，肠炎，下痢腹痛，咳嗽痰喘，蛇虫咬伤，痈肿疔疮，湿疹，皮肤瘙痒，高血压病。现代药理研究表明，本品具有抗菌、降压、抗癌等作用。常用量为内服煎汤，3～9g；研末，1.5～2g。外用适量，研末调敷；或磨汁涂。

【临床治验】

1. 治秃头疮、头癣　青木香50g，苦楝子(打碎)50g。上二味，浸泡于75％乙醇400ml中，7天后使用。涂擦患处，每日5～8次，或以纱布浸药液湿敷。(《中药精华》)

2. 治疗浅Ⅱ度烧伤　取青木香100g，磨成细末。临用时，加入凡士林100g或香油200ml调拌均匀。清创后，用消毒棉签蘸取青木香糊轻轻涂敷在创面上。第2天，用生理盐水清洗创面后，再涂敷上青木香糊。以后每日1次，照法换药。(肖建晶.青木香治疗浅Ⅱ度烧伤47例.中国乡村医药杂志，2002，9(2)：34.)

大腹皮

【效用特点】 辛，微温。归脾、胃、大肠、小肠经。功能下气宽中，行水消肿。常用于湿阻气滞脘腹胀闷，大便不爽，水肿胀满，脚气浮肿，小便不利。现代药理研究表明，本品具有促胃肠动力、调节大鼠胃电节律失常等作用。常用量为4.5～9g，水煎服。

【临床治验】

食积泄泻　山楂炭三钱、白芍四钱、大腹皮三钱、麦芽八钱、连翘四钱、忍冬四钱、枳壳二钱、绵茵陈四钱。以上各药，熬成汤汁饮用。(食积泄泻的疗法.医药保健杂志，2007，12：60.)

柿 蒂

本品为柿树科植物柿的干燥宿萼。

【效用特点】 苦、涩，平。归胃经。功能降逆下气。常用于呃逆。现代药理研究表明，本品具有抗心律失常、镇静、抗生育等作用。常用量为4.5～9g，水煎服。

【临床治验】

1. 治呃逆 柿蒂15g，水煎成黄色液体150ml，分3次服下，即有特效。(仙娟，隋爱萍，等.验方治病.中国民间疗法，2006，12：64.)

2. 治疗中风后呃逆 丁香10g，柿蒂10g，代赭石30g(先煎)、黄花30g，太子参25g。随症加减，每日1剂，浓煎取汁150ml，予以口服或鼻饲，每次50ml，每日3次。(童明仙，王昆，等.丁香柿蒂汤治疗中风后呃逆30例.中国民族民间医药杂志，2009，15：122.)

3. 治疗新生儿呕吐 将柿蒂(磨粉)放入袋中敷于已常规处理后覆盖小纱布的脐部，然后绷带包扎。(陈凌莹，吴余敏.柿蒂敷脐与开塞露灌肠联合治疗新生儿呕吐的临床研究.2005，21：2801.)

4. 治新生儿脐炎 柿蒂10g，微火焙干，研末外敷脐部，外用无菌纱布包扎，每日换药1次。(王清波.柿蒂治疗新生儿脐炎35例.山西中医，1997，13(5)：50.)

甘 松

本品为败酱科植物甘松或匙叶甘松的干燥根及根茎。

【效用特点】 辛、甘，温。归脾、胃经。功能理气止痛，开郁醒脾。常用于脘腹胀满，食欲不振，呕吐；外治牙痛，脚肿。现代药理研究表明，本品具有解痉、镇静、抗心律失常等作用。常用量为3～6g，水煎服。外用适量，泡汤漱口或煎汤洗脚或研末敷患处。

【临床治验】

1. 治疗期前收缩 丹参、党参、甘松各15g，苦参20g，玄参、枳壳各10g，桂枝9g，甘草6g，每天1剂，水煎，分2次服。4周为1个疗程。(曾红钢.四参甘松调律汤治疗过早搏动48例.新中医，2002，5：63.)

2. 脾虚体弱药膳方　甘松 5g，粳米 50～100g。先煎甘松去渣，取汁再用粳米煮粥，待粥将成时，加入甘松药汁，煮一二沸即成，每天早晚 2 次，空腹温热食，3～5 天为 1 个疗程。(《饮食辨录》)

3. 治癔病、神经衰弱、肠胃痉挛等　甘松 18g，广陈皮 4.5g，水 500ml，浸于沸水内 3 小时(每半小时内煮沸 1 次)。分 12 次服，日服 6 次。(《江西中草药学》)

4. 治神经性胃痛　香附 9g，甘松、沉香各 15g，共研细末。1 日 3 次，每次 1.5g，温水送服。(《常见病验方研究参考资料》)

5. 治疗子肿(妊娠浮肿)　根据患者浮肿情况之轻重而决定甘松的用量，一般用量为 100～200g；先用开水浸泡药物 1～2 小时，然后煮沸数分钟，去渣，待药液温度降至 40℃左右时，擦洗患处，每天 1～2 次，每剂药可洗 2～3 次更换。(万新，石晋丽，刘勇，等. 甘松属植物化学成分与药理作用. 国外医药·植物药分册，2007，1(22)：1.)

6. 治阴囊湿疹　甘松、五倍子各 3g。研细末搽患处。(《常见病验方研究参考资料》)

九 香 虫

为蝽科昆虫九香虫的干燥体。

【效用特点】 咸，温。归肝、脾、肾经。功能理气止痛，温中助阳。常用于胃寒胀痛，肝胃气痛，肾虚阳痿，腰膝酸痛。现代药理研究表明，本品具有抗菌、促进机体的新陈代谢等作用。常用量为 3～9g，水煎服。

【临床治验】

1. 治胸胁脘痛　九香虫 90g，炙全蝎 60g。研末，蜜丸，每丸 3g 重。每次半丸，日服 2 次。(《吉林中草药》)

2. 治胃痛，胀气、打呃　九香虫、茴香虫各 3 个，研末。开水吞服，分 3 次服。(《贵州民间方药集》)

3. 治小儿惊吓　九香虫数个，置锅内，加麦麸炒至麸焦，趁热取出九香虫，研成细粉备用。口服，每次 1 个，每日 2 次，蜜水送服。(《山东中草药验方》)

4. 治疗男性肾虚不育症　九香虫 5g，枸杞子 12g，淫羊藿 10g。每日 1 剂，水煎分 3 次服用，1 个月为 1 个疗程，一般治疗 2 个疗程以上，严重者 3～4个疗程。(丁宜宁. 九香虫汤治疗男性肾虚不育症 10 例. 中国社区医师,2007,7:37.）

5. 治疗血管瘤　捕捉九香虫若干只,盛于纸盒或瓶中备用。以镊子两把,一把夹住九香虫前半部,另一把夹破虫体尾部,挤出其腹腔内容物,涂在血管瘤上。（潘大理,王律修. 九香虫外涂治疗血管瘤. 中医杂志,1987:40.）

代　代　花

为芸香科植物代代花的花蕾。

【效用特点】 甘、微苦,温。归肝、胃经。功能疏肝和胃,理气。常用于胸中痞闷,脘腹胀痛,呕吐食少。常用量为内服煎汤 1.5～2.5g,或泡茶。

【临床治验】

治疗功能性消化不良　取代代花(干品)6g,炙甘草 6g,用沸水浸泡 20 分钟后代茶饮。1 周为 1 个疗程。（储芸兰. 代代花炙甘草泡茶治疗功能性消化不良. 中国民间疗法,2009,17(8):19.）

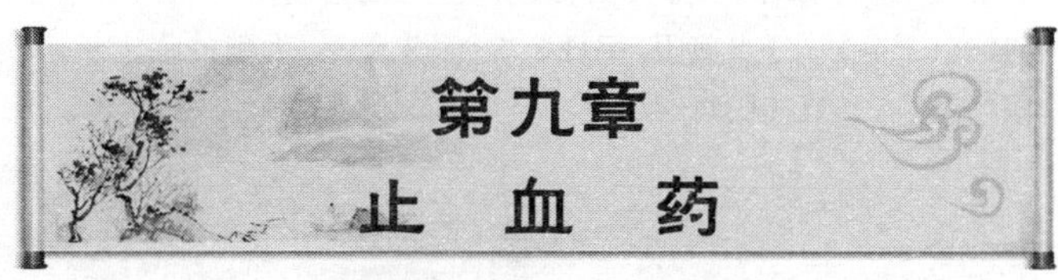

第九章 止血药

第一节 凉血止血药

大蓟

为菊科植物蓟的地上部分或根。

【效用特点】 甘、苦，凉。归心、肝经。功能凉血止血，散瘀解毒消痈。常用于吐衄、咯血、崩漏等血热出血证，热毒痈肿疮毒。现代药理研究表明，本品具有止血、抗菌、抑制心脏等作用。常用量为10～15g，煎服，鲜品可用30～60g。外用适量，捣敷患处。

【临床治验】

1. 治疗上消化道出血　用鲜大小蓟各30g，清洗净，放碗中捣烂，挤出液汁，慢火炖开加糖服下即可。（宋景平. 大蓟的临床新用. 实用乡村医生杂志，2001，8(3)：24.）

2. 治疗肌肉硬结　大蓟粉与淀粉按1∶1的比例拌匀，加温水调为糊状，摊在纱布上，四边向内折叠，置于患处，6小时换药1次。或用大蓟粉、芒硝，温开水调成糊状，外敷患处。（林冬梅. 大蓟方治疗肌肉硬结. 护理研究，2005，19(7)：1147.）

3. 治疗带状疱疹　大蓟60g，水煎，得200ml～300ml过滤去渣的药液，涂洗患部，每日3次，每次30分钟～60分钟。或大、小蓟各60g，加牛奶捣膏外敷。（田梅枝. 大蓟煎洗治疗带状疱疹的调护与疗效观察. 中医药研究，1999，15(2)：56.）

4. 治疗烧烫伤　取新鲜大蓟的根，洗净切细，捣烂取汁与食用菜油按一定比例调制成糊状，以糊剂涂擦患处。（聂德伦. 大蓟治疗烫伤. 中医杂志，1988，29(3)：13.）

5. 治疗荨麻疹　用新鲜大蓟(清水洗净，刮去表皮，抽心，留中层肉质部分)100g(干品减半)水煎服，每日 2 次。(宋景平. 大蓟的临床新用. 实用乡村医生杂志，2001;8(3):24.)

小　蓟

为菊科植物刺儿菜或刻叶刺儿菜的地上部分或根。

【效用特点】 甘、苦，凉。归心、肝经。功能凉血止血，散瘀解毒消痈。常用于血热妄行所致的吐血、衄血、尿血、崩漏等出血证，热毒痈肿疮毒。现代药理研究表明，本品具有止血、增强心肌收缩力、抗菌等作用。常用量为10～15g。鲜品可用 30～60g，煎服，亦可捣汁或研末服。外用适量，捣敷或煎汤外洗。

【临床治验】

1. 治疗原发性高血压　用小蓟 150～500g 煎水，每日分两三次服用。(张京. 小蓟治疗原发性高血压 3 例报告. 安徽医学，2005，26(4):339.)

2. 治疗尿血　将鲜小蓟洗净，捣烂如糊状，每晚敷两侧肾俞(第 2 腰椎棘突下，旁开 1.5 寸)穴，用敷料盖好，胶布固定。第 2 天清洗后更换，1 周为 1 个疗程。如无鲜小蓟，可用干品为末，加米醋调成糊状外敷，但效果不如鲜者为佳。(马风友，刘霞. 鲜小蓟外敷治疗尿血. 北京中医，1995，(6):61.)

3. 治疗胃切除术后近期出血　每次取小蓟 30g，加水 800ml，文火煎煮。用 2 层线布过滤，煎至 200ml，待冷却至室温后，取该药液 100ml，自胃管注射至胃腔。(姜海英，王晓光. 单味小蓟治疗胃切除术后近期出血 11 例体会. 浙江中医杂志，2001，7:285.)

4. 治疗功能性子宫出血　小蓟 60g，益母草 120g。每日 1 剂，水煎分 2 次服，一般当日有效，出血停止 5 日后停用。1 个月经周期为 1 个疗程。(钟芳，宫雅琴，钟群. 益母草加小蓟治疗功能性子宫出血 128 例. 中国民间疗法，2006，14(11):35.)

5. 治疗外阴肿瘤出血　取新鲜小蓟 4～5 棵，洗净，用器皿捣烂，用黑色致密清洁棉布(最好高压清毒)包好，敷在出血部位，30～60 秒后出血部位立即停止出血，一般 1 次即可。(姜海萍，张爱玉. 小蓟治疗外阴肿瘤出血 18 例. 中国社区医师，综合版，2005，17:31.)

6. 治疗急性淋巴结炎　新鲜紫苏叶(连茎)250g，小蓟草 50g，用清水洗净后加食盐5g共捣烂作敷料。敷于经消毒的皮肤红肿区，敷料厚度达1.5cm，并取清洁纱布吸润草汁后盖于敷料上，每日3次。（包建良.紫苏、小蓟外敷治愈急性淋巴结炎1例介绍.中国医学研究与临床，2004，2：36-37.）

7. 治疗关节炎　用小蓟、蓖麻籽剥皮，同捣烂如泥，在膝盖上反复擦约30分钟，至膝盖周围皮肤生出许多密集小红丘疹即可。（赵理明.小蓟治关节炎.中国民间疗法，1997，(4)：26.）

8. 治疗皮肤擦伤　取鲜小蓟嫩叶洗净、晾干，用压榨机榨取汁液；离心分离，取上清液按0.05%的比例加入尼泊净乙酯，装入瓶中严封备用。创面用1‰新洁尔灭或络合碘清洗消毒，将敷料放入小蓟液中浸泡后，取出覆盖创面，包扎即可，隔日换药。（段翠阁，苏松林.小蓟汁液治疗皮肤擦伤体会.中医外治杂志，1999，8(3)：27.）

9. 治疗寻常疣　取鲜小蓟茎叶适量，洗净，用干净纱布包裹绞汁装瓶备用。用时用棉签蘸取药液涂擦寻常疣体上，日5～10次。一般1～2周疣体便可自行脱落。（张景君.小蓟外用治疗寻常疣.山东中医杂志，1994，13(10)：466.）

10. 治疗疖疮　取小蓟全草500g，加水约1500ml，煎8～10分钟，滤出药液倒入容器内，再加水约1000ml，煎5～8分钟，滤出药液后，将两次药液混合，浓缩成膏状即可，然后装入干净容器中密闭，备用。使用时先用2.5%碘酊和75%乙醇消毒疖肿皮肤，然后取适量小蓟膏涂患处，用纱布覆盖包扎，每日换药1次，疗程5～8天。（刘银巧.小蓟膏治疗疖疮30例.医药导报，2002，21(11)：715.）

11. 治痔疮　炒焦地龙3g，研末，黄酒送服，1天1次，连服3日。芒硝20g，花椒20g，小蓟30g，放入1000～1500ml水中煮开，熏洗肛门15～20分钟，每晚1次。（崔磊，胡佳云.芒硝与小蓟等煮水熏洗治痔疮效果分析.中国医药导报，2006，3：79.）

地　榆

为蔷薇科植物地榆或长叶地榆的根。

【效用特点】　苦、酸、涩，微寒。归肝、大肠经。功能凉血止血，解毒敛疮。常用于血热妄行之便血、痔血、崩漏，水火烫伤，湿疹，疮疡痈肿等。现代药理研究表明，本品具有止血、抗炎、抗菌、止泻和抗溃疡等作用。常用量为10～15g,大剂量可用至30g。煎服,或入丸、散剂。外用适量。止血多炒炭用,解毒敛疮多生用。

【临床治验】

1. 治疗咯血　取干地榆3000g加水煎煮2次过滤,浓缩至1200ml。成人每次30ml(相当于生药7.5g),每日4次。儿童酌减。(禹纯璞,杨玉英.地榆治疗咯血136例.中医杂志,1984,25(8):33.)

2. 治疗溃疡性结肠炎　地榆、黄连、厚朴、白及、血余炭各15g,水煎至药液150～200ml。患者每晚排便后取左侧卧位用地榆汤行保留灌肠,1次/天,2周为1个疗程,连用2～4个疗程。(孙迎秋,邱梦琦,等.地榆汤保留灌肠治疗溃疡性结肠炎76例临床观察.山东医药,2010,5:90.)

3. 治疗膀胱血尿　用地榆炭100g加食醋500ml,煎至200ml,分2次服,每日一次,血尿严重者经导尿管向膀胱内灌注,每次50ml,每日2次,灌注后保留30分钟以上,并嘱患者变换体位,使药液充分与膀胱内壁接触。(周长城,丛德弟,张永刚,等.地榆炭食醋煎剂治疗膀胱血尿的临床观察.中医药学报,1997,(1):30.)

4. 治疗更年期功血　用生地榆250g,头煎加水醋各250ml,煎取30分钟,取汁300ml,2煎加水300ml,煎30分钟,取汁200ml,分两次服,每日1剂,2剂为1个疗程。(葛银燕,郭峰山.地榆苦酒煎治疗更年期功血125例.四川中医,1999,17(4):38.)

5. 治疗急性湿疹　生地榆50～100g,水浸泡10～15分钟后,用微火慢慢煎煮1小时过滤药渣再加水少许煎30分钟再过滤合并上液,再用微火浓缩至100ml,冷却后用地榆液湿敷糜烂渗出部位,3次/天,每次20分钟。敷后用消毒纱布擦干患面,再涂上薄薄一层红霉素软膏。(罗加俊,杨翠华.中药地榆液湿敷治疗250例急性湿疹疗效观察.西南国防医药,1999,增刊:23～24.)

6. 治疗烧伤　将地榆炭研末,过筛后取其粉,与普通新鲜麻油调合成糊状。烫伤局部小水疱无须处理,大水疱可用针或剪刺出小孔,将泡内液压出,尽量保存上皮组织。用棉棒将药糊均匀涂在创面上,约1～2mm厚,用绷带包扎,药糊干燥或敷料渗湿时应及时更换。(陈培珍,张崇荣.地榆炭调麻油治疗小儿浅Ⅱ度烧伤.中国民间疗法,2003,11(7):31.)

7. 治疗痈症　把新鲜地榆根皮洗净晾干,取白皮切碎,加桐油适量研细,地榆根白皮每次50～100g,用单层纱布包裹压扁敷患处,外包塑料薄膜,然后用胶布固定,每日换药,直至痊愈。(陈玉祥,王敬忠.地榆根皮外敷治疗痈症初起29例.中医外治杂志,2001,10(4):48-49.)

8. 治疗Ⅱ、Ⅲ期褥疮　地榆炭 100g 碾成粉末，加入 150g 麻油混匀备用。先将褥疮处用生理盐水棉球清洁，待干后用棉签蘸配制好的地榆炭涂于褥疮处，每 6 小时上药 1 次，同时用烤灯局部照射。一般治疗 2～3 天溃疡处便可结痂，5～7 天创面可愈合。（班兰英. 地榆炭调和麻油治疗Ⅱ、Ⅲ期褥疮探讨. 中国冶金工业医学杂志，2008，4：396.）

9. 治疗带状疱疹　地榆 30g，紫草 18g，蜈蚣 6g，凡士林适量，将前 3 味药物研细粉，用凡士林适量调匀，每次用药适量涂于患处，每日 2 次。（丁望，王道福. 地榆蜈蚣膏治疗带状疱疹 34 例. 中医外治杂志，2000，9(6)：49.）

槐　花

为豆科植物槐的干燥花蕾及花。

【效用特点】　苦，微寒。归肝、大肠经。功能凉血止血，清肝泻火。常用于血热迫血妄行的痔血、便血、崩漏下血、吐血等各种出血证，肝火上炎所致的目赤、头胀头痛及眩晕等。现代药理研究表明，本品具有止血、增加毛细血管稳定性，降低其通透性和脆性、保护心功能、抗炎等作用。常用量为 10～15g。煎服，外用适量。止血多炒炭用，清热泻火多生用。

【临床治验】

1. 治疗细菌性痢疾　槐花 30g，白头翁 30g，马齿苋 30g，黄连 10g，木香 10g。水煎，分 2 次温服。（邓存国. 槐花治疗细菌性痢疾. 中医杂志，2007，12：1104.）

2. 治疗重型病毒性肝炎　取大黄、槐花各 50g，用冷水 500ml 浸泡 10 分钟后煮沸 5～10 分钟，浓缩液为 200～250ml，用纱布过滤去渣，凉至37～40℃，然后将药液倒入无菌输液瓶内，保留灌肠。（林光惠. 大黄槐花汤保留灌肠治疗重型病毒性肝炎的护理. 社区医学杂志，2006，4(6)下：43-44.）

3. 治疗鼻衄　槐花 30g，炒炭研末装瓶备用，用时取槐花炭末适量与温开水调匀，以消毒棉球蘸取塞患侧鼻孔。（赵爱文. 槐花外用治疗鼻衄. 中医杂志，2007，11：1006.）

4. 治疗烫伤烧伤　取槐花 30g，洗净，晾干，炒黄研末。用芝麻油 60g 熬开，加入槐花粉调成糊状。涂擦患处，每日涂药 3 次。（苏海荣. 槐花外用治疗烫伤烧伤. 中医杂志，2007，48(12)：1105.）

5. 治疗黄水疮　取槐花 15g，研为极细末后装入瓶内备用。用时，将药末与香油调成糊状，患处按常规消毒后涂药，隔日换药 1 次。一般用药 2～3次即可治愈。（刘爱国.治黄水疮验方.中医函授通讯，1989，(1)：42.）

6. 治痔疮　晒干的槐花 50g(或新采摘的槐花 200g)，粳米 100g，冰糖适量。先将晒干的槐花用水浸泡 30 分钟。粳米煮粥，待粥煮至五成熟时，将泡好的槐花倒入锅中，加入冰糖，盖锅盖，煮至黏稠，待粥冷却至温和后即可食用，如出血量稍多时，可加配侧柏叶 10g。（崔英兰，董玉华.槐花食疗治痔疮 68 例.中国民间疗法，2005，7：61.）

槐　角

为豆科植物的果实。

【效用特点】　苦、寒，归肝、大肠经。具有清热泻火，凉血止血的功效。常用于肠热便血，痔肿出血，肝热头痛，眩晕目赤等。现代药理研究表明，本品具有抗菌、升血糖、抗衰老等作用。常用量为 6～9g。

【临床治验】

1. 治疗高血压病　槐角 500g，黄芩、地榆，枳壳、防风、当归各 250g，做成小蜜丸。1 次 10g，1 日 3 次，开水送服。（董玉轩，王伟.槐角丸治疗高血压病 63 例.陕西中医，2001，10：604.）

2. 治疗泌尿系感染　取槐角 500g，先拣净杂质，加水 1.5～2L，煮2～3沸，凉后将槐角用手捏碎使皮、仁分离后再煮 1～2 沸，捞出槐角，使药液熬至有黏性后倒入碗中或其他瓷器中，于烈日下任其蒸发至浓膏状。服时取浓膏 12g 溶于温开水服，儿童酌减，每日 2～3 次。（赵保深.槐角治疗泌尿感染.广西中医药，1992，(15)增刊：55-56.）

3. 治疗痔疮出血　秋后槐角成熟收下，切成小段并晒干，贮于阴凉通风处，冬季下雪后，将槐角放入瓦缸内，加入适量雪块，将缸口封密，明年入夏捞出晒干，再浸入原液中，反复晒浸，直至原液浸干为止。晒干置锅中，加细砂炒至老黄色酥脆，去砂，将槐角收置通风处，每日 6～10g，沸水冲泡，代茶频饮。（李登美.槐角茶治疗痔疮出血.浙江中医杂志，1993，28(11)：521.）

4. 治疗烫伤　槐角适量，炒黄研末，用猪胆调涂患处，每日换药 2 次。水疱一般不必挑破，可任其自然吸收，3～7 日即愈。（张宗霞.治烫伤验方.中国民间疗法，200，3：64.）

侧柏叶

为柏科植物侧柏的嫩枝叶。

【效用特点】 苦、涩，寒。归肺、肝、脾经。功能凉血止血，化痰止咳。常用于血热吐血、衄血、尿血、血痢等出血证，肺热咳嗽等。现代药理研究表明，本品具有止血、抗炎、抗肿瘤等作用。常用量为10～15g，煎服。外用适量。止血多炒炭用，化痰止咳多生用。

【临床治验】

1. 治疗百日咳　用新鲜侧柏叶（连幼枝）30g，加水煎成100ml，再加蜂蜜20ml。如用干品，每30g煎成150ml，另加蜂蜜30ml。1岁以内每次10～15ml，1～3岁15～30ml，4岁以上30～50ml，均日服3次。视病情需要连服1～3周。（方云琪．鲜侧柏叶煎剂治疗百日咳92例．安徽中医学院学报，1988，7(1)：34.）

2. 治疗皮下出血　用鲜侧柏叶洗净捣烂，视出血面积大小确定用药量，加少许冰片（侧柏叶100g加冰片2g），用鸡蛋清调成糊状以2mm的厚度均匀涂于麻纸或软布上外敷，用绷带包扎固定，每日换药2次，如局部有微热感不需处理，如有灼热感可间歇敷药4～6小时，每日2次。（阎焕兰，邴雅珺．鲜侧柏叶治疗大面积皮下出血临床体会．兰州医学院学报，2002，28(2)：98.）

3. 治疗痄腮　活地龙3～5条，鲜侧柏叶30g，共捣如泥，外敷于肿大的腮腺表面，每日换药2次，5天为1个疗程。（李凤海．地龙侧柏叶外敷治疗痄腮．中国民间疗法，1998，(2)：28.）

4. 治疗缠腰火丹　取鲜侧柏叶适量，捣成末，用鸡蛋清调成糊状外敷患处，每6小时更换1次。（陈慧君．鲜侧柏叶外用治疗缠腰火丹疗效观察．中国乡村医生杂志，1998，(2)：38～39.）

5. 治疗扁平疣　圆柏枝叶100g水煎，早晚两次外洗。（戴玉德，唐立艳．侧柏叶水煎外洗治疗扁平疣．青海医药杂志，2000，30(7)：14.）

6. 治疗脚癣　取新鲜侧柏叶500g，用清水洗净，加食醋500g，水2000ml，文火煎汤，沸腾后小火煎30分钟，过滤去渣，滤液泡脚用。每天早晚各1次，每次2小时，7天为1个疗程，1个疗程累计泡脚不少于20小时。（王斌，苏宏伟，吕从立．侧柏叶煎剂泡脚治疗脚癣168例．总装备部医学学报，1999，1(2)：94.）

7. 治疗骨折术后切口感染　鲜侧柏叶适量，洗净捣烂备用。创口常规消毒，按创口和感染部位大小，在创口上置单层纱布，将侧柏叶敷于纱布上，包扎固定，每日换药1次，连续使用4～7日。（叶春芝，张凤英. 侧柏叶治疗骨折术后切口感染. 浙江中医杂志，2003，38(7)：296.）

白茅根

为禾本科植物白茅的根茎。

【效用特点】 甘，寒。归肺、胃、膀胱经。功能凉血止血，清热利尿，清肺胃热。常用于血热鼻衄、咯血、尿血、血淋，淋证、水肿，湿热黄疸，胃热呕吐，肺热咳喘等。现代药理研究表明，本品具有止血、利尿、抗菌等作用。常用量为15～30g，煎服，鲜品加倍，以鲜品为佳，可捣汁服。多生用，止血亦可炒炭用。

【临床治验】

1. 治疗原发性高血压　白茅根50g(鲜品30g)，白蒺藜5g，野菊花2g，草决明3g，研为粉末，用茶滤纸按每包20g进行包装，每天3包，开水冲泡代茶饮，20天为1个疗程。（白玉昊，时银英，等. 白茅根降压茶治疗原发性高血压98例疗效观察. 中国现代药物应用，2007，6：63.）

2. 治疗急性肾炎　取鲜茅根250g，洗净泥土拣去须根杂质与根外表膜质叶鞘，置石臼中捣烂，用纱布过滤去渣取汁，加冰糖、水适量加热炖服。（王眠龙. 鲜白茅根的临床应用体会. 海峡药学，2001，13(4)：56.）

3. 治疗血尿　白茅根45g加水600ml，文火煎45分钟，煎至400ml分两次服用。昏迷者通过插胃管鼻饲，每次鼻饲约100ml，分4次服完，每日1剂。（韩淑芳，庞莉莉. 白茅根煎剂治疗甘露醇所致的血尿20例. 中国中西医结合杂志，2001，21(11)：859.）

4. 治疗尿路感染　白茅根250g，加水3碗，煎成1碗。1日内分2次服完，连服5剂。（刘爱艳，鞠翠玲. 白茅根的临床应用. 中国民间疗法，2004，12(4)：33.）

5. 治疗病毒性肝炎　对于黄疸型和无黄疸型肝炎症情较轻者，单用白茅根60～120g，每日1剂，水煎，分两次服。（胡烈. 白茅根临床新用. 中国临床医生，2000，28(10)：48～49.）

6. 治疗小儿暑热　白茅根30g，北沙参15g，青蒿6g，每日1剂煎服，连服6～10天。（马泰，杨云生. 茶叶白茅根可退热. 中国民间疗法，1997，

(1):43.)

7. 治疗过敏性紫癜　生地黄30g,白茅根90g,牛膝10g,生黄芪15g,防己10g,甘草10g,大蓟15g,小蓟15g。随症加减,每日1剂,水煎,分2次服。7天为1个疗程。(宁改梅.生地白茅根汤治疗过敏性紫癜68例.中国民间疗法,2009,3:27.)

8. 治疗鼻衄　血余炭30g,白茅根20g,青蒿10g,水煎服,1日3次,1日1剂,3～5日即可。(江兵权.血余白茅根汤治疗鼻衄63例.四川中医,2002,20(11):72.)

苎　麻　根

为荨麻科植物苎麻的根和根茎。

【效用特点】　甘,寒。归心、肝经。功能凉血止血,安胎,清热解毒。常用于血热迫血妄行的各种出血证,血热胎动不安、胎漏下血、热毒痈肿等。现代药理研究表明,本品具有止血、抑菌、抑制怀孕子宫肌活动等作用。常用量为10～30g,煎服;鲜品30～60g,捣汁服。外用适量;煎汤外洗,或鲜品捣敷。

【临床治验】

1. 治疗上消化道出血　将苎麻根与白及按1∶1比例配制成药液,胃镜直观下通过内镜注水器每次将20ml药液直接喷洒在出血部位。(郑邦伟.复方苎麻根液治疗上消化道出血24例分析.现代医药卫生,2005,18:2489-2490.)

2. 治疗习惯性流产　苎麻根25g,莲子15g,糯米20g,黄糖适量煎服。(邓辛贵.以苎麻为主治疗习惯性流产19例.广西中医药,1981,(6):49.)

3. 治疗痄腮　取鲜品苎麻根60～100g,压榨取汁,调捣苎麻叶(适量),外敷患处。(贾美华.苎麻根的配伍应用.辽宁中医杂志,1994,21(6):281.)

羊　蹄

本品为蓼科植物羊蹄或尼泊尔羊蹄的根。

【效用特点】　苦、涩,寒。归心、肝、大肠经。功能凉血止血,解毒杀虫，泻下。常用于血热出血，疥疮，疮疡，烫伤，大便秘结。现代药理研究表明，本品具有明显缩短凝血时间、抑菌、降压、利胆等作用。常用量为10～15g，煎服；鲜品30～50g，也可绞汁去渣服用；外用适量。

【临床治验】

1. 治疗宫血　羊蹄30g，水煎，分3次服，也可用羊蹄粉3g，开水冲服，每日3～4次。（重庆新医药学，1972，1:21.）

2. 治疗阴癣　新鲜羊蹄60g，捣乱取汁加白矾末10g搅匀，外涂患处，1日2次，直至痊愈。（李叙香，隋红娜.羊蹄汁外涂治疗阴癣.中国民间疗法，2007，4:17.）

3. 治疗疥疮　新鲜羊蹄根100g，加猪大网膜35g，再加食盐少许，捣敷患处。（浙江中医杂志，1999，6，500.）

牛　西　西

为蓼科植物巴天酸模的根。

【效用特点】　性味苦、酸，寒。功能清热解毒，止血消肿，通便，杀虫。常用于吐血、衄血、便血、崩漏，赤白带下，紫癜，痢疾，肝炎，大便秘结、小便不利，痈疮肿毒，疥癣，跌打损伤，汤火烫伤。现代药理研究表明，本品具有止血、免疫调节、抗肿瘤等作用。常用量为内服煎汤，10～30g。外用适量，捣敷；醋磨涂；或研末调敷；或煎汤洗。

【临床治验】

1. 治疗上消化道出血　在补充血容量及对症、支持疗法基础上给予牛西西鲜根30g煎汤，每日1剂，分3次口服。（王英梅.单味牛西西治疗上消化道出血38例.人民军医，1996，7:59-60.）

2. 治疗原发性血小板减少性紫癜　牛西西500g，茜草250g，鹿茸草250g，甘草250g。将上述四药经加工精制而成牛西西注射液500支×2ml。成人每日2次，每次2支(4ml)，儿童酌减。15天为1个疗程，间隔7天，可进行第2个疗程，一般不超过3个疗程。（王加元，王淑兰.牛西西注射液治疗61例原发性血小板减少性紫癜.辽宁中医杂志，1992，19(2):28-29.）

3. 治崩漏，胃溃疡出血，血小板减少症　牛西西3钱。水煎服，或牛西西、乌贼骨各半，为末。每次冲服1钱。(《陕甘宁青中草药选》)

4. 治淋证　牛西西5钱，蝉蜕3个。水煎，日2服。(《吉林中草药》)

第二节 化瘀止血药

三 七

为五加科植物三七的干燥根。

【效用特点】 甘、微苦，温。归肝、胃经。功能化瘀止血，活血定痛。常用于衄血、吐血、便血、崩漏等各种出血证，跌打损伤或筋骨折伤，瘀血肿痛等。现代药理研究表明，本品具有止血、抗动脉粥样硬化、镇静、镇痛和增智、改善肝脏微循环、调节血糖、扩血管和降压等作用。常用量为研末吞服1～15g；煎服3～10g。亦入丸、散剂。外用适量，研末外掺或调敷。

【临床治验】

1. 治疗上消化道出血 用三七炒研细末，凉开水冲服，10g/次，每日3次。腑热便秘者加服生大黄粉5g，日1次；气虚者用红参15g，水煎服，日1次。（张喜芹. 三七散治疗上消化道出血疗效观察. 青岛医药卫生，2006，38(2)：116-117.）

2. 治疗高脂血症 口服三七红参粉（1∶1），开水冲服，每日3次，每次2g。（刘月玲，陆颂规，彭慧敏，等. 三七红参粉对气虚脉弱的高脂血症患者降脂疗效观察. 中药材，2007，30(4)：500～501.）

3. 治疗急性坏死性节段性小肠炎 三七粉每次0.5g，每日3次，温开水送服。（刘龙忠. 中药三七在临床中的应用. 现代医药卫生，2006，22(6)：884.）

4. 治疗冠心病心绞痛 用三七1.5g，黄芪10g超微颗粒，以温开水30ml冲服，2次/天。（崔勇，廖秋元. 黄芪三七超微颗粒治疗冠心病心绞痛临床观察. 中医药导报，2008，14(2)：16-17.）

5. 治疗急性心肌梗死 取三七粉3g，用生脉散煎汤送服，每日1剂。（要玉林. 三七用于急性心肌梗塞. 中医杂志药，1994，35(1)：5.）

6. 治疗脑梗死 用水蛭15g，天麻50g，三七50g共为细末，每次口服2.77g，每日3次，90天为1个疗程。（迟艳. 水蛭、天麻、三七治疗脑梗死2例. 现代医药卫生，2006，22(18)：2848.）

7. 治疗再生障碍性贫血 锅内置鸡油适量，放入三七90g炸至老黄色，放凉后研末。每次服用3g，每日3次冲服，坚持服药3～5个月。（黄玉琴，姜水清.三七治疗再生障碍性贫血.中国民间疗法，2003，11(2)：63.）

8.治疗食管癌咽下困难　将三七、西洋参、冰片按3∶1∶0.5比例轧成细粉，每次取药粉4.5g，用温开水将其调成稀糊状徐徐服下，每日3次，饭前服用，连服10日为1个疗程。（宋宝丽.三七噎膈散治疗食管癌咽下困难19例临床观察.河北中医，2007，29(9)：801.）

9.治疗褥疮　将三七粉过110目筛，用碘甘油调成糊状，外敷前用生理盐水清洁疮面，用碘酊、乙醇消毒，然后用消毒压舌板取药膏涂于疮面，不宜太厚，涂药均匀后用无菌纱布包扎固定，2天换药1次，若有严重感染，可用3%过氧化氢液冲洗，再用生理盐水冲洗干净，然后涂药包扎。（周晓芝，王秀青.碘甘油调三七粉外敷治疗褥疮15例.医学信息，2006，19(3)：380.）

10.治疗寻常疣　取三七粉，每次1g，每日3次，白开水送服。连服3～5天。小儿用量酌减。（胡源民.三七治疗寻常疣14例.广西中医药，1986，增刊：136.）

11.治疗单纯疱疹　取新鲜三七叶片于器皿内捣烂成糊状，先用清水、生理盐水清洁病损处，疱疹较大者可用消毒针头刺破、放出渗液，保留疱皮，立即用消毒棉签蘸取三七叶糊直接点在病损的组织上，无须包扎。一般每日涂抹3～4次。（张富春.三七叶外用治疗单纯疱疹50例.河南中医，2001，21(5)：65-66.）

茜　草

为茜草科植物茜草的干燥根及根茎。

【效用特点】　苦，寒。归肝经。功能凉血化瘀，止血通经。常用于血热妄行的出血证及血瘀经闭，跌打损伤，风湿痹痛等。现代药理研究表明，本品具有止血、抗癌、抗氧化等作用。常用量为10～30g，大剂量可用30g，煎服。亦入丸、散剂。止血炒炭用，活血通经生用或酒炒用。

【临床治验】

1.治疗软组织损伤　茜草根200g，川军100g，剉粗末，布包煮20分钟。先洗，温后敷包。（李鹤轩.茜草根洗剂治疗软组织损伤.陕西中医，1987，(1)：35.）

2.治疗末梢神经炎　茜草根60g，泡入白酒1000g中，1周后滤去渣，每次饮服30～50ml，每日2次，2周为1个疗程。（于兆芬.茜草根泡酒饮治疗末梢神经炎.中国乡村医生,1994,(6):9.)

3.治疗鹅口疮　茜草15～20g,水煎早晚各服1次,连服7～14天即愈。(崔向丽.茜草方治疗鹅口疮.中国民间疗法,2001,8:44.)

蒲　黄

为香蒲科植物水烛香蒲、东方香蒲或同属植物的干燥花粉。

【效用特点】 甘,平。归肝、心包经。功能止血,化瘀,利尿。常用于血热妄行或瘀血阻络的出血证,跌打损伤、痛经、产后腹痛、心腹疼痛等血瘀疼痛,血滞经闭,血淋尿血等。现代药理研究表明,本品具有明显缩短血液凝固时间、降血脂及抗动脉粥样硬化、改善微循环、提高心肌及脑对缺氧的耐受性或降低心、脑等组织的耗氧量等作用。常用量为3～10g,包煎。外用适量,研末外掺或调敷。止血多炒用,化瘀、利尿多生用。

【临床治验】

1.治疗高脂血症　生蒲黄每次10g,布包置入200ml沸水中浸泡10分钟后饮。每日泡服3次。(张敏.单味蒲黄临床运用举隅.江苏中医药,2002,23(2):42.)

2.治疗冠心病心绞痛　用生蒲黄,先制为浸膏,烘干为末,装入胶囊,每粒含生药0.3g,每服6粒,一日3次。(王其飞.蒲黄治疗冠心病心绞痛.中医杂志,1994,35(9):517.)

3.治疗宫环出血　生蒲黄10g,黑蒲黄20g,当归10g,川芎10g,炒白芍30g,熟地10g,炒生地10g,丹皮10g,阿胶(烊化)10g,黑荆芥12g,黑地榆12g,醋香附12g,棕榈灰10g。随症加减,每日1剂,水煎分早晚2次服。月经第3天开始服5～10天。(王秋凤,陈朝峰.黑蒲黄汤治疗宫环出血60例.光明中医,2009,7:1287.)

4.治疗早期体表血肿　用蒲黄粉约100g,加同等比例的凡士林调匀,抹于棉垫之上,厚约0.5cm。在血肿形成48小时内敷于血肿部位,同时用绷带加压包扎,2天后拆除。(朱智超,郑方伟,严美菊.蒲黄外敷治疗早期体表血肿.浙江中西医结合杂志,2007,17(12):785.)

5.治疗皮肤创伤大面积感染坏死　先用生理盐水冲洗感染创面,然后根据其创面大小撒上一层经高压消毒过的蒲黄粉末包扎即可。(楚东岳.蒲黄外用治疗皮肤创伤大面积感染坏死的体会.药物与临床,2007,4(6):212.)

6. 治疗褥疮　取等量生蒲黄粉、生白及粉混匀，疮面用生理盐水清洗后外扑药粉适量，每日 3～5 次。（张颖，曲杨. 蒲黄和白及外用治疗褥疮. 中国民间疗法，2009，5：12.）

7. 治疗尿布性皮炎　先用温水洗净患处并晾干，用适量蒲黄粉外敷于患处，每日 3 次。（张陆峰. 蒲黄粉治疗尿布性皮炎 180 例. 中医杂志，2002，43(5)：366-367.）

8. 治疗痄腮　生蒲黄 300g，加老醋 80g 左右，拌匀，文火炒制。以药物炒干，色泽暗黄为宜。治疗时取醋炙蒲黄适量，冷开水调成糊状，涂敷于肿大的腮部表面皮肤上，保持湿润，每日更换 3 次。（江瑶琼，林祖贤，林志智. 醋炙蒲黄治疗痄腮 30 例. 福建中医药，2003，34(4)：52.）

9. 治疗复发性口疮　用生蒲黄粉直接撒患处，以完全覆盖溃疡面及周围红肿处为度，每日上药 6 次。（张敏. 单味蒲黄临床运用举隅. 江苏中医药，2002，2：42.）

花　蕊　石

为变质岩类岩石蛇纹大理岩的石块。

【效用特点】　酸、涩，平。归肝经。功能化瘀止血。常用于吐衄、咯血等瘀血阻滞的出血证及外伤出血等。现代药理研究表明，本品具有促凝血、抗惊厥等作用。常用量 10～15g，包煎；研末吞服，每次 1～1.5g。外用适量，研末外掺或调敷。

【临床治验】

1. 治疗重症咯血　先用煅花蕊石粉 10g，必要时再增服 5g，以童便吞服。（邱春生. 花蕊石散治疗重症咯血临床体会. 中国中医急症，2007，12(2)：233.）

2. 治疗崩漏　用花蕊石 30g，血竭 3g 为主药，化瘀止血塞流治疗崩漏，随症加减。（黄亚君，陈宏. 血竭与花蕊石为主药治疗“崩中”62 例. 浙江中西医结合杂志，2005，15(2)：110-111.）

3. 治疗阴道出血　蜂房 10g，花蕊石 30g，太子参 15g，麦冬 10g，五味子 6g，续断 15g，枸杞 15g，仙鹤草 30g，艾叶 10g，白芍 10g，海螵蛸 15g，随症加减，水煎服，日 1 剂，分 2 次服用。（谢德聪. 蜂花合剂治疗 62 例阴道出血. 福建中医学院学报，1997，4：6-7.）

刺猬皮

为刺猬科动物刺猬或短刺猬的皮。

【效用特点】 苦，平，有小毒。归胃、大肠经。功能降气定痛，固精摄尿，化瘀止血。适用于治疗反胃吐食、腹痛疝气；遗精，遗尿、脱肛；痔疮便血、鼻衄。常用量为6.5～13g。

【临床治验】

1. 治疗遗精　取刺猬皮1具，用两块瓦合覆，泥封，火灼，研成细粉，分3份，于每日睡前服1份，连服3日，热黄酒送下。或取刺猬皮50g，焙黄，研为极细末，炼蜜为丸如黄豆大。每次5g，每日2次温开水送服。（陈洁.刺猬皮治疗遗精、滑精症13例.广西中医药，1986，增刊：40.）

2. 治疗前列腺肥大　用刺猬皮10g，水煎300ml，2次分服。或焙干研末，入胶囊吞服，每次3g，每日3次。（谢麦棉.刺猬皮治疗前列腺肥大.浙江中医杂志，2000，35(8)：356.）

3. 治带状疱疹　口服抗病毒药的基础上辅用刺猬皮50g烘干研成细末，加香油适量调成糊状，外敷于患处，每天4～5次。（张琳，张晓妮.内外合治带状疱疹20例.中国民间疗法，2006，6：26.）

4. 治疗烫伤　将刺猬皮烤黄研细，用香油调成稀糊状，治疗时常规清洗消毒受伤部位，然后将配好的药敷在伤口上面，每日1次或隔日1次。（尹秀兰，迟时雨.刺猬皮治疗小面积烫伤.齐鲁护理杂志，1997，3(2)：72.）

第三节　收敛止血药

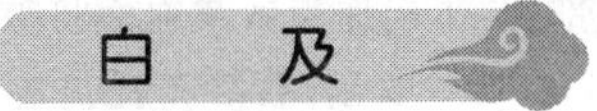

白及

为兰科植物白及的干燥块茎。

【效用特点】 苦、甘、涩，寒。归肺、胃、肝经。功能收敛止血，消肿生肌。常用于肺、胃出血及体内外诸出血证，及痈肿疮疡、手足皲裂、水火烫伤等。现代药理研究表明，本品具有止血、抗胃穿孔、抑菌等作用。常用量为3～10g；大剂量可用30g，煎服；亦可入丸、散剂，每次用2～5g；研末吞服;每次 1.5～3g。外用适量。

【临床治验】

1. 治疗消化道出血 用白及粉 3g/次,或 10%白及浆 30ml/次,3 次/日,对严重的消化道大出血患者,可以增加服药次数,每 2～3 小时服药 1 次,待出血控制后,再逐渐减少服药次数。(孔昭遐.白及治疗胃肠道疾病有良效.中医杂志,1997,38(8):454-455.)

2. 治疗肺结核咯血 每日 9g,分 3 次服(用开水送服)。(徐桂兴.白及粉治疗肺结核少量咯血疗效分析.现代中西医结合杂志,2000,9(6):488-489.)

3. 治疗肺癌咯血 取白及 50g,浓煎取汁 30ml,过滤去渣,患者超声雾化吸入。(朱宝龙.白及煎液超声雾化吸入治疗肺癌咯血 28 例疗效观察.江苏临床医学杂志,2000,4(2):102.)

4. 治疗原发性肝癌 白及洗净、干燥、研粉、过筛后,封装于瓿内,高温消毒。经介入将直径为 300～400μm 的白及粉(加入 76%泛影葡胺 5ml)缓慢注入并栓塞肿瘤末梢血管。(陈大庆,徐经生,王辉.白及在原发性肝癌介入治疗中的应用.安徽中医临床杂志,2000,12(4):293.)

5. 治疗胃溃疡 白及研末,每次 3g,每日 2 次,10 天为 1 个疗程。(黄春玲,贾宝玲.白及临床应用体会.内蒙古中医药,2001,20(增刊):61-62.)

6. 治疗胎漏 用白及粉 5g,每日 1 次冲服。(叶帼英.白及粉治疗胎漏临床观察及护理.中国中医急症,2006,15(5):560-561.)

7. 治疗鼻衄 将白及末调成膏状,加入适量黏膜表面麻醉剂地卡因,均匀地涂在无菌纱条上。临床应用时先用鼻镜将鼻腔窥开,再用枪状镊将白及膏条直接填敷于出血处。48 小时更换 1 次,一般应用 3～5 次。(康健,王桂敏.白及膏治疗鼻衄.中医杂志,1997,38(5):263.)

8. 治疗宫颈糜烂术后大出血 常规消毒外阴,窥器暴露宫颈创面,轻拭去凝血块,找见出血部位,于出血点或渗血面将敷有白及粉 2～3g 无菌纱布托压迫于局部,24 小时后取出,若纱布托被血液浸透,即随时换药。(杨敬华,李莉.白及粉治疗宫颈糜烂微波术后大出血 23 例.陕西中医,2007,28(3):328.)

9. 治疗食管贲门癌术后吻合口瘘 白及磨成粉过 850μm±29μm 筛,以水调成糊状,以少量凉开水送服。每日 3～5 次,每次 5～10g,5 天为 1 个疗程。(芦柏震,严福来.以白及粉为主治疗食管、贲门癌术后吻合口瘘的体会.中国中药杂志,2000,25(3):189-190.)

10. 治疗手足皲裂　白及研细末，待晚上洗净手足后，取适量温开水调成膏状，敷于手足裂口处即可。（潘振彬. 白及治疗慢性胃炎、溃疡病和手足皲裂. 中医杂志，1997，38(8)：453-454.）

11. 治疗伤口感染　取白及适量，研极细末备用。常规消毒感染伤口后，将白及粉撒入伤口内，约 2mm 厚，纱布包扎。每天换药 1 次，换 3 次后改为 2 天换药一次。（林志远. 白及粉外用治疗伤口感染. 河南中医，2007，27(6)：31.）

12. 治疗淋巴结核　生大黄、白及各等份，晒干研末备用。将药末和匀，温水蘸湿加鸡蛋清调成厚糊状（如粉饼）敷于病灶及周边外 0.5cm，厚 0.3cm，覆以软塑膜加胶布固定即可，每 2～3 天换药 1 次，5 次为 1 个疗程。（马述均. 大黄白及外用治疗淋巴结核 7 例. 南京中医药学学报，1995，11(5)：43-44.）

13. 治疗体癣　将白及微火烘烤，研为细粉，加适量白醋调成糊状，用消毒刀片将病灶上的鳞屑轻轻刮去，涂上药糊，每日早晚各 1 次，5 日为 1 个疗程。有感染者可酌情加服抗生素。（熊玉钟. 白及调醋治疗体癣 410 例. 中国民间疗法，1999，(11)：18.）

14. 治疗口腔黏膜病　取白及 40g，研成细末后加入白糖 60g 搅拌均匀，患处先用过氧化氢液，再用盐水洗净，然后搽涂白及糖粉，用棉球压迫 15～30 分钟。涂药后一定时间内不能咳嗽或进食。（吴中慧. 白及粉外搽治疗口腔黏膜病的初步观察. 广西中医药，1987，10(2)：封三.）

15. 治疗肛裂、痔疮　取白及粉用蒸馏水配成 7%～12%的液体，待溶解后稍加温，静置 8 小时，过滤，成为黄白色胶浆。每 100ml 胶浆再加入石膏粉 100g，搅匀，高压消毒即成。用时，先以温水或淡高锰酸钾液行肛门坐浴，然后用无齿镊夹上药从肛门插入约 2cm，来回涂擦 2～4 次，取出。再以此药蘸一棉球留置于肛门内 2～3cm 处，另取一个蘸药棉球从肛门插入约 2cm，来回涂擦 2～4 次。每日换药 1 次，10～15 天为 1 个疗程。（李海燕. 白及粉治疗内痔出血的效果观察. 中华实用中西医杂志，2004，17(16)：2420.）

16. 治疗药物中毒　用生大黄 240g，白及 120g，粉碎碾细。洗胃后，取大黄白及散 30g，加入生理盐水 50ml 混合后，从胃管内注入，必要时可在 4 小时后重复注入 1 次。（赵昌林. 大黄白及散治疗药物中毒 50 例. 湖北中医杂志，2002，24(9)：40.）

仙 鹤 草

为蔷薇科植物龙牙草的干燥全草。

【效用特点】 苦、涩,平。归心、肝经。功能收敛止血,补虚,止痢,解毒。常用于咯血、吐血、衄血、便血、崩漏等各种出血证,久泻久痢,疮疖痈肿,阴痒带下,气血亏虚,脱力劳伤等。现代药理研究表明,本品具有止血、降血糖、抗肿瘤、杀虫等作用。常用量为 3～10g,大剂量可用 30～60g,煎服。外用适量。

【临床治验】

1. 治疗梅尼埃病　以大剂量仙鹤草 200g,加水 500ml,煎 30 分钟,分 3 次口服,3 天为 1 个疗程。(张亚平. 大剂量仙鹤草治疗梅尼埃病 100 例. 新中医,2008,40(5):82.)

2. 治疗消渴症　以仙鹤草 35g 水煎服用。(董俊峰. 单味仙鹤草治疗消渴症. 时珍国药研究,1993,5(1):46-47.)

3. 治疗小儿汗症　仙鹤草 30～50g,大枣 5～10 枚。水煎频饮,每天 1 剂。7 天为 1 个疗程。(仙枣汤治疗小儿汗症,家庭医药,2009,4:25.)

4. 治疗乳糜尿　用仙鹤草 60g,随症加减,水煎服,日 1 剂。连续治疗 10 天为 1 个疗程。(张连立,辛丽,林云. 仙鹤草治疗乳糜尿 31 例观察. 中国寄生虫病防治杂志,1999,12(2):160.)

5. 治疗口腔炎　仙鹤草根(干)30g,水煎 15 分钟,漱口内服,每日 2 次。以上为 1 天量,5 天为 1 个疗程。(沈绍英. 仙鹤草根治疗口腔炎. 江西中医药,1986,(5):5.)

6. 治疗阴道滴虫病　以仙鹤草制成 200%的浓缩液。经妇科严密消毒后,以棉球蘸仙鹤草药液涂搽阴道壁。每日 1～2 次,1 周为 1 个疗程。(相鲁闽,刘添秀. 仙鹤草浓缩液治疗阴道滴虫病. 中国民间疗法,2001,9(6):21.)

7. 治疗牛皮癣　仙鹤草、徐长卿各 30g,甘草 10g。将上述药物用水煎煮后去渣取汁,每天服 1 剂,早晚各服 1 次。(王豪. 仙鹤草的 11 种新用途. 求医问药,2009,12:49-50.)

紫　珠

为马鞭草科植物杜虹花或紫珠的叶。

【效用特点】 苦、涩，凉。归肝、肺、胃经。功能凉血收敛止血，清热解毒。常用于衄血、咯血、吐血、尿血、崩漏下血、外伤出血等各种内外出血证，尤多用于肺胃出血之证，及痈肿疮毒，水火烫伤等。现代药理研究表明，本品具有止血、抗脂质过氧化、镇痛、抑菌等作用。常用量为煎服 10～15g；研末 1.5～3g。外用适量。

【临床治验】

1. 治疗消化道出血　每天用全草 60g，浓煎成 300ml，分 3～4 次内服或胃管注入。（张志宏. 紫珠草治疗食道静脉曲张破裂出血 20 例疗效观察. 江苏医药，1978，(3)：9.）

2. 治疗血精　紫珠草、白茅根各 30g，茜草 10g，蒲黄 12g，三七粉 3g 冲服。牡丹皮、栀子各 10g，地耳草 30g，匍匐堇、白花蛇舌草各 15g。每日 1 剂，水煎 2 次后取汁混合。分 3 次在半空腹时温服。（林友群. 紫珠茅根汤治疗血精临床观察. 中医药学报，1999，5：22-23.）

3. 治疗烧伤　紫珠叶粉用于烧伤，每日或隔日换药 1 次。（王立刚. 紫珠叶粉治疗烧伤. 赤脚医生杂志，1975，(4)：11.）

棕　榈　炭

为棕榈科植物棕榈的叶鞘纤维（及叶柄基底部之棕毛）。

【效用特点】 苦、涩，平。归肝、肺、大肠经。功能收敛止血，止带。常用于吐血、衄血、便血、尿血、血淋等多种出血而无瘀滞之证，尤善治崩漏出血。亦治久泻久痢，妇人带下等。现代药理研究表明，本品具有止血、收缩子宫等作用。常用量为煎服 3～10g；研末服 1～1.5g。

【临床治验】

1. 治妇人经血不止　棕榈皮（烧灰）、柏叶（焙）各一两（30g）。上 2 味捣罗为散，酒调下二钱（6g）。（《圣济总录》棕榈皮散）

2. 治高血压　鲜棕榈皮六钱，鲜向日葵花盘二两。水煎服，每日 1 剂。（《江西草药》）

血余炭

为人发之加工品。

【效用特点】 苦、涩，平。归肝、胃、膀胱经。功能化瘀止血，养阴利尿。常用于瘀血阻滞的各种出血证及小便不利等。现代药理研究表明，本品具有止血、抑菌、抗炎等作用。常用量为煎服 6～10g；研末服 1.5～3g。外用适量。

【临床治验】

1. 治疗产后尿潴留　取血余炭 10g 清水洗净，晒干，用新沙锅炒炭存性，候凉研为细末，白开水 1 次冲服。（张学文，韩志英. 血余炭治疗产后尿潴留 15 例. 中西医结合杂志，1989，9(8)：497.）

2. 用于拔牙创口止血　将人发洗净后，经焙干研末，拔牙清创后用棉签蘸适量血余炭粉撒入拔牙创内，出血较多者可反复撒 2～3 次，片刻拔牙创内凝血块形成。（吕中全. 血余炭用于拔牙创口止血. 中医外治法杂志，1999，8(3)：36.）

3. 治疗踝关节扭伤　头发 5～6g，甘薯粉 40g 左右，醋适量。先将头发剪碎，甘薯粉碾成细末，将二者放入锅中炒，炒至甘薯粉将变黄，头发熔成一团时，加入适量醋，迅速拌匀成膏，将膏摊放在牛皮纸(或其他类似纸均可)上，即成血余膏。等膏的温度下降到皮肤能耐受又不起疱时，将膏贴到扭伤处，用绷带或布条包扎，每天早晚各换药一次。（邱卫黎. 自制血余膏治疗踝关节扭伤. 中医外治杂志，2002，11(6)：33.）

4. 治疗褥疮　清洁创面，将血余炭 5g，冰片 5g 研成粉末，用小药匙将药粉直接均匀地撒在创面上，然后用红外线灯照射 30 分钟。待创面自然干燥后，用无菌纱布包扎。每 6 小时重复换药 1 次。（沈吴箴. 血余炭加冰片治疗重度褥疮 1 例. 山西护理杂志，1999，13(3)：109.）

5. 治疗带状疱疹　血余炭 2～5g，加入适量的麻油调成糊状，针刺毕，将血余炭均匀涂抹在皮损部位，每天 3 次，1 天为 1 个疗程。（李琼，郑纪宁. 围刺法配合外敷血余炭治疗带状疱疹. 辽宁中医杂志，2006，33(7)：839.）

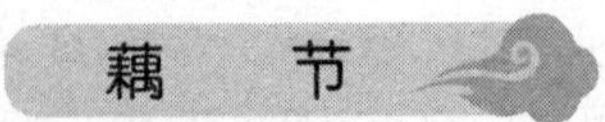

藕　节

为睡莲科植物莲的根茎节部。

【效用特点】 甘、涩，平。归肝、肺、胃经。功能收敛化瘀止血。常用于吐血、咯血、衄血等多种出血证。现代药理研究表明，本品具有缩短出血时间的作用。常用量为煎服 10～15g；大剂量可用至 30g；鲜品 30～60g，捣汁饮用。亦入丸、散剂。

【临床治验】

1. 治疗咳血　年老体弱，体重小于 50kg 者，每日取鲜藕节 30～40g，洗净用开水冲洗后榨汁，分早晚 2 次服用。发作时每日服用，未发作时于每年夏季每周服用 2 次。年轻体质较好，体重大于 50kg 者，每日取鲜藕节 50～60g，洗净用开水冲洗后榨汁，分早晚 2 次服用。发作时每日服用，未发作时于每年夏季每周服用 2 次。（许碧华. 鲜藕节汁治咳血 24 例. 福建中医药，2006，37(5)：61.）

2. 治疗崩漏　取新鲜藕节 60g 或干品 30g 去须，洗净淤泥，切成片，放入沙锅内，加水 1500ml 煮开 5～10 分钟，趁热饮汁，吃藕节片，每天 2 次或 3 次，连服 2 天。（杜林娟，王才云，龚玉惠. 藕节治疗妇女崩漏. 护理研究，2002，20(8B)：2120.）

3. 治疗顽固性膈肌痉挛　白卜子 50g，用沙锅炒黄，研细末。取水 350ml，放入 10 个藕节煎取药汁 200ml，用藕节汤冲服卜子粉，频服，一般 1 次即可治愈，重者次日可再服 1 剂。（李向华. 卜子藕节汤治疗顽固性膈肌痉挛. 中国民间疗法，1999，(11)：48.）

4. 治疗乳腺增生　用藕节 60g，水煎分 3 次口服，每次 200ml，饭后服。（郭庆，王艳红，释君胜. 藕节治疗乳腺增生. 中国民间疗法，2005，13(7)：62.）

5. 治疗鼻衄　藕节鲜品 50g，捣汁外敷患儿前额和后颈约 20 分钟。再用藕节干品盐炒适量煎汤，取液口服，1 日 3 次，或代茶饮用。（周汉光. 藕节内服外敷治疗小儿鼻衄. 湖北中医杂志，2009，8：25.）

6. 治疗鼻息肉　采用藕节冰片散治疗，取藕节数个洗净焙干研末，加入适量冰片共研，过 100 目筛，避光密闭备用。用时每次以 0.1mg 左右粉末行鼻腔局部外敷（若以喷粉器喷入更佳）。每日 4～5 次，10 天为 1 个疗程。（何胜恬. 藕节冰片散治疗鼻息肉. 浙江中医学院学报，1998，22(2)：23.）

7. 治疗外伤性前房积血　取藕节 40g，水煎服，每日 2 剂。（陈锦礼. 藕节治疗外伤性前房积血. 广西中医药，1992，增刊：194.）

第四节　温经止血药

炮　姜

为姜科植物姜干燥根茎的炮制品。

【效用特点】　苦、涩，温。归脾、肝经。功能温经止血，温中止痛。常用于虚寒呕血、吐血、衄血、血痢、崩漏，虚寒性腹痛、腹泻等。现代药理研究表明，本品具有明显缩短凝血时间，抗溃疡等作用。常用量为 3～6g，煎服。

【临床治验】

1. 治经血不止　干姜（烧过存五分性）一两（30g），棕榈（烧黑灰）一两（30g），乌梅一两（30g），三味捣罗为散，每服一钱匕（2g），乌梅汤调下，食前服。（《圣济总录》如圣散）

2. 治中寒水泻　干姜（炮）研末，饮服二钱（6g）。（《备急千金要方》）

艾　叶

为菊科植物艾的叶。

【效用特点】　辛、苦，温。归肝、脾、肾经。功能温经止血，散寒调经，安胎。常用于下焦虚寒之崩漏不止，月经不调，痛经，宫寒不孕及带下清稀，胎动不安等。将艾叶捣绒，制成艾条、艾炷等，用以熏灸体表穴位，能温煦气血，透达经络，为温灸的主要原料。现代药理研究表明，本品具有止血、抗菌抗病毒、平喘、镇静等作用。常用量为 10～30g；大剂量可用 30g。煎服，亦入丸、散剂。

【临床治验】

1. 治疗咳嗽　艾叶 30～50g，放入约 1500ml 沸水中煎煮约 15 分钟，捞去艾叶，将煎出的药液倒入稍小的脚盆，趁热将双脚置于盆沿上接受熏蒸。为避免药气一下蒸发掉，可在双脚上蒙上一块稍大于脚盆的布料。待水温稍低双脚能够忍受时，可直接将双脚置于盆内浸泡。每晚一次（以临睡前为佳），每次 15～20 分钟，一般连续熏蒸 3～5 次即能治愈咳嗽。（沈海英.艾叶泡脚治咳嗽.中国民间疗法,2004,12(9):65.)

2. 治上呼吸道感染　先把50g左右艾叶放入纱布袋包好并捆紧,放到锅里加水,先用大火煮开,然后小火煮5～10分钟,取汁即可。将药汁兑在温度在40℃或50℃的热水里,然后泡脚,要泡到身体发汗。同时喝生姜红糖水,发热者加葱白;有咳嗽者加几瓣大蒜。(周燕辉.艾叶泡脚佐治上呼吸道感染18例疗效观察.内蒙古中医药,2010,2:30-31.)

3. 治疗滑胎　艾叶15g,鸡蛋2枚,用沙锅文火同煮、清水2碗煎至1碗,取出鸡蛋,剥去蛋壳后再煎片刻,饮水食蛋。孕2月5天服1次。孕3月7天服1次,孕4月14天服1次,孕5月至足月1月服1次。(符亚会,杨晓峰.艾叶煮鸡蛋治疗滑胎的临床体会.陕西中医学院学报,2000,23(4):38.)

4. 治疗妊娠呕吐　取中脘、天突、内关、巨阙、神门、足三里,点燃艾条(2年以上陈艾250g,苍术50g。将苍术研成细末,再将艾叶揉搓成团状,混合。用细麻纸卷裹成20～25cm艾条,直径约1.2cm)对准穴位,距皮肤上下熏灸,至皮肤呈潮红色为止,日1次。(杨宗善.艾叶加苍术穴位灸治疗妊娠呕吐.中国针灸,2000,20(4):225.)

5. 防治产褥感染　用洗净的艾叶约400g,自来水2500ml,将艾叶放入水中煮沸约10～15分钟,过滤后倒入事先备好的盆中,通过蒸气熏蒸产妇会阴部,连续蒸气坐浴。(李鸿,周军.煎制艾叶液蒸气坐浴可防治产褥感染.中华护理杂志,2003,38(6):484.)

6. 治疗会阴部伤口感染　用艾叶100g,加水300ml,煎沸5分钟。于产妇会阴切开缝合术2小时并下床排空膀胱后,用药液熏洗会阴伤口部1次,次日再熏洗2次。高危产妇组加用抗生素。(何亚萍.艾叶煎洗液防治会阴部伤口感染.湖北中医杂志,2002,24(3):43.)

7. 治疗中期妊娠皮肤瘙痒症　艾叶100g加水1000ml,文火久煎30分钟,取汁,待水温达35～40℃后,以汁熏洗皮肤瘙痒处,每次熏洗10～15分钟,1～2次/天。(李占书.以验方艾叶汁治疗中期妊娠皮肤瘙痒症9例.安徽中医临床杂志,2001,13(5):354.)

8. 治疗小儿急性包皮水肿　将艾叶50g洗净,加水约500ml煎煮20分钟,去渣取汁,倒入小盆内,待凉后将阴茎放入其内浸洗15分钟,每日3次。(吴晓波.艾叶治疗小儿急性包皮水肿25例.中国皮肤性病学杂志,2000,14(1):63.)

9. 治疗小儿阴缩　取艾叶100g,放锅内炒热,再用白酒、水各25ml拌炒至艾叶湿润,不灼手为度即敷。男敷会阴及阴囊与少腹近阴茎上缘(耻骨)，女敷会阴及耻骨，疼痛和拘急剧烈者，加针刺三阴交(强刺不留针)。阴缩可在15～30分钟复常。(李永进.酒炒艾叶热敷救治小儿阴缩症.新中医，1990，22(3)：17.)

10. 治疗婴幼儿腹泻　艾叶、白胡椒、猪苓、透骨草各15g，水煎15分钟，温度约42℃左右，将双足浸入盆中液内，以擦拭器蘸液反复擦洗膝关节以下部位，并按摩足三里、三阴交、止泻穴(外踝垂线与足趾底皮肤相交处)、涌泉穴等，每次15～20分钟，每日3次。(王绍洁，倪正伟.艾叶洗足方治疗婴幼儿腹泻300例.中医外治杂志，2000，9(2)：9.)

11. 治疗水痘　艾叶、菊花50～100g等量，放入大沙锅中，加水煎煮数分钟，将液体滤出，灌入保温水瓶中备用；再加水煎煮。两煎后，药液混合倒入浴盆(留取部分药液备用)。患者温水冲洗全身后，先用药液浸洗头面部，再入浴盆浸浴全身，根据情况可边浸浴边加入热的药液，以防受凉。每次浸浴15～20分钟，每日1次，3天为1个疗程。水痘皮疹及皮肤感染严重处，用留取的药液湿敷患处，每日3～4次。(巫烁非.艾叶菊花煎浸浴治疗水痘56例.山西中医，2009，12：44.)

12. 治疗寻常疣　将新鲜艾叶清洗干净备用。先将患处清洗干净，后取适量新鲜艾叶擦拭患处，每天3～5次，至疣自行脱落为止。(应慧群.艾叶治疗寻常疣的疗效观察.实用中西医结合临床，2005，5(4)：41.)

13. 治疗口腔念珠菌感染　取艾叶60g，加水200～300ml，煮沸10分钟后，取出艾叶，将剩余液体继续加热浓缩至50ml，日涂患儿口腔3～4次。或取鲜艾叶适量，捣碎，取其汁，日涂患儿口腔3～4次。(杨瑞梅.艾叶治疗小儿顽固性口腔念珠菌感染.山东中医杂志，2006，25(3)：186.)

14. 治疗皲裂　用艾条燃烟熏患部，烟熏温度可依据患者耐受程度而定。每晚1次，每次熏20分钟，熏后禁水洗至次晨，以使药力持久。对于手足的其他皮肤病所致之皲裂，可先将患肢用艾叶煎剂浸泡后再行烟熏疗法。(吴素玲.艾叶应用举隅.实用中医药杂志，2001，17(2)：40-41.)

15. 治疗鸡眼　先用2.5%的温盐水浸泡患足，软化鸡眼局部，后用小刀清除硬结及周围角化皮肤，以不出血为度。取艾叶50g，老棕树皮200g，松香30g，放小缸内混匀，点燃，将患处放在缸口上熏烤，以能耐受为度，直至患处潮润出汗，每晚1次。(王吉兰.艾叶灸治鸡眼112例疗效观察.黑龙江中医药，1999，(5)：53.)

16. 治疗带状疱疹　用白酒浸泡艾叶(浓度约20%)，取其滤液与等量饱和石灰水混合后涂擦患处。每天涂抹6～8次。(张秀全，孙永金.艾叶在民间的外用治验.时珍国药研究，1997，8(1)：36.)

17. 空气消毒　消毒前开窗通风 30 分钟，取 2 支长 25cm、直径 3cm、重 20g 的艾条点燃，置于房间中央两点处燃烧熏蒸，即刻关闭门窗，40 分钟后即能达到与紫外线消毒一样的规定要求。（姜文全，崔彩萍. 艾叶熏蒸用于母婴同室空气消毒. 西北药学杂志，2002，17(2)：80-81.）

灶心土

为烧木柴或杂草的土灶内底部中心的焦黄土块。

【效用特点】　辛，温。归脾、胃经。功能温中止血，止呕，止泻。常用于出血证，胃寒呕吐，脾虚久泻等。现代药理研究表明，本品具有缩短凝血时间、止呕等作用。常用量为 15～30g，布包，先煎；或 60～120g。亦入丸、散剂，外用适量。

【临床治验】

1. 治疗小儿迁延性腹泻　吴茱萸 15g，灶心土 20g。上药研成粉末，用醋调匀至糊状，加温（以不烫手为度）。纳脐中令满为宜，然后用绷带固定。1～2 小时换药 1 次，根据病情每日可敷 2～3 次，一般 1～3 天可获良效。（张文华. 吴茱萸灶心土敷脐治疗小儿迁延性腹泻 105 例. 新中医，1995，1：26-27.）

2. 治疗急性出血症　灶心土 60g，黄芪 30g。每日 1 剂，煎汤 200ml，分两次口服。（郑舜华，灶心土加味治疗急性出血症 40 例疗效观察. 上海中医药杂志，1994，8：30-31.）

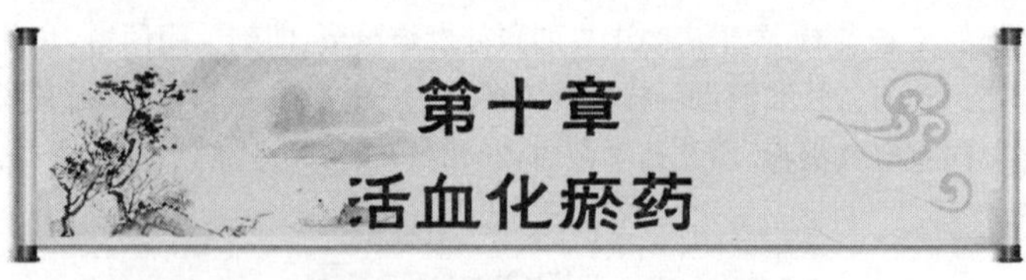

第十章 活血化瘀药

第一节 活血止痛药

川芎

为伞形科植物川芎的干燥根茎。

【效用特点】 辛，温。归肝、胆、心包经。功能活血行气，祛风止痛。常用于心脉瘀阻之胸痹心痛、肝郁气滞之胁肋胀痛、肝血瘀阻之胸胁刺痛、瘀血阻滞之跌仆损伤、疮疡肿痛、月经不调、经闭痛经、产后瘀痛、恶露不行、多种头痛和风湿痹痛等。现代药理研究表明，本品具有抑制血小板聚集，改善微循环、扩张冠脉，增加冠脉流量，改善心肌缺氧、扩张支气管、显著增加肾血流量，延缓慢性肾损害、镇静等作用。常用量为3～9g，煎服，研末吞服，每次1～1.5g。

【临床治验】

1. 治疗脑外伤后综合征　川芎20g，白芷、羌活各12g，细辛3g，薄荷15g，荆芥、防风、甘草各6g，清茶9g，蜈蚣2条（约3g）。随症加减，每日1剂，水煎，分早晚2次口服。15天为1个疗程，连服4个疗程。（朱寿鸿，黄新.川芎茶调散加减治疗脑外伤后综合征52例.广西中医药，2009，2：50-51.）

2. 治疗跟骨骨刺　川芎15g，生草乌5g，研极细末，装入如足跟大小的布袋内，厚约0.3～0.5cm，将此袋垫在患足鞋跟，洒上少许乙醇，保持湿度，药粉5～7天更换1次，疼痛消失后巩固治疗1周。（王书谦.芎乌粉治疗跟骨骨刺150例.河北中医，1990，(6)：16.）

3. 治疗跟痛症　川芎45g，研成细末，用纱布包成3包，每次1包放入鞋中，直接与跟骨疼痛处接触，每日1次。足蹬每日3次，每次30下。用后的药包晾干后可重复使用。疗程 1 周。（马磊，孟凡英. 川芎治疗跟痛症 36 例. 中国民间疗法，2009，12：65.）

延　胡　索

为罂粟科植物延胡索的块根。

【效用特点】　辛、苦，温。归心、肝、脾经。功能活血，行气，止痛。常用于气血瘀滞所致的各种痛证。如胸痹心痛、肝胃气痛、痛经、月经不调、产后瘀滞腹痛、寒疝腹痛、跌打损伤、瘀肿疼痛、风湿痹痛等。现代药理研究表明，本品具有抑制血小板聚集、扩张冠状血管、抑制胃液分泌及胃酸、抗肿瘤、明显的镇痛、镇静和催眠等作用。常用量为醋制煎服，3～10g。若研末吞服，则每次用 1～3g。

【临床治验】

1. 治疗牙痛　延胡 15g，当归 10g，白术 12g，细辛 6g，升麻 7g，茯苓 10g，山豆根 12g，川芎 9g，甘草 8g，随症加减，将上药以冷水浸泡 30 分钟，头煎煮沸后以文火慢煎 20 分钟，取汁 200g，再煎同上，混合药汁分两次饭前温服。（祖胆剑. 九味延胡汤治疗牙痛 69 例疗效观察. 中华现代中医学杂志，2009，6：370-371.）

2. 治疗急性腰扭伤　用延胡索 4～6g，田七 4～6g，以白酒 10～20ml 磨服，分 3～4 次服完。每日 2 次，如不能饮酒者以水代酒磨服，治疗 3 天。（张朝银，牟方友. 田七和延胡索治疗急性腰扭伤 34 例. 实用中医药杂志，2005，21(12)：735.）

郁　　金

为姜科植物温郁金、姜黄、广西莪术或蓬莪术的块根。

【效用特点】　辛、苦，寒。归肝、胆、心经。功能活血止痛，行气解郁，清心凉血，利胆退黄。常用于气滞血瘀所致的胸胁疼痛、胸痹心痛、月经不调、经闭痛经、产后腹痛、热病神昏、癫痫发狂、湿热黄疸，吐血、衄血、倒经、尿血、血淋等出血证。现代药理研究表明，本品具有保肝、刺激内源性胰泌素分泌、抑制中枢、抗自由基损伤等作用。常用量为煎服 5～12g，大剂量可用至 20g。研末吞服每次用 2～5g。

【临床治验】

1. 治疗肝结石　郁金、姜黄各等份，制成散剂，每次 3g，3 次/天。其他结石也可使用。（周光金. 姜黄郁金散治疗肝结石. 湖北中医杂志，1998，20(6)：45.）

2. 治疗血清转氨酶升高　郁金 30g，五味子 20g，柴胡 5g，连翘 15g，牡丹皮 10g，丹参、徐长卿、矮地茶、蚤休各 15g，泽泻 30g。HBV-DNA 高者加虎杖、白花蛇舌草各 30g；胆红素升高加茵陈蒿 30g。1 日 1 剂，水煎分 2 次服，15 天为 1 个疗程。（张全月. 自拟郁金降酶汤治疗血清转氨酶升高 45 例. 浙江中西医结合杂志，2006，16(11)：717.）

3. 治疗胆囊炎、胆石症　金钱草 30g，海金沙 20g，鸡内金 15g，龙胆草 10g，姜黄 10g，郁金 50g，大黄 10g。并随证加减，每日 1 剂，加水 500ml，煎至 200ml 温服，10 天 1 个疗程。（刘明岱. 大剂量郁金治疗胆囊炎、胆石症. 中外健康文摘，2006，3(12)：101.）

4. 治疗门脉高压性胃病　郁金 20g，柴胡 6g，枳壳 9g，茯苓 10g，白术 15g，黄芪 15g，白芍 10g，当归 10g，鸡内金 15g，甘草 6g，随症加减，水煎服，每日 1 剂。（刘捷. 郁金治疗门脉高压性胃病体会. 世界中医药，2010，1：14.）

5. 治疗失眠　石菖蒲 8g，郁金 8g，枳实 8g，沉香 8g，朱砂 3g，琥珀 3g，炒枣仁 8g。以上 7 味共研细末贮瓶备用，治疗时取上药末适量填脐，再滴入生姜汁适量，外盖纱布，胶布固定。24 小时换药 1 次，7 天为 1 个疗程。（金东席，郑胜哲. 菖蒲郁金散贴脐结合电针治疗失眠 53 例. 四川中医，2006，9：99-100.）

姜　黄

为姜科植物姜黄的根茎。

【效用特点】　辛、苦，温。归肝、脾经。功能活血行气，通经止痛。常用于气滞血瘀所致的胸痹心痛、胸胁痛、痛经、经闭、产后腹痛、跌打损伤、瘀肿疼痛、癥瘕积聚及风湿痹痛等。现代药理研究表明，本品具有抑制血小板聚集、抗早孕、抑菌、利胆、降压、保肝等作用。常用量为煎服，3～10g。外用适量。

【临床治验】

1. 治疗股癣　姜黄 50g，苦参 40g，白芷 20g，黄柏 20g，公丁香 20g，加水煎成100ml，趁水温热时浸泡患处，每天2次，每次浸20分钟，连用2周。(王白琳．复方姜黄溶液治疗股癣50例．江西中医药，2010，3：64.)

2．治疗慢性腰肌劳损　姜黄粉碎制成粗粉，经95%乙醇提取2次，提取液经减压浓缩制得浸膏64g。使用前，取姜黄浸膏约2g，浸入10ml醋中浸泡15～20分钟备用。委中穴按摩6圈后，用拇指蘸少许浸膏进行按摩。待按摩完毕，立即将姜黄浸膏涂于患者双侧下肢委中穴，用塑料薄膜覆盖，外包纱布，6小时后除掉。(张振美，王凤娟．姜黄外敷治疗慢性腰肌劳损30例报告．现代康复，2001，5(11)：120.)

3．治疗肩臂痛　羌活6g，川芎6g，防风6g，炙甘草6g，片姜黄9g，杜仲9g，茯苓9g，桂枝9g，威灵仙9g，赤芍9g，桑寄生9g，当归9g，秦艽9g，海桐皮12g，牛膝12g，枸杞15g，生黄芪30g，共捣为粗末，装入布袋中，浸入米酒1000g中，密封浸泡10日后即成。每日早晚各服1次，每次服10～20ml。轻者服2周，重者服1月。(魏汝清，李文柱．羌活姜黄酒治疗肩臂痛20例．中国民间疗法，2001，11：55-56.)

4．治疗囊虫病　姜黄100g，轧碎加30°白酒1000ml，泡7天后即可服用。每次50ml，3～4次/天，饭后服用，6个月为1个疗程，视病情轻重服2～3个疗程。(张东华，张恕，周红．10%姜黄酊治疗囊虫病56例．中国中西医结合杂志，2002，22(12)：898.)

5．治疗尖锐湿疣　将姜黄、鸦胆子(全药)、黄芪粉碎后浸泡在75%乙醇中，20天后去渣过滤，加入防腐剂、丙三醇、丙二醇、氮铜即制成。用时以棉签蘸取鸦胆子、姜黄、黄芪配少许涂于皮损之上，每天1次，连续使用4天；皮损尚未脱落者，每2天再涂药1次，直至疣体脱落。(张健，周效琴．鸦胆子、姜黄、黄芪配治疗尖锐湿庞38例．贵州医药，1997，21(3)：189.)

6．治疗丘疹鳞屑型足癣　清洁局部后将姜黄酊药液浸透之纱布敷于患处(超过病灶边缘1cm，趾间可用药液浸透之棉球夹于趾间)，每次10～20分钟，每天2次。(李卫红，徐植园．姜黄酊治疗丘疹鳞屑型足癣疗效观察．长春中医药大学学报，2008，24(1)：94-95.)

乳　香

为橄榄科植物乳香树及其同属植物皮部渗出的树脂。

【效用特点】　辛、苦，温。归心、肝、脾经。功能活血行气止痛，消肿生肌。常用于瘀血阻滞诸痛证，如心腹疼痛、痛经、产后瘀阻腹痛、风湿痹痛、癥瘕积聚、跌打损伤、疮疡痈肿等。现代药理研究表明，本品具有抗炎、抗肿瘤、抗氧化等作用。常用量为煎服 3～10g，制用。外用适量。

【临床治验】

1. 治疗阑尾炎性包块　在B超下定位包块大小，取乳香、没药、皮硝各 100g 碾碎用陈醋调和成糊状，外敷右下腹包块处，上敷盖一层纱布，并垫一层薄塑料纸，用胶布固定，每天更换 1 次。（吴鹤瑾，郝平. 醋制乳香没药皮硝外敷治疗阑尾炎性包块的护理. 上海护理，2008，3：57-58.）

2. 治痛经　将乳香 30g 加老黄酒半斤，煎成糊状，在月经来潮下跪有微痛感觉时开始服药，分 2～3 次服完。（刘思伟. 乳香治痛经. 中国乡村医药，1996，7：46.）

3. 治疗肌注硬结　将乳香 20g，没药 20g，丹参 15g，共研细末，用甘油调为糊状，待混合均匀后，摊于单层纱布上，厚度如硬币，四周向内折叠，包好，置于硬结上，历时 30 分钟以上，每日 1～2 次。（于丽瑛，孙小玲. 乳香方治疗肌注硬结. 中医外治杂志，2005，14(2)：55.）

4. 治疗冻疮　肉桂、冰片、樟脑各 2g，炙乳香、炙没药各 10g，凡士林适量。将上药分别研细后拌匀，加入适量凡士林调成软膏。先以淡盐水清洗溃疡面，再将此膏涂于患处，2～3 天涂 1 次。（孙妍妍. 治冻疮方. 中国民间疗法，2005，11：59.）

5. 治疗颈椎骨质增生　生乳香 100g，生没药 100g，荆芥 100g，防风 100g，白胡椒 100g。将以上药物碾成细粉，平均分为五等份（1 个疗程用量），每次使用 1 份，用米醋适量调拌至用手攥能成团即可，然后装入一适宜大小的布袋中，缝好布袋口，敷在颈部患病处，可在布袋上面放一热水袋保温增强药效。每次敷 1 小时左右，每日 2～3 次。药粉干后可再调米醋，这样一份可反复使用一周，五周为 1 个疗程。（李冬梅. 中药外敷治疗颈椎骨质增生的体会. 中国临床医药研究杂志，2003，95：9546.）

没　药

为橄榄科没药树或其他同属植物皮部渗出的油胶树脂。

【效用特点】　辛、苦，平。归心、肝、脾经。功能活血止痛，消肿生肌。常用于瘀血阻滞所致的跌打损伤，瘀滞肿痛、痈疽肿痛、疮疡溃后久不收口，胸痛、胁痛、心腹痛、痛经、产后腹痛、风湿痹痛，癥瘕积聚等。现代药理研究表明，本品具有抗炎、降血脂、黏膜保护等作用。常用量为煎服 3～10g，制用。外用适量。

【临床治验】

1. 治疗臀部硬结　将乳香、松香、没药按 2：3：1 共研细末，备用。取散剂适量，加上 75%酒精调成糊状，摊布于敷料上，摊布范围略大于硬结，然后贴敷于硬结处。隔日换药 1 次。（迟苏华. 双香没药散外敷治疗臀部硬结 86 例. 山东医药，2000，40(18)：70.）

2. 治疗急性腰腿扭伤　乳香、没药各 6～10g（或视伤处面积大小而定），研细末，30%乙醇调为糊状，涂布于双层纱布上，四周向内折好，于受伤当日置于患处冷湿敷。次日可在其上置热水袋（双层毛巾包好防烫伤）增强疗效。每日上下午各一次，每次 30 分钟，一般连用 3～5 天即愈。（都兴香. 乳香没药糊治疗急性腰腿扭伤 100 例. 中国医院药学杂志，2001，21(7)：447.）

3. 治疗痔疮疼痛　乳香 10g，没药 10g，雄黄 0.9g，冰片 0.1g，葱叶 10g，共研细末。用时以棉签取适量送达肛门患处，每日早晚各 1 次，14 天为 1 个疗程。（赵忠菊. 中药治疗痔疮疼痛 28 例. 中国民间疗法，2004，2：28.）

4. 治疗外伤溃疡　乳香、没药各 15g，共研成粉末贮存待用。对外伤性溃疡创面用隔夜茶水（或过氧化氢液）冲洗，蘸干，全创面用乳香没药合剂严密覆盖，用纱布固定，隔日观察。如无脓液渗出则不需换药，直至愈合脱痂；如仍有脓液渗出，则重新清创换药如前。（陈秩东. 用乳香、没药治疗外伤溃疡 3 则. 包头医学院学报，2002，4：379.）

五灵脂

为鼯鼠科动物复齿鼯鼠的干燥粪便。

【效用特点】　苦、咸、甘，温。归肝经。功能活血止痛，化瘀止血。常用于瘀血阻滞诸痛证，如胸痹心痛、脘胁腹刺痛、痛经、经闭、产后瘀滞腹痛、骨折肿痛、出血证属瘀血内阻血不循经者。现代药理研究表明，本品具有抑制血小板聚集、抑制血栓形成、抗炎、抗溃疡等作用。常用量为 3～10g，宜包煎。

【临床治验】

1. 治疗心绞痛　用人参 10～15g，五灵脂 6～10g，随症加减水煎煮，每日 1 剂，分 2 次煎服，2 周为 1 个疗程。（韩洪. 人参、五灵脂配伍治疗心绞痛 33 例观察. 北京中医,1997,(1):51.)

2. 治疗消化性溃疡　用五灵脂 60g,蒲公英 40g,生薏苡仁 30g,白芷 20g,柴胡 10g,黄芩 10g,法半夏 15g,白术 15g,枳壳 10g,桔梗 10g,鸡内金 10g,甘草 10g,气虚血瘀加黄芪 60g,胃热加连翘 15g。以清水约 1000ml,煎汁约 400ml,分早晚空腹,每日 1 剂。(王芝华,郑昱. 五灵脂汤治疗消化性溃疡 30 例. 中国中西医结合消化杂志,2002,10(4):239-240.)

3. 治疗软组织损伤　用五灵脂 10 份,白及 10 份,乳香 3 份,没药 3 份,上药共研细末。依病灶大小,将药末用香油调成膏状,均摊于棉纸上,敷患处,用胶布固定后,绷带缠绕,3 天换药 1 次。(范跃峰,夏卫明. 五灵脂散治疗软组织损伤 256 例. 中医外治杂志,2000,9(3):45.)

两 面 针

本品为芳香科植物两面针的干燥根。

【效用特点】 苦、辛,平,有小毒。归肝、胃经。功能活血化瘀,行气止痛,祛风通络,解毒消肿。常用于跌扑损伤、胃痛、牙痛、风湿痹痛、毒蛇咬伤;外治烧烫伤。现代药理研究表明,本品具有解痉镇痛、抗肿瘤、抗氧化、抗炎、抗菌等作用。常用量为 5～10g。外用适量,研末调敷或煎水洗患处。

【临床治验】

1. 治疗腰痛　用两面针根 100g 和猪腿骨一根,加水同炖烂。每晚睡前服,每日 1 剂,连服 100 天。(黄兆祥. 两面针治疗腰痛. 中国民间疗法,1999,7(7):44.)

2. 治疗冻疮　花椒 15g,炙乳香 15g,炙没药 15g,两面针 20g,儿茶 40g,艾叶 10g,樟脑 10g,红花 5g,芒硝 5g。上药共研细末过 100 目筛,用适量凡士林调成膏备用。治疗时将患处常规消毒后涂上药膏,并用无菌纱布包扎或覆盖,每日换药 1 次。(左志文,王翠梅. 自制冻伤膏治疗冻疮. 中国民间疗法,2003,8:28-29.)

3. 治疗肛肠病术后　两面针 30g,毛冬青 30g,防风 10g,五倍子 15g,芒硝 15g,制成每包 50g 的粉末剂,每次用药 50g。将药物放入熏洗盆内加入沸水 1000～1500ml,患者坐于盆上,先趁热熏洗肛门 5～10 分钟,待药液不烫时,坐入其内浸渍 15～20 分钟,每日 2 次,大便后或睡前尤为适宜。坐浴后创面常规给予三黄膏外换药,每坐浴一次便外换药一次,5 天为 1 个疗程。(刘少琼,付学源. 两面针坐浴洗剂在肛肠病术后的临床观察. 四川中医,2005,2:78-79.)

马鞭草

为马鞭草科植物马鞭草的干燥地上部分。

【效用特点】 苦,凉。归肝、脾经。功能活血散瘀,解毒,利水,退黄,截疟。常用于癥瘕积聚,痛经经闭,喉痹,痈肿,水肿,黄疸,疟疾。现代药理研究表明,本品具有抗炎止痛、镇咳、兴奋子宫平滑肌、促进乳汁分泌等作用。常用量为5～10g。

【临床治验】

1. 治疗顽固性偏头痛　马鞭草碎末1勺,花生油1勺,蛋清1个,放于同一容器内调匀后在锅中煎成薄饼一张,贴于前额(可偏于头痛一侧),每次2小时,每天1次,1个月1个疗程,可据患者情况进行2～3个疗程的治疗。(苗志勃.验方马鞭草治疗顽固性偏头痛25例.辽宁中医杂志,2006,4:479.)

2. 治疗血尿　马鞭草、白茅根各60g(两药以鲜品为佳,如为干燥根茎,用量减半),加水800～1000ml,煎汁250～300ml,每剂煎2遍,将2次药液混匀分早晚2次服用,5天为1个疗程,(吴志华.马鞭草茅根合剂34例.陕西中医,2009,4:410-411.)

3. 治疗乳痈　马鞭草30g,水煎服;或鲜者100g捣汁服。渣敷患处,每日1次。(王月秋.马鞭草治疗乳痈30例.中国民间疗法,2009,11:71.)

4. 治疗婴儿湿疹　红藤20g,马鞭草20g,千里光30g,苦参30g,黄柏15g,苍术15g,白鲜皮15g,地肤子15g,蝉蜕15g,大黄10g。水煎浓汤后,每日3次外搽,一般1剂药可外搽1周左右。治疗21天为1个疗程。(裘东霞,郑黎明.红藤马鞭草汤治疗婴儿湿疹50例.世界中医药,2009,6:309.)

5. 治疗白喉　鲜马鞭草全草(根茎、叶)200g,加水1000ml,水煎浓缩至400ml。成人200ml,儿童100～150ml/次,早晚各服1次,连服10～15天。(何明汉.马鞭草煎剂治疗白喉30例.陕西中医,1990,7:305.)

6. 治疗水疝　马鞭草200g,洗净捣烂取汁用棉纤取药汁涂于患处。(陈元.马鞭草外用治疗水疝.中国民族民间医药杂志,2003,1:57.)

7. 治疗甲沟炎　取鲜马鞭草叶适量洗净,食盐少许混合捣烂,敷于患处并包扎。每天换药1次,一般1～3天后症状减轻,5天可获愈。(李艳慧，贺淑清. 马鞭草治疗甲沟炎. 世界今日医学杂志，2004，6：457.）

8. 治疗寻常疣　马鞭草鲜品若干，洗净捣汁备用，或晒干切碎用75%酒精适量浸泡7天后过滤取汁备用。用药汁直接涂搽疣体，每日2次。直至疣体萎缩脱落消失为止。每次治疗前先将疣体表面枯槁层用温水泡软刮除后再涂药，效果更佳。（高宗丽，张亚雄，等. 马鞭草外用治疗寻常疣23例. 云南中医中药杂志，2008，7：74.）

土牛膝

土牛膝为植物苋科植物粗毛牛膝、牛膝野生种的根。

【效用特点】　苦酸，平。归心、肝、大肠经。功能活血散瘀，祛湿利尿，清热解毒。常用于淋病，尿血，妇女经闭，癥瘕，风湿关节痛，脚气，水肿，痢疾，疟疾，白喉，痈肿，跌打损伤。现代药理研究表明，本品具有抗肿瘤、中和白喉杆菌毒素、预防白喉、降压、利尿、止痛、加强子宫收缩等作用。常用量为内服煎汤，9～15g（鲜者50～100g）。外用捣敷，捣汁滴耳或研末吹喉。

【临床治验】

1. 治疗急性扁桃体炎　牛膝30g，岗梅根50g，蚤休20g，犁头草30g，扛板归30g，白茅根20g，芦根20g，成竹蜂2～4只（去翅、足，捣碎药汁冲服）。每日1剂，水煎服（儿童酌情减量）。热甚者加知母、石膏；咳嗽痰多加浙贝母、前胡；口渴甚者加生地、麦冬；纳差加麦芽、山楂。（刘福成. 土牛膝岗梅汤治疗急性扁桃体炎118例报告. 甘肃中医，2004，17（8）：14-15.）

2. 治白喉并发心肌炎　鲜土牛膝5钱，鲜万年青根3钱，捣烂取汁，加白糖适量，温开水冲服。（《江西草药》）

3. 治肝硬化水肿　鲜土牛膝6钱至1两（干的4～6钱）。水煎，饭前服，日服2次。（《福建民间草药》）

4. 治腰肌劳损　土牛膝75g，猪瘦肉60g，冰糖30g。每日1剂，水煎分2次服，连服7天。（土牛膝猪肉治腰肌劳损. 家庭医药，2009，7：22-23.）

5. 治血滞经闭　鲜土牛膝一至二两，或加马鞭草鲜全草一两。水煎，调酒服。（《福建中草药》）

第二节　活血调经药

丹　参

为唇形科植物丹参的根。

【效用特点】 苦，微寒。归心、心包、肝经。功能活血调经，祛瘀止痛，凉血消痈，除烦安神。常用于瘀血阻滞所致月经不调、痛经、经闭、产后瘀阻腹痛、血瘀心痛、脘腹疼痛、癥瘕积聚、风湿痹痛、跌打损伤、热毒瘀阻的疮疡痈肿、热病烦躁昏迷、杂病心悸失眠等。现代药理研究表明，本品具有心肌保护、抗心律失常、保护血管内皮、抗动脉粥样硬化等作用。常用量为5～15g，煎服，大剂量可用至60g。

【临床治验】

1. 治疗慢性胃炎　丹参50g水煎服，每日1剂，1个月为1个疗程。（滕卫红.丹参治疗慢性胃炎39例疗效观察.现代中西医结合杂志，2003，12(22)：2435.）

2. 治溃疡性结肠炎　在给予硫氮磺吡啶4～6g/d的基础上给予生丹参，每天60g，加水200ml浸泡15分钟后再加水500ml文火煎煮，将药液浓缩至100ml分2次口服。（王玉凤.丹参佐的效果观察.山东医学高等专科学校学报，2009，6：439-440.）

3. 治疗高血压病　丹参6g，决明子6g，茶叶6g。每日1剂，开水冲泡，多次频服，日4～5杯，连服7～15日为1个疗程。（刘爱菊.丹参决明茶治疗高血压病96例.中华实用中西医杂志，2002，15(7)：753.）

4. 治疗冠心病心绞痛　在常规治疗基础上，辅用丹参田七粉（丹参2g，田七2g，人参2g，降香1g），分早、晚2次温水分次送服。每天1剂，2周为1个疗程。（陈新良，叶维聪，苏小妹.丹参田七粉辅助52例临床观察.海南医学院学报，2008，14(4)：414-417.）

5. 治疗失眠　丹参15g，五味子9g，远志6g，菖蒲6g。每日1剂，水煎分2次服，12天为1个疗程。（吴华清，韩香文.丹参五味子饮治疗失眠症48例.中国民间疗法，1999，(10)：38.）

6. 治疗扁平疣　采摘新鲜丹参叶片，用凉水洗净后，手拿丹参叶反复用力摩擦扁平疣区的皮损，直到扁平疣与皮肤明显发红，感到灼痛难受。

使丹参叶渗入扁平疣内，擦完后勿用水洗涤，每日早晚各 1 次。（马继榕，岳玲，公海玲. 浅谈丹参叶治疗扁平疣 26 例疗效观察. 中国社区医师，2002，18(13)：39.）

红　花

为菊科植物红花的筒状花冠。

【效用特点】 辛，温。归心、肝经。功能活血通经，祛瘀止痛。常用于血滞经闭、痛经、产后瘀滞腹痛、癥瘕积聚、胸痹心痛、血瘀腹痛、胁痛、跌打损伤、瘀滞肿痛、热瘀血滞斑疹色暗等。现代药理研究表明，本品具有抑制血小板聚集、扩张冠状动脉、改善心肌缺血；扩张血管、降低血压、抗脑缺血、神经细胞保护、抗肿瘤等作用。常用量为 3～10g，煎服。外用适量。

【临床治验】

1. 治疗婴儿夜啼　红花 2～3g，水煎取液加冰糖少许，代水服。（曲卫毅，王如沾，兰少敏. 红花水煎治疗婴儿夜啼. 山东中医杂志，1999，18(9)：429.）

2. 治疗冻疮　红花 30g，花椒 30g，肉桂 60g，生当归 60g，制附片 15g，细辛 15g，干姜 30g，樟脑 15g。上药研细末，用 95％酒精 1kg，浸泡 7 天，涂擦患处。（陈玉芳，盛吉祯. 红花酒治疗冻疮. 甘肃中医，2009，7：65.）

3. 治疗化疗药物外渗组织坏死　将大黄、芒硝、红花各 30g 研成粉末，加食醋调成糊状，装入玻璃瓶中备用。用前将药物用温水焐热后，均匀地涂在坏死面，超出边缘 5cm，上盖无菌纱布，最外层外敷塑料薄膜，保持湿热。每次 20 分钟，每天 2 次，7 天为 1 个疗程。（史丽民，姚劲松. 红花活血散治疗化疗药物外渗组织坏死 8 例. 陕西中医，2007，28(9)：1217.）

4. 治疗扁平疣　每日用红花 9g，沸水冲泡（如泡茶叶）后饮用，可反复冲泡至红色变淡后弃去，1 日内用完，次日重新冲服，10 日为 1 个疗程。（李志英，崔丽萍. 红花治疗扁平疣 60 例疗效观察. 中国社区医师，2004，20(2)：40.）

5. 治疗静脉炎　用 75％酒精 500ml 加入红花 50g，浸泡 1 周后备用。静滴时将红花酒精浸湿的纱布（以不滴液为宜）覆盖在穿刺静脉上方（沿静脉方向），长度 15～20cm 左右。在输液过程中，为保持纱布湿润，可用注射器抽吸适量红花酒精洒在纱布上，以达到湿敷的效果；也可将一次性输液器袋剪开，覆盖在纱布上，再用胶布固定。静滴完后继续湿敷半小时。（杨建华，吴菊芬. 自制红花酒精湿敷预防静滴甘露醇引起的静脉炎 50 例. 哈尔滨医药，200，5：63.）

桃仁

为蔷薇科植物桃或山桃的成熟种子。

【效用特点】 苦、甘，平；有小毒。归心、肝、大肠、肺经。功能活血祛瘀，润肠通便，止咳平喘。常用于瘀血阻滞的经闭、痛经、月经不调、产后瘀滞腹痛、癥瘕积聚、跌打损伤、血虚津亏的肠燥便秘、热毒壅聚的肺痈肠痈、肺气上逆咳嗽气喘等。现代药理研究表明，本品具有抗血栓、改善肝脏表面微循环、促进胆汁分泌、提高机体体液免疫功能、抗炎作用和镇咳等作用。常用量为5～10g，煎服，捣碎用。

【临床治验】

1. 治心绞痛　栀子、桃仁各 12g，炼蜜 30g。将栀子、桃仁研末，加蜜调成糊状。把糊状物摊敷在心前区，纱布敷盖，第一周每 3 日换 1 次，以后每周换 1 次，6 次为 1 个疗程。（栀子、桃仁治心绞痛. 上海医药，2008，12：541.）

2. 治疗产后尿潴留　桃仁 20g，葱白 2 根，冰片 1.5g，3 味药一起捣成泥，用纱布包好蒸热，趁温填入脐部固定，待患者自觉有热气入腹，即有尿意，小便自通，若一次不通可再加热用一次。（陈仁礼. 桃仁泥敷脐治疗产后尿潴留. 中医杂志，2003，44(3)：172.）

3. 治疗阴痒　将雄黄 5g，桃仁适量，混合，捣烂如泥，摊于纱布上，敷于外阴部固定。每 3 日为 1 个疗程。（张平仁，李海军. 雄黄桃仁外敷治疗阴痒 100 例. 中国民间疗法，2003，11(3)：35.）

4. 治疗外伤性胸痛　生桃仁适量，去皮，文火炒黄，研末。每次 3g，每日 2 次，黄酒冲服。（吴建平，王乐先，肖爱英. 单味桃仁治疗外伤性胸痛. 山东中医杂志，1997，16(3)：139.）

5. 治疗唇风　桃仁 20g，研细末；在锅内炼猪大油，取汁 20ml，趁热纳桃仁细末，搅匀，放冷成膏，用时涂患处，每日 3 次。（宋春霞，王鲁莉. 桃仁外用治疗唇风. 中医外治杂志，2001，10(3)：40-41.）

益母草

为唇形科植物益母草的地上部分。

【效用特点】 辛、苦，微寒。归心、肝、膀胱经。功能活血调经，利水消肿，清热解毒。常用于瘀血阻滞的经闭、痛经、经行不畅、月经不调、产后瘀滞腹痛、恶露不尽、跌打损伤、血瘀水阻的水肿、热毒壅结的疮痈肿毒、湿热郁蒸的皮肤痒疹等。现代药理研究表明，本品具有抗血小板聚集、抗凝、兴奋子宫、减轻氧自由基对心肌的损害等作用。常用量为 10～30g，煎服，或熬膏，入丸剂。外用适量捣敷或煎汤外洗。

【临床治验】

1. 治疗头痛　以鲜益母草 200g 轻煎饮用，连服 3 日风热头痛得止。（李敬兰，李冠甲. 妙施益母草医头痛. 河南中医，1998，18(6)：392-393.）

2. 治疗肠易激综合征　用益母草 50g，每日 1 剂水煎服，10 日为 1 个疗程。（曹洪贤，许琥，郝风亮，等. 益母草煎剂治肠易激综合征 200 例. 中医杂志，1999，40(11)696.）

3. 治疗不孕症　取益母草(鲜品)30g，或干品 15g，下蛋黄雌鸡 1 只，重约 1kg。宰鸡后去其内脏洗净，将切好的益母草加少许盐、姜和米酒调味，放入鸡腹内，然后把整只鸡放置有盖大碗内，加少量清水，盖好盖，再放入大锅内隔水用文火炖至熟烂。晚上连鸡肉、药、汤一起吃。（贾艳英. 益母草炖鸡治疗不孕症. 广西中医药，1993，16(6)：33.）

4. 治疗功能性子宫出血　益母草 120g，仙鹤草 60g。日 1 剂，水煎服，出血停止 2 日后停用，1 个月经周期为 1 个疗程，持续治疗 1～5 个疗程。（何建奇，张庆明. 益母草汤治疗功能性子宫出血 64 例. 中国民间疗法，2002，10(8)：35.）

5. 治疗荨麻疹　用益母草 30g，水煎分服，2 周为 1 个疗程。再用益母草 120g，水煎后全身沐浴，每日 1 次。（蔡文科，史璋瑛. 益母草治疗荨麻疹. 浙江中医杂志 2001，36(3)：105.）

6. 治湿疹　苦参 60g，蛇床子 30g，百部 30g，益母草 30g，加水煮沸 10 分钟，待温度适宜时，用药汁擦洗患处，如患全身湿疹，可用药水洗澡，擦洗后不要将药汁洗去。（刘爱红. 验方治湿疹. 中国民间疗法，2006，7：64.）

7. 治疗脂溢性皮炎　益母草 100g 加水煎煮半小时后，取汁 400ml，200ml 口服，200ml 加入 1 小匙醋(约 5ml)，用消毒纱布蘸湿后，湿敷患部(如为头皮部的皮炎，则在洗净头发后，用上述煎剂均匀淋于头皮部，用手指轻轻按摩，保留 10～20 分钟后，再用清水洗去)，日 2 次，每次 10～20 分钟。(秦竹，朱成兰. 益母草治疗脂溢性皮炎. 中医杂志，2003，44(12)：892-893.)

泽　兰

为唇形科植物毛叶地瓜儿苗的地上部分。

【效用特点】 苦、辛，微温。归肝、脾经。功能活血调经，祛瘀消痈，利水消肿。常用于瘀血阻滞的经闭、痛经、产后瘀滞腹痛、跌打损伤、瘀肿疼痛，热瘀互阻的疮痈肿毒，水瘀互阻的水肿等。现代药理研究表明，本品具有抗凝、改善血液流变、抗血栓、改善微循环等作用。常用量为 10～15g，煎服，外用适量。

【临床治验】

1. 治疗各型腹水　白术 45g，泽兰 18g，黄芪、太子参各 15g，葶苈子 30g，大腹皮 10g，石斛、当归、柴胡各 9g，肉桂 2g(冲)。随症加减，每日 1 剂，10 天为 1 个疗程。(陈敏广，白术泽兰汤治疗各型腹水 53 例. 陕西中医，2003，1：61.)

2. 治疗慢性前列腺炎　大黄 10g，泽兰 10g，黄柏 10g，白花蛇舌草 10g，丹参 10g，红花 6g，苏木 4g，王不留行 10g，乳香 4g，没药 4g，三棱 8g，水蛭 6g，皂角刺 8g，采用单味中药配方颗粒(免煎中药)，混匀制成栓剂，10g 为 1 枚，1 次/天，晚间入睡前纳入肛门内 3～5cm，连续肛门用药 4 周。(陈定雄，莫秋柏，等. 大黄泽兰栓治疗慢性前列腺炎的临床研究. 时珍国医国药，2009，4：1013-1014.)

3. 治疗月经过少　熟地 20g，泽兰 10g，菟丝子 15g，当归 10g，香附 10g，牛膝 6g，枸杞子 15g，益母草 20g。随症加减，每日 1 剂，水煎 2 遍取汁共 300ml，分 2 次温服。服药最少者 3 剂，最多者 18 剂。经前 1 周服用上方，经来停服。(马爱香. 熟地泽兰汤治疗月经过少 198 例疗效观察. 甘肃中医，2004，11：34.)

牛　膝

为苋科植物牛膝(怀牛膝)和川牛膝(甜牛膝)的根。

【效用特点】 苦、甘、酸，平。归肝、肾经。功能活血通经，补肝肾，强筋骨，利水通淋，引火(血)下行。常用于瘀血阻滞的经闭、痛经、月经不调、产后腹痛、跌打伤痛、肝肾亏虚的腰痛、久痹腰膝酸痛乏力、湿热蕴结膀胱的淋证、水瘀互阻的水肿、虚火上炎的头痛、眩晕、齿痛、口舌生疮、吐血、衄血等。现代药理研究表明，本品具有降压、加强子宫收缩、免疫调节、抗炎抗菌等作用。常用量为6～15g，煎服。

【临床治验】

1. 回乳　用牛膝30g，每日2次，水煎服，当天乳汁即可明显减少，但尚不能完全断乳。(姜寅光，李隽. 牛膝能回乳. 中医杂志，2004，45(5)：333.)

2. 治痛经　牛膝15g，凤尾草15g，益母草15g，紫苏根6g，生姜3片，水煎，兑米酒少量内服，或取鸡蛋1个，白糖适量，将上述方药煮沸后，以此沸药水冲鸡蛋，每天1次。(刘学文. 牛膝用治痛经. 中医杂志，2004，5：332.)

3. 治疗产后关节痛　当归15g，麻黄12g，牛膝12g，桂枝12g，陈皮12g，甲珠12g，小公鸡1只，去毛洗净。用纱布将上述药物包好后，放入小公鸡腹中，加水适量煮熟后，取其药汤连同公鸡分2次服。(杜霞，崔冬青. 妙方治疗产后关节痛. 中国民间疗法，2004，7：65.)

4. 治疗急性腰扭伤　牛膝50g，三七10g，续断20g，将三药烘干，研极细末装瓶备用。每次10g，每日2次，饭前以黄酒送服。(兰友明，兰义明，鲍雪娇. 以牛膝为主药治疗急性腰扭伤. 中医杂志，2004，45(3)：172.)

5. 治疗足跟痛　牛膝30g，水煎服，每日3次。(贾长文. 牛膝治疗足跟痛. 中医杂志，2004，45(5)：333.)

6. 治疗膝关节炎　怀牛膝50g，水煎内服，早晚各一次；怀牛膝50g，水煎后稍冷片刻，将干净毛巾浸湿后敷于患处，根据室内温度约5～10分钟后取下毛巾，浸后再敷，每日晚1次，每次热敷30分钟。(吴敏田，马素平，张传敀. 牛膝内服外洗治疗膝关节炎. 河南中医药学刊，1995，10(4)：60.)

鸡血藤

为豆科植物密花豆的藤茎。

【效用特点】 苦、微甘，温。归肝、肾经。功能行血补血，调经，舒筋活络。常用于血瘀或血虚所致的月经不调、经行不畅、痛经、经闭、风湿痹痛、手足麻木、肢体瘫痪、血虚萎黄等。现代药理研究表明,本品具有升高红细胞、抑制血小板凝聚、降低血压、抗动脉粥样硬化、抗早孕等作用。常用量为10～30g,煎服;或浸酒服,或熬膏服。

【临床治验】

1. 治疗慢性阑尾炎 用鸡血藤60g,水煎2次,合并煎煮液分2次服,每日1剂。(李瑞玉. 鸡血藤治疗慢性阑尾炎. 中医杂志,2003,44(8):573.)

2. 治疗重症肌无力 用鸡血藤400～600g水煎代茶饮。多在3个月可收明显疗效。(杨丁友. 大剂量鸡血藤治疗重症肌无力. 中医杂志,2003,44(9):647.)

3. 治疗便秘 用鸡血藤60g以上,煎汤服。对便秘兼有筋骨麻木,风湿痹痛者及老人、妇女尤为适宜。(孙玉齐. 鸡血藤治疗便秘. 中医杂志,2003,44(9):648.)

4. 治疗放疗引起的白细胞减少症 用鸡血藤300g,加水1500ml,文火煎至600ml。每次服50ml,每日4次,10天为1个疗程。(杨德明. 鸡血藤善治放疗引起的白细胞减少症. 中医杂志,2003,44(10):730.)

5. 治疗顽固性失眠 鸡血藤500g加水2000ml,熬至1000ml,浓缩后加红糖适量收膏。每次用黄芪20g煎水冲服鸡血藤膏20g,每日3次。(李学文. 鸡血藤治疗顽固性失眠. 中医杂志,2003,44(10):729.)

6. 治疗肩周炎 鸡血藤30g,威灵仙20g,白芷20g,姜黄20g,制川乌15g,共碾为粗末,取白酒1000ml,加冰糖100g,枸杞子15g,浸泡,1个月后,去滓澄清,装瓶服用,每次10ml,每日2次,同时用药酒搓擦患处,每次10分钟,每日2次。(王钊. 鸡血藤酒治疗肩周炎. 中医杂志,2003,8:572.)

7. 治疗神经性皮炎 用秋季取刚采集的鸡血藤叶擦患处,每次5分钟,每日3次,一般2～3日即愈。(姜爱玲,王永强. 鸡血藤叶治疗神经性皮炎60例. 中国民间疗法,2004,12(10):62.)

8. 治疗小儿鱼鳞病 用鸡血藤煎汁加蜂蜜调喂,忌用强碱性肥皂洗澡,以免加重皮肤干燥。(罗云玲. 鸡血藤膏善治小儿鱼鳞病. 中医杂志,2003,44(10):731.)

王不留行

为石竹科植物麦蓝菜的成熟种子。

【效用特点】 苦，平。归肝、胃经。功能活血通经，下乳消痈，利尿通淋。常用于瘀血阻滞的经闭、痛经、难产、产后乳汁不下、乳痈、热淋、血淋、石淋等。现代药理研究表明，本品具有兴奋子宫、抗着床、抗早孕、抗肿瘤等作用。常用量为5～10g，煎服。外用适量。

【临床治验】

1. 治疗产后缺乳　王不留行10g，猪蹄4只。先将王不留行和洗净的猪蹄放入水中浸泡1小时左右，然后用武火煮，开锅后用文火焖1小时左右，将汤取出备用。产妇每天餐前服100ml，2次/天。（姜妮娜，高承香. 王不留行炖猪蹄治疗产后缺乳36例. 中国实用乡村医生杂志，2004，11（11）：31.）

2. 治疗带状疱疹　取王不留行放置瓦片上，焙至黄色，研成细粉，调香油涂抹患处，5～6次/天，不需包扎。（郑才友，王军. 王不留行治疗带状疱疹36例疗效观察. 中华临床医药杂志（广州），2003，6：92-93.）

3. 治疗流行性腮腺炎　王不留行、板蓝根各15～30g，水煎服，口服1剂，每天1剂。（张元雄. 中药治疗82例流行性腮腺炎小结. 福建医药杂志，1991，5：70.）

4. 治疗急性腰扭伤　取王不留行10g，乌贼（干品）适量，水煎服，早晚各1剂，每日2剂，3日为1个疗程。（范桂滨. 王不留行治疗急性腰扭伤72例. 实用中医药杂志，2005，21（4）：202-203.）

月季花

为蔷薇科植物月季的花。

【效用特点】 甘，温。归肝经。功能活血调经，疏肝解郁，消肿解毒。常用于肝气郁结，气滞血瘀所致的月经不调、痛经、闭经、胸胁疼痛、瘀血阻滞的跌打损伤、瘀血肿痛、痈疽肿毒、瘰疬等。现代药理研究表明，本品具有抗血小板聚集、抗氧化、利尿、免疫调节、抗菌、抗病毒等作用。常用量为2～5g，不宜久煎。亦可泡服，或研末服。外用适量。

【临床治验】

1. 治疗隐性冠心病　新鲜月季花30g，洗净，加冰糖（或蜂蜜），沸水冲泡，频频饮服，可续冲3遍。每日总冲水量约800～1000ml。连服半个月后，胸闷、胸痛等减轻。（顾铭康. 月季花茶治疗隐性冠心病. 浙江中医杂志，1989，24（10）：47.）

2. 治疗月经不调　月季花 30～90g，公鸡 1 只（重 2kg 左右），炖服，每月 1 剂，经前服用。（白晓菊. 月季饮治疗月经不调. 家庭医药，2009，5:24-25.）

3. 治疗肌内注射硬结　月季花粉调糊后敷于硬结部位，外用纱布包裹后用胶布固定。日 2～3 次，每次 1 小时。（赵忠菊，郭春景. 月季花粉外敷治疗肌肉注射硬结. 现代医药卫生，2005，24:3494.）

4. 治疗烫伤　月季花焙干研粉，茶油调搽患处。（《浙江药用植物志》）

凌霄花

为紫葳科植物凌霄或美洲凌霄的花。

【效用特点】 辛，微寒。归肝、心包经。功能破瘀通经，凉血祛风。常用于瘀血阻滞的经闭、痛经、癥瘕积聚、跌打损伤、血热风疹、皮肤瘙痒、痤疮等。现代药理研究表明，本品具有抑制子宫收缩、抗血栓、解痉、抗菌和镇痛等作用。常用量为 3～10g，煎服。外用适量。

【临床治验】

1. 治疗椎基动脉供血不足性眩晕　凌霄花、丹参、党参各 15g，黄芪 20g，川芎、白芷各 10g，甘草 6g。随症加减，每日 1 剂，水煎温服，日服 3 次，每 10 天为 1 个疗程。（王贤斌，王英. 凌霄花汤治疗椎基动脉供血不足性眩晕. 湖北中医杂志，2002，9:26.）

2. 治疗崩漏下血　凌霄花为末，温酒服方寸匕，日三。（《广利方》）

3. 治酒齄鼻　凌霄花、山栀子等分，为细末。每服二钱，食后茶调下，日进 2 服。（《百一选方》）

4. 治疗荨麻疹　凌霄花 30g，土茯苓 20g，生地黄 15g，白鲜皮 15g，地肤子 12g，防风 12g，连翘 12g，栀子 12g，金银花 12g，蝉蜕 9g，蒲公英 15g，甘草 6g。小儿酌减，每天 1 剂，水煎分 4 次服。（黄梅生. 凌霄花合剂治疗荨麻疹 95 例. 广西中医药，1994，3:7.）

第三节　活血疗伤药

地鳖虫

为鳖蠊科昆虫地鳖或冀地鳖雌虫的全体。

【效用特点】 咸,寒;有小毒。归肝经。功能破血逐瘀,续筋接骨。常用于跌打损伤、筋伤骨折、瘀肿疼痛、血瘀经闭、产后瘀滞腹痛、癥瘕积聚等。现代药理研究表明,本品具有抗凝血、抗血栓、抗氧化、保肝、促进骨折愈合、抗突变、抗肿瘤等作用。常用量为煎服 3～10g。若研末吞服,则每次用至 1～1.5g,黄酒送服。外用适量。

【临床治验】

1. 治疗骨质增生 土鳖虫、三七各 60g,分别粉碎,分装,各为 6 等份。早服土鳖虫 1 份,晚服三七粉 1 份,连服 6 天为 1 个疗程。(韩玉龙.三元散治疗骨质增生.山东中医杂志,1996,15(4):185.)

2. 治疗风湿性关节炎 蜈蚣 6g,全蝎 9g,土鳖虫 9g。用法:共研细粉,分 16 包。每个鸡蛋内放 1 包,蒸熟吃。每日早晚各吃 1 个鸡蛋。(于翠凤,张丽妍.治疗风湿性关节炎单验方数则.中国民间疗法,2009,9:66.)

3. 治疗腰腿痛 活地鳖虫 4～5 只,开水泡死后,捣烂,用黄酒冲服,一般 1～2 次即可治愈,服后需卧床休息。(董汉良.地鳖虫治腰腿痛.中国社区医师,2004,20(12):35.)

4. 治疗急性腰肌扭伤 土鳖虫 7 个,白酒 30ml。先将土鳖虫用瓦片焙干后,浸泡于白酒中,等 24 小时后去渣取酒服用。1 天 3 次,1 天服完。(于奥军.土鳖虫泡酒治疗急性腰肌扭伤.中国民间疗法,2008,5:63.)

自然铜

为天然黄铁矿,主含二硫化铁(FeS_2)。

【效用特点】 辛、苦,平。归肝、肾经。功能散瘀止痛,接骨疗伤。常用于跌打损伤、骨折筋断、瘀肿疼痛。现代药理研究表明,本品具有促进骨折愈合、抗真菌、预防地方性甲状腺肿等作用。常用量为煎服 10～15g。或入丸、散剂。若醋淬研末服,每次 0.3g。外用适量。

【临床治验】

1. 治跌打扑伤 自然铜(研极细,水飞)、当归、没药各半钱。以酒调频服,仍以手摩痛处。(《本草衍义》)

2. 治闪腰岔气 煅自然铜,土鳖虫 30g,研末,每服 1.5g,开水送下,每日 2 次。(《山西中草药》)

3. 治心气刺痛 自然铜,火煅醋淬九次,研末。醋调服,即止。(《卫生易简方》)

苏　木

为豆科植物苏木的心材。

【效用特点】 甘、咸、辛，平。归心、肝经。功能活血疗伤，祛瘀通经。常用于跌打损伤、骨折伤筋、瘀滞肿痛、血瘀经闭、痛经、产后瘀滞腹痛、心腹疼痛、痈肿疮毒等。现代药理研究表明，本品具有抗炎、免疫抑制、抗癌等作用。常用量为3～10g，煎服。外用适量，研末撒敷。

【临床治验】

1. 治疗肋间神经痛　苏木80～90g，加沸水约250ml浸泡数分钟药液呈现红色，一次服用。按上法每日口服浸泡液3～4次，药液无色为止。每日一剂。（王永忠.大剂量苏木治愈肋间神经痛12例体会.承德医学院学报，1996，13(2)：144-145.）

2. 治疗僵直性肘关节病　苏木30g，当归、赤芍、红花各19g，透骨草、伸筋草、大青盐各20g。水煎后熏洗患肢，每日2次，每次20～30分钟，每天1次，10次为1个疗程。（李文胜，周兰英.苏木红花汤熏洗配合手法治疗僵直性肘关节病40例.陕西中医，2009，4：428-429.）

3. 治疗急性关节扭伤　取鲜虎杖100g晾干后碾粉，红花20g，苏木50g，浸泡于55％乙醇200ml中，半年后取其上清液备用。根据受伤部位面积大小，每次取5～15ml，用药棉蘸取药液涂擦患处，每次10～15分钟，每天3次，连续5～7天。（朱悦萍，周海平.虎杖红花苏木搽剂治疗急性关节扭伤57例.山东中医杂志，2006，25(10)：681-682.）

4. 治足跟痛　苏术30g，海桐皮30g，木瓜30g，陈艾叶30g，伸筋草30g，赤芍30g，鸡血藤30g，大活血30g，芒硝50g，食醋200ml。上药芒硝包煎，共煎水3000ml，加食醋200ml。先在蒸汽上熏足，待水温适宜时浸浴足部。每次45分钟，冬天水冷可适度加温。每日洗熏2～3次，1剂可用4～6次。7天为1个疗程。（徐永红.苏木汤外用治足跟痛103例.江西中医药，1998，4：39.）

骨 碎 补

为水龙骨科植物槲蕨或中华槲蕨的根茎。

【效用特点】 苦，温。归肝、肾经。功能活血续伤，补肾强骨。常用于跌打损伤或创伤、筋骨损伤、瘀滞疼痛、肾虚腰痛脚弱、耳鸣耳聋、牙痛、久泻等。现代药理研究表明，本品具有促进骨的生长发育、抑制骨质吸收、促进骨质再生、抗炎、解毒、降血脂等作用。常用量为10～15g，煎服。外用适量，研末调敷或鲜品捣敷，亦可浸酒擦患处。

【临床治验】

1. 治老年痴呆　骨碎补60g，水煎煮40分钟后，滤出液约500ml，每日1剂分3次服，早晚加服八味地黄丸各9g。（杨丁友. 骨碎补善治老年痴呆. 中医杂志，2004，4：249.）

2. 治疗小儿生长性骨关节疼痛　骨碎补30～50g，续断30g，杜仲、五加皮、牛膝各15g，薏苡仁、萆薢各20g，独活、生地、白术、防风、当归各10g，甘草3g。此剂量适宜10岁左右的儿童，若年龄偏小，可酌情减量并随其兼证不同而随证加减化裁。此方水煎3次，一日服4次，每次服约150ml，2天服完1剂。（唐瑞平. 骨碎补汤治疗小儿生长性骨关节疼痛. 四川中医，2002，2：55.）

3. 花斑癣　采骨碎补鲜品，切成0.5cm厚片状，蘸取密陀僧细末外搽患处，用药1～2次即可痊愈。（洪鼎侨. 骨碎补治疗花斑癣. 中医杂志，2004，45(4)：250.）

4. 治寻常疣　骨碎补20g，甘油20ml，75%酒精80ml。先将骨碎补捣碎，装于大口瓶中，加入甘油、酒精密封后振摇数十次，放置一周后即使用。每晚用药棉浸骨碎补液涂抹患处一次，15天为1个疗程。治疗期间不能用香皂或肥皂洗患处。（黄培余. 骨碎补治寻常疣有奇效. 山东中医杂志，1995，14(5)：229.）

5. 治疗鸡眼　将骨碎补9g，研成粗末，放入95%酒精100ml中浸泡3日备用。用时先将足部鸡眼疣子用温水洗泡柔软，再用小刀削去外层厚皮；然后涂擦骨碎补酒精浸剂，每2小时1次，连续4～6次，每日至多10次。擦后略有痛感，几分钟可消失。或取骨碎补30g，研为细末后加蜂蜡适量盛容器内熬化成膏状，该软膏不刺激皮肤，能使角化组织软化脱落，且保护穴窝内肉芽生长。（杜连生. 蜂蜡骨碎补膏治疗鸡眼. 新中医，1990，22(4)：9.）

6. 治疗跟骨骨刺　将骨碎补30g(双足加倍)捣细粉，用75%的酒精与食醋各等份调成稠糊状，敷药前足跟用温水泡20分钟，然后将药糊均匀涂于增生足跟处，用布包扎。每晚睡前敷药，次日晨除去，20天为1个疗程。（于丽荣. 骨碎补外用治疗跟骨骨刺. 中医杂志，2004，45(4)：251.）

7. 治疗氨基糖苷类药物毒副反应　轻者可用鲜骨碎补 30g，甘草 10g 即可，重者用骨碎补 50g，甘草 15g，每日 1 剂，3～5 天症状即可缓解。（杨万朗. 骨碎补治愈氨基糖甙类药物毒副反应. 四川中医，2000，18(11)：17.）

血　竭

为棕榈科植物麒麟竭的果实及树干中渗出的树脂。

【效用特点】 甘、咸，平。归肝经。功能活血定痛，化瘀止血，敛疮生肌。常用于跌打损伤、血滞心腹疼痛、外伤出血、疮疡不敛等。现代药理研究表明，本品具有抗血小板聚集、抑制深静脉血栓形成、止血、镇痛、解痉、降糖等作用。常用量为每次 1～2g，内服多入丸、散剂，研末服；外用适量，研末外敷。

【临床治验】

1. 治疗张力性水疱　血竭粉 0.3～0.9g，用以 75％酒精 2～5ml 调匀直接涂于患处，不需覆盖，每日 2～3 次。（杜薇. 血竭治疗张力性水疱 38 例. 河北中医，2010，1：57.）

2. 治疗静脉炎　取龙血竭胶囊内的龙血竭粉 0.3g，以 75％酒精 2～3ml 调成稀糊状直接涂于患处。（潘楚梅，孙红梅，员凤英. 龙血竭酒精外敷治疗静脉炎的效果观察. 当代护士：学术版，2010，3：90-91.）

3. 治疗压疮　先用无菌生理盐水清洗创面，有水疱形成时，用无菌注射器抽吸清除坏死组织，用碘酊消毒后，以龙血竭胶囊内药物（龙血竭粉）用 75％的酒精混合成糊状均匀涂于伤口，厚度约 2mm，再用无菌敷料包扎，每日换药 1 次。（温敏，李晓霞. 龙血竭外敷治疗压疮效果观察. 中国社区医师：综合版，2009，18：136-137.）

4. 治疗宫颈糜烂　血竭干粉 50g 加入 75％酒精 100ml 搅匀，患者月经干净 7 天开始用药，用长棉签将 50％血竭溶液涂于宫颈表面，反复 2 遍，2 次/周，连用 2 周。（王桂凤. 自制血竭溶液局部外涂治疗宫颈糜烂 150 例. 实用医药杂志，2009，10：42-43.）

儿　茶

为豆科植物儿茶的去皮枝、干的煎膏。

【效用特点】 苦、涩，凉。归心、肺经。功能活血疗伤，止血生肌，收湿敛疮，清肺化痰。常用于跌打伤痛、出血、疮疡、湿疮、牙疳、下疳、痔疮、肺热咳嗽等。现代药理研究表明，本品具有抗心律失常、保肝、降脂、抗多种病原微生物、抗氧化等作用。常用量为1～3g；内服多入丸、散剂，入煎剂可适当加量，宜布包。外用适量，研末撒或调敷。

【临床治验】

1. 治疗肠炎　儿茶粉每次口服0.6～2g，每日3次，30天为1个疗程。同时以儿茶粉4～10g加温生理盐水或温开水40～60ml保留灌肠，每天1次，15天为1个疗程。（周怀鸿. 儿茶治疗慢性结汤炎93例疗效观察. 广东医学，1984，5(5)：25.）

2. 治疗口疮　儿茶研末，用棉签涂抹患处，每日2～3次。（孔令举，李艳杰. 单味儿茶治疗口疮. 中医药学报，1988，(5)：40.）

3. 治疗痔疮　孩儿茶15g加水60ml化为溶液，瓶装备用，每日擦肛门3次。（黄紫堂. 如意蠲痔汤配合孩儿茶溶液外擦治疗痔疮124例. 四川中医，2003，8：80.）

4. 治疗烧伤　孩儿茶、黄柏、红花、冰片各等份，研末。Ⅰ度烧伤，局部红肿时用儿茶方适量，菜子油调匀，局部涂之，每日5～6次，不包扎。Ⅱ度烧伤，需先清洁创面，然后将儿茶方药粉均匀敷于创面，每日敷药次数视病情而定，一般3～5次/日。（丛华，时新杰. 儿茶方治疗烧伤. 河北中医，2003，7：560.）

刘寄奴

为菊科植物奇蒿的全草。商品称南刘寄奴。

【效用特点】 苦，温。归心、肝、脾经。功能散瘀止痛，疗伤止血，破血通经，消食化积。常用于跌打损伤、瘀滞肿痛、外伤出血、血瘀经闭、产后瘀滞腹痛、食积腹痛、赤白痢疾等。现代药理研究表明，本品具有抗缺氧、抗血栓形成等作用。常用量为3～10g，煎服。外用适量，研末撒或调敷，亦可鲜品捣烂外敷。

【临床治验】

1. 治疗慢性膀胱炎　用刘寄奴10～15g，水煎代茶饮，每日1剂，10天为1个疗程。（李国通. 刘寄奴代茶饮治疗慢性膀胱炎. 山西中医，1997，13(2)：32.）

2. 治疗骨折　刘寄奴50g干药，鲜药100g。1日1剂。水煎服。12天为1个疗程。外用：先将刘寄奴500g粉碎成末，红糖600g放铁锅内炒熔成黑色再将刘寄奴倒入红糖中进行混合，按接骨的部位用药包扎固定3天换药1次，每5天换药1次直至痊愈为止。（许昆松. 刘寄奴一味治疗骨折20例. 内蒙古中医药，2007，2：34-35.）

3. 治疗烫火伤　取鲜刘寄奴全草适量用清水洗净，放入药罐内，捣成泥状。用0.9%灭菌生理盐水清洗患处，再用灭菌干棉球渗擦表面水液后，将刘寄奴泥直敷患处，1日换药1次。（尹浩，尹旭君. 刘寄奴治疗烫火伤. 中医外治杂志，1994，4：37.）

鬼　箭　羽

为卫矛科植物卫矛的具翅状物的枝条或翅状附属物。

【效用特点】 苦，寒。归肝经。功能破血通经，杀虫。常用于血瘀经闭，痛经，癥瘕积聚，产后腹痛，跌打损伤，风湿痹痛，虫积腹痛等。现代药理研究表明，本品具有增加冠状动脉血流量、降低全血黏度、耐缺氧、抗心律失常、降血压、调脂、降糖等作用。常用量为3～10g，煎服。或入丸散。

【临床治验】

1. 治糖尿病瘀血型　鬼箭羽、葛根、桑椹子、生白术各30g，红花、川芎各10g，当归15g。水煎服，每日1剂。（郭惠芳，等. 抑渴汤为主治疗糖尿病40例. 辽宁中医杂志，1996，(3)：126.）

2. 治疗高血压　鬼箭羽30g，葛根20g，丹参15g，当归10g，制大黄8g，黄连5g，每日1剂，水煎分2次服。6周为1个疗程。对高血压病胰岛素抵抗有明确的改善作用，而且能够改善微循环障碍异常。（彭利，李忠业. 复方鬼箭羽汤改善高血压病胰岛素抵抗和微循环的临床研究. 陕西中医，2007，28(6)：677.）

3. 治疗慢性肾炎　复方鬼箭羽合剂由鬼箭羽、车前草、益母草、黄芪、山茱萸等药物组成，将药物清水浸泡（洗净切碎后）60分钟，加热煮沸半小时，然后双层纱布过滤，药渣加水再前后滤汁，两次药汁混合，水浴蒸发浓缩至300ml（每毫升相当于鬼箭羽1g）。每日上午空腹服一次。每次150ml，2周为1个疗程。（齐志兰，白明武. 复方鬼箭羽合剂治疗慢性肾炎的临床观察. 河南预防医学杂志，2000，11(1)：64.）

4. 治乳无汁　鬼箭羽五两（150g），水六升（1200ml），煮取四升

(800ml)，去滓。服八合(160ml)，日三服。亦可烧灰作末，水服方寸匕(3g)，日三服。(《广济方》单行鬼箭汤)

5. 治过敏性皮炎，漆疮　鬼箭羽煎水外洗。(《安徽中草药》)

独一味

为唇形科植物独一味的干燥地上部分。

【效用特点】　苦，微寒。归肝经。功能活血止血，祛风止痛。常用于跌打损伤，外伤出血，风湿痹通，黄水病。现代药理研究表明，本品具有镇痛止血、抗炎、抗肿瘤等作用。常用量为2～3g。

【临床治验】

1. 治疗原发性痛经　独一味片剂研碎过筛成细末，加冰片少许(研为细末)，用75%的乙醇调成糊状脐部外敷。(赵丽洁，独一味外敷神阙穴配合深吸静息放松训练治疗原发性痛经效果观察，中国实用医药，2007，2(32)：206-207.)

2. 治疗牙周炎　用生理盐水冲洗牙周袋，棉卷蘸干并隔湿。将独一味软胶囊囊内液用钝头弯探针蘸取注入牙周袋。每例治疗隔日1次，共3次。(赵秋晓.独一味局部用药治疗牙周炎35例.中国中医药科技，2009，16(1)：91.)

3. 治疗复发性口疮　独一味片口服每次3～5片，每天3次，疗程7～14天。(李静.藏药独一味治疗复发性口疮86例临床观察.医学创新研究，2008，5(17)：171.)

4. 治疗荨麻疹　口服独一味胶囊，每日3次，每次0.9g。(许群生，许岷.独一味治疗荨麻疹疗效观察.中国中医药信息杂志，2003，10(1)：42.)

第四节　破血消癥药

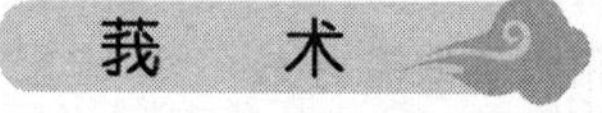

莪术

为姜科植物蓬莪术或温郁金、广西莪术的根茎。

【效用特点】　辛、苦，温。归肝、脾经。功能破血行气，消积止痛。常用于气滞血瘀所致的癥瘕积聚、经闭、心腹瘀痛、食积气滞、脘腹胀痛、跌打损伤、瘀肿疼痛等。现代药理研究表明，本品具有抗血栓、抗肿瘤、抗菌、抗病毒等作用。常用量为煎服3～15g。醋制后可加强祛瘀止痛作用。外用适量。

【临床治验】

1. 治疗夜盲症　生羊肝200g，莪术15g，草决明20g。将上三味混合放碗内，置笼上蒸熟，去莪术，将羊肝于晚上顿服即可。1日1次，4～5次即可明显见效。（连俊杰，刘军燕. 夜盲症治法二则. 中国民间疗法，2007，12：62.）

2. 治疗泌尿系结石　药用莪术15g，蜈蚣1条，制大黄9g，金钱草60g，鸡内金10g，穿山甲9g，益母草12g，车前子30g，郁金12g，琥珀3g（冲服），川牛膝12g。随症加减，水煎服，日1剂，2次分服，多饮水并适量活动。（田玉生，丁立峰. 自拟莪术通淋汤治疗泌尿系结石42例. 实用中医内科杂志，2008，9：32.）

3. 治疗卵巢囊肿　三棱10g，莪术10g，当归10g，赤芍10g，枳壳10g，木香10g，桃仁10g，鳖甲12g，牡丹皮9g，丹参12g，夏枯草12g，地鳖虫12g。随症加减，2次/天，1天1剂，水煎服。（陈丽. 蓬莪术汤加桂枝茯苓丸治疗卵巢囊肿43例. 中医研究，2008，8：32-33.）

4. 治疗小儿厌食　太子参10g，炒白术、茯苓各8g，炙甘草3g，莪术5g，水煎服，每日1剂，连服7日。（张明. 莪术四君汤治疗小儿厌食30例：附健脾汤治疗28例对照观察. 浙江中医杂志，1999，7：294.）

5. 治疗急性中央型腰椎间盘突出症　三棱20g，莪术20g，桂枝10g，羌活10g，葛根10g，炙川乌10g，炙草乌10g，丹参20g，桃仁20g，红花20g，当归25g，元胡10g，细辛5g，乌梢蛇10g。共研细末，同时取50g放入锅中加热，装入已做好的布袋中，大小合适，放在患处，每日3～5次，每次30分钟左右，每袋药可用1天，连续1个月。（王洪源. 三棱莪术散外敷治疗急性中央型腰椎间盘突出症52例. 实用中医内科杂志，2005，4：376.）

三　棱

为黑三棱科植物黑三棱的块茎。

【效用特点】　辛、苦，平。归肝、脾经。功能破血行气，消积止痛。常用于气滞血瘀所致的癥瘕积聚、经闭、心腹瘀痛、食积气滞、脘腹胀痛、跌打损伤、瘀肿疼痛等。现代药理研究表明，本品具有抗血栓、镇痛、防治动脉粥样硬化、保肝等作用。常用量为煎服 3～10g。醋制后可加强祛瘀止痛作用。

【临床治验】

1. 治食积腹胀　三棱、莱菔子各 9g，水煎服。（《新疆经验方》）

2. 治疗溃疡性结肠炎　用三棱 10～20g，莪术 10～20g，番泻叶 10～30g。加水 600ml，煎至 400ml，分 2 次服，每日 1 剂。（孙希祥. 自拟三棱汤治疗溃疡性结肠炎 32 例临床观察. 河南中医药学刊，2002，17(1)：56.）

3. 治疗慢性肾衰竭　三棱 8g，川芎 30g，制大黄 8g，黄芪 30g，杜仲 15g，金樱子 30g，连翘 20g，蒲公英 30g，每日 1 剂，分 2 次水煎服。2 个月为 1 个疗程，一般为 3 个疗程。（李夏玉，贺学林. 复方三棱汤治疗慢性肾功能衰竭 70 例. 现代中西医结合杂志，2008，32：5043-5044.）

4. 治疗药流后不全流产　三棱 15g，莪术 15g，桃仁 20g，红花 10g，当归 15g，赤芍 30g，川芎 10g，丹皮 20g，王不留行 20g，益母草 20g，青皮 10g，炮山甲 15g，血竭 6g（研粉吞），土鳖虫 10g。随症加减，日 1 剂，水煎服。（陈爱芬. 三棱莪术桃红汤治疗药流后不全流产 100 例. 中国中医急症，2000，11(4)：313-314.）

5. 治疗穿刺后静脉炎　用三棱 100g，莪术 100g，芒硝 100g，共研细末，用食醋调成糊状，敷于局部，外用无菌纱布覆盖，同时用热水袋隔垫加温。每日 1～2 次。（司秀红，赵丽华. 三棱散热敷治疗穿刺后静脉炎. 中国民间疗法，2000，8(3)：17.）

6. 治疗胸部陈旧伤　三棱 6g，莪术 6g，青皮 10g，当归 10g，陈皮 10g，白芍（或赤芍）10g，党参 10～15g，白术 10g，枳壳 10g，乳香 6g，没药 6g，僵蚕 10g，甘草 5g，随证加减。每天 1 剂，水煎分 2 次服。（邱丽红，杨俊. 三棱和伤汤加减治疗胸部陈旧伤 43 例报告. 中医正骨，2006，18(11)：40.）

水　蛭

为水蛭科动物蚂蟥、水蛭及柳叶蚂蟥的干燥体。

【效用特点】　咸、苦，平；有小毒。归肝经。功能破血通经，逐瘀消癥。常用于癥瘕积聚、血瘀经闭、跌打损伤、心腹疼痛等。现代药理研究表明，本品具有抗凝、抗血栓、促进脑血肿吸收、扩张毛细血管，改善微循环、降脂等作用。常用量为 1.5～3g，煎服；研末吞服每次 0.3～0.5g。以入丸、散剂或研末服为宜。或以鲜活者放置于瘀肿局部吸血消瘀。

【临床治验】

1. 治疗高脂血症　将水蛭烘干打粉，装入胶囊，每次 1g，每日 3 次，温开水送服，30 天为 1 个疗程。（王正红. 单味水蛭粉治疗高脂血症 78 例疗效观察. 天津中医，1998，15(1)：25.）

2. 治疗前列腺肥大　水蛭研末，装入胶囊，口服每次 1g，每日 2 次，20 天为 1 个疗程。总疗程 3～9 个不等。（魏世超. 水蛭治疗前列腺肥大症. 中医杂志，1993，34(4)：198.）

3. 治疗精液不液化　将水蛭用滑石粉炒后碾成粉状，每次 2～3g，每日 2 次，温开水送服，1 个月为 1 个疗程。（吴一凡，肖新立，曹茂堂. 水蛭治疗精液不液化 56 例体会. 时珍国医国药，2003，14(9)：584-585.）

4. 治疗萎缩性鼻炎　水蛭蜜的配制：把活水蛭放入清水 2～3 天，待除去体表的泥土和吐出腹内的杂物后取出，以 5～6 条活水蛭加入 10ml 蜂蜜的比例装入瓶中浸泡约 10 小时，此时蜂蜜呈麻油状，用滤纸或纱布过滤，滤液装入耐高温玻璃瓶内高压蒸汽消毒后存放在阴凉干燥处备用。也可用注射器抽吸后装入无毒塑料瓶内再用酒精灯加热封口以备用。每侧滴入 3～4 滴，每日 2 次。（王明兰，刘双穗，徐志荣，等. 水蛭蜜治疗萎缩性鼻炎. 井冈山医专学报，2004，11(2)：60-61.）

5. 治疗脓疱疮　患部先用 1∶5000 高锰酸钾溶液洗净，外涂 1%甲紫溶液，睡前内服 5%水蛭煎剂 300ml(取水蛭应新鲜质坚，无异臭干品 15～20g，加水 500～700ml，用瓦煲煎至 300ml 左右为宜)，晚饭或睡前作 1 次服完，每晚服 1 次，疗程为 1～3 天。（范桂友. 水蛭煎剂治愈疱疮 92 例. 中国中西医结合杂志，1992，12(8)：504.）

6. 治疗血栓闭塞性脉管炎　用成虫活水蛭放入 75%酒精中浸泡 30 分钟，取出后，每 10 条加生大蒜 1 瓣，捣成酱泥，加入适量鸡蛋清，调匀后涂擦患处，每日 1 次。合并感染者，用抗生素静脉滴注。（李密峰，赵东鹰，杨震. 鲜水蛭外敷治疗血栓闭塞性脉管炎 60 例. 辽宁中医杂志，2000，27(7)：305.）

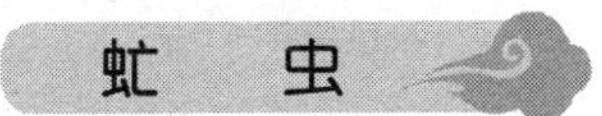

虻　虫

为虻科昆虫复带虻的雌虫体。

【效用特点】　苦，微寒；有小毒。归肝经。功能破血逐瘀，散积消癥。

常用于癥瘕积聚、血瘀经闭、跌打损伤等。现代药理研究表明，本品具有抑制血小板聚集和黏附、降低全血及血浆黏度比、抗凝、抗炎镇痛等作用。常用量为煎服 1～1.5g；研末吞服每次 0.3g。

【临床治验】

治疗肺癌合并胸腔积液 泽兰、生薏苡仁各 30g，虻虫 3g，川贝母、郁金、苦杏仁、黄芩各 12g，瓜蒌皮、合欢皮、百部各 15g。首煎取汁 300ml，次煎取汁 200ml，将 2 次水煎液混合后分早、中、晚 3 次，于饭后温服，20 天为 1 个疗程。（杨丁友.泽兰虻虫汤配合化疗治疗肺癌合并胸腔积液 56 例.新中医，1998，3：32-33.）

斑 蝥

为芫菁科昆虫南方大斑蝥或黄黑小斑蝥的干燥体。

【效用特点】 辛，热；有大毒。归肝、胃、肾经。功能破血消癥，攻毒蚀疮，引赤发疱。常用于癥瘕肿块，积年顽癣，瘰疬，赘疣，痈疽不溃，恶疮死肌。现代药理研究表明，本品具有起疱、抗肿瘤、抗病毒、抗炎和升高白细胞数等作用。常用量为 0.03～0.06g，炮制后多入丸散用。外用适量，研末或浸酒醋，或制油膏涂敷患处，不宜大面积使用。

【临床治验】

1. 治轮状病毒肠炎 以每克含斑蝥素 25mg 的乳膏，每日 0.03～0.04mg/kg 体重，6 个月左右的患儿每日用乳膏 1g，1 岁左右 1.5g，2 岁左右 2g，1 日量分成 2 次均匀涂布于半侧肢体或躯干，左右侧轮换，避开破损皮肤、脐凹等皱褶部位，以防止药物堆积产生局部刺激。（王晓茵，罗丽玲，张惠，等.斑蝥素治疗轮状病毒肠炎的疗效观察.中医杂志，1992，(7)：16.）

2. 治痛经 取发泡膏(用斑蝥、白芥子各 20g，研极细末，以 50%二甲基亚砜调成糊状)麦粒大 1 团，置于 2cm×2cm 胶布中心，每于经前 5 日及经潮微觉腹痛时，交替贴于中极或关元穴上，每贴 3 小时揭去，局部出现水疱，不须刺破，2～3 日内渐干结痂，连贴 2 个月经周期。（施亚萍，花华，庄国荣.发泡膏治疗痛经 82 例.江苏中医，1990，(2)：36.）

3. 治面神经麻痹 取斑蝥 6～7 个与去皮巴豆 7～9 瓣一起砸碎混匀，再取去皮鲜姜 20g，捣烂成糊状，与上述备好的药末混合调匀成糊，摊在纱布上，药糊直径为 3～4cm(小儿酌减)，厚 3mm，患者局部皮肤消毒后，将药敷贴于患侧的前进穴，用胶布粘牢固定，敷贴 2.5～4 小时。（陈世琴.斑蝥、巴豆散治疗面神经麻痹 13 例. 山东医药，1992，(8)：63.）

4. 治鼻炎 生斑蝥研细末，取粉适量以水、醋或蜂蜜调为糊状，于印堂穴冷灸，24 小时后去掉，一次不愈者，1 星期后重复使用。（叶长青，耿文灿. 斑蝥冷灸治疗鼻炎 670 例. 上海中医药杂志，1990，(2)：18.）

5. 治鼻渊性眼痛 将斑蝥去头、足、翅，研成粉末放瓶内备用，剪直径 1cm 大的胶布，中央剪一直径 0.5cm 的圆孔，把此胶布贴在印堂穴处，以小刮匙盛绿豆粉大的斑蝥粉放在小孔处，然后盖上同样大的一块胶布。（陈秀荣. 斑蝥粉治疗鼻渊性眼痛 110 例. 山东医药，1991，(1)：2.）

6. 治疗牙痛(智齿冠周炎) 用斑蝥 1 只去头、翅、足，研细末，置于伤湿止痛膏中间，贴于牙痛侧颊车穴上，24 小时后揭去，可见患处有一水疱，用消毒大头针挑破，出尽黄水即可。（郭培森，杨全. 斑蝥应用三则. 中国民间疗法，2002，10(3)：60-61.）

7. 治疗斑秃 选用 5～10 个斑蝥放到 75％的乙醇 50～100ml 中，封闭浸泡 7 天，再根据患病的时间长短配合梅花针治疗，发病 1 周以内者，只单用斑蝥液涂抹患处，每日涂药 1 次，待药液干后，用干棉球揉搓患处，令患处潮红发热为止；发病 2 周以上者，用梅花针轻轻叩打局部，使局部出现小的渗血点用干棉球擦去血渍后，涂上斑蝥药液，每日早晚各 1 次，1 个月为 1 个疗程。（周庆. 单味斑蝥治疗斑秃 58 例. 中医药学报，2003，(1)：58.）

8. 治疗局限性神经性皮炎 将斑蝥 2g，以白酒 100ml，密闭浸泡 7 个昼夜，振荡静置，取上清液备用。用小号消毒(煮沸)毛笔或棉签，蘸斑蝥酒少许，轻轻涂于病灶皮肤(勿涂于健康皮肤上，以防刺激起疱)，每日 1 次或 2 次。（李美年. 斑蝥碘酒治疗神经性皮炎. 湖北中医杂志，1987，(4)：16.）

9. 治疗夏季皮炎 将斑蝥 10g，加入 95％乙醇 100ml 中。以上 2 味密封 2 周，取其上清液，即为斑蝥酊。治疗时，取直径 1.5cm×1.8cm 的滤纸片 2 张，蘸过斑蝥酊后，贴于一侧前臂内侧皮肤上，外覆盖一片稍大于滤纸的塑料片，加压固定 3 小时后，皮肤有灼热感，除去覆盖物，用纱布轻轻包好以防破裂。36～48 小时后，形成一完整的皮疱。用消毒针筒沿水疱边缘抽出全部泡液，外涂龙胆紫于针眼处，用消毒纱布包好。48 小时后，表皮逐渐结痂脱落。（美惠馨，等. 斑蝥酊治疗夏季皮炎. 上海中医药杂志，1981，(8)：22.）

10. 治疗寻常疣 用活斑蝥数只备用。将疣用 75％酒精消毒或用肥皂水清洗后，用剪刀或锋利小刀将项部表皮削去，见血为度。将活斑蝥 1 只，从颈部去其头，用其水珠样黄色分泌物涂于见血的疣上，勿需用敷料覆盖。1个活斑蝥可涂1～2个疣。（项朝吉.斑蝥治疗寻常疣.广西中医药，1986，增刊：136.）

11. 治疗尖锐湿疣　用温水和肥皂洗净擦干患处后，在疣体边缘涂一薄层红霉素眼膏以保护正常皮肤和黏膜。用“上药棒”在疣体上均匀涂一薄层斑蝥素乳膏（1g乳膏涂布面积应为200～300cm^2），涂药后暴露患处20分钟，待水分蒸发，1日1次，10次为1个疗程。（陈佐龙，毕焕州，刘瑛琦.斑蝥素乳膏外用治疗尖锐湿疣50例.中医药学报，2002，(4)：28.）

穿　山　甲

为鲮鲤科动物鲮鲤的鳞甲。

【效用特点】 咸，微寒。归肝、胃经。功能活血消癥，通经，下乳，消肿排脓。常用于血滞经闭、癥瘕积聚、风湿痹痛、中风瘫痪、产后乳汁不下、痈肿疮毒、瘰疬等。现代药理研究表明，本品具有降低血液黏度、抗炎、升高白细胞、抗缺氧等作用。常用量为煎服3～10g。研末吞服每次1～1.5g。

【临床治验】

1. 治疗前列腺增生　穿山甲研成细粉，每30g加蜂蜜200g，制成丸剂，每丸重5g（含穿山甲生药3g），每次1丸，每日2次口服，14天为1个疗程。（张英杰，王栋，等.中药穿山甲治疗前列腺增生症42例.中国中西医结合杂志，1997，17(10)：627.）

2. 治疗子宫肌瘤　用山甲三棱消瘤汤：炮山甲15g，三棱、莪术各12g，丹皮4g，桃仁、茯苓、赤芍各10g，水煎开为度，每日1剂，分中、晚餐后温服，连服10天为1个疗程，一般3～8个疗程。（刘习珍，陈家彬。山甲三棱消瘤汤治疗子宫肌瘤66例疗效观察.现代中西医结合杂志，2000，9(24)：2480-2481.）

3. 治疗乳糜尿　将穿山甲甲片或整穿山甲（去内脏）置瓦片焙焦干，研为细末，每次10～12g，每日3次，用黄酒冲服即可。（李明道.穿山甲治疗乳糜尿.中医杂志，1987，28(3)：24.）

4. 治疗扁平疣　用炮穿山甲30g，研极细末，6g/d 1次用米酒适量调服，5～10次为1个疗程。（吴克振.穿山甲粉治疗扁平疣.中国民间疗法，2000，8(1)：46.）

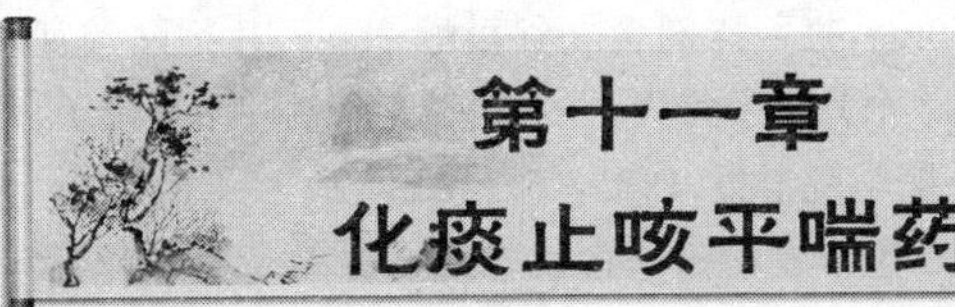

第十一章 化痰止咳平喘药

第一节 温化寒痰药

半 夏

为天南星科植物半夏的地下块茎。

【效用特点】 辛，温；有毒。归脾、胃、肺经。功能燥湿化痰，降逆止呕，消痞散结；外用消肿止痛。常用于痰多咳喘，痰饮眩悸，风痰眩晕，痰厥头痛，呕吐反胃，胸脘痞闷，梅核气；外用治痈肿痰核，无名肿毒，虫蝎螫伤。现代药理研究表明，本品具有镇咳祛痰、镇吐、抗腹泻、抗溃疡、抗心律失常、降低全血黏度、抗早孕、镇痛、抗肿瘤、抗炎、镇静催眠等作用。常用量为3～9g。外用适量，磨汁涂或研末以酒调敷患处。

【临床治验】

1. 治疗乳腺炎　生半夏末加蛋清调糊敷患处，每日2次。一般用药2次疼痛减轻、肿块缩小，3日后即痊愈。（生半夏外治新用. 中国农村小康科技，2002，(6)：44.）

2. 治疗癫痫　制半夏研末装入胶囊，每粒胶囊含半夏粉1g。每次1～2粒，每日2～3次，连服1～2年。（王玉平，郭杰. 半夏粉治癫痫. 中医杂志，2001，42(2)：73.）

3. 治疗顽固性呃逆　制半夏20g水煎频服，服后症状改善。（任丽艳，任义. 半夏治顽固性呃逆效佳. 中医杂志，2001，42(2)：74.）

4. 治疗产后尿潴留　生半夏15g，大蒜2瓣，加水少许，捣烂为糊状，敷于关元穴（脐下3寸），上面敷盖胶布，用热水袋热敷其上方，觉热气入腹，即有便意。如有灼痛，可先将热水袋去掉。（袁泉，刘卫东. 半夏外用治疗产后尿潴留. 中医杂志，2001，42(2)：75.）

5. 治疗宫颈癌　将掌叶半夏乙醇提取物β-谷甾醇制成栓片及棒剂，每一栓片含β-谷甾醇250mg，每一棒剂含β-谷甾醇25mg，片剂贴敷宫颈，棒剂塞颈管。每日1次，3个月1个疗程。（李超荆，等. 掌叶半夏抗子宫颈癌成分的研究. 上海第一医学院学报，1981，(6)：421.）

6. 治疗宫颈糜烂　生半夏粉撒于带线棉球上敷塞子宫颈，24小时后由患者自行取出，月经后上药，隔日1次，4次为1个疗程。（张翠英. 生半夏粉治疗宫颈糜烂60例. 河南中医，2001，21(4)：52-53.）

7. 治疗寻常疣　将疣局部用温水泡洗10～20分钟，用刀片轻轻刮去表面角化层，取鲜半夏洗净去皮，在疣部涂擦1～2分钟，每日3～4次。一般只涂初发疣即可，若继发疣较大较多时，可逐个进行涂擦。（翟成龙，张洪海，赵会鹏. 鲜半夏治寻常疣. 山东中医杂志，1991，10(4)：54.）

8. 治疗鸡眼　洗净患处，消毒后用手术刀削去鸡眼的角化组织，呈一凹面，然后放半夏末，敷于患部，外贴胶布。一般5～7天后，鸡眼坏死脱落，长出新肉芽组织，再过数日即可痊愈。（李庆纪. 半夏外用治鸡眼. 中级医刊，1965，(7)：455.）

9. 治疗蝎螫伤　取半夏研成细末，用香油调成糊状，以螫伤点为中心，用半夏糊均匀涂抹，面积超过蝎螫伤部位外0.5cm即可，每日换药1次。大多涂药1次即愈。（王宽增，王可鸿. 半夏治疗蝎蜇伤. 山东中医杂志，1991，10(4)：55.）

天南星

为天南星科多年生草本植物天南星、异叶天南星或东北天南星的地下块茎。

【效用特点】　苦、辛，温；有毒。归肺、肝、脾经。功能燥湿化痰，祛风解痉，外用散结消肿。常用于湿痰、寒痰、风痰眩晕、中风、癫痫、破伤风、痈疽肿毒、毒蛇咬伤等。现代药理研究表明，本品具有祛痰、抗心律失常、镇静、抗惊厥、抗氧化、抗肿瘤、抗炎、催吐、泻下等作用。常用量为3～10g，煎服，多制用。外用适量。

【临床治验】

1. 治疗冠心病　用生南星、生半夏水泛为丸，服3～5g，1日3次。（唐荣华. 生半夏、生南星治疗冠心病50例疗效观察. 中草药，1989，19(4)：10.）

2. 治疗内耳性眩晕病　生天南星、半夏各12g，茯苓、泽泻、桂枝、猪苓各20g，白术15g，每日1剂，水煎服。（王留顺. 生天南星汤治疗内耳眩晕病. 中医杂志，1988，(4)：22.）

3. 治疗小儿流涎　天南星100g，碾碎，倒入白醋25～50ml，充分和匀，装入一干净广口瓶内，瓶口拧紧，每日晨起取用蚕豆大小两团，分别敷于两涌泉穴，然后用约3cm×3cm胶布固定，穿好鞋袜，晚上睡觉前撕开胶布，去掉药物，每日1次，10次为1个疗程。（周凯. 醋制天南星敷贴涌泉穴治疗小儿流涎10例. 中国针灸，2000，(1)：39.）

4. 治疗小儿惊风　生南星、生山栀等份，共研细末，取12g加入少许面粉，用黄酒调成饼状，分成4块，敷于劳宫及涌泉穴，绷带固定，24小时揭去，2次为1个疗程。（邱训洁. 生南星末敷贴腧穴治疗儿科疾病举隅. 南京中医药大学学报，1997，13(3)：165-166.）

5. 治疗疥疮　取生天南星50g，陈醋500ml。先将生天南星砸碎，加入陈醋瓶中，浸泡一个星期备用。先用温水清洗患部，然后根据患部大小将棉球蘸药液外搽。若患部有化脓感染者，用过氧化氢液消毒，清洗后，再搽药水。当药水涂到患部时，可有痒痛感，约3～5分钟即可消失。2次/天，连用3～10天。（邹泽春. 陈醋浸生天南星治疗疥疮. 湖北中医杂志，2001，23(3)：31.）

6. 治疗扁平疣　生南星15g，香附30g，红花10g，冰片5g，分别研细末，过120目筛，另将米醋500ml以文火浓缩至300ml，趁热加入前3味药末，趁凉后加入冰片混均备用。治疗时以75％乙醇擦净创面，每日外擦治疣合剂3次，每次2～5分钟，以局部皮肤潮红，稍有热感为度，7日为1个疗程。首次擦药前以手术刀片轻刮母疣表面，每次2～3个，以局部点状出血为度。（刘胜璋. 治疗扁平疣85例临床观察. 江西中医药，1996，27(5)：61.）

禹白附

为天南星科多年生草本植物独角莲的地下块茎。

【效用特点】　辛、甘，温；有毒。归胃、肝经。功能祛风痰，止痉，止痛，解毒散结。常用于中风痰壅，口眼歪斜，惊风癫痫，破伤风，痰厥头痛，眩晕，瘿瘤痰核，毒蛇咬伤等。现代药理研究表明，本品具有镇静、抗炎、抗肿瘤、抗结核杆菌等作用。常用量为煎服3～5g；研末服0.5～1g。宜炮制后用。外用适量。

【临床治验】

1. 治疗脑胶质瘤　白附子(开水先煎1小时)100g,地龙15g,姜黄15g,天竺黄15g,皂角刺10g,白芥子10g,川芎15g,龟甲(先煎30分钟)20g,鹿角霜(先煎30分钟)20g,仙茅15g,淫羊藿15g,三棱10g,薏苡仁15g,白花蛇舌草30g,甘草6g。随症加减,水煎取汁500ml,分3次温服,每2日1剂,3个月为1个疗程。(陈元.白附子治疗脑胶质瘤体会.中国中医药信息杂志,2007,1:81.)

2. 治疗中风　白附子、僵蚕、全蝎各等份。共研为细末。每服1.5～3g,开水冲服,避免风寒。(白附子全蝎粉治中风.上海医药,2009,1:18.)

3. 治疗面神经麻痹　白附子20g,肉桂、阿胶各15g。将白附子、肉桂碾细,用陈醋200g,煎至约50g,入阿胶烊化后,摊白布上贴患侧,同时服姜糖水1杯以助药力发挥。一般用药3次左右即愈。(孙裕民,窦玉林,张养明.附子桂胶膏治疗面神经麻痹50例.中国乡村医生,1996,(12):38.)

4. 治疗颈淋巴结结核　鲜白附子20～60g,洗净,捣烂如泥,根据疮口大小均匀敷于患处,包扎,早晚各换药1次,5天为1个疗程。内服鲜白附子10～30g,洗净,煎服,每日1剂,5天为1个疗程。(王采霞,巨祥.鲜白附子治疗颈淋巴结结核45例.河北中医,1990,12(2):5.)

白芥子

为十字花科多年生草本植物白芥的种子。

【效用特点】 辛,温;有毒。归肺、胃经。功能温肺化痰,利气,散结消肿。常用于寒痰喘咳,悬饮,阴疽流注,肢体麻木,关节肿痛。现代药理研究表明,本品具有抗真菌、起疱、抗辐射、抗雄激素等作用。常用量为3～10g,煎服。外用适量。

【临床治验】

1. 治疗支气管哮喘　白芥子、元胡各20g,甘遂、细辛各12g,鲜生姜汁适量。各药研制成细末,将药末与鲜生姜汁适量调成糊状,每穴用约蚕豆大小药糊,压成饼状,贴于背部第3、5、7胸椎棘突下旁开1.5寸双肺俞、双心俞、双膈俞6个穴位,从初伏第1天贴治第1次,每隔10天贴治1次,一般保持2～4小时即可取下,3次为1个疗程。选晴热天贴治更好,连续3

年。如皮肤灼痛难以忍受者半小时即可取下。起疱者可涂以龙胆紫，数日即愈，化脓者对症处理。（董松南. 白芥子饼贴治支气管哮喘 500 例疗效观察. 浙江中西医结合杂志，2001，11(12)：780.）

2. 治疗痛经及产后尿潴留　白芥子粉末 3g，置神阙穴，用胶布固定，用热水袋(水温 50℃左右)熨烫，每日 3 次，每次半小时。（李贯彻. 白芥子敷脐治疗痛经及产后尿潴留. 中医杂志，1998，39(4)：199.）

3. 治疗面瘫　取白芥子 100g，捣碎，加适量白开水调匀，平摊在纱布上，待药温度接近于体温时，将药敷于患面颊部，用绷带固定，然后注意保温，2 小时后取下，切不可超过时间。只用药 1 次。此法对病程在 3 个月之内的患者，效果满意。（刘秀英. 白芥子治疗面瘫 58 例. 四川中医，2003，21(10)：55.）

4. 治疗肩周炎　白芥子 15g，桑枝 30g，水煎服，每日 1 剂，用剩余药渣热敷肩峰部位，每日 2 次，每次 30 分钟，10 天为 1 个疗程。（王国建. 白芥子配桑枝治疗肩周炎. 中医研究，1998，11(4)：48.）

5. 治疗瘰疬(颈部淋巴结结核)　用炒白芥子 20g，研末以香油调涂患部(已溃者可撒布疮口上)，每日 1 次。（祝庆华. 白芥子外用治疗瘰疬. 四川中医，1998，16(11)：46.）

6. 治疗白癜风　以捣烂的白芥子外涂病灶，每日 3 次，至病灶皮肤充血潮红并出现水疱后改为每日 2 次，连续 3 天，然后停药，让其自然愈合。一般 1 个疗程历时 10 天左右，待病灶平复后再重复施治 1 次。每天上午 10 点及下午 4 点左右各 1 次使病灶接受日光照射，每次 30～60 分钟。（李卫红，徐绍东. 白芥子"发泡疗法"治疗白癜风疗效观察. 中国美容医学，2001，10(2)：108.）

7. 治疗癣、疥疮　白芥子 300g 炒至深黄色，冰片 10g，共研细末。先用 70%酒精 500ml 浸泡 2 日，后加陈醋 500ml 浸泡 3 日，其间每日搅拌 3 次，再静置 2 日后倾出上清液，药渣用双层纱布包扎挤压余液，混合后用 1 号滤纸过滤两遍，得近 900ml 橙黄色药液，装灭菌容器。手足癣糜烂型用 30%药液水；手足癣水疱型用 50%药液水；手足癣鳞屑角化型、体癣用 70%药液水。以上各型均浸泡或湿敷患部，每日 2 次，每次 30 分钟。治疥疮先用肥皂洗澡，拭干后，自头部以下，用 40%药液水遍搽全身 5 次；有丘疹水疱部位如手指间，用 70%药液水浸泡 20 分钟。每日 1 次，连续 2 日，隔 2 日再搽浸 1 次。（宋宪源. 白芥子外用治癣疗疥疮. 中医杂志，1998，39(5)：261.）

8. 治疗膝关节骨性关节炎　白芥子 90g，土鳖虫 60g，穿山甲 45g，红花 45g，四药烘干后碾碎成极细粉末过筛，制成散剂。每次口服 3g，每日 3 次，饭后服用，连续服用 1 个月为 1 个疗程。根据病程长短和病情轻重需要连续服用 2～3 个月。（赵昌林，陈孝银，李耀东. 白芥子散治疗膝关节骨性关节炎 90 例. 中医杂志，2006，47(9)：683.）

9. 治疗神经根型颈椎病　用白芥子 90g，土鳖虫 60g，穿山甲 45g，红花 45g，烘干，碾碎成极细粉末状过筛，制成散剂。使用时用醋 20ml 加上药散剂 20g 调制成糊状，粘在颈部，用热水袋装 50～60℃热水在敷药处加热，每次 30 分钟，每日 2 次。30 天为 1 个疗程。（赵昌林，陈孝银. 白芥子散外敷治疗神经根型颈椎病 80 例临床观察. 江苏中医药，2006，27(8)：34～35.）

10. 治疗急性腰扭伤　将白芥子炒黄，研为细末，用黄酒送服(不会喝酒也可用白开水送服)，每次 5g，日服 2 次。（孙前林. 白芥子治疗急性腰扭伤. 浙江中医杂志，1993，(2)：46.）

11. 治疗青少年近视　取双侧心、肝、肾、目 1、目 2、神门，明亮点，常规消毒耳廓后将白芥子 1 粒贴在麝香膏(0.7cm×0.7cm)中，对准穴位紧贴，稍加按摩片刻感到胀、微痛、热或微出汗，日按摩 6 次，每穴 15 下以上。每周 1 次，每次 5 日，间隔 2 日，4 次为 1 个疗程。（李道丕，李英，等. 白芥子压耳治疗青少年近视 50 例临床观察. 针灸临床杂志，1999，15(9)：27-28.）

皂　荚

为豆科植物皂荚的果实。

【效用特点】　辛、咸，温；有小毒。归肺、大肠经。功能祛顽痰，通窍开闭，祛风杀虫。常用于顽痰阻肺、咳喘痰多、中风、痰厥、癫痫、喉痹痰盛、二便不通、癣疾、痈肿等。现代药理研究表明，本品具有祛痰、抗菌、镇痛、抗癌、除湿、杀虫等作用。常用量为研末服 1～1.5g，入汤剂 1.5～5g。外用适量。

【临床治验】

1. 治疗呃逆　取生大皂角 1 个，除去褐色硬皮，捣碎研细过筛。手指拈鼻吸皂荚粉末，以嚏作为度。（仝小林，许杼. 皂荚止顽逆功效奇特. 中医杂志，1995，36(7)：389.）

2. 治疗骨鲠　大皂荚 30g 炒热后捣碎研为细末，装瓷罐内密封备用。每次约取皂荚粉末 0.3g 直接吹入鼻孔取嚏，见效即止。孕妇及有肺胃出血倾向者忌用。(张海津.皂荚治疗骨鲠其功甚捷.中医杂志,1995,36(6):327.)

3. 治疗疳积 取干燥、皮厚、质硬光滑、色深褐、无虫蛀之皂荚,刷净泥土,切断,放入铁锅内,先武火,后文火煅5～10分钟存性,剥开荚口,以内无生心为度。煅后放干净土地上,去除其火毒,防止炭化,研为细末,过80目筛,装瓶备用。3岁以下每日1g,3～6岁每日2g,6岁以上每日3～5g,用糖(红糖、白糖均可)拌匀吞服。(王世彪,何继红.单味皂荚治疗疳积.中医杂志,1995,36(7):390-391.)

4. 治疗小儿厌食症 将皂荚刷尽泥灰,切断,放入铁锅内。先武火,后文火煅存性,剁开荚口,以内无生心为度,研细为末装入瓶内备用。用时,每次1g,1天2次,用糖拌匀吞服。(汪贻魁.皂荚散治疗小儿厌食症110例.湖北中医杂志,1987,(1):25.)

5. 治疗过敏性鼻炎 皂荚研末,取少许吹入鼻中,同时,用皂荚末与醋调成膏,取豆粒大小敷于双侧鼻旁迎香穴,早晚各1次。用药5分钟后,患者感鼻部微胀,嚏频作,鼻腔内分泌物较用药前增多,5～10分钟后症状自然消失,诸恙悉除。一般7天为1个疗程。(管淑兰.皂荚治疗过敏性鼻炎效佳.中医杂志,1995,36(6):327.)

6. 治疗大骨节病及痹证 用大皂荚去皮弦子丝,碾细过箩,炼蜜为3g重丸,每服3～6g,每天3次,1月为1个疗程。(颉克勤.皂荚治疗大骨节病及痹证.中医杂志,1995,36(6):326.)

7. 治疗骨质增生症 将皂荚浸于烧酒中备用,用时将皂荚剪碎捣烂如泥,与面粉调匀,然后贴在纱布上敷患处,根据骨质增生部位的范围大小决定用皂荚多少,如腰椎退行性改变为3～5椎体者用皂荚5～7粒,以此类推。用药3天更换1次,一般用药2次后局部肿痛可基本解除,可继续贴敷1次以巩固疗效。(陆万仁.皂荚外敷治疗骨质增生症188例.浙江中医杂志,1995,30(5):229.)

8. 治疗面神经麻痹 取大皂荚若干(文火炙干),研极细末,装瓶密封备用,临用时苇茎筒装药少许吹鼻孔内。向右歪吹左鼻孔,向左歪吹右鼻孔,早晚1次,10天内有效。(娄启明.皂荚散吹鼻治疗面神经麻痹.中医杂志,1995,36(6):326.)

9. 治疗耵聍栓塞 取用皂荚30g,掰成3cm长的小段,加水4000ml,文火煎。取2000ml,滤过,加防腐剂,每次2～3滴。(刘安祥,肖丽华.皂荚临床应用进展.解放军药学学报,1997,13(3):148-149.)

旋覆花

为菊科植物旋覆花或欧亚旋覆花的头状花序。

【效用特点】 苦、辛、咸，微温。归肺、胃经。功能降气行水化痰，降逆止呕。常用于咳喘痰多、痰饮蓄结、胸膈痞满、嗳气、呕吐及胸胁疼痛等。现代药理研究表明，本品具有对抗气管痉挛、祛痰、镇咳、抗炎、镇痛等作用。常用量为3～10g，布包，煎服。

【临床治验】

1. 治疗肋骨骨折伴少量气血胸　香附、旋覆花、炙苏子、半夏、郁李仁、桔梗、桃仁、红花、当归、赤芍、柴胡各10g，茯苓、延胡索各15g，薏苡仁30g。随症加减，每日1剂，水煎，分2次温服。（蒋晶飞.加减香附旋覆花汤治疗肋骨骨折伴少量气血胸32例.浙江中医杂志，2009，4:265.）

2. 治疗食道癌　天花粉50g，威灵仙30g，炮山甲8g，炒白芍白术（各）10g，旋覆花（包）10g，代赭石（包先煎）30g，麦冬20g，党参30g，制乳没（各）10g，姜半夏10g，熟军15g，熟附片10g，淡干姜10g，炙甘草10g。随症加减，水煎服。（堵玉军.天仙旋覆花汤治疗食道癌体会.光明中医，2008，6:855.）

3. 治疗腮腺炎　采新鲜旋覆花全草，剪取3～5株全根，洗净泥土，加适量的红糖，捣烂成泥状，外敷患者腮腺红肿处，用敷料胶布固定。敷上后即感到清凉，疼痛减轻，一般用药2～3次就能痊愈。（巫承文，马玲.鲜旋覆花根外敷治疗腮腺炎.基层中药杂志，2000，14(5):64.）

白前

为萝摩科多年生草本植物柳叶白前或芫花叶白前的根茎及根。

【效用特点】 辛、苦，微温。归肺经。功能降气化痰。常用于咳嗽痰多，气喘胸满。现代药理研究表明，本品具有镇咳、祛痰抗炎、抗胃溃疡等作用。常用量为煎服3～10g，或入丸、散剂。

【临床治验】

1. 疗久咳兼唾血　白前三两(9g)，桑白皮、桔梗各二两(6g)，甘草一两炙(3g)，上四味，切，以水二大升，煮取半大升。空腹顿服，若重者十数剂。

(《近效方》)

2. 治疗胃脘痛　白前根、威灵仙根、肖梵天花根水煎服,治疗胃脘痛有效。(《福建药物志(第1册)》)

3. 治疗小儿疳积　白前根、重阳木根或兖州卷柏各9g,水煎服,治疗小儿疳积有效。(《福建中草药》)

4. 治疗麻疹　柳叶白前、葛根各15g,水煎服,治疗麻疹有效。(《福建药物志(第1册)》)

猫爪草

为毛茛科植物小毛茛的块根。

【效用特点】 甘、辛,温。归肝、肺经。功能化痰散结,解毒消肿。常用于瘰疬痰核,疔疮肿毒,蛇虫咬伤。现代药理研究表明,本品具有诱生肿瘤坏死因子等作用。常用量为9～15g,煎服,外用适量,捣敷或研末调敷。

【临床治验】

1. 治疗甲亢　猫爪草20g,夏枯草20g,公英20g,风栗壳20g,黄芩20g,鱼腥草20g,菊花20g,土牛膝20g,地丁20g。1剂/日,煎服,2个月为1个疗程。(叶珺,昝桃红. 猫爪草方治疗甲亢168例临床观察. 中国社区医师. 综合版,2009,15:162.)

2. 治疗颈淋巴结核　猫爪草150g,加水500ml,文火煎30分钟,临睡前冲黄酒60～120ml同服,每日1剂。或用25%酊剂,日服3次,每次10ml,均以3日为1个疗程,间隔3～5日给下1个疗程。10%猫爪草浸出液,浸无菌纱条,用于坏死组织或干酪样物质较多的溃疡创面或瘘管;30%猫爪草软膏,用于有混合感染或已形成溃疡的患处;或制成猫爪草凡士林纱条,适于引流或填塞瘘管之用。(张伯敏,许世阳,杨志红. 大剂量猫爪草单方治疗淋巴结结核. 中华实用中西医杂志,2000,13(21):1902.)

3. 治疗急性附睾炎　猫爪草30g,毛花杨桃30g,银花15g,连翘15g,荔核20g,川楝子15g,青皮10g,吴茱萸10g,穿山甲10g,山慈菇10g,夏枯草10g,生甘草10g。每日1剂,水煎2次早晚服,药渣煎后待冷后浸泡患处15分钟左右,每日2次。连用7天为1个疗程。(邓平荟. 猫爪草杨桃煎剂为主治疗急性附睾炎76例. 中国性科学,2008,2:31.)

4. 治疗疖肿　取猫爪草30～50g,煎水,头汁内服,再将药渣捣绒,加入小金片10～12片(研细)抖匀,分2次敷于患处,每日1剂。一般待疖肿消失后，再用猫爪草 30g，煎水代茶饮，每日 1 剂，连服 3 日，以资巩固。服药期间，应戒食辛辣及鱼腥发物。（蒋运祥. 猫爪草可治疖病. 新中医，1990，22(11)：36.）

第二节　清化热痰药

川贝母

为百合科植物川贝母、暗紫贝母、甘肃贝母或梭砂贝母的鳞茎。

【效用特点】 苦、甘，微寒。归肺、心经。功能清热化痰，润肺止咳，散结消肿。常用于虚劳咳嗽，肺热燥咳，瘰疬，乳痈，肺痈等。现代药理研究表明，本品具有抗炎、镇咳、祛痰、平喘、抗菌、镇静、镇痛、抗溃疡、抗血小板聚集、抗肿瘤等作用。常用量为煎服 3～10g；研末服 1～2g。

【临床治验】

1. 治疗肝硬化腹水　制甘遂（醋炒至连珠）、川贝各 15g，共为细末。清晨空腹时用大枣 20 枚煎汤送服，每周两三次。为减少对胃的刺激，也可装入胶囊内服下。另将茅根煎水代茶饮。腹水消失后续服补中益气丸。（王永山，曲延海，杨春光. 甘遂川贝末治疗肝硬化腹水 36 例. 浙江中医杂志，1994，(4)：149.）

2. 治疗小儿百日咳　新鲜鸡胆 10 只，川贝母 50g，百部 25g。将川贝母、百部共研极细粉末，用注射器吸取胆汁入药粉末内调匀，阴干后制成散剂装瓶备用。每次 1～3 岁服 1g，4～5 岁服 2g，6～7 岁服 3g，每日服 3 次，服时加适量蜂蜜，用温开水调冲服用，5 天为 1 个疗程。（唐小华. 鸡胆川贝散治疗小儿百日咳的体会. 中国乡村医生杂志，1995，(5)：42～43.）

3. 治疗小儿咳嗽　川贝母 6g，大梨 1 个、冰糖适量（干咳无痰者，去冰糖，用蜂蜜）。将川贝母碾粉，梨去皮、核，切小块后放入碗内，加川贝母、冰糖或蜂蜜拌匀，置锅内隔水炖熟。1 剂/天，分 3 次服。（台家术. 治疗小儿咳嗽验方 1 则. 中国实用乡村医生杂志，2008，5：2.）

4. 治疗前列腺肥大　川贝母 25g，苦参、党参各 25g，每日 1 剂。（马万文，赵文良，白玉林. 贝母合剂治疗前列腺肥大 35 例. 辽宁中医杂志，1986，(9)：29.）

5. 治小便淋沥　生地黄 20g，木通 10g，甘草梢 9g，川贝母 15g，炒栀子

9g，车前子 15g，每日 1 剂，水煎 2 次分服。（陈晋宇. 川贝母治小便淋沥. 中医杂志，2004，6：412.）

浙贝母

为百合科植物浙贝母的鳞茎。

【效用特点】 苦，寒。归肺、心经。功能清热化痰，散结消痈。常用于风热、痰热咳嗽，瘰疬，瘿瘤乳痈疮毒，肺痈等。现代药理研究表明，本品具有镇咳、祛痰、松弛平滑肌、镇痛抗炎、降压、活血化瘀、溶石、抗溃疡、止泻、抗菌、抗肿瘤等作用。常用量为 3～10g，煎服。

【临床治验】

1. 治疗慢性咽喉炎　浙贝母、法半夏按 2∶1 比例研为细末备用。临床使用每次 10g，每日 2 次，饭后用温开水送服，疗程为 30 天。（周汉清. 贝母散治疗慢性咽喉炎效好. 中医杂志，2004，45(7)：491.）

2. 治疗口腔溃疡　浙贝母与白及按 2∶1 的比例研末，冷开水送服或含化咽服。每次 4g，每日 3～4 次。疗程 1～3 周。（梅松政. 贝母散治疗口腔溃疡. 中医杂志，2004，45(7)：491.）

3. 治疗冻疮　取浙贝母、冰片各研成粉末，按 9∶1 比例混合均匀，加适量温开水调成糊状，敷于患处，用消毒纱布固定，24 小时更换，一般 2～4 次可痊愈。（周红元. 浙贝母冰片外治冻疮效佳. 中医杂志，2004，45(7)：491.）

4. 治疗痤疮　取浙贝粉 30～50g 放于干净碗中，用开水烫后调成糊状。待凉后，用消毒棉签蘸取涂抹患处，干燥后取下。每日 3～4 次，20 天为 1 个疗程。（赵成坤. 浙贝粉外敷 106 例. 江苏中医药，2010，2：28.）

5. 治疗附睾炎　浙贝母 30g，赤芍 12g，桃仁、延胡索、川楝子、橘核、枳壳、桔梗各 9g，乳香、没药、甘草各 3g。随症加减，水煎服至愈。（周来超，姜玲. 浙贝母治疗附睾炎. 浙江中医杂志，2006，2：95.）

瓜　蒌

为葫芦科植物栝楼和双边栝楼的成熟果实

【效用特点】 甘、微苦，寒。归肺、胃、大肠经。功能清热化痰，宽胸散结，润肠通便。常用于痰热咳喘，胸痹，结胸，肺痈，肠痈，乳痈，肠燥便秘等。现代药理研究表明,本品具有祛痰、抗菌、抗心律失常、保护心肌、扩张血管、抗血小板聚集、抑制消化溃疡、抗缺氧、抗肿瘤等作用。常用量为全瓜蒌 10～20g,瓜蒌皮 6～12g,瓜蒌仁 10～15g,打碎入煎。

【临床治验】

1. 治疗高脂血症 贝母 9g,瓜蒌 6g,花粉 6g,茯苓 6g,橘红 6 桔梗 6g,水煎服,每日 3 次,餐后 30 分钟服,2 个月为 1 个疗程。(张绍开. 50 例瓜蒌贝母散治疗高脂血症疗效观察. 中国老年保健医学,2009,4:82.)

2. 治疗早期急性乳腺炎 全瓜蒌 45g,加水 500ml,文火煎 30 分钟左右,取汁约 200ml,分早晚 2 次温服。(倪爱华,朱会友. 单味全瓜蒌治疗早期急性乳腺炎 174 例. 安徽中医临床杂志,1998,10(6):379.)

3. 治疗乳腺增生病 取全蝎 120g,瓜蒌 25 个,将瓜蒌开口将蝎子分别装于瓜蒌内放于瓦片上烘干,研成粉。每日 1 次,每次 3g 口服。连服 1 个月。(王天松,毕朝霞,刘传莲. 瓜蒌全蝎粉治疗乳腺增生病 48 例效果观察. 现代中西医结合杂志,2007,16(21):30-32.)

4. 治疗关节疼痛 瓜蒌 1 个,切开,放入 500g 米醋浸泡 24 小时,取出后稍加热外敷患处,以薄塑料纸覆盖后再用纱布及绷带包扎,每日 1 次。(阎向东,侯焕效. 米醋浸泡瓜蒌外敷治疗关节疼痛 28 例. 中国民间疗法,2002,10(7):29.)

5. 治疗耳带状疱疹 大瓜蒌 30g,生甘草 10g,红花 10g,随症加减,水煎服。(杨登权,张其兰. 瓜蒌散加减治疗耳带状疱疹 56 例. 中医药临床杂志,2009,4:314-315.)

竹 茹

为禾本科植物青秆竹、大头典竹或淡竹的茎的中间层。

【效用特点】 甘,微寒。归肺、胃经。功能清热化痰,除烦止呕。常用于肺热咳嗽,痰热心烦不寐,胃热呕吐及呃逆、妊娠恶阻。现代药理研究表明,本品具有抗菌、升高血糖等作用。常用量为 6～10g,煎服。清热化痰宜生用,清胃止呕宜姜汁炙。

【临床治验】

1. 治疗妊娠恶阻 制半夏 15g,清水浸泡,每 10 分钟换水一次直至口尝无异味,加竹茹 10g 水煎 3 次,将所得煎液混合加面粉 50g,调成稀糊,多次少量分服,每日服 1 剂。(赵成春,杜凤敏,赵全兰,等. 半夏竹茹糊治疗妊娠恶阻 88 例.中国民间疗法,2000,8(7):44.)

2. 治疗呃逆　橘皮、竹茹各 48g,大枣 30 枚,人参 3g,生姜 24g。甘草 15g。将上述 6 味药置于锅内,加水淹过药面,煎煮约 30 分钟,取药汁去药渣,即可服用。病轻 3 剂。病重者 10～15 剂即可。(蒲昭和.橘皮竹茹汤加减治疗呃逆.家庭医药,2009,2:24.)

3. 治酒后头痛　竹茹 10g,鸡蛋 5 个(只取蛋清)。将竹茹煎煮好后,去渣,等药汁放凉后,将鸡蛋清放入,搅匀。放在火上,煮沸即可。(竹茹蛋清治酒后头痛．家庭医药,2009,8:23.)

竹　沥

来源同竹茹。系新鲜的淡竹和青竿竹等竹竿经火烤灼而流出的淡黄色澄清液汁。

【效用特点】　甘,寒。归心、肺、肝经。功能清热豁痰,定惊利窍。常用于痰热咳喘,中风痰迷,惊痫癫狂。现代药理研究表明,本品具有镇咳、祛痰、促进小鼠小肠推进等作用。常用量为 30～50g,冲服。不能久藏,但可熬膏瓶贮,称竹沥膏;近年用安瓿密封装置,可以久藏。

【临床治验】

1. 治疗小儿感冒愈后稠涕不止　鲜竹沥 150～300ml,夏枯草 10g,桑叶 10g,菊花 10g,陈皮 10g,枸杞子 5g。每日 1 剂,水煎 150ml,分 3 次口服。3 天为 1 个疗程。(赵庆.重用鲜竹沥治疗小儿感冒愈后稠涕不止 36 例.长春中医药大学学报,2009,5:743.)

2. 治疗脑出血　西医常规治疗基础上于患者发病后 3 天加用大黄、鲜竹沥保留灌肠,1 次/天,连用 3 天,休息 2～3 天再用。(范文涛,王倩.大黄、鲜竹沥灌肠治疗脑出血 23 例.现代中医药,2007,2:8-9.)

3. 治疗呃逆　每次取竹沥 20ml,配等量温开水兑服。1 日口服 3～4 次.小儿用量酌减。(欧阳剑光,谭忠明.单味竹沥治愈呃逆.江西中医药,2002,2:11.)

天　竺　黄

为禾本科植物青皮竹或华思劳竹等竿内分泌液干燥后的块状物。

【效用特点】 甘，寒。归心、肝经。功能清热化痰，清心定惊。常用于小儿惊风，中风痰迷，痰热癫痫，热病神昏，痰热咳喘等。现代药理研究表明，本品具有镇痛、扩张血管、降血压、抗炎等作用。常用量为煎服3～6g；研粉冲服每次0.6～1g。

【临床治验】

1. 治疗痰热型高血压　旋覆花（包）、薏苡仁、瓜蒌各15g，天竺黄、半夏、夏枯草、生槐米各12g，天麻、前胡、胆南星、菖蒲、炒杏仁、炒白芍、橘红各10g。每日1剂，水煎服。（赵俊华．旋覆竹黄汤治疗痰热型高血压的观察．中华实用中西医杂志，2003，6：757.）

2. 小儿惊泻　钩藤3g，炒僵蚕1.5g，竹叶3g，白芍4g，焦白术3g，茯苓3g，牡蛎5g，天竺黄1.5g，甘草3g，朱砂0.3g（冲服），水煎服。（刘淼，任占山．小儿惊泻验方．河北中医，1989，4：40.）

3. 治疗湿疹　香薷12g，天竺黄10g，蝉蜕、杭菊各10g，防风8g，黄芪、银花各15g，丹皮、玄参各12g，水牛角15g，石决明10g，陈皮6g。随症加减。（王业龙．自拟香薷天竺黄饮治疗湿疹疗效试析．光明中医，2006，4：68.）

前　胡

为伞形科植物白花前胡或紫花前胡的根。

【效用特点】 苦、辛，微寒。归肺经。功能降气化痰，疏散风热。常用于痰热咳喘，风热咳嗽等。现代药理研究表明，本品具有平喘、降压、抗心衰、抗心脑缺血、抗癌、抑制血小板聚集等作用。常用量为煎服6～10g。或入丸、散剂。

【临床治验】

1. 治疗肺热喘嗽证　前胡10g，杏仁10g，桑叶10g，知母12g，麦冬10g，黄芩10g，紫苏子6g，金银花15g，甘草5g。随症加减，每日1剂，水煎服。（马维庆，自拟前胡汤治疗肺热喘嗽证48例．吉林中医药，2003，11：15.）

2. 治疗手指疔疮　先将前胡饮片捣烂，浸泡在75%酒精中，冬季浸泡5天，夏季3天。加盖贮存，以免酒精蒸发，使前胡能充分吸收酒精。用时先将手指疔疮局部皮肤常规消毒后，外敷前胡制剂，敷药面积视红肿面积而定，厚约0.5cm，外用塑料薄膜包扎，胶布固定。每天换药1次，脓出较多者，可每天换2次。（陈再兴.前胡外用治疗手指疗疮38例.中国民间疗法，1995，(4)：47.）

桔　梗

为桔梗科植物桔梗的根。

【效用特点】 苦、辛，平。归肺经。功能宣肺，祛痰，利咽，排脓。常用于咳嗽痰多，胸闷不畅，咽喉肿痛，失音，肺痈吐脓等。现代药理研究表明，本品具有祛痰镇咳、镇痛、免疫调节、抗氧化、保肝等作用。常用量为煎服3～10g。或入丸、散剂。

【临床治验】

1. 治疗变异性心绞痛　桔梗、贝母、巴豆，按3∶3∶1比例粉碎。用时取药末装小旱烟锅内，点火吸烟，每次1～3锅，每天3次。（高允旺.桔梗白散吸烟治疗变异性心绞痛.中医药研究，1987，(2)：36.）

2. 治疗矽肺　在常规治疗基础上每日加用桔梗10g加水煎汤，每日3次温服，疗程24周。（田立岩，杨春霞，段军.中药桔梗治疗矽肺临床疗效观察.中国职业医学，2007，34(4)：307.）

3. 治疗肺脓肿　桔梗30g，甘草20，苇茎30，薏苡仁30，冬瓜仁30，桃仁10g，全栝蒌30g。每天1剂，水煎服。（陈远强.综合疗法治疗肺脓肿23例.现代中西医结合杂志，2006，20：2827-2828.）

4. 治疗声带结节　桔梗40g，桑叶10g，赤芍10g，红花10g，桃仁10g，穿山甲10g，杏仁10g，陈皮10g，清半夏13g，茯苓10g，甘草5g，蝉蜕6g。水煎服，1日1剂，水煎2次兑匀，分3次服。（史学瑞，关凤岭.重用桔梗治疗声带结节35例.中医研究，2002，15(3)：38.）

5. 治疗慢性咽炎　桔梗9g，生甘草6g，牛蒡子9g，板蓝根24g，射干10g，蝉衣9g，僵蚕9g，荆芥、防风各9g，薄荷9g，生地15g，玄参24g，山豆根15g。随症加减，每日1剂，水煎服。（许彦来，李富玉.桔梗汤加味治疗慢性咽炎90例.实用医药杂志，2008，1：54.）

海　藻

为马尾藻科植物海蒿子或羊栖的藻体。

【效用特点】 咸，寒。归肝、肾经。功能消痰软坚，利水消肿。常用于瘿瘤，瘰疬，睾丸肿痛，痰饮水肿等。现代药理研究表明，本品具有抗肿瘤、降血压、降血脂、降血糖、抗凝血、抗血栓、抗动脉粥样硬化、抗病毒、抗氧化、增强免疫力、抗辐射、提高小鼠常压耐缺氧能力等作用。常用量为10～15g，煎服。

【临床治验】

1. 治疗地方性甲状腺肿大　海藻、象贝母、煅牡蛎、广郁金各等份。焙干研末，每次3g，每日2次，黄酒送服。连服2个月。（宋立人，洪恂，丁绪亮，等.现代中药学大辞典(下册).北京：人民卫生出版社，2001：1792.）

2. 治疗乳癖　海藻30g，壁虎粉(冲服)3g，牡蛎80g，郁金15g，柴胡20g，香附20g，橘核20g，浙贝母20g，青皮10g，陈皮3g，当归20g，制乳香、没药各10g，木香6g，三七粉6g，红藤30g，夏枯草30g，蒲公英30g，丹参30g，瓜蒌30g，熟大黄6g。水煎服。（赵文金，赵辉章，等.守宫海藻汤治疗乳癖.中国民间疗法，2009，11：21.）

3. 治疗盆腔囊性病变　海藻、昆布、半夏、川芎、青皮、连翘、贝母各10g，当归、独活各15g，陈皮6g。合并盆腔积液者加橘核20g，皂角刺、紫花地丁各12g；合并子宫肌瘤加水蛭(研末)、全蝎(研末)各3g，冲服。每日1剂，水煎服。（丁淑琴，何琪，等.海藻玉壶汤治疗盆腔囊性病变117例.浙江中医杂志，2010，3：219.）

4. 治疗面部糖皮质激素依赖性皮炎　雾化冷喷10分钟，调成糊状的海藻面膜(海藻粉抻成厚约为2mm的薄片，敷于患处(露出鼻孔和口)，继续雾化冷喷15分钟，每日1次。（项素英.海藻面膜配合雾化冷喷治疗面部糖皮质激素依赖性皮炎52例.内蒙古中医药，2010，8：87-88.）

昆　布

为海带科植物海带或翅藻科植物昆布的叶状体。

【效用特点】 咸，寒。归肝、肾经。功能消痰软坚，利水消肿。常用于瘿瘤，瘰疬，睾丸肿痛，痰饮水肿等。现代药理研究表明，本品具有降糖、降脂、降血压、抗血栓、调节免疫、抗肿瘤、清除活性自由基、抗突变、放射防护、抗疲劳、耐缺氧、抗纤维化等作用。常用量为6～10g，煎服。

【临床治验】

1. 治疗碘缺乏病　昆布30g，酸枣仁10g，枸杞子10g，海藻10g，黄药子10g。水煎，抽提过滤后高压杀菌，装瓶备用，每月2次，每次180ml，连续8周为1个疗程。（王力田，闫秀芳，王月贵.昆布平衡营养液治疗碘缺乏病1898例.深圳中西医结合杂志，1997，7(2)：41-42.）

2. 治疗单纯甲状腺肿　昆布30g，马勃30g，葵花30g。共研细粉，炼蜜为丸，每丸9g，每次服1丸，每日2次，开水送服。（于丽荣.治疗单纯甲状腺肿单验方.中国民间疗法，2008，8：61.）

3. 治疗便秘　取昆布60g，温水浸泡几分钟后，放入锅中，加水煮熟，然后取出昆布晾凉，拌入少许葱、姜末、盐、醋、酱油适量，即可食用。1次吃完，每日1次。本方对于湿热燥结便秘疗效更佳。（杨秀兰.昆布治疗便秘35例.浙江中医杂志，1992，27(9)：398.）

4. 治疗鼻衄　取海带(即昆布)30～50g，冷水浸泡洗净切细水煎服(可酌加冰糖或白糖调味)，每日3～4次，连服3～7日。服药期间忌吃煎炒辛燥之品。（蓝宝明.海带新用.新中医，1990，22(9)：22.）

黄药子

为薯蓣科植物黄独的块茎。

【效用特点】　苦，寒；有毒。归肺、肝经。功能化痰散结消瘿，清热解毒。常用于瘿瘤，疮疡肿毒，咽喉肿痛，毒蛇咬伤等。现代药理研究表明，本品具有抗甲状腺肿、抗肿瘤、抗病毒、抗菌、止血、降血糖等作用。常用量为煎服5～15g；研末服1～2g。外用适量鲜品捣敷，或研末调敷，或磨汁涂。

【临床治验】

1. 治疗甲状腺腺瘤　黄药子300g研为细末，与白酒1500g和匀，分装于4个500ml盐水瓶中，棉线扎紧瓶塞，放于铁锅中，加水后加温至60～70℃(超过70℃瓶易炸裂)，4小时后取出，冷却过滤后即可。每次6ml，每日3次，睡前加服12ml。不会饮酒者，可少量多次服用，保持口中常有酒味。1个月为1个疗程，肿瘤消失后巩固治疗半个疗程。伴肝病者忌服。（马祥荣.黄药子酒治疗甲状腺腺瘤48例.浙江中医杂志，1996，31(9)：396.）

2. 治甲亢　黄药子50g，白酒500ml，将黄药子浸泡于白酒内。每天服30ml药酒，可治疗甲状腺功能亢进，5～8周代谢率明显降低。（朱余.黄药子泡酒治甲亢.家庭医药，2009，6：24-25.）

3. 治疗痈疖无名肿毒　用黄药子细粉以醋调成糊状，敷于痈肿范围

（中心高点露出），以纱布缚之。定时往纱布上掸醋，以保其湿度，每日换药1次。（胡栢惠，胡春明，胡春茹．外敷黄药子治疗痈疖无名肿毒探微．实用中医内科杂志，2008，22(8)：58.）

4. 治疗阴道尖锐湿疣　以黄药子水煎液制成凝胶，外涂病体，以能遮盖疣体为宜，2～3次/天，连用4天/周，连用3周。（王丽群，黄玲惠，马慧娟，等．黄药子凝胶剂治疗阴道尖锐湿疣的临床疗效观察．中国现代药物应用，2007，1(1)：8-9.）

5. 治疗流行性腮腺炎　取黄药子5g捣碎配于适量捣烂的仙人掌中加95%酒精5ml，调匀，外敷患处，隔日1次，连用3次。（张红卫．黄药子外敷治疗流行性腮腺炎52例临床体会．实用医技杂志，2007，23：3182-3183.）

海　蛤　壳

为帘蛤科动物文蛤和青蛤等的贝壳。

【效用特点】　咸，寒。归肺、胃经。功能清肺化痰，软坚散结，利水除湿，制酸止痛。常用于肺热咳喘、瘿瘤、痰核、水肿、淋浊带下、胃痛吐酸、湿疮、烫伤等。现代药理研究表明，本品具有抗衰老、抗炎、双向免疫调节、抗肿瘤、降血脂和抗血小板聚集等作用。常用量为10～15g，煎服；蛤粉宜包煎。

【临床治验】

1. 治疗前列腺增生　海蛤壳、鳖甲、泽兰、鸡子壳各等份。共研细末，每日3次，每次6g，开水冲服。1个月为1个疗程。（王素芹，赵国光．自拟蛤壳散治疗前列腺增生62例．四川中医，2001，19(9)：25.）

2. 治疗脓疱疮　煅蛤粉300g，煅石膏300g，轻粉150g，黄柏粉150g。将蛤壳、石膏分别煅透研成细粉，轻粉研成极细粉，黄柏粉碎过100目筛。先将煅蛤粉、煅石膏粉、黄柏粉混匀过筛，再用等量递增法与轻粉研匀，过筛，定量分装即得。用清毒针穿破水疱或脓疱，以无菌棉球吸取泡液，尽量避免疱液溢到正常皮肤上。将蛤粉散以麻油调成糊状，外涂患处，每日2～3次，（陈玉林．蛤粉散的制备及临床应用．中药材，1997，7：374-375.）

3. 治疗宫颈糜烂　黄柏100g，蛤粉50g，雄黄、乳香、没药、白及各20g，冰片9g。粉碎，过120目筛．紫外线照射2小时，每次取6～7g，置消毒纱布上，贴敷患处。连用5日，间隔2日，为1个疗程。月经期停用。（张丽君．自拟宫糜散治疗宫颈糜烂60例疗效观察．中华实用中西医杂志，

2002,8:975.）

海浮石

为胞孔科动物脊突苔虫、瘤苔虫的骨骼，或火山喷出的岩浆形成的多孔状石块。

【效用特点】 咸，寒。归肺、肾经。功能清肺化痰，软坚散结，利尿通淋。常用于痰热咳喘，瘰疬，瘿瘤，血淋、石淋等。现代药理研究表明，本品具有利尿、抗炎、祛除气管黏液、抑制结核杆菌等作用。常用量为10～15g，打碎先煎。

【临床治验】

1. 治疗闪腰岔气　取海浮石60g研细微炒，用黄酒或白酒冲服，每次10g，每日3次，连服6次。（侯方祥，丁仁英，周兆奎. 海浮石治疗闪腰岔气. 山东中医杂志，1997,16(1):41.）

2. 治疗胸部迸伤　海浮石研细末，每次10g，每日3次，温开水送服。2天为1个疗程。（赵洪岳，杨兰芳，毕德荣. 海浮石治疗胸部迸伤25例. 光明中医，1999,14(4):43-44.）

瓦楞子

为蚶科动物毛蚶、泥蚶或魁蚶的贝壳。

【效用特点】 咸，平。归肺、胃、肝经。功能消痰软坚，化瘀散结，制酸止痛。常用于瘰疬，瘿瘤，癥瘕痞块，肝胃不和，胃痛吐酸等。现代药理研究表明，本品具有中和胃酸、减轻胃溃疡之疼痛等作用。常用量为6～10g，煎服。或入丸、散剂。

【临床治验】

1. 治疗消化性溃疡　煅瓦楞子30g，炙黄芪40g，党参、白术、柴胡、升麻、川朴、枳壳、佛手、炒白芍、乌贼骨各15g，桂枝、炙甘草各10g，三七6g，水煎服，每日1剂，分3次服，15天为1个疗程。（李陈泉，龙新明，等. 自拟瓦楞子补脾健胃治酸汤治疗消化性溃疡178例. 中外医学研究，2010,6:87-88.）

2. 治疗冻疮　将瓦楞子(蚶壳)洗净，干燥，捣碎研成极细粉末，过120

目筛，药粉密闭贮存。冻疮初起未溃烂者可用本散剂擦冻疮，一日2～3次。冻疮已溃烂可用本药散掺之，每日1次；若冻疮溃烂久不收口，脓水多者，可连日掺之，每日1次(不必洗涤)，一般2～6次可愈。(黄旺根，徐锦池. 瓦楞子散治冻疮. 时珍国药研究，1996，7(5)：332.)

3. 治疗烫伤　瓦楞子500g，甘草、冰片各150g，将瓦楞子煅透研极细末，冰片研细，甘草烘干研粉。三药拌匀。外敷患处，每日换药1次。(戚魁邦. 瓦甘冰合剂治疗烫伤. 四川中医，1993，(3)：35.)

礞　石

为绿泥石片岩或云母岩的石块或碎粒。前者药材称青礞石，后者药材称金礞石。

【效用特点】　咸，平。归肺、肝经。功能坠痰下气，平肝镇惊。常用于气逆喘咳，癫狂，惊痫等。现代药理研究表明，本品具有祛痰、泻下、镇惊等作用。常用量为6～10g，宜打碎布包先煎。入丸、散剂，每次1.5～3g。

【临床治验】

1. 治疗精神分裂症　青礞石、夜交藤、磁石各30g，柴胡、枳实各15g，白芍、云苓、石菖蒲、郁金各20g，陈皮、白矾、甘草各10g，半夏、胆南星各12g。1日1剂，水煎服，30天为1个疗程。(杨晓，江宏革，陶晓燕. 礞石汤治疗精神分裂症67例. 实用中医药杂志，2001，17(8)：9.)

2. 治疗消化性溃疡　煅青礞石20g，大黄9g，条黄芩12g，乌贼骨9g，沉香(冲服)4g，并随证加减。水煎，早晚2次口服，日1剂。(樊遂明，马冬梅. 礞石滚痰汤治疗消化性溃疡40例. 河南中医药学刊，1997，12(5)：42-43.)

3. 治疗性欲亢进症　礞石24g，知母(盐炒)12g，黄柏(盐炒)生大黄(后入)各9g，泽泻15g。水煎，每日1剂，分早、晚两次空腹服。(刘昌青，许国英. 礞石知柏黄泽汤治疗性欲亢进症12例. 浙江中医杂志，1993，9：399-400.)

4. 治疗大人小儿食积成痰，胃实多眩晕者　青礞石七钱，火硝七钱(同研炒，以火硝过性为度)，枳实、木香、白术各二两，共为末，红曲二两为末打糊，丸梧子大。每早服三钱，白汤下。(《方脉正宗》)

胖大海

为梧桐科植物胖大海的成熟种子。

【效用特点】 甘，寒。归肺、大肠经。功能清肺化痰，利咽开音，润肠通便。常用于肺热声哑，咽喉肿痛、咳嗽，燥热便秘，头痛目赤。现代药理研究表明，本品具有祛痰、泻下、镇惊等作用。常用量为2～4枚，沸水泡服或煎服。

【临床治验】

1. 治疗婴幼儿便秘　胖大海2～3枚，将其放在茶杯中，用150ml的沸水冲泡15分钟，待其胀大后即可少量分次地饮服。(用胖大海泡饮治疗婴幼儿便秘.求医问药，2009，4:21.)

2. 治疗小儿细菌性痢疾　用胖大海1～2枚，放入杯中冲开，如红痢加白糖，白痢加红糖，服汁及胖大海肉一日1～2次。(吴书奎.中西医结合治疗小儿细菌性痢疾.医学信息：下旬刊，2009，10：141-142.)

3. 治疗慢性咽炎　胖大海、生地、玄参各适量，水煎服，每日3次，每次15ml，4周为1个疗程。(上海市金果饮临床协作组.金果饮临床371例疗效观察.中成药，1990，12(2)：20.)

荠苨

为桔梗科草本植物荠苨的根。

【效用特点】 味甘，性寒。归肺、脾经。功能润燥化痰，清热解毒。常用于肺燥咳嗽，咽喉肿痛，消渴，疔痈疮毒等。现代药理研究表明，本品具有降血糖等作用。常用量为内服煎汤，5～10g。外用适量，捣烂敷。

【临床治验】

1. 治急、慢性支气管炎　荠苨鲜根(刮去外表粗皮)30g(干者9g)，加枇杷叶(去毛)15g，水煎服。(《浙江民间常用草药》)

2. 治疗疖痈　将鲜荠苨根洗净切碎，加入10%菜油研糊，再调入30%凡士林，敷于局部，厚约0.5cm，绷带或胶布固定。每天换药1次，直至症状消失。(《中药大辞典》)

天名精

为菊科植物天名精的全草。

【效用特点】 苦，寒。归肝、肺经。功能清热化痰，解毒杀虫，破瘀止血。常用于乳蛾喉痹，急慢惊风，牙痛，疔疮肿毒，痔瘘，皮肤痒疹，毒蛇咬伤，虫积血瘕，吐血衄血，血淋，创伤出血。现代药理研究表明，本品具有抑制中枢神经系统、解痉、降温、退热等作用。常用量为内服煎汤，9～15g；或研末，3～6g；或捣汁；或入丸、散。外用适量，捣敷；或煎水熏洗及含漱。

【临床治验】

1. 治疗痄腮　取鲜天名精 100g 洗净，捣成泥状，加入冰片少许混合均匀，敷患处，每日 3～4 次。若发热甚可静滴双黄连注射液，若有合并症则应配合其他内治法。（王宏伟，王宏杰. 天名精治疗痄腮 150 例. 中医外治杂志，1998，7(5)：16-17.）

2. 治疗扁平疣　取鲜天名精洗净，捣烂取汁以棉签蘸之涂擦患处，每日 3 次，5 天为 1 个疗程。如 1 个疗程皮损未完全消失可连续治疗 2～3 个疗程。（郭芳，王宏伟，郭永杰. 天名精治疗扁平疣 104 例小结. 甘肃中医，2001，14(1)：52-53.）

3. 治疗带状疱疹　取鲜天名精洗净，捣烂取汁，装于瓶内，用时以灭菌棉签或脱脂棉球蘸药液涂于患处，每日 3～5 次。如无鲜品，亦可以干品研为细末. 香油调糊，敷于患处，每日换药 1～2 次，若皮疹消失后仍遗有神经痛，则于药液或糊中加入少许冰片，至疼痛完全消失即停用。使用本法不分型。（朱会友，朱旭东. 天名精汁治疗带状疱疹 108 例. 中国民族民间医药杂志，1999，5：306-307.）

第三节　止咳平喘药

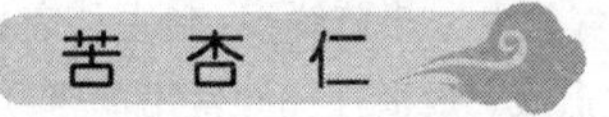

苦杏仁

为蔷薇科植物山杏、西伯利亚杏、东北杏或杏的成熟果实。

【效用特点】 苦，微温；有小毒。归肺、大肠经。功能止咳平喘，润肠通便。常用于咳嗽气喘，肠燥便秘等。现代药理研究表明，本品具有止咳、平喘、抑制胃蛋白酶的活性、润肠通便、抗肿瘤、降血糖、抗突变、降血脂、杀蛔虫和钩虫等作用。常用量为3～10g，宜打碎入煎。或入丸、散剂。

【临床治验】

1. 治疗阻塞性肺病　茯苓15g，杏仁12g，甘草9g。随症加减，水煎服。（刘杰．茯苓杏仁甘草汤治疗阻塞性肺病发作期80例临床观察．中国医学创新，2009，27：91-92.）

2. 治咳嗽　鱼腥草50g，杏仁25g。将上药加水适量，煎煮20分钟，去渣取汁，与2000ml开水同入泡脚盆中，先熏足，后温洗双足，每天熏泡1次，每次30分钟。6天为1个疗程。（鱼腥草杏仁水泡脚治咳嗽．上海医药，2009，1：552.）

3. 治疗老年性便秘　生大黄15g，杏仁10g，以水300ml煎取药液200ml，温服补中益气丸1丸，早晚各1次。1周为1个疗程。停药1周，继服，连续服药2个月。（李梅，董坚．大黄杏仁煎剂送服补中益气丸治疗老年性便秘．包头医学院学报，1999，1：66-67.）

4. 治疗宫颈糜烂　苦杏仁和麻油按1∶5比例，先将杏仁捣烂如泥，麻油加热至沸，再将杏仁泥倾入，稍加搅拦，立即去火，密闭静置，冷却后过滤去渣即得。临睡前取仰卧位，患者自己将浸渍杏仁油液之2cm×3cm大小的带线棉球塞入阴道深处子宫颈部，线头留在阴道口外，24小时后再由患者自行抽出。隔日1次，7次为1个疗程。（王建华，徐志荣，徐志安，等．杏仁油治疗宫颈糜烂的临床研究．江西中医药，2005：32.）

5. 治疗脓疱疮　杏仁3g，铜绿3g，共研细末，混合为杏仁铜绿散备用。疮面用过氧化氢液清洗后，将杏仁铜绿散用香油调匀，敷于疮面上，以敷满疮面为度，无须包扎，治疗期间，不必应用抗生素。（刘兆卿．杏仁铜绿散治疗脓疱疮48例．医学理论与实践，1995，8(7)：336.）

6. 治皮肤皲裂、乳头皲裂　苦杏仁30g，与猪板油30g同捣如膏状，装瓶备用，使用时布包火烤擦患处，1日3～4次。（宁在兰．杏仁巧治外科杂症．家庭中医药，2007，1：64.）

苏　子

为唇形科植物紫苏的成熟果实。

【效用特点】　辛，温。归肺、大肠经。功能降气化痰，止咳平喘，润肠通便。常用于咳喘痰多，风寒咳嗽，肠燥便秘等。现代药理研究表明，本品具有改善记忆、抗肿瘤、降脂等作用。常用量为5～10g，煎服。煮粥食，或入丸、散剂。

【临床治验】

1. 治疗老年慢性喘息性支气管炎　苏子9g，陈皮6g，半夏9g，当归9g，前胡12g，桂枝9g，炒白芍12g，杏仁9g，厚朴9g，细辛6g，五味子6g，僵蚕9g，炙甘草9g，生姜6g，大枣3枚。上药水煎分服，1剂/天。（李宗青，李喜芹，等.苏子降气汤治疗老年慢性喘息性支气管炎57例.甘肃中医，2010，5：43.）

2. 治疗高脂血症　苏子油软胶囊，4粒/次，连续服用56天，2次/天，早、晚餐后0.5～1小时口服。（寇秋爱.苏子油软胶囊治疗高脂血症（痰涎阻遏证）临床研究.中国实验方剂学杂志，2005，11(4)：67～68.）

3. 治疗便秘　苏子30g，分2次煎服，日1剂。并嘱患者不可再服泻下之药。（宋玉未.苏子治便秘.浙江中医学院学报，1994，18(4)：55.）

百　部

为百部科植物直立百部、蔓生百部或对叶百部的块根。

【效用特点】 甘、苦，微温。归肺经。功能润肺止咳，杀虫灭虱。常用于新久咳嗽，百日咳，肺痨咳嗽，蛲虫、阴道滴虫，头虱及疥癣等。现代药理研究表明，本品具有止咳、平喘、抗菌、杀灭伊蚊幼虫、促进免疫等作用。常用量为5～15g，煎服。外用适量。久咳虚嗽宜蜜炙用。

【临床治验】

1. 治疗慢性支气管炎　百部20g，水煎2次，合并药液约60ml。每服20ml，每日3次，10次为1个疗程。或加糖或蜜矫味。（郑祥光.百部治疗慢性支气管炎110例.广西中医药杂志，1992，15(增刊)：21.）

2. 治疗急性荨麻疹　取百部成品用低浓度医用酒精或白酒浸泡后备用，用时取浸泡液外擦患部，每日2～3次，3天为1个疗程。（魏庭骏.百部外擦治疗急性荨麻疹.中医外治杂志，1999，8(4)：9.）

3. 治疗皮肤瘙痒症　60%酒精500ml加甘油50ml，混合均匀，然后将生百部50g加入，浸泡48小时即可，使用时每日外擦3～4次，直至痊愈。（陈文杰，姜静.百部擦剂治疗皮肤瘙痒症200例.中国民间疗法，2001，9(3)：23.）

4. 治疗外耳道炎、外耳道真菌病　生百部100g用75%乙醇500ml浸泡1周备用。用时先用3%过氧化氢清洗患处并擦干，用百部浸泡液滴入或均匀涂患处，日3次，连用5天。（周爱升，崔岩，王金玲. 百部酊剂治疗外耳道炎、外耳道真菌病. 山东中医杂志，1999，18(6)：262.）

5. 治疗酒渣鼻　取百部用水洗净，泡于95%酒精中，比例为1g百部用2ml酒精，一般泡5～7天即可搽用，每日搽2～3次，1个月为1个疗程。在治疗期间，患者尚应注意忌饮酒、辣、厚味、肥甘等食物。（王富宽. 复方百部酊治疗酒渣鼻42例. 中医外治杂志，2005，14(1)：51.）

6. 治疗蛲虫病　生百部30g，以陈醋50ml及温水适量，浸泡百部1小时以上，文火煎30分钟，滤取头道汁。依前法再加陈醋50ml及温水，再煎30分钟，滤取2道汁，合并2次滤液，浓缩至20～30ml，装瓶备用。采用直肠灌注法给药，每晚1次，连用3～4天。（李长茂. 生百部治疗蛲虫病100余例效果观察. 广西中医药，1992，15(增刊)：15.）

7. 治疗阴虱　生百部300g加75%乙醇1000ml，浸泡15天滤出浸液，分装备用。治疗时使用百部酊，直接涂擦于患处，每日2～4次。（包泽明. 百部酊治疗阴虱. 山东中医杂志，2007，26(6)：425.）

8. 治疗头虱　百部100g，浸于75%酒精500ml中，3日后去渣制成百部酊剂，取适量涂于头部毛发根区，每晚1次，涂药手用塑料袋扎在头部，以保持湿润，不透气，次日早晨用清水洗净头部。（俞华. 百部酊治疗头虱50例. 中国民间疗法，2002，10(10)：29.）

9. 治疗蠕形螨性皮炎　外涂20g百部及75%酒精于皮炎部位及口服抗螨药(均为)3次/天，14天为1个疗程。（黄秀琼. 百部治疗蠕形螨性皮炎. 医学理论与实践，2002，15(4)：396.）

10. 治疗癣症　百部20g，浸入50%酒精100ml中48小时，过滤后再加酒精至100ml。患处洗净后即以棉签蘸药液涂擦。轻症约3～4天即可见效。（王永彬，王法权，朱孔军. 复方百部酊治疗手足癣的实验研究与疗效观察. 中国皮肤性病学杂志，2005，19(5)：309-310.）

11. 治疗疥疮　百部125g，加75%乙醇500ml，浸泡1周制成百部酊剂，从颈部向下擦，每日1～2次，5日为1个疗程；第1个疗程未愈者，加用5～10%硫黄软膏，日1次。并用苍耳子、苦参各30g，百部50g，加水4L，浸泡污染衣物24小时，晒干，5日1次。（刘旭，郭海仓. 百部酊治疗疥疮300例. 甘肃中医学院学报，1995，12(3)：27.）

紫　菀

为菊科植物紫菀的根及根茎。

【效用特点】 苦、辛、甘，微温。归肺经。功能润肺化痰止咳。常用于咳嗽有痰，此外，取其开宣肺气之功，尚可用于肺痈、胸痹及小便不通等。现代药理研究表明，本品具有祛痰、镇咳、抗氧化、抗菌、抗肿瘤等作用。常用量为5～10g，煎服。外感暴咳宜生用，肺虚久咳宜蜜炙用。

【临床治验】

1. 治疗顽固性咳嗽　紫菀15g，款冬花15g，百部12g，麦门冬15g，百合15g，杏仁10g，川贝母6g，党参10g，茯苓8g，桔梗5g，五味子5g，当归12g，甘草6g。每日1剂，水煎，早晚2次，饭后服，6天为1个疗程。（李光芒. 百花紫菀当归汤治疗顽固性咳嗽96例. 中国民间疗法，2009，12：24.）

2. 治婴幼儿肺炎　款冬花与等量的紫菀及2倍质量的冰糖加水煎服。款冬花及紫菀用量为0～6个月患儿3g/d，＞6个月～1岁6g/d，＞1～3岁9g/d。加水量按患儿每日饮水量多少而酌情加减。煮沸后继续煎煮3～5分钟，然后用双层纱布滤去药渣及杂质，滤出液分2～3次服用，每日1剂，疗程3～5天。（张建亚. 款冬花、紫菀冰糖饮佐治婴幼儿肺炎120例. 现代中西医结合杂志，2009，14：1630.）

款 冬 花

为菊科植物款冬的花蕾。

【效用特点】 辛、微苦，温。归肺经。功能润肺下气，止咳化痰。常用于咳嗽气喘等。现代药理研究表明，本品具有止咳、祛痰和平喘、升血压、抗炎等作用。常用量为5～10g，煎服。外感暴咳宜生用，内伤久咳宜炙用。

【临床治验】

1. 治疗咳嗽　款冬花9g，冰糖9g，冲泡开水，时时服之。（任心荣，任涛. 款冬花治咳45例. 吉林中医药，1998，(1)：38.）

2. 治毛细支气管炎　紫菀，款冬花，白芷各3～8g加梨半个和冰糖20g，加水50ml蒸20分钟取汁分3次口服。疗程5～10天。（周燕辉. 紫菀、款冬花、白芷佐治毛细支气管炎患儿100例疗效观察. 中外医疗，2010，

3:17-18.)

3. 治疗慢性骨髓炎　用单味款冬花捣成糊状，涂于消毒布块外贴于创面。(蔡万清，张恒利. 款冬花外敷治疗慢性骨髓炎51例. 新中医，1989，(11):38.)

马兜铃

为马兜铃科植物北马兜铃或马兜铃的成熟果实。

【效用特点】　苦、微辛，寒。归肺、大肠经。功能清肺化痰，止咳平喘，清肠消痔。常用于肺热咳喘，肺虚火盛，喘咳咽干，或痰中带血，痔疮肿痛或出血等。现代药理研究表明，本品具有祛痰、镇痛、抗菌、抑制子宫平滑肌收缩、抗炎、抗肿瘤、增强吞噬细胞活性、升白和抗生育等作用。常用量为3～10g，煎服。外用适量，煎汤熏洗。一般生用，肺虚久咳者炙用。

【临床治验】

1. 治小儿干咳　蝉蜕、桔梗各5g，阿胶(炒)、牛蒡子、马兜铃、百部、浙贝母、射干、南沙参、枇杷叶、杏仁各10g，炙甘草6g。随症加减，每日1剂，水煎服。(李莲嘉. 加味阿胶散治小儿干咳130例. 陕西中医，2009，7:866-867.)

2. 治疗高血压病　将干品马兜铃之果实研细装胶囊内，每粒0.3g，盛于瓶内密封备用。治疗时口服马兜铃胶囊，2粒，每日3次，至血压降至正常时逐渐减量至2粒，每日2次，维持1周后将剂量再减至1粒，每日1次。(周仕亮. 马兜铃胶囊治疗高血压病50例疗效观察. 河南中医，2003，23(5):24.)

枇杷叶

为蔷薇科植物枇杷的叶。

【效用特点】　苦，微寒。归肺、胃经。功能清肺化痰止咳，降逆止呕。常用于肺热咳嗽，气逆喘急，咳血，衄血，胃热呕吐，呃逆等。现代药理研究表明，本品具有抗炎和止咳、降糖、抗氧化、抗病毒、抗癌和保肝等作用。常用量为5～10g，煎服。止咳宜炙用，止呕宜生用。

【临床治验】

1. 治疗鼻衄　枇杷叶 3～6g，或加茶叶少许，清煎或沸水冲泡代茶饮。一般 1～2 日见效，3～5 日可愈。（李怀生，徐俊本. 枇杷叶可止鼻衄. 浙江中医杂志，1996，(5)：214.）

2. 治疗前列腺肥大症　取枇杷叶 10 片左右，切细，用布袋装好，再放些焙过的盐，放在肛门和睾丸之间，蒸熏约 30 分钟，效果十分显著。（秦岭. 枇杷叶药用的新发现. 中医药信息报，1990 年 8 月 11 日第 2 版.）

3. 回乳　老枇杷叶（鲜品）11～17 张（干品 60g），去毛洗净切碎，加水 700ml，用文火煎熬至 350～400ml，1 日内分 3 次服完。每日 1 剂。（雷啸华. 老枇杷叶用于回乳. 广西中医药，1992，(15)增刊：174.）

4. 治疗过敏性紫癜　鲜枇杷叶 50g（刷去毛），或干枇杷叶 30g，水煎酌加单晶糖少许，分 2 次服，每日 1 剂，儿童剂量酌减。7 日为 1 个疗程。若服用 1 个疗程未痊愈者，可继服第 2 个疗程。（黄金丁. 枇杷叶治疗过敏性紫癜 38 例. 中国民间疗法，2005，13(1)：49.）

5. 治疗急性全身性荨麻疹　枇杷叶 25g 水煎服，日一剂。（姚凌峰. 枇杷叶治急性全身性荨麻疹 2 例. 天津中医药，2003，20(2)：6.）

桑白皮

为桑科植物桑的根皮。

【效用特点】 甘，寒。归肺经。功能泻肺平喘，利水消肿。常用于肺热咳喘，水饮停肺，胀满喘急，水肿，小便不利，衄血，咯血等。现代药理研究表明，本品具有镇咳、祛痰、平喘、降血压、镇痛、抗炎、利尿、兴奋子宫、抗癌、促进毛发生长和抗菌等作用。常用量为 5～15g，煎服。

【临床治验】

1. 治小儿慢性咳嗽　竹叶 6～7 片，桑白皮 3～4 根（长约 20cm），绿豆 20～30 粒，洗净后放入约 2000ml 水中，文火煎煮 20 分钟，取汁放入热水瓶中，随喝随取。喝时加入一匙蜂蜜，3～5 天症状可消失。（巩萍，王永玲，等. 巧治小儿慢性咳嗽. 中国民间疗法，2009，9：66.）

2. 治疗鼻衄　将桑树根刨去外面的黄皮，抽去中间的芯，晒干或鲜品均可用，每次用干品 10～20g，鲜品 20～40g。水煎服，每日 3 次，一般 3 天而愈，以固疗效而防止复发，再服 1 周。（杨树成. 单味桑白皮治疗鼻衄. 医学理论与实践，1994，7(12)：38.）

3. 治疗干眼症　桑白皮15g，泽泻10g，玄参10g，生甘草3g，麦门冬10g，黄芩10g，旋覆花10g，白菊花7g，地骨皮6g，白茯苓10g。每日1剂，水煎2服。疗程30天。（江慧燕．桑白皮汤治疗干眼症40例．江西中医药，2008，12：37.）

4. 治疗寻常痤疮　桑白皮30g，刺蒺藜25g，防风、黄芩各20g，丹参、川芎、法半夏、大贝母各15g，黄连、僵蚕各10g，炙甘草5g。内服每日1剂，水煎分3次服，每次服150～200ml，饭后30分钟服用。10天为1个疗程。药渣煎水外洗面部皮损，药液温度以皮肤适应为宜，在炎性丘疹、脓疱、囊肿处用纱布浸泡药液后湿敷15～20分钟，每日2次。（吴宗德，陈永艳．桑白皮汤治疗寻常痤疮60例．陕西中医，2004，8：691-692.）

葶苈子

为十字花科植物独行菜或播娘蒿的成熟种子。前者习称“北葶苈”，后者习称“南葶苈”。

【效用特点】　苦、辛，大寒。归肺、膀胱经。功能泻肺平喘，利水消肿。常用于痰涎壅盛、喘息不得平卧、水肿、悬饮、胸腹积水、小便不利等。现代药理研究表明，本品具有止咳平喘、强心、抗菌、抗癌、调血脂等作用。常用量为煎服5～10g；研末服3～6g。

【临床治验】

1. 治疗百日咳　取葶苈子3g，鸡苦胆1个。将两药研末加点白糖，调为糊状，口服。1岁内服用1/2；2～3岁全服，每日1次，直至症状缓解。（杨银田．葶苈子配鸡苦胆治疗百日咳．中国中医药信息杂志，2007，14(3)：38.）

2. 治疗肺癌癌性胸水　龙葵20g，葶苈子10g，猪苓30g，茯苓20g，泽泻10g，芫花6g，薏苡仁30g，海藻9g，车前子20g，车前草20g，赤小豆9g，桑白皮9g，赤芍15g，水煎服，1日2次，连服2周为1个疗程。（佟丹江．龙葵葶苈汤联合顺铂腔内治疗肺癌癌性胸水55例临床研究．承德医学院学报，2010，2：147-148.）

3. 肺心病急性发作期　葶苈子15g，大枣20g。水煎服，7天为1个疗程。（张志辉，陈大连．葶苈大枣泻肺汤治疗肺心病急性发作期30例临床观察．中国民族民间医药杂志，2010，8：138-139.）

4. 治疗急性咽炎　以单味生葶苈子，每日早晚开水送服，15岁以下和

50 岁以上者每次 6g,16～49 岁者每次 10g。忌烟、酒、辛辣、腥荤。(王广见,王淑瑞.葶苈子生用治疗急性咽炎.四川中医,1993,11(6):50.)

5. 治疗顽固性心衰　每日用葶苈子末 3～6g,分 3 次饭后服,一般于服药后第 4 天尿量增加,浮肿开始消退,心衰症状 2～3 周显著减轻或消失。(杨孟考.单味葶苈子治疗顽固性心衰 23 例.中国社区医师,2002,18(20):40.)

6. 治疗青光眼高眼压症　葶苈子每日 10g 单用,加水煎成 30ml 煎液,分 2～3 次温服,体虚者适量加用健脾药。(隋谊深.葶苈子能降眼压.中医杂志,1999,40(2):71.)

7. 治疗浅表创面、褥疮　葶苈子簸净,放锅内炒至微鼓起,稍带金黄色,并有香气时取出,放冷,碾成粉剂。在常规消毒、清洗创面后,将葶苈子粉按 0.5～1.0g/cm^2 均匀撒在创面上,每日换药 1 次,创面较大,渗出液较多时可酌情增加一次换药。(陶玉兰,韩红菊.葶苈子粉在浅表创面及褥疮病人护理中的应用.中华护理杂志,1998,33(12):713.)

白　果

为银杏科植物银杏的成熟种子。

【效用特点】 甘、苦、涩,平;有毒。归肺经。功能敛肺化痰定喘,止带缩尿。常用于哮喘痰嗽,带下,白浊、尿频,遗尿等。现代药理研究表明,本品具有祛痰、抗多种病原微生物、降血压、免疫抑制、抗过敏、抗缺氧、抗脑缺血、抗氧化等作用。常用量为煎服 5～10g,捣碎。

【临床治验】

1. 治疗白带　煨白果 10g,怀山药 15g。适用于妇女脾胃虚弱,白带量多,腰酸膝软,纳少神疲,头昏眼花,四肢乏力等。清水煎服,每日 1 剂,每剂煎 2 次服,连服 7～10 日。白带量多透明清稀,四肢不温加巴戟肉 10g,乌贼骨 10g,白带色黄如脓加黄柏 10g,苍术 10g。(万桂华.白果与山药治疗白带.江西中医药,1994,25(4):63.)

2. 治疗老年人尿频　白果 30g,大枣 10 枚,每日 1 剂水煎服,3 日可见效。(秦玉蕙,尹纪旺.白果治疗老年人尿频.中国民间疗法,2001,9(4):61-62.)

3. 治疗美尼尔氏综合征　炒白果 25g,生姜 10g 研末,分 6 等份装入胶囊 3 次/天服用。一般服用 2 天即可痊愈,病情较重者可延服至 4 天。

（李保良，范欣慰，陈悦巧. 白果生姜散治美尼尔氏综合征介绍. 中国现代药物应用，2007，1(8)：10.）

4. 治疗痤疮　白果 250g 研细末，冰片 20g，装入 500ml 盐水瓶中加入 60％乙醇 400ml，24 小时备用。用清水洗脸后，用时摇匀擦于面部，每日 3～4 次，7 日为 1 个疗程，擦药期间禁用一切药物及化妆品。（孟凡恩. 白果酊治疗痤疮 53 例. 中国社区医师，2002，18(17)：43.）

5. 治疗尿路结石　采用白果根 120g，同等量冰糖煎服，每周 4～5 剂，并发尿路感染者同时用八正散加白花蛇舌草，并按医嘱配合饮水和运动。（林鹤和. 白果根治疗尿石病 50 例疗效初步观察. 江西中医药，1982，(1)：5.）

矮　地　茶

为紫金牛科植物紫金牛的全株。

【效用特点】　苦、辛，平。归肺、肝经。功能止咳平喘，清利湿热，活血化瘀。常用于哮喘，湿热黄疸，水肿，血瘀经闭，风湿痹痛，跌打损伤等。现代药理研究表明，本品具有止咳、化痰、平喘、抗菌、抗病毒等作用。常用量为 10～30g，煎服。

【临床治验】

1. 治疗肺结核　用紫金牛注射液（每毫升含岩矮茶素 30mg）肌内注射，每日 120～240ml，或配合紫金牛片口服。（广西结核病防治院. 紫金牛治疗肺结核 100 例疗效观察. 中级医刊，1979，(8)：12.）

2. 治胃、十二指肠溃疡病出血　每日口服紫金牛煎液，或加用紫金牛注射液肌注，治胃、十二指肠溃疡病出血，有明显止血效果。（新医学，1973，2：107.）

洋　金　花

为茄科植物白曼陀罗的花。

【效用特点】　辛，温；有毒。归肺、肝经。功能平喘止咳，麻醉镇痛，止痉。常用于哮喘咳嗽，心腹疼痛，风湿痹痛，跌打损伤，麻醉，癫痫，小儿慢惊风等。现代药理研究表明，本品具有兴奋呼吸中枢、抗惊厥、麻醉、抗休克、对脑缺血再灌注损伤具有保护等作用。常用量为内服0.2～0.6g，宜入丸、散剂。作卷烟吸，一日量不超过1.5g。外用适量，煎汤洗或研末外敷。

【临床治验】

1. 治疗支气管哮喘　25%洋金花合剂雾化吸入10ml/次，每日2次，2周为1个疗程。（叶焰.洋金花合剂雾化吸入治疗支气管哮喘临床观察.福建中医药，2008，39(2)：7～8.）

2. 治疗急性软组织损伤　干洋金花60g，50°白酒500ml（50%酒精亦可）。放入玻璃瓶内盖严，浸泡2周后即可使用。使用时用棉花或纱布蘸药适量，反复擦摩患处。每日2次，每次15分钟，3天为1个疗程，严禁内服。（王春花.洋金花酒治疗急性软组织损伤.中国骨伤，2001，14(1)：11.）

3. 治疗跟骨骨质增生　干洋金花全草100g（或鲜汁洋金花全草250g）水煎烧开20分钟，先熏后洗患足。（贾振光.洋金花煎剂熏洗治疗跟骨骨质增生21例.中级医刊，1995，30(5)：55-56.）

第十二章 平肝息风药

第一节 平肝抑阳药

石决明

为鲍科动物杂色鲍(光底石决明)、皱纹盘鲍(毛底石决明)、羊鲍、澳洲鲍、耳鲍或白鲍的贝壳。

【效用特点】 咸,寒。归肝经。功能平肝潜阳,清肝明目。常用于肝阳上亢,头晕目眩,惊痫抽搐,目赤翳障,视物昏花。现代药理研究表明,本品具有降低中枢神经系统兴奋性、清热、镇静,调节自主神经、扩张气管及支气管平滑肌、抗凝、抗菌等作用。常用量为 3～15g,打碎先煎。或入丸、散剂。平肝清肝宜生用,外用点眼宜煅用,水飞。

【临床治验】

1. 治疗丝状角膜炎　石决明、决明子各 30g,栀子、木贼、赤芍药、青葙子、麦门冬各 15g,荆芥、大黄各 6g。随症加减,日一剂,水煎 2 次取汁 300ml,分早晚 2 次服用。(阙冬梅.石决明散加减治疗丝状角膜炎 30 例临床观察.河北中医,2009,4:595-596.)

2. 治疗局部皮肤破损　将石决明剥去肉,将贝壳洗净晒干,放在火炉中烘烤,然后将其研成粉末备用。使用时可直接将其涂于患处,纱布覆盖包扎固定,2～3 天换药 1 次,10 天为 1 个疗程。本品适用于未裸露肌腱、骨质或肌腱骨质存在有血运的膜覆盖的各种皮肤破损。(王昌荣,田红霞,吕俐.石决明治疗局部皮肤破损 48 例.中国民间疗法,2006,14(1):4-5.)

3. 治疗烧烫伤　石决明 100g,洗净晒干,研细末,过滤去渣,撒于已清理之创面上,勿包扎,每隔 12 小时重复用药 1 次。(郝富英,郝富香.石决明治烧烫伤.山东中医杂志,2002,21(6):340.)

珍珠母

为蚌科动物三角帆蚌、皱纹冠蚌的蚌壳或珍珠贝科动物珍珠贝、马氏珍珠贝等贝类动物的贝壳。

【效用特点】 咸，寒。归肝、心经。功能平肝潜阳，清肝明目，镇心安神。常用于肝阳上亢、头晕目眩，目赤肿痛、视物昏花，惊悸失眠、心神不宁，癫痫，惊风抽搐，吐血、衄血；外用于湿疮瘙痒等。现代药理研究表明，本品具有抗惊厥、明目、抗溃疡、护肝、抗衰老、改善睡眠、增强记忆等作用。常用量为10～30g，煎服，宜打碎先煎。或入丸、散剂，1～3g。外用适量，研末外敷或水飞极细粉点眼。

【临床治验】

1. 治疗失眠　生珍珠母30g，钩藤15g，丹参15g，夏枯草15g，朱茯神10g，合欢皮10g。水煎服，每日1剂，日服2次。（褚秀凤，宫兆妮，等. 失眠验方. 中国民间疗法，2009，11：71.）

2. 治疗过敏性皮炎　将珍珠母粉20g，冰片2g，共研细末。对有渗液的创面可直接将药粉撒上，对干燥的创面，可加甘油调匀，涂在皮损表面，每日2～3次，3～5天可以治愈。（宫丽梅，郭清风. 珍珠母方治疗过敏性皮炎. 中国民间疗法，2002，10(5)：26.）

3. 治疗褥疮　用生理盐水清洗局部，彻底清创后以珍珠母油膏（主要成分有珍珠母、茶油）均匀涂于疮面，然后覆盖无菌纱布，每天换药2～3次每2小时翻身1次，尽量避免溃疡面受压。（莫远雁，黄玉蓉，庞群，等. 自制珍珠母油膏治疗褥疮的效果观察. 护理学杂志，2000，15(12)：736.）

牡蛎

为牡蛎科动物长牡蛎、大连湾牡蛎或近江牡蛎等的贝壳。

【效用特点】 咸、涩，微寒。归肝、胆、肾经。功能平肝潜阳，镇惊安神，软坚散结，收敛固涩，制酸。常用于治疗肝阳上亢，头目眩晕；心神不安，惊悸失眠；痰核，瘿瘤，瘰疬，癥瘕积聚；自汗、盗汗、遗精、滑精、遗尿、尿频、崩漏、带下等滑脱诸证；胃痛反酸。现代药理研究表明，本品具有镇静、降血脂、抗凝血、抗血栓、降压、抗动脉粥样硬化、抗心律失常、改善心力衰竭、抗溃疡、局部麻醉、增强免疫等作用。常用量为10～30g,宜打碎先煎。入丸、散剂1～3g。外用适量,研末干撒或调敷患处。收敛固涩、制酸止痛宜煅用。

【临床治验】

1. 治疗早期慢性肾功能不全　生大黄15g,煅牡蛎30g,蒲公英30g等。取中药煎汁100ml药液温度39～41℃,行高位保留灌肠1次/天,15天为1个疗程。(余国银.大黄牡蛎汤高位保留灌肠治疗早期慢性肾功能不全的疗效观察及护理.护理实践与研究,2008,5(3):73.)

2. 治疗消化性溃疡　取海螵蛸、贝母、牡蛎、白芍、枳实、延胡索、砂仁各30g,三七参15g,诸药粉碎过180目筛,贮瓶备用。使用时用开水于饭前空腹冲服,可酌加红糖,每次6～10g,每日3次。(王振生.自拟海贝牡蛎散治疗消化性溃疡60例.国医论坛,2007,5:28.)

3. 治疗小儿盗汗　龙骨牡蛎(应煅制以加强收敛固涩的作用)各适量研成细末,加入适量滑石粉,装入空爽身粉铁盒中,盖上盖子,上下混匀,取粉扑蘸上药粉涂于患处。每日数次,7日为1个疗程。(谢晓平.龙骨牡蛎外用治疗小儿盗汗1例.光明中医,2008,4:511.)

紫贝齿

为宝贝科动物蛇首眼球贝、山猫宝贝或绶贝等的贝壳。

【效用特点】　咸,平。归肝经。功能平肝潜阳,镇惊安神,清肝明目。常用于肝阳上亢,头晕目眩,惊痫抽搐,惊悸失眠,目赤翳障,目昏眼花等。现代药理研究表明,本品具有镇静、解热、解痉等作用。常用量为10～15g,打碎先煎。或研末入丸、散剂。外用适量,水飞极细粉点眼。

【临床治验】

治小儿痘疹入眼　紫贝一个,生用为末,用羊子肝批开,掺药末一钱,线缠,米泔煮熟,入小瓶内盛,趁热熏,候冷取出,星月下露一宿,来早空心服。(《婴童百问》紫贝散)

代赭石

为三方晶系氧化物类矿物赤铁矿的矿石,主含三氧化二铁。

【效用特点】　苦,寒。归肝、心经。功能平肝潜阳,重镇降逆,凉血止血。常用于肝阳上亢，头晕目眩，惊痫癫狂；肺胃气逆之呕吐、呃逆、嗳气、噎嗝、咳喘等；血热出血之吐衄、崩漏、便血。现代药理研究表明，本品具有镇静、促进红细胞和血红蛋白的新生、刺激肠蠕动等作用。常用量为10～30g，打碎先煎。入丸、散剂，每次1～3g。

【临床治验】

1. 治疗顽固性呕吐　生晒参15g，水煎取汁150ml，送服代赭石粉30g，分三次服，日一剂。（李可法，范荣娥. 人参代赭石治疗顽固性呕吐58例. 湖北中医杂志，1995，(5)：27.）

2. 治疗腹部术后顽固呃逆　用代赭石30～60g，研细末，水煎，每次30ml，每日3次口服，插胃管者经胃管注入，夹管30分钟后放开。（刘明. 代赭石治疗腹部术后顽固呃逆. 山东中医杂志，2000，19(11)：667.）

3. 治疗肝阳上亢之头痛　代赭石45g，白芍10g，水煎服日两剂，早晚各1剂。（孙松生. 代赭石临床治验. 实用医技，1999，6(10)：823.）

4. 治疗癫痫　将代赭石研为细末，装入瓶内备用。成人每服50g，小儿30g，白开水送服，每日1剂，连服1个月为1个疗程。（吴泰来. 代赭石治疗癫痫. 福建医药卫生，1980，(1)：16.）

5. 治慢性鼻炎　代赭石30g，龙胆草10g，柴胡12g，栀子10g，白芍10g，半夏10g，陈皮10g，茯苓10g，龙骨10g，牡蛎10g，丝瓜络8g，枸杞子10g，柏子仁15g。每日1剂，水煎服。（陈杰. 妙用代赭石治慢性鼻炎. 天津中医，2002，5：22.）

刺蒺藜

为蒺藜科一年生或多年生草本植物蒺藜的果实。

【效用特点】　辛、苦，微温；有小毒。归肝经。功能平肝潜阳，疏肝解郁，祛风明目，祛风止痒。常用于治疗肝阳上亢之头晕目眩；肝气郁结之胸胁胀痛，乳汁不通；风热上攻，目赤翳障；风疹瘙痒，白癜风。现代药理研究表明，本品具有降压、抗心肌缺血、抗动脉粥样硬化、强壮、抗衰老、强雄性大鼠性反射和性欲等作用。常用量为6～10g，煎服；或入丸、散剂。外用适量，捣敷或研末撒，也可水煎洗患处。

【临床治验】

1. 治疗消化道溃疡　白及、刺蒺藜各20～40g共研为末，分6份，每份于饭前半小时温水冲服，每日早晚各1次，5～7天为1个疗程。（闫作义，李彩萍，等. 治疗消化道溃疡的中药方. 中国民间疗法，2010，4：74.）

2. 治疗小儿厌食症　1岁以内患儿取蒺藜30～40g，1～3岁取40～60g，加水煎至500ml，3岁以上60～90g，加水煎至1000ml，温洗双下肢膝以下部位，并不断搓揉足底、足背及腓肠肌，每次洗浴约15～20分钟，每日早晚各1次，每日一剂。（高树迎，孙方君. 刺蒺藜煎汤外洗下肢治疗小儿厌食症. 中医药动态，1996，4：35.）

3. 治疗疖肿　取蒺藜果或干蒺藜去刺，粉碎为面，加等量红糖，醋调成糊状，外敷患处。治疗疖肿有效，一般用药3～7天痊愈。（冯广斌. 复方蒺藜泥外敷治疗疖痈. 中国中西医结合杂志，1983，3(1)：51.）

罗布麻

为夹竹桃科植物罗布麻的叶或全草。

【效用特点】 甘、苦，凉；有小毒。归肝经。功能平抑肝阳，安神，清热利尿。常用于肝阳上亢及肝火上炎之头晕目眩，烦躁失眠，惊痫抽搐，水肿、小便不利而有热者。现代药理研究表明，本品具有镇静、抗惊厥、降血压、强心、利尿、降血脂、抑制血小板聚集、止咳化痰平喘、防衰老、增强免疫等作用。常用量为3～15g，煎服或开水泡服。

【临床治验】

1. 治疗高血压　取蒸炒揉制过的罗布麻叶10g，放入瓷杯中，早晚饭后各用300ml开水冲入，浸泡20分钟饮下。4周为1个疗程。（谷灿立，付月箫. 罗布麻叶泡饮治疗轻中型高血压的远期疗效观察. 实用中医内科杂志，1994，8(2)：48.）

2. 治疗颅脑损伤后遗头痛　罗布麻、野菊花、合欢皮、夜交藤各30g，茯苓15g，泽泻10g，生地30g，牡丹皮、穿山甲各15g，皂刺10g，延胡索15g，木瓜、当归各10g，玄参30g。随症加减，每日1剂，水煎分2次服。（马学民，金庆丰. 复方罗布麻汤治疗颅脑损伤后遗头痛. 辽宁中医杂志，1998，12：565.）

第二节　息风止痉药

羚羊角

为牛科动物赛加羚羊的角。

【效用特点】 咸，寒。归肝、心经。功能平肝息风，清肝明目，清热解毒。常用于治疗肝风内动，惊痫抽搐；肝阳上亢，头晕目眩；肝火上炎，目赤头痛；温热病壮热神昏，热毒发斑；痈肿疮毒，肺热咳喘等。现代药理研究表明，本品具有镇静催眠、抗惊厥、解热镇痛、抗病毒、降压、增加耐缺氧能力、抗病毒、抑菌及促进免疫等作用。常用量为1～3g，单煎2小时以上，取汁服。磨汁或研粉服，0.3～0.6g。或入丸、散剂。

【临床治验】

1. 治疗老年收缩期高血压　口服羚羊角粉每次0.3g，1日2次，28天为1个疗程。（李友第，赵芳婷. 羚羊角粉治疗老年收缩期高血压40例临床观察. 浙江预防医学，2002，14(10)：67.）

2. 治疗哮喘持续状态　以羚羊角粉10～15g，煎煮10分钟左右，即可取汁服用。每次煎汁50ml，可连续煎煮5～10次，每20分钟即可服1次，最多喝10次。（陈延涛，崔风喜. 单味羚羊角煎剂治疗哮喘持续状态. 吉林中医药，1996，(3)：36.）

3. 治疗婴幼儿发热　取羚羊角粉(＜1岁1g，1～3岁3g)，用柴胡注射液(＜1岁2ml，1～3岁4ml)。调成糊状. 摊于布上，敷于脐部，用绷带固定8～10小时后取下，每日1次，取下药物后，用清洁棉布擦干脐部，并注意保持干燥。（张海英. 中药敷脐治疗婴幼儿发热. 山东中医杂志，2003，6：339.）

4. 治疗褥疮　轻度褥疮用羚羊角粉敷在创面上并轻轻按摩，1日2次。中度褥疮可用棉签蘸取羚羊角粉敷在创面上，用无菌纱布覆盖，1日2次。重度褥疮先清除坏死组织，创面常规消毒后，将羚羊角粉撒在油纱布上外敷，用无菌纱布覆盖，1日3次。（丛小飞，姜永伟，于美红. 羚羊角粉外用治疗褥疮. 中国民间疗法，2006，14(4)：30.）

5. 小儿疱疹性口炎　羚羊角粉，外敷患处，一般在使用羚羊角粉后2～3天愈合。（陆胜祥. 羚羊角粉治疗小儿疱疹性口炎的临床体会. 现代中西医结合杂志，2003，12(10)：1061.）

牛　黄

为牛科动物黄牛或水牛的胆囊、胆管或肝管中的结石。分为胆黄和管黄两种：胆囊结石呈卵形、类球形，称“胆黄”、“蛋黄”；胆管、肝管结石多呈管状或破碎小片状，称“管黄”。

【效用特点】 苦，凉。归肝、心经。功能息风止痉，化痰开窍，清热解毒。常用于温热病热毒盛炽，热极生风之高热，烦躁，神昏谵语，痉挛抽搐，角弓反张；小儿急惊风之高热，神昏，惊厥抽搐；痰蒙清窍之癫痫；热毒炽盛之口舌生疮，咽喉肿痛，溃烂，痈疽疮毒，乳岩，瘰疬等。现代药理研究表明，本品具有镇静、抗惊厥、镇痛、解热、抗炎，增强免疫力等作用。常用量为 0.2～0.5g，多入丸、散剂；外用适量，研末敷患处。

【临床治验】

1. 治疗烧伤　用人工牛黄与蛇油以 1∶10 的比例调配成牛黄蛇油膏，消毒清疮后涂于烧伤创面，2～4 小时更换 1 次。2～3 天后，当疱皮松动或脱落时，清除创面上的疱皮，继用牛黄蛇油膏外涂至痊愈。（卢春喜. 牛黄蛇油膏治疗烧伤 156 例. 浙江中西医结合杂志，2007，17(9)：583.）

2. 治疗疖肿　人工牛黄、天然牛黄分别用茶油调制成糊状，每次 0.5g（每个病灶），每天 1 次，涂于患处，疗程 5 天。（谌章庆，蔡红姣，赖世隆. 体外培育牛黄治疗疖肿Ⅱ期临床试验分析. 同济医科大学学报，1998，27(1)：69～71.）

3. 治疗带状疱疹　将牛黄解毒片研碎，用生理盐水调成糊状，涂抹患处，每日 3～4 次。一般用药 3～6 天后即可明显好转，且愈后不留后遗症。（陈现国. 治疗带状疱疹验方三则. 中国民间疗法，2009，8：68.）

4. 治静脉供药致血管痉挛痛　牛黄 10g，冰片 6g，乳香 10g，没药 10g，上药共研细末，加入 70%酒精 250ml 中，浸泡 7～10 天，去渣，密封，备用。静脉点滴刺激性药物时，在针眼 3cm 以外，沿血管走向，蘸复方牛黄酊边涂擦边按摩，至局部有热感为度。也可用纱布浸入药物中，除去多余水分外敷于患处，15～20 分钟更换敷布 1 次，至不痛为止。（庄淑萍，林勇，等. 复方牛黄酊防治静脉供药致血管痉挛痛 15 例. 中医外治杂志，2009，1：15.）

钩　藤

为茜草科常绿木质藤本植物钩藤、大叶钩藤、毛钩藤、华钩藤或无柄果钩藤的带钩茎枝。

【效用特点】 甘，微寒。归肝、心包经。功能清热平肝，息风止痉。常用于治疗肝风内动，惊痫抽搐；肝火上攻或肝阳上亢之头痛眩晕等。现代药理研究表明，本品具有镇静、抗惊厥、抗癫痫、脑保护、降压、抗心律失常、抗癌、解痉等作用。常用量为 10～15g，入煎剂宜后下，其有效成分钩藤碱加热后易破坏，故不宜久煎，一般不超过20分钟。

【临床治验】

1. 治疗高血压病　每日用钩藤30g，加水1000ml，煎煮10分钟，早晚2次分服。（林连宗. 钩藤煎剂治疗高血压病的疗效观察. 辽宁中医杂志，1988，15(2)：23.）

2. 治疗肠易激综合征　用钩藤30g，白术15g，茯苓15g，甘草10g。用水煮醇沉法制成合剂200ml，每天2次，每次100ml，40天为1个疗程。（申霞. 钩藤为主治疗肠易激综合征. 河南中医，1999，19(6)：46-47.）

3. 治疗面瘫　白芍30g，钩藤10g，炙甘草6g，郁李仁9g，天麻6g，白僵蚕9g，全蝎6g(研末冲服)，荆芥穗9g，柴胡9g，黄芩9g，川芎9g，黑木耳15g，日1剂，水煎分两次服，10天为1个疗程。（曲丽卿. 芍药钩藤木耳汤治疗面瘫. 山东中医杂志，2008，7：440.）

4. 治疗雷公藤中毒　取钩藤500g，用水600ml，煎取药液约500ml。为防呕吐，宜少量频频饮服。2煎可用水500ml，煎取药液450ml续服。若未愈，可继续服用此方。（叶淑兰，叶学进. 钩藤可解雷公藤中毒. 浙江中医杂志，2001，(11)：466.）

天　麻

为兰科植物天麻的干燥块茎。

【效用特点】　甘，平。归肝经。功能息风止痉，平抑肝阳，祛风通络。常用于治疗肝风内动，惊痫抽搐，急慢惊风，中风，破伤风，癫痫；肝阳上亢或风痰上扰之眩晕，头痛；肢体麻木，手足不遂，风湿痹痛。现代药理研究表明，本品具有抗惊厥、镇静催眠、镇痛、降压、抗血栓形成、抗炎、免疫增强等作用。常用量为3～9g，煎服。研末冲服，每次1～1.5g。

【临床治验】

1. 治疗妊娠高血压眩晕　仙鹤草20g，旱莲草20g，三七10g，菊花20g，天麻20g，每日1剂，水煎2次，取汁200ml，早晚2次分服。（王随英. 曹氏七仙花天茶治疗妊娠高血压眩晕疗效观察. 中外医疗，2009，29：100.）

2. 治疗眩晕　半夏、白术、天麻、钩藤、陈皮、茯苓、夜交藤、生姜各12g，大枣6枚，甘草6g。随症加减，每日1剂，水煎分2次口服。（罗雷. 半夏白术天麻汤加减治疗眩晕疗效观察. 中医药临床杂志，2009，6：522-523.）

3. 治疗斑秃　何首乌、天麻、旱莲草、当归、丹参、生地、熟地、黑芝麻等,粉碎,蜂蜜为丸,每丸重9g。每次1丸,每日2次,食后服。(林利鑫,王云莲.首乌天麻丸治疗斑秃20例.光明中医,2008,11:1735-1735.)

4. 治疗颈椎骨质增生　天麻10g,蜈蚣3条,川芎15g,威灵仙15g,秦艽15g,制首乌10g,独活15g。随症加减,水煎服。(张雪松.天麻蜈蚣汤治疗颈椎骨质增生63例.中国冶金工业医学杂志,2004,6:549.)

地　龙

为巨蚓科动物参环毛蚓、通俗环毛蚓、威廉环毛蚓或木节盲环毛蚓的干燥全体。

【效用特点】 咸,寒。归肝、脾、膀胱经。功能清热息风,通络,平喘,利尿。常用于高热惊痫,癫狂;眩晕,头痛;半身不遂;风湿痹痛,屈伸不利;肺热哮喘;热结膀胱小便不利或尿闭不通。现代药理研究表明,本品具有抗血栓形成、降压、解热、镇痛、抗炎、抗心律失常、抗癌、平喘等作用。常用量为5～15g,煎服,鲜品10～20g。入丸、散或研末吞服,1～2g。外用适量,捣烂、浸液或研末调敷。

【临床治验】

1. 治疗慢性肾衰竭　新鲜地龙若干条,白糖,按比例搅拌出液体即成。每次20ml,每日3次,饭前口服,8周为1个疗程,共需2个疗程。(李波.地龙液治疗慢性肾功能衰竭.辽宁中医杂志,1999,26(10):477.)

2. 治疗乙型脑炎后遗症　采集鲜活地龙淡红色者(绿色而蜷曲者不宜用)100～200g,冷水洗净,不必剖开,每100g加开水约50ml,炖汤口服,重复炖2次,30日为1个疗程。小儿用量为每次100～200g。(罗汉中.鲜地龙汤治疗乙型脑炎后遗症.新中医,1983,(4):7.)

3. 治疗百日咳　鲜地龙500g,置净水中1小时左右,洗涤后放干净盆内,用白糖150g撒地龙上搅拌,地龙液体迅速渗出,约1～2小时即可得大量渗出液,然后以纱布过滤,至滤不出再加少许清水冲滤,以充分得到浸出液约500ml,最后将此液置高压消毒器内消毒,冷却备用。每日2次,口服,1～3岁每次10ml,4～6岁每次20ml,7岁以上每次30ml,连服7～10日。(鲁永保,等.地龙液治疗百日咳.中医药信息报,1990年8月18日.)

4. 治疗前列腺炎　活地龙50g洗净装碗,加入30g白糖,30分钟后将渗出的地龙液一次服完,每日1次,一般2～5次即愈。(王新杰,葛文敏.地龙浸液治疗急性前列腺炎32例.四川中医,2001,19(4):49.)

5. 治疗小儿夜啼　取鲜地龙2～3条，洗净捣烂成糊备用，术者先将两手对搓发热，迅速置于患儿脐周，行缓和渗透摩腹200次，再以掌心或中指端入脐中，并顺、逆揉之各100次，然后取地龙糊纳入脐中，外用伤湿止痛膏或绷带固定。操作时注意保暖，手法宜轻柔，以患儿舒适为宜。（褚付英. 鲜地龙治疗小儿夜啼30例. 中医外治杂志，2003，12(5)：50-51.）

6. 治疗烫烧伤　取数十条地龙洗净，浸白糖中5天，取液备用，用时将浸湿地龙液的纱布持续敷盖创面，每日换数次，保持湿润。水疱一般不必挑破，可任其自然吸收，一般3～10日可愈。（黄淑华，于方药，蒋洪庆. 地龙浸液治疗烫火伤. 中国民间疗法，2001，9(2)：64.）

7. 治疗腮腺炎　红醋适量，鲜活地龙1～2条（幼、成地龙均可），将地龙浸泡于红醋中，15～20分钟后将地龙取出（取出的地龙以不能蠕动为佳），放于纱块上，敷贴于局部肿痛处，用胶布固定。每日1次，忌食硬、酸、辛辣等食物。（陈兰. 地龙外敷治疗腮腺炎33例. 中医外治杂志，2002，11(6)：53.）

8. 治疗带状疱疹　取较大活地龙10条，用清水洗净后置于杯中，加白糖60g轻轻搅拌，然后杯上覆盖1～2层消毒纱布，放置24小时后制取黄色地龙浸出液。用棉签将制取液涂于疱疹表面，每日5～6次，连用5天为1个疗程。（李忠堂，李莲娜. 地龙浸出液治疗带状疱疹. 山东中医杂志，2007，26(9)：622.）

9. 治疗疖肿　活地龙洗净捣烂，根据红肿部位大小配量，使用时将捣烂的地龙均匀涂于病变部位（毛发剃净），厚度约0.5cm，先用塑料布，再用纱布覆盖，胶布固定。外敷面积应超过红肿边缘。每日换药1次，直至痊愈。（李玉梅，于方英. 地龙捣烂外敷治疗疖肿. 中国民间疗法，2000，8(11)：35.）

10. 治疗急性乳腺炎　单味干地龙30g，加水适量，浸泡20分钟后，武火沸、文火煎煮20分钟后取汁，冷后顿服，每日1次；再取活地龙适量，洗净与适量白糖共捣烂，摊在纱布上，贴于乳房肿痛部位，每日更换2～3次。（乔德荣，杨瑞更. 单味地龙治疗急性乳腺炎. 河南中医，2000，20(1)：47.）

11. 治疗下肢溃疡　创面清洁处理后，用棉球棒蘸地龙蜂蜜液（鲜地龙100g浸于清水中洗净泥土，放入有蜂蜜200g的器皿中，静置10～12小时；去地龙，将所浸液体过滤，高压消毒）均匀敷在溃疡面上，每日3～6次，清创后再进行涂布，至创面痊愈。（孙功海. 地龙蜂蜜液治疗下肢溃疡54例. 中医外治杂志，2000，9(1)：47.）

12. 治疗小儿鹅口疮　取蚯蚓白糖液涂布在疮面上，涂布范围较疮面略宽些，3～5分钟后用盐水棉球搽掉即可。每日3～4次，夜间疼痛时可再外涂1次。（何国兴. 地龙白糖浸液治疗小儿鹅口疮. 中医杂志，1986，21(5)：63.）

13. 治疗膀胱结石　采用新鲜活蚯蚓30条，洗净去土，置铁锅文火焙干，研末，加入白糖250g，早起1次顿服。（陈泉声. 单味蚯蚓治疗膀胱结石. 浙江中医杂志，1986，21(9)：389.）

14. 治疗过敏性阴茎水肿　取白颈鲜蚯蚓3条，洗净内脏及泥沙，置于有盖宽口瓶或搪瓷杯内，加用食用白糖50g，溶化后取液涂搽患处，日2～3次。（李知禄，何盛家. 蚯蚓液治疗过敏性阴茎水肿22例. 中国民间疗法，1999，7(4)：43.）

全　蝎

为钳蝎科动物东亚钳蝎的干燥体。

【效用特点】 辛，平；有毒。归肝经。功能息风止痉，攻毒散结，通络止痛。常用于各种原因引起的惊风，痉挛抽搐；疮疡肿毒，瘰疬结核，脱疽，乳房痈肿；风湿顽痹，筋脉拘挛；顽固性偏正头痛。现代药理研究表明，本品具有中枢抑制、抑制血栓形成、扩张肾毛细血管，减轻肾脏病理变化、镇痛、免疫抑制、抗真菌、抗癌等作用。常用量为3～6g，煎服。蝎尾量酌减。入丸、散剂，每次1.5～3g。研末吞服，每次0.6～1g。外用适量。

【临床治验】

1. 治疗带状疱疹后遗神经痛　以全蝎研末，每包2g，早晚各服1包。装于胶囊服用或温水送服。（王启君. 全蝎治疗带状疱疹后遗神经痛疗效观察. 时珍国医国药，2003，14(5)：283-284.）

2. 治疗晚期癌症疼痛　活全蝎1只，置青瓦上焙干后研成细末，再取鲜鸡蛋1枚，搅匀后冲入开水成蛋花，将蝎粉均匀撒在蛋花上，让患者趁热喝下。3次/天，饭前服用。（孟洪霞，李慧，张爱霞. 全蝎治疗晚期癌症疼痛42例. 时珍国医国药，2000，11(5)：449.）

3. 治疗偏头痛　取全蝎适量研为细末，每次取少许置于太阳穴，以胶布封固，每日换药1次。（向兴华. 全蝎末外敷治疗顽固性头痛治验一则. 中国民间疗法，2004，12(12)：13.）

4. 治疗乳腺增生病　每日服全蝎5g，研末饭后冲服，10天为1个疗程，一般需服1～2个疗程。（熊小明. 全蝎治疗乳癖60例. 江西中医药，

1994,25(1):61.)

5. 治疗慢性泪囊炎　全蝎适量,在瓦片上焙干,研末备用。成人每次6～9g,小儿减半,以温白酒或黄酒送服(儿童或不饮酒者,改用温开水送服),每日1～2次,3天为1个疗程。(徐德华.全蝎治疗慢性泪囊炎18例.中医研究,2008,21(2):47.)

6. 治疗流行性腮腺炎　取全蝎去足焙干,5岁以下小儿每次1/4个,5岁以上每次1/2个,2次/天,与鸡蛋混合后煎服。(邵晓丽.全蝎治疗流行性腮腺炎的疗效观察.吉林医学,2007,28(18):1992.)

7. 治疗痔疮　全蝎8g,白僵蚕8g,晒干或用瓦片烘干,共研细末,平均分为7份,每次将1份装入1个生鸡蛋内,放入锅内蒸熟食之,每晚1次,7日为1个疗程,1个疗程未愈者可服用第2疗程。(张春云,李凌.全蝎白僵蚕治疗痔疮.中国民间疗法,2000,8(8):45.)

8. 治疗银屑病　取全蝎7g(最好用活蝎、野生更佳),用香油100g文火煎炸黄酥。睡前将7g制好的全蝎嚼碎食下,接着喝黄酒250ml。然后发汗,每次服药必须发汗。每隔7天服1剂,一般服4～8剂。全蝎用量成人每次服7g,11～16岁每次服5g,以下酌减。(马守泽.中药全蝎黄酒治疗银屑病疗效观察.中国皮肤与性病学杂志,1993,7(2):114.)

9. 治疗颌下淋巴结炎　将蝎尾、冰片按3∶1的比例混合,共为细末,医用凡士林调匀成膏,装瓶密封。使用时,将药膏直接、均匀地涂布于肿大的淋巴结处,胶布覆盖固定。3天换药1次。局部已破损、溃烂者禁用。(杨东山,宋克诚.全蝎外用治疗幼儿急性颌下淋巴结炎86例.中医外治杂志,1996,(3):22.)

10. 治瘰疬　全蝎适量,研为细末,放于药膏或橡皮膏的中心(药末的厚度约2mm面积以能覆盖瘰疬的表面为度)贴患处。用时先用冷开水加3%的食盐,溶化后洗患处,棉花揩干,然后贴药。3天换药1次,7次为1个疗程。(徐爱龙,徐爱民.全蝎外用擅治粉刺、瘰疬2例.西南军医,2007,9(2):42.)

蜈　蚣

为蜈蚣科动物少棘巨蜈蚣的干燥体。

【效用特点】　辛,温;有毒。归肝经。功能息风止痉,攻毒散结,通络止痛。常用于多种原因导致的痉挛抽搐;疮疡肿毒,瘰疬结核;风湿顽痹,关节疼痛；顽固性偏正头痛；毒蛇咬伤。现代药理研究表明，本品具有抗惊厥、扩张冠脉，改善心肌缺血、降血压、改善微循环，降低血黏度、抗多种病原微生物、抗炎镇痛、抗肿瘤、抗衰老和提高免疫力等作用。常用量为2～5g，煎服。研末冲服，每次0.6～1g。外用适量，研末或油浸敷患处。

【临床治验】

1. 治疗呃逆　取大蜈蚣6条，白酒（或温开水）250ml，浸泡4小时后即可饮用。每次服约15ml，每天3次；温水浸泡者，每次服约20ml，冬季须加温饮用。（范存广．蜈蚣饮治疗呃逆．新中医，2004，36(10)：17.）

2. 治疗宫外孕　蜈蚣烘干，粉碎装入胶囊，每粒约0.414g，一日3次，每次4粒，温开水饭后送服，7大为1疗程。（吴展，朱洁．蜈蚣杀胚——宫外孕保守治疗新方法．河北中西医结合杂志，1998，7(10)：1637.）

3. 治疗小儿颈部淋巴结炎　取蜈蚣干燥体若干条，去头足，80℃烘干，研成细粉，过4号筛，密闭封装。用时取鲜鸡蛋1只，将本品撒入蛋糊内搅匀，加水少许，蒸至半流体鸡蛋羹口服，每日早晚后各服1次。4～7岁0.6g/次，8～12岁1g/次。（李清泉，张建丽．蜈蚣散治疗小儿颈部淋巴结炎45例疗效观察．时珍国药研究，1993，4(3)：12-13.）

4. 治疗阵挛性面肌痉挛　蜈蚣、全蝎1∶1混合洗净，微火焙焦研末为散药，一次口服1g，1日3次，10日为1个疗程。（王俊明，杨银全．全蝎蜈蚣散治疗阵挛性面肌痉挛．四川中医，2006，24(8)：78.）

5. 治疗唇风　蜈蚣5条烘干研末，生大黄6g，麻油5ml，熟鸡蛋黄2个。将熟鸡蛋黄放入麻油中炸黑弃去，再放入生大黄炸黑弃去，油内放入蜈蚣粉，调匀即可。外用搽唇，每日3～4次，忌辛辣食物。（葛蕾，葛银燕．蜈蚣大黄油治疗唇风．中医外治杂志，2000，9(2)：51.）

6. 治疗疥疮　用蜈蚣的干燥虫体3g，加冰糖10g，入小碗，隔水蒸，水沸后30分钟取出，去虫体取汁，1次口服，隔日重复1次。（王丽珍，余霞萍．单味蜈蚣汁内服治疗疥疮186例．上海中医药杂志，1999，(2)：25.）

7. 治疗化脓性指头炎　取蜈蚣一条，熏干、研末后用适量猪胆汁（或鱼胆汁）调成糊状，患指常规消毒后均匀敷涂，用无菌纱布包扎，间隔24～36小时换药1次。（赵爱文，王樊．蜈蚣散外敷治疗化脓性指头炎42例．人民军医，2004，47(1)：59.）

8. 治疗胼胝　取风干蜈蚣3个，碾成粉，平均分成6份，每份与水混合均匀后敷在胼胝上，每日1次，一般6日可见效。（原晓红，宫艳飞，侯春华．蜈蚣粉治疗胼胝．中国民间疗法，2002，10(12)：60.）

9. 治疗鸡眼　取蜈蚣末少许，加香油数滴调成糊状，外敷鸡眼处，用胶布粘贴固定。敷药后2～3日自感局部微微发疼，1周后揭去胶布，鸡眼也随之脱落而告愈。（远鹏.单味蜈蚣治鸡眼.天津中医，1986，3(4)：41.）

僵　蚕

为蚕蛾科昆虫家蚕蛾4～5龄的幼虫在未吐丝前，感染或人工接种白僵菌而致死的干燥体。

【效用特点】　咸、辛，平。归肝、肺、胃经。功能息风止痉，祛风止痛，化痰散结。常用于急慢惊风、癫痫、破伤风等出现的惊痫抽搐；风中经络，口眼歪斜；风热头痛，目赤，咽痛，风疹瘙痒；瘰疬痰核等。现代药理研究表明，本品具有抗惊厥、抗凝、抗癌、降糖、降脂等作用。常用量为3～10g，煎服。研末吞服，1～1.5g。或入丸，散剂。外用研末撒或调敷。散风热多生用，余多炒用。

【临床治验】

1. 治疗高脂血症　白僵蚕3g，每天3次，2个月为1个疗程。（罗嗣尧.白僵蚕末治疗高脂血症21例.湖北中医杂志，1987，(3)：43.）

2. 治疗小儿高热惊厥　新鲜牛苦胆1枚，僵蚕6g，黄连、蝉蜕各6g。将僵蚕装入牛苦胆中，悬挂于阴凉处1个月，取出僵蚕与黄连、蝉蜕共研细备用。服用时1岁以下每次0.1～0.2g，1～2岁0.2～0.4g，3～5岁0.4～0.6g。每日3次，温开水送服。（宋信平，杨敬才.胆制僵蚕治小儿高热惊厥44例.中国民间疗法，1999，(1)：31.）

3. 治疗糖尿病　取僵蚕碾为细末，5g/日3次，饭前以开水送服。2月为1个疗程，疗程间隔15日。（马凤友.僵蚕粉治疗糖尿病52例.湖南中医杂志，1990，6(5)：37.）

4. 治疗褥疮　僵蚕320g焙干研末，植物油50g，珍珠粉50g，将植物油烧沸等2分钟油温下降后加入僵蚕粉末再加入珍珠粉，搅成糊状。在抗感染治疗同时，纱布湿敷后在疮面上外敷僵蚕膏，每天换药2～3次，对于不同创面可根据情况增加换药次数，对于溃疡期有分泌物或坏死组织时先用生理盐水清洗干净，剪除坏死组织，然后上药。（邱红卫.僵蚕联合珍珠粉外敷治疗褥疮的临床应用体会.医学理论与实践，2002，15(9)：1045.）

5. 治疗多发性疖肿　取僵蚕10g，研成细末，每日1剂，水煎分2次服。亦可作胶囊服用。疖肿消失后需继续服药1周以巩固疗效。（李芳.僵蚕治疗多发性疖肿35例疗效观察.广西中医药，1986，增刊：58.）

珍 珠

本品为珍珠贝科动物马氏珍珠贝、蚌科动物三角帆蚌等双壳类动物受刺激形成的珍珠。

【效用特点】 甘、咸，寒。归心、肝经。功能安神定惊，明目消翳，解毒生肌，润肤祛斑。常用于惊悸失眠，惊风癫痫，目赤翳障，疮疡不敛，皮肤色斑等。现代药理研究表明，本品具有抗衰老及抗疲劳，抗氧化、抗炎，增强免疫功能及记忆能力，抗辐射，抑制中枢皮层活动，抑制心脏，促进创面肉芽增生，抑制氟在骨和牙的沉积等作用。常用量为 0.1～0.3g，多入丸散用。外用适量。

【临床治验】

1. 治疗小儿失眠　珍珠粉 0.3～0.6g，每日早、晚各空腹服 1 次，(刘慧芳.珍珠粉治疗小儿失眠体质虚弱的体会.微量元素与健康研究，2003，20(1)：61.)

2. 治疗压疮　清创、消毒后用烤灯照射 30 分钟，使周围皮肤红润，疮面干燥，之后创面均匀外撒珍珠层粉外敷，外盖无菌干纱布即可，每日换药 1～2 次，(潘春芳，李集体，等.珍珠层粉外敷配合烤灯照射治疗压疮的疗效观察.现代医院，2009，6：64-65.)

3. 治疗子宫颈糜烂　先妇科常规消毒，暴露宫颈，将珍珠粉 0.1～0.2g 均匀地撒在糜烂面上。然后用干棉球或纱布压迫使药物与糜烂面充分接触，每日 1 次，10 日为 1 个疗程。疗程间隔 7～10 日，治疗期间禁房事。(唐增军.珍珠粉治疗子宫糜烂 64 例.新药与临床，1992，11(5)：296-297.)

4. 治疗新生儿尿布疹　每次便后先用清水洗净患处，再用干燥毛巾吸干水分，然后将珍珠粉直接撒于患处，覆盖整个创面，日 3～6 次，3 日为 1 个疗程。(岑立青.珍珠粉外用治疗新生儿尿布疹 38 例.浙江中医杂志，2001，36(3)：133.)

5. 治疗复发性口疮　珍珠粉外涂患处，5 日后白色斑膜消失痊愈。(徐秀琴，尹仲鲁.珍珠粉治疗复发性口疮疗效分析.中华实用中西医杂志，2002，15(5)：541.)

6. 治疗皮肤和软组织缺损　用生理盐水或 3%过氧化氢清洁消毒伤口，周围皮肤用 75%酒精消毒，用神灯照射伤口 20 分钟，把珍珠末均匀涂在创面上，厚度约 0.2cm，最后用无菌纱布盖好胶布包扎固定。（丁艳玲，刘文彩，刘爱玲. 珍珠粉暴露疗法治疗皮肤浅表创面的临床观察. 齐鲁护理杂志，2004，10(8)：607-608.）

7. 治疗表浅伤口不愈合　常规消毒伤口周围皮肤，待感染控制后，将珍珠粉均匀撒在伤口上，注意勿过多，以尚能看到伤口内组织为宜（约 $2mm^2$ 面积内 1～2 粒），用凡士林纱条覆盖伤口，无菌包扎。隔 1～2 日换药，糖尿病患者同时控制血糖。（郑爱萍，李运海，王秀达. 珍珠粉治疗表浅伤口不愈合 29 例. 中国骨伤，2003，16(1)：46.）

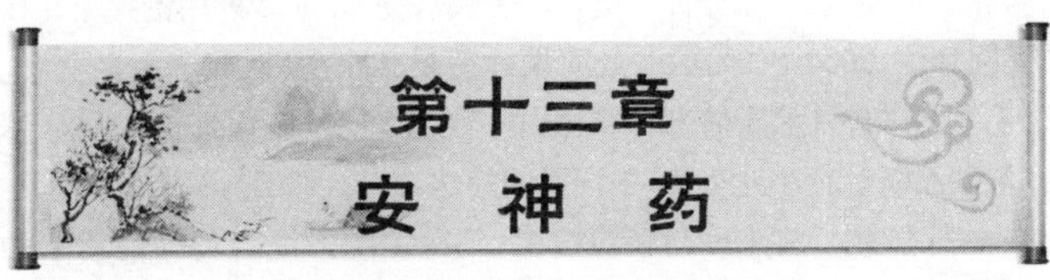

第十三章 安神药

第一节 重镇安神药

朱 砂

为三方晶系硫化物类矿物辰砂族辰砂，主含硫化汞(HgS)。

【效用特点】 甘，微寒；有毒。归心经。功能镇心安神，清热解毒。常用于心神不宁、心悸、不寐、惊风、癫痫、疮疡肿毒、咽喉肿痛、口舌生疮等。现代药理研究表明，本品具有镇静安眠、抗心律失常、抑菌和杀虫等作用。常用量为每次 0.1～0.5g，内服只宜入丸、散剂，不宜入煎剂。外用适量。

【临床治验】

1. 治疗神经衰弱　朱砂 7g，琥珀 7g，研末装入 21 粒胶囊，每晚 3 粒，7 天为 1 个疗程。(李凌，张春云. 朱砂、琥珀治疗神经衰弱. 中国民间疗法，2007，7：28.)

2. 治疗失眠　取朱砂 3～5g，研成细面，用干净白布一块，涂糨糊少许，将朱砂均匀附于上，然后外敷涌泉穴，胶布固定，用前先用热水泡脚，睡前贴敷，两脚均贴。(张文莲. 朱砂外敷治疗失眠的应用体会. 中医外治杂志，2000，9(5)：13.)

3. 治疗肿瘤患者化疗后盗汗　五倍子 30g，朱砂 3g 研末和匀，取适量药末用凉开水调制成糊状，贴敷脐部。临睡前敷，早晨起床后取下，每天一次，3～5 天为 1 个疗程。(吴桂云，邵胜华. 五倍子与朱砂敷脐治疗肿瘤患者化疗后盗汗的疗效观察. 护士进修杂志，2007，22(15)：1397～1398.)

4. 治疗小儿夜啼　朱砂 1.5～3g(<1 岁者 1.5g，1～2 岁者 2g，2～3 岁 3g)研细末，加入适量白酒摇匀。用食指蘸取混合物外涂双手劳宫穴、涌泉穴、百会穴、印堂穴、太阳穴；在涂抹的同时按揉上述穴位 2～3 分钟，至局部

红润温和。每晚睡前 30 分钟 1 次。(刘雪成,杨静.朱砂外用治疗小儿夜啼.中国民间疗法,2000,8(3):21.)或取朱砂适量和水少许,放于大瓷盆底上磨溶,以毛笔蘸朱砂汁涂于脐部,同时涂心口和手足心,连续涂 3 日。(于翠英,于丽.朱砂涂脐治疗小儿夜啼.中国民间疗法,2002,10(8):27-28.)

5. 治疗肛瘘　将朱砂与轻粉按 1∶1 比例配成混合均匀的粉末,冲洗瘘管后,将药粉布满瘘管,外瘘口敷纱布固定。每周 1 次,4 周 1 个疗程。(于淑萍,陈诗堂,丛英珍.朱砂轻粉治疗肛瘘的疗效观察.现代护理,2005,11(14):1143.)

6. 治疗臁疮　生石膏 90g,朱砂、硼砂各 22g,冰片 1g,朱砂研细水飞晾干,生石膏、硼砂分别研细,过 100 目筛,4 味药混合均匀。创面分别用过氧化氢液、0.5%碘酊清洗后用无菌棉签蘸少许药粉撒于创面,并用无菌纱布包扎。(赵东瑞.大青散治疗臁疮 89 例疗效观察.浙江中医药大学学报,2007,5:575-576.)

磁　石

为等轴晶系氧化物类矿物尖晶石族磁铁矿的矿石,主含四氧化三铁(Fe_3O_4)。

【效用特点】　咸,寒。归心、肝、肾经。功能镇惊安神,平肝潜阳,聪耳明目,纳气平喘。常用于肾虚肝旺心神不宁、惊悸、失眠、癫痫,肝阳眩晕,肾虚耳鸣、耳聋、目暗、气喘等。现代药理研究表明,本品具有中枢抑制、缩短凝血时间、抗炎、镇痛等作用。常用量为 15～30g,宜打碎先煎。入丸、散剂,每次 1～3g。

【临床治验】

治疗血管性头痛　将磁石破碎为 1cm×1cm 大小的块状,于太阳穴、风池穴、合谷穴、足三里穴以胶布固定。头痛偏左者取右侧穴位,右侧取左。以 5 天为 1 疗程,5 天内头痛消失者可停止治疗;5 天内头痛未彻底消失者间隔 2 天后再治疗;5 天内无效者则终止治疗。(冯则一.磁石穴位敷贴法治疗血管性头痛 100 例.陕西中医,1994,15(3):127.)

龙　骨

古代大型哺乳类动物象类、三趾马类、犀类、鹿类、牛类等骨骼的化石或象类门齿的化石。

【效用特点】 甘、涩，平。归心、肝、肾经。功能镇惊安神，平肝潜阳，收敛固涩。常用于心神不宁，心悸失眠，惊痫癫狂，肝阳眩晕及滑脱诸证。现代药理研究表明，本品具有镇静催眠、缩短凝血时间、增强免疫、促进组织修复等作用。常用量为15～30g；宜先煎。外用适量。镇静安神，平肝潜阳多生用；收敛固涩宜煅用。

【临床治验】

1. 治疗遗尿症　取龙骨50g水煎成汤，加入红皮鸡蛋1个做成荷包蛋。吃蛋喝汤，每日1次，睡前服。10天为1个疗程。（王常勇.龙骨治疗遗尿症.广西中医药，1992，15(增刊)：57.）

2. 治疗小儿盗汗　取龙骨、牡蛎(应煅制以加强收敛固涩的作用)各适量研成细末，加入适量滑石粉，装入空爽身粉铁盒中，盖上盖子，上下混匀，取粉扑蘸上药粉涂于患处。每日数次，7日为1个疗程；1个疗程未愈者可行第2疗程治疗。（谢晓平.龙骨牡蛎外用治疗小儿盗汗1例.光明中医，2008，23(4)：511.）

3. 治疗骨梗　成人1次用生龙骨30g，温开水50～60ml冲服。小儿1次15g，用温开水30～40ml冲服。未愈者可立即重服1剂。（王文娟，姜仁太.生龙骨治疗骨梗.山东中医杂志，1995，14(11)：5221.）

4. 治疗鼻衄　将龙骨(生、煅均可)适量研为细末，装入瓶内备用。用时，令患者仰头，术者卷1个一端粗一端细的纸筒，在粗的一端放龙骨粉少许，将细端置于患者鼻孔处，用力将药粉吹入鼻孔内。（史大曾.龙骨治疗鼻衄12例.广西中医药，1986，(增刊)：181.）

5. 治疗压力性溃疡　龙骨1000g，硼砂20g，冰片20g。分别研成细粉，混匀，加热灭菌。用于PU的淤血红润期和炎性渗出期，可将配制好的龙骨粉直接撒在创面上，每天3次。用于溃疡期感染严重的创面，可用龙骨粉加入适量的生理盐水调成糊状，湿敷，每天换药3次。用于干裂、红肿明显且皮肤燥硬不易吸收的创面，可用液状石蜡或小麻油与龙骨粉配成25%的混悬液涂擦创面，每日涂药4次。（吴红.龙骨粉治疗压力性溃疡72例临床疗效观察.贵州医药，2008，9：816.）

琥　珀

古代松科植物，如枫树、松树的树脂埋藏地下经年久转化而成的化石样物质。

【效用特点】 甘，平。归心、肝、膀胱经。功能镇惊安神，活血散瘀，利尿通淋。常用于心神不安、心悸失眠、惊风、癫痫，血瘀气阻所致痛经、经闭、心腹刺痛、癥瘕积聚以及淋证、癃闭等。现代药理研究表明，本品具有中枢抑制、抗惊厥、抗血栓、兴奋呼吸、升压等作用。常用量为1.5～3g，研末冲服，或入丸、散剂。外用适量。不入煎剂。忌火煅。

【临床治验】

1. 治疗神经衰弱 朱砂7g，琥珀7g，研末装入21粒胶囊，每晚3粒，7天为1个疗程。（李凌，张春云，邱凤兰. 朱砂、琥珀治疗神经衰弱. 中国民间疗法，2007，15(7)：28.）

2. 治疗失眠 取琥珀10g，远志20g，石菖蒲20g，将其研成细末，用30%～50%酒精调为膏状，涂满脐部后用胶布固定，换药1次/天，晚睡前外敷于脐窝内，3～5次为1个疗程。（陈永霞，于淑芹，复方琥珀膏外用治疗失眠38例临床观察，齐鲁护理杂志，2008，1：86.）

3. 治疗急性腰腹疼痛 琥珀30g（研细为末），石韦20g，赤芍15g（酒炙），白芍20g，枳壳12g，莪术12g，黄柏12g，川芎12g，乌药12g，牛膝15g，益母草20g，延胡索12g，蒲公英30g，焦三仙各20g，甘草10g。每日1剂，武火煎20分钟后取汁300ml，少量频频温服，冲服琥珀末。（魏小坡. 琥珀石韦汤治疗急性腰腹疼痛148例. 中国中医急症，2009，5：806-807.）

4. 治疗泌尿系结石 金钱草30g，海金沙30g，鸡内金30g，琥珀粉6g（冲服），萹蓄15g，瞿麦15g，滑石15g，石韦10g，冬葵子10g，川牛膝15g，王不留行10g，枳实10g，大黄10g，白茅根30g，甘草10g。每日1剂，水煎分服。（施永涛. 三金琥珀汤治疗泌尿系结石35例. 中国中医急症，2010，3：454.）

第二节 养心安神药

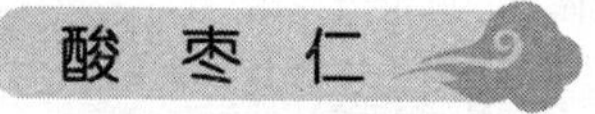

酸枣仁

为鼠李科植物酸枣的干燥成熟种子。

【效用特点】 甘、酸，平。归心、肝、胆经。功能养心益肝，安神，敛汗。常用于血虚心悸、怔忡、健忘、失眠、多梦、眩晕，体虚自汗、盗汗等。现代药理研究表明，本品具有抗惊厥、抗心肌缺血、抗氧化和消除自由基，降血脂及心血管调节、免疫增强、抗炎、降脂、抗氧化、减轻缺血性脑损伤、抗肿瘤等作用。常用量为9～15g，煎服。研末吞服，1.5～2g。炒后质脆易碎，便于煎出有效成分，可增强疗效。

【临床治验】

1. 治疗失眠　酸枣仁粉为散剂，置锅内用文火炒熟取出放凉。炒时勿用铁器，勿炒焦。每晚睡前冲服熟酸枣仁粉10～15g，最多不得超过20g。（朱爱静. 炒酸枣仁粉治疗老年人神经衰弱38例疗效观察. 医学理论与实践，2000，13(12)：748.）

2. 治疗慢性重型肝炎　酸枣仁18g，知母9g，茯苓9g，川芎9g，甘草6g，加相当于总药材量4倍的冷水浸泡1小时，煮沸30分钟，过滤，药渣加3倍水煮沸20分钟，过滤，合并两次滤液即为一剂酸枣仁汤，每日1剂，中午、夜间睡前服用。疗程为2周(或<2周)。（朱海鹏，高志良，等. 酸枣仁汤辅助治疗慢性重型肝炎的临床观察. 中国中西医结合杂志，2007，4：303-305.）

柏 子 仁

为柏科植物侧柏的种仁。

【效用特点】 甘，平。归心、肾、大肠经。功能养心安神，润肠通便。常用于心悸、失眠、健忘、肠燥便秘。现代药理研究表明，本品具有改善睡眠、改善记忆、促进神经节生长等作用。常用量为10～20g，煎服。大便溏者宜用柏子仁霜代替柏子仁。

【临床治验】

1. 治疗老年人便秘　柏子仁10～15g，去杂质，研碎煎之，待煮沸后，加入适量蜂蜜。每日1剂，分次饮用，一般1～2天即可排便。（李金梅，李晨，刘淑茹. 柏子仁治疗老年人便秘. 山东中医杂志，2005，24(1)：46.）

2. 治疗月经过少　柏子仁20g，泽兰20g，当归15g，牛膝15g，白芍20g，续断15g，生地20g，黄柏15g，甘草10g。每日1剂，水煎，分2次温服。月经期第2天开始服至经前1天停止。27天为1个疗程，连服3个疗程。（徐蓉. 柏子仁丸加减治疗月经过少64例. 长春中医药大学学报，2006，3：24.）

3. 治疗失眠　耳神门、皮质下、神衰点。配穴：耳背取失眠穴，心、肝、肾、胃、脑点。每次双耳共用，治疗时选取1～3穴交替贴压。用耳穴探测仪器或用火柴梗按压，找到所取穴位敏感点。用75%酒精棉球常规消毒，然后将已准备好的柏子仁耳穴贴(取10cm×10cm左右的医用胶布将柏子仁置于中间)对准敏感点贴于耳部穴位，并轻轻按揉1分钟左右，而后嘱患者每日按揉3～5次，以加强对穴位的刺激。注意耳部有炎症或对胶布过敏者勿用此法。4天换贴1次，4次为1个疗程。(李平安，王海腾.柏子仁耳穴贴压治疗失眠症300例.中医外治杂志，2009，1:44.)

远　志

为远志科植物远志或卵叶远志的干燥根。

【效用特点】　苦、辛，温。归心、肾、肺经。功能宁心安神，祛痰开窍，消散痈肿。常用于失眠、多梦、心悸、怔忡、健忘、癫痫、惊狂、咳嗽痰多、痈疽疮毒、乳房肿痛及喉痹等。现代药理研究表明，本品具有镇静、催眠和抗惊厥、抗衰老、抗菌、镇痛、祛痰、镇咳、降血压、兴奋平滑肌、抑制心脏、增强体力、抗突变、抗癌、调节血糖和血脂、利胆、利尿与消肿、抗凝血等作用。常用量为3～9g，煎服。外用适量。化痰止咳宜炙用。

【临床治验】

1. 治疗病毒性心肌炎　黄芪40g，炙远志15g，麦冬15g，五味子15g，太子参15g，当归10g，白芍10g，莲子10g，沙参10g，苦参5g，炙甘草10g，炙鳖甲10g(另包兑服)，丹参10g，紫草10g，丹皮10g，郁金10g，琥珀10g，半夏10g，瓜蒌壳10g。随症加减，水煎日服1剂，每日3次，每次100ml，10剂为1个疗程。(李学勇.自拟黄芪远志汤治疗病毒性心肌炎36例.云南中医中药杂志，2008，7:72.)

2. 治疗疮疡肿毒　取远志50～80g(用量根据病灶大小而定)，去芯，放入100g白酒与100～120g食醋混合液中煮烂，捣为泥，外敷患处，上盖塑料膜或油纸，胶布固定，24小时换药1次，1周为1个疗程。(刘桂然，李翠荣.远志膏治疗疮疡肿毒11例疗效观察.中国民间疗法，1994，(4):36.)

3. 治疗急性乳腺炎　远志12g，水煎后加米酒50ml兑服，每日1次。服后体温恢复正常，局部症状消失并恢复哺乳者为痊愈。(段其芬，刘云，张福玲.远志治疗急性乳腺炎.中国民间疗法，2001，9(8):45-46.)

合欢皮

为豆科植物合欢的干燥树皮。

【效用特点】 甘，平。归心、肝、肺经。功能安神解郁，活血消肿。常用于心神不宁，愤怒忧郁，烦躁失眠，跌打损伤，筋断骨折，血瘀肿痛以及疮痈肿毒等。现代药理研究表明，本品具有催眠、增强子宫平滑肌收缩力、抗血小板活化因子、抗肿瘤、提高T细胞增殖、抗生育等作用。常用量为6～12g，煎服。外用适量。

【临床治验】

1. 治疗腮腺炎　取鲜合欢皮50g，冰片1g，芒硝3g，鸡蛋1个，将鲜合欢皮、冰片及芒硝用锤捣碎，鸡蛋去黄取清，用蛋清将上药拌成糊状备用，根据病变部位大小，取药适量均匀涂于纱布上，贴敷患处，用胶布固定（以不脱落为好），每日换药1次。（高科学，公丕泉. 合欢皮合剂外敷治腮腺炎86例. 国医论坛，1996，11(1)：48.）

2. 治疗骨折　以合欢皮25g，骨碎补20g，桃仁10g，红花6g，每日1剂水煎服。同时将合欢皮50g，骨碎补30g，栀子10g，捣烂成泥。加95%酒精调匀，外敷于骨折处，蕉叶覆盖以保持湿润，外用弹力绷带包扎。1天更换1次。可在24小时内明显消肿。（吴丽霞，吴伟正. 合欢皮治疗骨折. 中国民间疗法，2004，12(11)：26.）

3. 治疗失眠　生珍珠母30g，钩藤15g，丹参15g，夏枯草15g，朱茯神10g，合欢皮10g。水煎服，每日1剂，日服2次。（褚秀凤，宫兆妮，等. 失眠验方. 中国民间疗法，2009，11：71.）

夜交藤

为蓼科植物何首乌的干燥藤茎。

【效用特点】 甘，平。归心、肝经。功能养血安神，祛风通络。常用于心神不宁，失眠，多梦，血虚身痛，风湿痹痛及风疹疥癣等皮肤瘙痒症。现代药理研究表明，本品具有镇静催眠、抗炎、抑菌、防治动脉粥样硬化、促进免疫功能等作用。常用量为9～15g，煎服。

【临床治验】

1. 治疗失眠 当归5g,夜交藤10g放入杯中,先用凉水泡1小时后再反复冲洗2～3次,后注入满杯开水,浸泡约15分钟后开始饮用,一般以午饭和晚饭后饮用为宜,1天更换1次新药。1个月为1个疗程,(任文里.夜交藤与当归代茶治疗失眠82例.中国现代医药科技,2003,1:45-46.)

2. 治疗习惯性流产 夜交藤50g,茯苓15g,白术15g。菟丝子15g,寄生15g,川断15g,枸杞子15g,覆盆子15g,水煎服。随症加减,一般是自怀孕月份起,隔日服药1剂,服至超过以往流产月份,改为每周1剂。巩固1个月。(王凯.重用夜交藤治疗习惯性流产46例.实用中医内科杂志,2006,2:198.)

3. 治疗寒冷性荨麻疹 麻黄、桂枝、徐长卿、防风、荆芥、地肤子、黄芪、当归、白芍、甘草各10g,夜交藤、益母草各30g,蛇蜕2g,生姜3片。水煎服,每日1剂。5剂为1个疗程。(马静.夜交藤桂枝汤治疗寒冷性荨麻疹50例.中外医学研究,2010,7:192.)

灵 芝

本品为多孔菌科植物紫芝或赤芝的干燥子实体。

【效用特点】 甘,平。归心、肺、肝、肾经。功能补气安神,止咳平喘。常用于心神不宁,失眠心悸,肺虚咳喘,虚劳短气,不思饮食。现代药理研究表明,本品具有抑制中枢神经系统,增强心肌收缩力,镇咳、祛痰、平喘,抑菌,降血糖,改善微循环,抗肿瘤、抗血栓和抗凝血、防辐射及升高白细胞,提高免疫力,抗衰益智等作用。常用量为6～12g。

【临床治验】

1. 治疗毒蕈中毒 灵芝300g,加水3000ml慢煎半小时,每次取汁服250ml,1次/4小时,连服3天.(熊国华,刘宏伟.灵芝治疗毒蕈中毒疗效分析.昆明医学院学报,2010,(1):106.)

2. 治疗急慢性肝炎 用人工培养的灵芝菌丝制成煎液口服,每次50ml,每日2次。或用复方灵芝冲剂5g/次,2次/天,连服3个月为1个疗程。(李安云.复方灵芝冲剂治疗慢性乙型肝炎120例.中国药业,2004,13(8):72.)

3. 治疗小儿特发性血小板减少性紫癜 用灵芝露(每毫升含生药0.175g,每次口服10～15ml,每日3次。疗程为2周至2个月。(何德兴.

中药灵芝治疗小儿特发性血小板减少性紫癜 30 例疗效观察. 中西医结合杂志,1985,5(7):431.)

4. 治疗神经衰弱　用灵芝片 3 片/次,3 次/日。(仇萍. 灵芝片治疗神经衰弱 60 例临床观察. 湖南中医杂志,1999,15(2):5.)

5. 治疗老年性高血压　灵芝原药 500g,黄酒或白酒 4000～5000ml。酒加热至 70～80℃,灵芝切碎一同装入瓷罐内,封口置于灶台等过火处,夏天可置于户外任阳光曝晒 10～15 日即可服用。每日饭前服 10～15ml,早晚各服 1 次。(甄义,王文贤. 酒浸灵芝液治愈老年性高血压 15 例. 医学理论与实践,2004,17(5):524.)

6. 治疗功能性子宫出血　采用灵芝煎剂(赤灵芝 25～30g/d,随证加味,煎服)或灵芝糖浆(含生药 20%)50～70ml,每日 3 次。(刘兴家,等. 灵芝草治疗功能性子宫出血 41 例疗效观察. 山东中医杂志,1981,(1):36.)

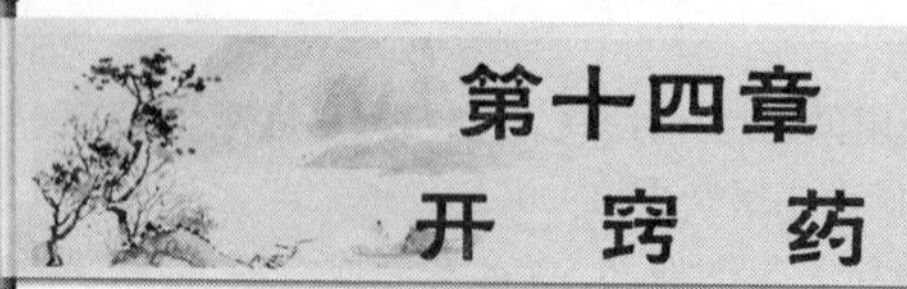

第十四章 开窍药

麝香

为鹿科动物林麝、马麝或原麝成熟雄体香囊中的干燥分泌物。

【效用特点】 辛，温。归心、脾经。功能开窍醒神，活血通经，消肿止痛，催产下胎。常用于闭证神昏，疮疡肿毒，瘰疬痰核，咽喉肿痛，血瘀经闭，癥瘕，心腹暴痛，头痛，跌打损伤，风寒湿痹证，以及难产，死胎，胞衣不下。现代药理研究表明，本品具有强心、抗炎、抗菌、兴奋呼吸、免疫调节、抗溃疡、抗肿瘤、雄激素样、兴奋子宫等作用。常用量为 0.03～0.1g，入丸、散剂。外用适量。不入煎剂。

【临床治验】

1. 治疗顽固性哮喘　麝香 0.3g，生姜 30g，切成薄片。取天突穴、气海穴，放上少许麝香，再放 2mm 厚生姜一片，上置艾炷，大如半粒花生米，先灸 3 壮，然后去掉生姜，仅隔麝香，再用艾炷灸 4 壮，至麝香成灰炭状，共为 7 壮。然后取大椎穴、双肺俞穴、双膏肓穴，用上述同样灸法各灸 7 壮。灸毕，在灸处贴上普通膏药一张。每 24 小时调换一次。约经 30 天，灸疮结痂、脱落，局部留有瘢痕。每年夏季三伏天中的任何一天灸 1 次，3 次为 1 个疗程。（贝时英，章伟平. 麝香灸治疗顽固性哮喘 103 例. 中医外治杂志，1999，8(6)：15.）

2. 治前列腺炎　麝香 0.5g，白胡椒 7 粒，碾成细末，装瓶备用。用酒精将肚脐洗净，将麝香放入肚脐内，再将胡椒粉盖在上面，后盖圆白纸一张，外用胶布贴紧，每隔 7～10 天换药 1 次，10 次为 1 个疗程。（麝香白胡椒治前列腺炎. 家庭医药，2009，10：25.）

3. 治疗面瘫　取患侧下关、阳白、颧髎、地仓、四白、迎香、牵正、颊车穴。每次选 5 穴，直刺或斜刺 15～25mm，得气后出针。取麝香约半粒绿豆大小（约 0.1g），放置于针孔处，上扣自制直径约 2～3cm、厚约 0.5～1cm 面团，面团上放置蚕豆大小艾炷，点燃艾炷施灸，待1壮燃尽，易炷再灸，每次灸7～9壮。每日1次，12日为1个疗程。（李民兰，刘建玉. 麝香灸治疗面瘫320例. 中国针灸，2004，24(10)：708.）

4. 治疗风湿性关节炎　麝香3g（研末），先用食醋20ml，用墨在砚台上磨调成糊状，再加麝香末调匀备用。每次以阿是穴、辅以病变经络穴位5～10个穴。用梅花针轻捣刺穴位，有渗血为佳，然后将药物涂敷于穴位上，厚约0.3cm，待6～10天自行结痂脱落。治疗时间限在三伏天，每伏治疗1次。（汤水林，江建高. 三伏天路香穴位治疗风湿性关节炎127例体会. 交通医学，1998，12(3)：355.）

5. 治疗创伤性骨髓炎　将患者伤口常规皮肤消毒，过氧化氢液、盐水、氯己定及碘酊反复冲洗后，用止血钳夹无菌纱布条拭干伤口深部，然后用刮匙将大约0.05g麝香颗粒放入窦道内，然后将无菌纱布条轻轻放入伤口内，再盖以纱布棉垫包扎，并根据伤口情况开始2～3天换药一次，后期4～6天换药一次。（高娥，陆春燕，等. 麝香治疗创伤性骨髓炎18例临床观察. 中国中医药咨询，2009，6：197.）

6. 治疗褥疮　取天然麝香1.0g，加入0.9%氯化钠溶液250ml的玻璃瓶内，压盖后高压灭菌备用。先常规消毒清洗，清除分泌物及坏死组织。再用无菌棉球将麝香水涂在创面上，创面保持暴露状态，每日换药1次。（林丽娟. 麝香外用治疗褥疮20例. 中国药师，2003，6(5)：321.）

7. 治疗慢性溃疡　常规处理疮面，有坏死组织清除，然后将麝香粉少许均匀撒在疮面。最后剪一块较疮面略大的无菌塑料薄膜覆盖于疮面上，包扎固定。3～5天同上换药一次。（孙德纯，季福敏，王佩军. 麝香外用治疗慢性溃疡. 中国中西医结合外科杂志，1997，3(3)：171.）

8. 治疗带状疱疹　患者取坐位或卧位，在皮疹部用75%酒精进行常规消毒。点燃麝香灸炷，首先在患部周缘快速点灸，然后点灸丘疱疹中心。每日治疗1次，5次为1个疗程。（杨迎民. 麝香灸治疗带状疱疹32例. 中国民间疗法，2001，9(5)：18.）

冰 片

为龙脑香科植物龙脑香树脂加工品，或龙脑香树的树干、树枝切碎，经蒸馏冷却而得到的结晶，称龙脑冰片，亦称梅片。由菊科植物艾纳香（大艾）叶的升华物经加工劈削而成，称艾片。现多用松节油、樟脑等，经化学方法合成，称机制冰片。

【效用特点】　辛、苦，微寒。归心、脾、肺经。功能开窍醒神，清热止痛。常用于闭证神昏、目赤肿痛、喉痹口疮、疮疡肿痛、疮溃不敛、水火烫伤。现代药理研究表明，本品具有双向调节中枢神经兴奋性、抗炎、抗心肌缺血、抗菌、止痛、抗生育、引产等作用。常用量为 0.15～0.3g，入丸、散剂。外用适量，研粉点敷患处。不宜入煎剂。

【临床治验】

1. 治疗胆囊炎　冰片 5g，芒硝 50g 混匀，用一块大小适合的纱布块平铺桌面上，撒上药粉约 1cm 厚，纱布向一面折数层，将薄层面敷于腹部胆囊投影区，用胶布固定，再裹数层纱布，3 天换药 1 次，3 次为 1 个疗程。（王远进．芒硝冰片散治疗胆囊炎 50 例．中国乡村医药杂志，2005，12(2)：44.）

2. 治疗腹痛呕吐　冰片用量每次 0.5～0.8g，每日 1 次，加水溶化后顿服，一次不效可连用 3～7 次，用量用法同前。（刘黎明，王甲．单味冰片治疗胃肠道疾病 124 例．河南中医，1999，19(2)：35.）

3. 治疗重症感染并发腹胀　将冰片研成粉末，每次用 0.2g 敷于脐孔内，再以胶布敷盖，开始时用松节油热敷或以艾灸 15～30 分钟，每日换药 1 次。一般 1～2 次即可。（马业耕．冰片敷脐治疗重症感染并发腹胀．湖南医药杂志，1983，(2)：61-62.）

4. 治疗慢性肛门湿疹　用温水清洁肛门部位，擦干后，在瘙痒部位外涂冰片霜，早晚各 1 次。7 天为 1 个疗程，连用 3 个疗程。（张一辉．外用冰片霜治疗慢性肛门湿疹 62 例．江苏中医，2001，22(5)：30.）

5. 治疗静脉滴注外渗　将冰片 30～50g 加入 75%酒精 100ml 中，配成冰片醇溶液。用棉球蘸之，在肿痛处以针眼为中心螺旋式涂擦布满肿胀区，在向外扩 0.5cm 为止，干后可再涂之，连续 2～3 次。（连秀娜，连方方．冰片酊治疗静脉滴注外渗经验．河北中医，2005，27(1)：14.）

6. 治疗静脉炎　将鲜生姜洗净、晾干，取 15～30g，加冰片细粉末 10～15g，捣成泥状，搅拌均匀，然后用双层纱布包裹，四周向内折叠，置于患处，治疗面积大小应与局部炎症累及的范围相一致，每日治疗 1～2 次。（刘淑茹，刘国芬，邢丽君．冰片、生姜治疗静脉炎．护理研究，2003，17：678.）

7. 治疗脚气　狼毒 30g，密陀僧 30g，大风子 30g，防风 30g，冰片 20g，芦荟 30g，苦参 30g，白鲜皮 30g。上药除冰片外打碎煎 15 分钟，后放冰片，浸泡双脚，对脚气早、中期疗效好。15 天为 1 个疗程。（宋嗣环．治疗脚气验方.中国民间疗法,2009,8:68.)

8. 治疗脓肿　以大黄、冰片、芒硝按1∶1∶1比例均匀混合。将研成粉末的冰黄散装入纱布袋中,外敷患处。(刘绪龙.冰黄散外敷治疗脓肿体会.实用临床医学,2009,12:8.)

9. 治疗蜂窝织炎　芒硝、冰片各3g,融化在20ml约80℃的热水中,待水温降至30℃时,用纱布蘸取药液外敷于患处,待毛巾变凉后更换,同上法持续敷用24小时,(宋堃,李伟令.芒硝、冰片治疗蜂窝织炎.甘肃中医,2009,12:17.)

10. 治疗乳头皲裂　将鸡蛋2个煮熟后取出蛋黄,放于勺中用文火熬炼成油,加冰片少许,哺乳后涂患处。(祁桂芬,等.冰片蛋黄油治疗乳头皲裂.中医药研究,1992,(6):16.)

11. 治疗带状疱疹　取冰片5～20g研细粉后,用食用陈醋或白醋调研成糊状,用时以棉签蘸上述药液外涂于疼痛部位及周围1～1.5cm皮肤范围,每日涂2次或数次。(廖世军.冰片加醋外用治疗带状疱疹神经痛68例报告.河南实用神经疾病杂志,2003,6(3):82.)

12. 治疗烫伤　冰片3g,白糖90g,先将白糖放于铁锅内加热熬成炭状与冰片混合在一起研成细末。用时加香油调成糊状。涂于创面约1cm厚,水疱表面可稍厚些,然后用纱布覆盖、绷带包扎固定。开始隔日换药,以后每2～3日换药1次。(徐佩,陈世伟,徐文峰.冰片白糖散治疗烫伤.中国民间疗法,2003,11(1):29.)

13. 治疗口腔溃疡　冰片1g,薄荷脑2g,50%酒精(或48°～52°白酒)30ml,溶解后蒸馏水加至100ml。生理盐水棉球清洁口腔后,用棉签蘸药液涂患处,每日3次。(李传真.冰片薄荷脑溶液治疗口腔溃疡.山西中医,2001,17(3):42.)

14. 治疗风火牙痛　冰片2g,樟脑2g,小茴香2g,合一处。用两个酒盅,把上药放在酒盅内,上面盖上一个酒盅,用微火烧下面的酒盅底,加热至药品化完为止,升在酒盅上面的蒸气,经过冷凝后为霜剂,用时用棉球浸药后抹在疼痛的牙齿上。(侯居平,丁友春,张汉武.冰片霜治疗风火牙痛.河南中医,1997,17(3):159.)

15. 治疗软组织损伤　将鲜生姜洗净晾干,取15～20g,冰片10～15g,凡士林等量,调为膏剂,用棉棒蘸药膏均匀地涂于患处,面积大小与伤处范围吻合,每日早晚各涂1次。(刘淑茹,李金梅.冰片生姜膏治疗软组织损伤.山东中医杂志,2002,21(7):441.)

苏合香

为金缕梅科植物苏合香树的树干渗出的香树树脂。

【效用特点】 辛，温。归心、脾经。功能开窍醒神，辟秽，止痛。常用于中风昏厥、惊痫等属寒闭神昏者，寒湿闭阻之胸腹冷痛、满闷，湿浊吐利以及冻疮等。现代药理研究表明，本品具有抗心肌缺血、抗血小板聚集等作用。常用量为0.3～1g，入丸、散剂，不入煎剂。外用适量。

【临床治验】

治疗胆道蛔虫症　苏台香丸，每次1丸，每日2次，口服，连服2～3日。（孔夏生.苏合香丸治疗胆道蛔虫症60例疗效观察.现代康复，1998，8:899.）

安息香

为安息香科植物白花树的干燥树脂。

【效用特点】 辛、苦，平。归心、脾经。功能开窍祛痰，行气活血，止痛。常用于闭证神昏、心腹疼痛、风寒痹痛等。现代药理研究表明，本品具有祛痰、防腐等作用。常用量为0.6～1.5g，入丸、散剂，不宜入煎剂。外用适量，研粉点敷患处。

【临床治验】

1. 治疗婴儿脐疝　400g安息香研细，加入乙醇（30%）适量静置过夜。过滤，加入乙醇（30%）至1000ml，分装备用。治疗时先在脐旁两侧皮肤上（脐孔除外）涂上一层安息香酊，然后用一条7～8cm宽、10～15cm长的胶布一端粘贴在脐旁的一侧的皮肤上，再用手压脐疝使之内陷复位，并将胶布另一端稍加拉力闭拢脐环粘贴在腹部的另一侧，贴好后脐部皮肤起纵形皱褶表示粘贴恰当。胶布每周更换一次。（张勇，单利玲.安息香酊辅佐治疗婴儿脐疝疗效观察.中成药，1999，21(2):105.）

2. 治疗慢性喉炎　每次取生理盐水50ml，加热至沸冒出蒸气，加入15滴复方安息香酊，张口徐徐吸入蒸气，约15分钟，早晚各1次，10天为1个疗程，（邵云.中药配合复方安息香酊蒸气吸收治疗慢性喉炎86例.安徽中医临床杂志，2001，2:98.）

石菖蒲

为天南星科植物石菖蒲的干燥根茎。

【效用特点】 辛、苦,温。归心、胃经。功能开窍醒神,化湿和胃,宁神益智。常用于痰蒙清窍,神志昏迷;湿阻中焦,脘腹痞满,胀闷疼痛;噤口痢;健忘,失眠,耳鸣,耳聋等。现代药理研究表明,本品具有镇静、催眠、抗惊厥、中枢兴奋、益智、抗抑郁、抗心律失常、抑制血小板聚集、抗癌、平喘、促进消化液分泌、制止胃肠异常发酵、阻止肠管平滑肌痉挛、杀死蛔虫、抑菌、降脂和降温等作用。常用量为3~9g,鲜品加倍,煎服。

【临床治验】

1. 治疗腹泻 腹泻轻者(多为临床诊断肠炎或便常规正常者),石菖蒲研末10g,装入胶囊,每日3次口服,7天为1个疗程。重者用石菖蒲30g,水煎服,每日3次,7天为1个疗程。(王风.石菖蒲治疗腹泻体会.北京中医,1997,(5):33.)

2. 治疗呃逆 石菖蒲10g,柴胡10g,黄芩12g,半夏曲10g,水煎服,每日1剂,分早晚两次服用。(王强.石菖蒲治疗呃逆.基层医学论坛,2004,6:501.)

3. 治疗耳鸣 取石菖蒲60g,每日1剂,水煎分2次口服。(潘米川,于峥嵘.石菖蒲治疗耳鸣20例.医函授通讯,1989,(5):42.)

4. 治疗咽喉疾患 石菖蒲鲜品为佳。无鲜品者,干品亦可。每日10~15g,切片泡水,小口频服。(万增志.石菖蒲治疗咽喉疾患.中医杂志,1996,37(11):646-647.)

5. 治疗手癣 苦参120g,石菖蒲30g,猪胆3个。将苦参、石菖蒲水煎去渣,再将猪胆汁加入,早晚各温洗1次。(于爱娥,姜华静.治疗手癣单验方数则.中国民间疗法,2010,4:48.)

6. 治疗单纯疱疹性角膜炎 石菖蒲干根60g切片,洗净浸泡30分钟,用文火煎煮,合并两次煎煮液过滤至100ml,蒸馏灭菌后,每小时滴眼1次,每次1~2滴,每天滴10次,10天为1个疗程。(张素珍,索玉所.石菖蒲滴眼液治疗单纯疱疹性角膜炎疗效观察.中国中西医结合杂志,2005,5:468-469.)

蟾　酥

为蟾蜍科动物中华大蟾蜍或黑眶蟾蜍的耳后腺及皮肤腺分泌的白色浆液，经加工干燥而成。

【效用特点】 辛，温；有毒。归心经。功能开窍醒神，止痛，解毒。常用于痧胀腹痛、吐泻、神昏、牙痛等疼痛证，及痈疽肿毒、瘰疬恶疮、咽喉肿痛、小儿疳积、破伤风等。现代药理研究表明，本品具有强心、改善微循环，增加心肌供氧、升压、抗肿瘤、镇痛、局麻、提高免疫功能、镇咳、平喘、抗菌、抗炎、利尿、兴奋呼吸，促进糖原产生和抑制乳酸生成的胰岛素样作用、子宫收缩作用及增强机体对放疗和化疗的耐受力等作用。常用量为0.015～0.03g，入丸、散剂。外用适量。

【临床治验】

1. 治疗肝癌　选用微球直径150～250μm蟾酥明膜微球，经股动脉选择性插管灌注18例，手术中直接插管4例，患者单次用微球200～800mg。灌注次数1～3次，最大总剂量为1400mg。（周鸿飞，于振江. 蟾酥微球肝动脉栓塞治疗肝癌. 现代中西医结合杂志，2000，9(21)：2160-2161.）

2. 治疗周围性面神经麻痹　将蟾酥研成粉末，每次取0.02g，分别外敷于患侧太阳穴和地仓穴，用胶布贴住，以防脱落。贴数24小时后患部有轻微的烧灼感，3天后局部皮肤起疱，系药物正常反应，一般5～7天即出现明显效果。1周未愈者，取下更换1次。（孙元东，刘聚庆，于春风. 蟾酥外敷治疗周围性面神经麻痹. 山东中医杂志，1995，14(1)：35.）

3. 治疗落枕　取活蟾蜍2只，置于20℃温水中待用。先将两块砖放于炉上加温至炙手，再将蟾蜍背部贴在砖上，使蟾酥滋出。待砖冷却至不能灼伤皮肤时(要有烫感)，将有蟾酥的一面紧贴在痛剧处，至完全冷却时取下换上另一块，1天1次，2天1个疗程。（王立宁，孙爱芹，潘新杭. 蟾酥外敷治疗落枕62例. 中国民族民间医药杂志，2002，(54)：24-25.）

4. 治疗小儿头皮感染　取活蟾蜍1只，洗净备用。治疗时，用小棒适度敲击蟾蜍全身，待其皮肤腺体(尤其是耳后腺)分泌出乳白色蟾酥时，将蟾蜍紧贴患儿头皮感染部位反复涂抹(溃烂破损部位应适当多涂)，直至感染部位全部涂抹为止。（张贞香. 新鲜蟾酥外用治疗小儿头皮感染. 中国农村医学，1998，26(9)：51.）

5. 治疗炎性外痔　蟾酥3g，刺猬皮10g，委陵菜30g，芒硝20g，五倍子

30g，黄柏 30g，苦参 30g，红花 30g，冰片(单包后放)10g，青盐 50g。将蟾酥捣碎，同其他诸药装入纱布袋中，加水 2kg，浸泡 30 分钟，煎沸 30 分钟，置入冰片。将药袋取出，用煮沸药液倒入盆中，患者先熏洗，待药液水温适宜将臀部浸入盆中坐浴，每次 30 分钟，每日 1～2 次。(李燕. 蟾酥肿痛消熏洗治疗炎性外痔 105 例临床观察. 河北中医，2009，3：367.)

樟　脑

为樟科常绿乔木樟的枝、干、叶及根部，经提炼制成的颗粒状结晶。

【效用特点】 辛，热；有毒。归心、脾经。功能开窍辟秽，除湿杀虫，温散止痛。常用于痧胀腹痛、吐泻、神昏、疥癣瘙痒、疮疡湿烂、寒湿脚气、牙痛、跌打伤痛等。现代药理研究表明，本品具有兴奋中枢神经系统、强心、轻度局麻等作用。常用量为 0.1～0.2g，入丸、散剂，或用酒溶化内服。外用适量。

【临床治验】

1. 治疗小儿呕吐　右手食指用温开水浸湿后蘸取樟脑粉少许快速抹在悬雍垂上，然后禁食水 1 小时，1 小时后若再呕吐可重复应用 1 次。(程玉平，程玉翠. 樟脑粉外抹悬雍垂治疗小儿呕吐. 中国民间疗法，1996，(5)：45.)

2. 治疗口腔黏膜溃疡　溃疡局部先用 1%碘甘油涂布少许，稍干后用与稍大于溃疡面积的樟脑酚棉片，湿敷于溃疡面，上放置干燥棉球，放置时间每日 3 次，创面基本愈合，长者一周即可愈合，不留瘢痕。(罗鸣云，李春智. 樟脑酚治疗复发性口腔黏膜溃疡 254 例. 张家口医学院学报，2000，17(1)：42.)

3. 治疗急性冠周炎　以 3%过氧化氢液和 0.5%甲硝唑液交替冲洗盲袋后，盲袋内置浸有樟脑酚液之棉捻，每日 2 次盲袋冲洗上药。(黄雁荣. 樟脑酚药捻治疗急性冠周炎的止痛疗效. 河南医药信息，1997，5(7)：33.)

4. 治疗牙痛　公丁香 10g，细辛 6g，海桐皮 10g，樟脑 6g，冰片 5g，荜茇 5g，将 6 味药物放入消毒容器内，加入 75%乙醇 100ml，密闭浸泡 7 天备用。取消毒棉球浸透药液，放在患处，轻轻咬住，口水不能咽下，5 分钟后吐出，此时牙痛消失，若仍有痛感，依上法再行 1 次。(魏志民. 丁香樟脑酊治疗牙痛 256 例. 中医外治杂志，2006，4：50.)

5. 治疗阴虱病　用 10%樟脑醋 50～100ml 浸湿于小毛巾或纱布块

上，覆盖于阴部，局部再敷以塑料贴膜，尽量减少药物挥发，5小时后洗涤即可，每日1次，连续2～3次。局部皮肤有抓破者，涂红霉素软膏。（冯先炳，张俊杰，马全福. 10％樟脑醋治疗阴虱病60例报告. 中国性病艾滋病防治，2000，6，(4)：248.）

6. 治疗急性关节扭伤　松香120g，黄蜡25g，樟脑50g，朱砂5g，姜黄25g，乳香20g，没药20g。将上述药分别研末。先将松香、黄蜡、姜黄、乳香、没药放入锅内，加热溶化后，加入樟脑粉捣匀，离火倒入缸内，再加朱砂拌匀冷却成膏。将药膏直接敷于患处，然后覆盖，绷带包扎固定即可。（郭海龙，郑福林. 樟脑油治疗急性关节扭伤98例. 人民军医，2003，12：737.）

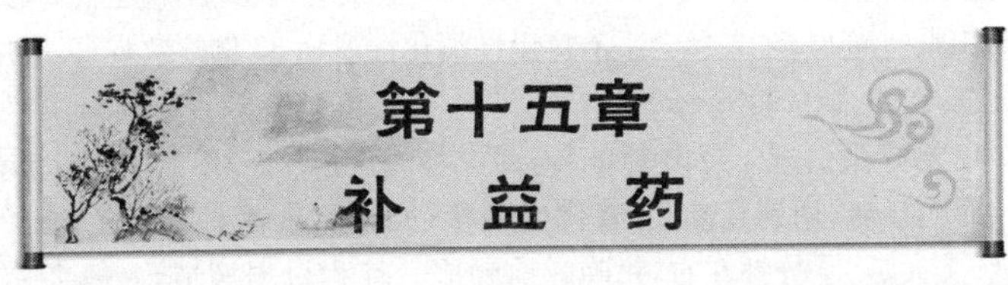

第十五章 补益药

第一节 补气药

人参

为五加科植物人参的根。

【效用特点】 甘、微苦，微温。归脾、肺经。功能大补元气，补脾益肺，生津止渴，安神益智。常用于气虚欲脱，脉微欲绝，脾气不足，中气下陷，肺虚喘咳，气短乏力，津伤口渴，虚热消渴，失眠健忘，心悸怔忡，血虚萎黄，阳痿宫冷等。现代药理研究表明，本品具有抗衰老、抗抑郁、保护缺血心肌、抗血栓形成、抗动脉硬化、增强消化吸收功能，提高胃蛋白酶活性，保护胃肠细胞、改善贫血、降血糖、调节内分泌、抗辐射等作用。常用量为5～10g，文火另煎，将参汁兑入其他药汤内饮服。研末吞服每次1～2g，每日2～3次。如挽救虚脱，当用大量(15～30g)煎汁分数次灌服，如昏迷者，可鼻饲给药。平素体虚，服人参调补，也可5～7日1次。

【临床治验】

1. 治疗原发性低血压　生晒参150g切片放入500ml的白酒内，浸泡一个月后每次饮用10～20ml，每日早晚各1次。(李小林.人参酒治疗原发性低血压.航空航天医药，1999，10(3)：154.)

2. 治疗急性上消化道出血　甘草60g，人参30g，每日1～2剂(轻症1剂、重症2剂)，每剂用水600ml，文火煎煮1小时，取汁300～400ml。根据病情轻重度2～4小时服1次，每次50～100ml。1周为1个疗程。(何如锋.甘草人参汤治疗急性上消化道出血60例.现代中西医结合杂志，2009，5：536.)

3. 治疗慢性消化性溃疡　人参切成1～2g薄片，拌炒米储存。每次1

片人参薄片生嚼含服，每天2次，分上、下午空腹时细嚼慢咽，连服30天为1个疗程。（董德容.人参含服治疗慢性消化性溃疡33例疗效观察.实用医学杂志，1999，15(7)：593-594.）

4. 治疗蛋白尿　野山参0.1g，西洋参2g，生晒参2g，别直参0.5g，畏寒肢冷明显者，用别直参2g替代生晒参；五心烦热者不用别直参。加水适量，文火蒸30分钟左右，每晚睡前顿服。疗程根据病情，一般2～3个月。（陈伊伦.人参治疗蛋白尿的初步观察.中国医药学报，1998，13(4)：42.）

5. 治疗慢性肾炎　人参5g，藏红花2g，每日1剂煎服，疗程3个月。（李中源.人参加藏红花治疗慢性肾炎疗效分析.中华肾脏病杂志，1995，11(3)：187.）

6. 治疗弱精子症不育　高丽人参（规格≥25～30g/支），软化后切成薄片蒸服，每天服用3～4g，连续治疗25～30天为1个疗程。（仇仁良，周惠耕.人参治疗弱精子症不育疗效观察.现代中西医结合杂志，2008，17(10)：1515.）

7. 治疗先兆流产　红参15g，水煎服，分3～5天服完，并注意卧床休息，稳定情绪，禁止性生活。（袁燕华.单味人参治疗先兆流产18例观察.浙江中医杂志：512）

8. 治疗白癜风　取刚收获的新鲜人参子500g以上，用蒸馏水洗净（不要揉搓）后，用风晾干（避免暴晒），再利用清理干净的压榨机提取人参子汁液，装在已消毒的玻璃器皿，置于冰箱内0～15℃储存，可在10个月内使用。用小棉球蘸药液均匀外搽患处，每日3～10次，涂抹后反复日晒，每次不超过5分钟，间隔时间不少于30分钟，要避免强烈日光下直接暴晒。（张理美.人参果实汁液治疗白癜风初探.山东医学高等专科学校学报，2009，6：417-418.）

西洋参

为五加科多年生草本植物西洋参的根。

【效用特点】　微甘、苦，寒。归心、肺、肾经。功能补气养阴，清热生津。常用于肺虚久咳，干咳少痰，热伤气阴，烦倦口渴等。现代药理研究表明，本品具有镇静、促进记忆、增加心肌营养性血流量、降血糖血脂、增强免疫功能、抗衰老、抗癌等作用。常用量为3～6g，另煎兑服。

【临床治验】

1. 治疗病毒性心肌炎　西洋参根粉 40mg，用温水冲服，或放在稀饭、奶液中，每日 3 次口服；也可将西洋参粉装在空心胶囊中，每日 3 次，每次 1 粒口服。（林艳，滕青，邢丽君. 西洋参粉治疗病毒性心肌炎 13 例. 中国护理研究，2004，18(2B)：296.）

2. 治疗慢性疲劳综合征　西洋参饮片 6～10g/d，代茶饮。（牛春霞. 西洋参治疗慢性疲劳综合征（气阴两虚型）27 例. 现代中医药，2008，28(2)：22.）

3. 治疗口腔溃疡　每次口含西洋参 1 片，贴于溃疡面上，或者待西洋参软化后嚼成泥状敷在溃疡处 15 分钟，每天 3 次，可有效减轻疼痛，3～5 天治愈溃疡。（口含西洋参片治疗口腔溃疡. 医药保健杂志，2008，14：60.）

党　参

为桔梗科多年生草本植物党参及同属多种植物的根。

【效用特点】 甘，平。归脾、肺经。功能补脾益肺，生津养血。常用于脾胃虚弱，肺虚喘咳，津伤口渴，血虚体弱等。现代药理研究表明，本品具有增强网状内皮系统的吞噬功能、降压、增强免疫功能、促凝、升血糖、抗高温、抗疲劳、补血及对胃肠道的调节等作用。常用量为 10～30g，煎服。如代人参使用可至人参量的 4 倍。

【临床治验】

1. 治疗冠心病　党参口服液每支 10ml，每毫升内含党参生药 1g。观察期间给予党参口服液 60ml/d（相当于生药 60g/d），分 3 次服，连续 4 周。（徐西，王硕仁，林谦. 党参口服液治疗 25 例冠心病血瘀证患者临床及实验研究. 中国中西医结合杂志，1995，15(7)：398.）

2. 治疗低血压　党参 30g，黄精 30g，炙甘草 20g，桂枝 10g。每日 1 剂，4 剂为 1 个疗程。阴虚火旺者去桂枝。（林惠珠. 党参黄精炙甘草汤治疗低血压. 中国民间疗法，2006，14(10)：61.）

3. 治疗胃脘痛　干姜 20g，葛根 20g，党参 20g，炒白术 15g，木香 10g，炙甘草 6g，重楼 15g。随症加减，2 日 1 剂，2 周为 1 个疗程。（吴晓蓉. 干姜党参汤加减治疗胃脘痛 85 例. 实用中医药杂志，2010，4：241.）

4. 治疗月经过多、产后恶露不尽　党参 20g，用 400ml 自来水，文火煎 40 分钟，取药汁 150～200ml，兑入阿胶 10g（烊化）顿服，日 1 次。（郝世平，邢建萍.党参阿胶治疗月经过多、产后恶露不尽68例.河北中西医结合杂志,1995,4(3):30.)

5.治疗崩漏　党参、生地榆各30～60g。一般患者每日1剂,于发病开始服用至血止,而后加入滋肾或补肾阳药3～4味,每月5～10剂,连续服用1～3个月。(何文扬.党参地榆汤治疗崩漏136例.中国中医药科技,2004,11(3):163.)

6.治疗难愈性伤口　党参90g,水煎药液200ml,分早、晚两次口服,每日1剂,2周为1个疗程。(李允新,解玉秀.单味党参治疗难愈性伤口46例.中华实用中西医杂志,2005,6:850.)

太子参

为石竹科多年生草本植物孩儿参的块根。

【效用特点】　甘、苦,平。归脾、肺经。功能补气生津,补脾益肺。常用于脾气虚弱,胃阴不足,热病后期,气阴两伤,阴虚肺燥,干咳少痰等。现代药理研究表明,本品具有抗疲劳、抗应激、免疫增强、抗菌抗病毒、抗氧化及延缓衰老、镇咳、保护细胞完整性、降脂、健脑和防止脑血管疾病等作用。常用量为10～30g,煎服。

【临床治验】

1.治疗急慢性肝炎　太子参、玉米须各30g,水煎服,每日1剂,早晚分服。(《全国中草药汇编》)

2.治疗小儿腹泻　太子参15g,茯苓10g,砂仁6g,炒白术10g,诃子10g,怀山药10g,枳壳10g,厚朴10g,炙甘草6g。随症加减,水煎服。(王建雄.太子参苓汤治疗小儿腹泻78例.湘南学院学报:自然科学版,2004,4:31.)

3.治疗小儿顽固性遗尿　黄芪20g,太子参20g,升麻6g,柴胡6g,当归6g,郁金6g,生地黄10g。随症加减,每日1剂,水煎服。(李福开.补中益气治疗小儿顽固性遗尿45例.长春中医药大学学报,2009,6:906.)

黄芪

为豆科多年生草本植物蒙古黄芪或膜荚黄芪的根。

【效用特点】　甘,微温。归脾、肺经。功能补气升阳,益卫固表,利尿消肿，托疮生肌。常用于脾气虚弱，中气下陷，血虚发热，萎黄心悸，失血崩漏，气虚血滞，风湿痹痛，半身不遂，表虚自汗，阴虚盗汗，尿少水肿，疮疡不溃，久溃不敛等。现代药理研究表明，本品具有免疫调节、降压、改善微循环，收缩心肌，缩小梗死面积，减轻心肌损伤、抗氧化及抗衰老、保肝、降血糖、调节骨髓造血、抗骨质疏松、减轻肾炎、抗肿瘤等作用。常用量为 10～20g，大剂量 30～60g，煎服。固表止汗、托疮排脓、生肌敛疮、利水退肿宜生用，补脾益气升阳宜炙用。

【临床治验】

1. 治儿童急性病毒性心肌炎　黄芪 20g，加水 200ml，文火慢煎成 100ml，分 3 次温服。15 天为 1 个疗程。（李凤文. 单味黄芪佐治儿童急性病毒性心肌炎 35 例. 中国社区医师，综合版，2009，12：147-148.）

2. 治疗胃溃疡　黄芪 200g，白及 100g，炙甘草 100g，研极细末备用。每餐饭前 20 分钟服用 5g，温开水调成浆服用，1 个月 1 个疗程。（宋志刚. 黄芪治疗胃溃疡 29 例体会. 云南中医中药杂志，2005，26(3)：61.）

3. 治疗震颤麻痹合并低血压　黄芪 10～15g，加水 500ml，浸泡 40 分钟后煮沸，频频代茶饮，每日 1 剂。（张合红. 黄芪治疗震颤麻痹合并低血压. 中医杂志，2000，41(6)：329.）

4. 治疗小儿慢性腹泻　黄芪 30g 加水 100ml 煎至 50ml，每次每岁口服 5ml，每天 2～3 次，连续服用 7 天为 1 个疗程。（江蓉蓉，侯允孝. 应用单味黄芪治疗小儿慢性腹泻的临床应用的疗效观察. 哈尔滨医药，2004，24(6)：46-47.）

5. 治疗过敏性鼻炎　生黄芪 50g，加水 100～150ml，覆盖，隔水炖，每日 2 次口服。（王飞儿. 单味黄芪治疗过敏性鼻炎、慢性肠炎. 中医杂志，2000，41(6)：331.）

6. 治疗顽固性斑秃　黄芪 60g，水煎两次，混合，早晚分服，连续用药直至毛发新生，疗程 3 个月至半年。（孟作仁，肖文彤，鲍先婉. 中药黄芪治疗顽固性斑秃 87 例. 中国皮肤性病学杂志，1994，8(3)：170.）

7. 治疗肌源性上睑下垂　炙黄芪 30～100g，煎汤温服，1 日 2 次，饭后服，忌油腻。（王维志，孙宝志. 黄芪治疗肌源性上睑下垂疗效观察. 江西中医药，1994，25(增刊)：33.）

8. 治疗复发性口腔溃疡　黄芪水煎服 30g/d，分 2 次服，连服 3 周，间隔 1 个月后再连续服用 3 周。（曹静玲，曹恒军. 黄芪治疗复发性口腔溃疡临床疗效观察. 医学理论与实践，2010，3：314-315.）

9. 治疗臁疮　黄芪 50g，轻粉 7g，炉甘石 30g，黄柏 30g，煅龙骨 30g。

研为极细末，加入红粉 3.5g，充分混匀备用。用药前先用生理盐水、过氧化氢液将疮面充分洗净，根据疮面大小取药粉适量，用蛋黄油适量调成膏状，涂敷疮面约 0.4cm 厚，外用消毒敷料覆盖，胶布固定，3 天换药 1 次，15 天为 1 个疗程。（唐红梅. 黄芪蛋黄油膏为主治疗臁疮 56 例. 实用中医药杂志，2009，6：403.）

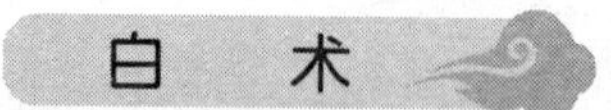

白 术

为菊科多年生草植物白术的根茎。

【效用特点】 苦、甘，温。归脾、胃经。功能补气健脾，燥湿利水，止汗安胎。常用于脾胃虚弱，痰饮水肿，自汗盗汗，胎动不安等。现代药理研究表明，本品具有降血糖、保护肝脏、双向调节自主神经、镇痛、促进胃肠推进运动、调节免疫、利尿、抗肿瘤、抗炎抗菌、抗衰老、抑制子宫平滑肌收缩、抗血凝、扩张血管、防护放射线损害等作用。常用量为 5～15g，煎服。燥湿利水宜生用；补气健脾宜炒用；健脾止泻宜炒焦用。

【临床治验】

1. 治疗腹泻　白术 15g，生姜 3g，大米 250g（用文火炒至米色变黄），加水煲成粥食用，每日 3 次。（邹筱平，孙红丽. 白术粥治疗腹泻 10 例. 中国民间疗法，2006，14（10）：60.）也可用白术 10g，茯苓 10g，藿香叶 3g，木香 10g。共混匀研末，用细纱布 2 层包裹，敷于小儿脐部，日 1 次，1～2 小时，7 天为 1 个疗程。敷贴过程注意脐部消毒，认真敷盖，束带加以固定，加强护理，避免小儿手抓拭擦等。（裴俊清，杨建新. 白术散敷脐治疗小儿腹泻. 山东中医杂志，2006，25（3）：181.）

2. 治疗便秘　生白术 30～60g，炒枳壳 15～30g，荷叶 10g，冬瓜子 15～30g。日 1 剂，水煎分早晚空腹服。（南晋生. 生白术通便作用浅探. 中国民间疗法，2009，12：3.）

山 药

为薯蓣科多年蔓生草本植物薯蓣的块茎。

【效用特点】 甘，平。归脾、肺、肾经。功能益气养阴，补脾肺肾，涩精止带。常用于脾虚食少，倦怠乏力，便溏泄泻，肺虚喘咳，肾虚遗精，带下尿频,内热消渴等。现代药理研究表明,本品具有刺激或调节免疫系统、促进皮肤溃疡面和伤口愈合、抗肿瘤、降糖、抗衰老、降脂等作用。常用量为煎服 10～30g,大剂量 60～250g;研末吞服每次 6～10g。补脾宜生用,健脾止泻宜炒黄用。

【临床治验】

1. 治疗婴幼儿轮状病毒性腹泻 使用怀山药粉每次 10g,加水煮成粥状或奶状,于奶前或饭后口服,3 次/d,疗程 3 天。(花玉梅,杨洪涛,等. 中药淮山药粉治疗婴幼儿轮状病毒性腹泻的疗效观察. 河南科技大学学报:医学版,2009,4:298-299.)

2. 治疗婴幼儿慢性迁延性腹泻 山药文火焙干过筛成粉 30g,鸡蛋黄一个文火炒干研成粉,加开水适量拌成稀粥为 1 剂。每日服 3～4 次。(靳宪莲,张薇,傅美华. 山药蛋黄散治疗婴幼儿慢性迁延性腹泻. 黑龙江医药,2001,14(5):369.)

3. 治疗糖尿病 鲜山药 120g,蒸食,饭前 1 次吃完,每日 2 次。(王继平,马丽. 蒸鲜山药治疗糖尿病三消症. 中国民间疗法,1998,6(4):50.)

4. 外敷治疗输液引起的液体外渗 将山药蛋洗净切片,厚 1cm 左右,以山药蛋片覆盖肿胀部位,用胶布十字固定。(张承心. 山药蛋外敷治疗输液引起的液体外渗. 中国社区医师,2006,22(14):42.)

扁 豆

为豆科一年生缠绕草本植物扁豆的种子。

【效用特点】 甘,微温。归脾、胃经。功能补脾止泻,消暑化湿,和中解毒。常用于脾虚泄泻,湿浊带下,暑湿吐泻,酒毒伤胃或鱼蟹中毒等。现代药理研究表明,本品具有抗菌解毒、抗病毒、升白细胞等作用。常用量为 10～20g,煎服。健脾止泻宜炒用;消暑解毒宜生用。

【临床治验】

1. 治疗小儿腹泻 车前子 30g,扁豆花 25g,脱水者加麦冬 20g。将上药加水 2000ml,煎 15～20 分钟,并加白酒 100ml,洗双足及胫下 1/3 处,先熏后洗,每次 30～50 分钟,每日 1 剂,每剂洗 2～3 次。(张连伟. 车前扁豆洗剂治疗小儿腹泻. 中国民间疗法,1998,6(1):26.)

2. 治疗慢性脾肾阳虚型肾炎 用扁豆 50g,加黄芪 20g,用水浸泡 40 分钟,煎煮开锅计时 30 分钟,每日 2～3 次饮服,对消肿利尿,消除尿蛋白均有效。(高娅芝,朱聿萍.白扁豆的临床应用.中华临床医学研究杂志,2007,19:2841.)

大　枣

为鼠李科落叶灌木或小乔木枣树的成熟果实。

【效用特点】 甘,温。归脾、胃经。功能补中益气,养血安神,缓和药性。常用于脾胃虚弱,食少便溏,血虚萎黄,心悸失眠,妇女脏躁,心神不安等。现代药理研究表明,本品具有增强免疫、抗氧化及抗衰老、抗肿瘤、抗突变、镇静、催眠、降血压、抗过敏、抗炎等作用。常用量为3~12枚,或10~30g,劈开,煎汤服。或去皮核捣烂为丸服。

【临床治验】

1. 治疗过敏性紫癜　取大枣150g,甘草20g。水煎日1剂,吃枣饮汤,7天为1个疗程。(张学林,屈海.大枣甘草治疗过敏性紫癜.四川中医,1995,(8):49.)也可用带红衣花生米50g,大枣10~15枚,加适量水用文火煮30~40分钟。1次服下,每日服用3次,5~10日为1个疗程。(张华民,张爱霞,孟洪霞.花生米大枣治疗过敏性紫癜8例.中国民间疗法,2000,8(1):44.)

2. 治疗自汗证　甘草15g,浮小麦30~60g,大枣10枚。上三味,加水500ml,文火煎煮后,去渣留汁约300ml,另加红糖适量,温分三服,日1剂。(李言庆,慈兆胜,姜海.甘麦大枣汤治疗20例自汗证疗效观察.社区医学杂志,2007,5(2下)68.)

3. 治疗抑郁症　甘草10g,小麦30g,大枣7枚,茯神15g,白芍15g,龙齿20g,牡蛎25g,枣仁15g,柏子仁10g,珍珠母30g,合欢花15g,夜交藤20g,远志5g,水煎服。每日1剂,连用15天。(赵凤鸣.甘麦大枣汤治疗抑郁症50例.现代中西医结合杂志,2010,15:1870.)

4. 治疗小儿泄泻　取晒干的山药片500g,大枣100g(将成熟的果实煮熟、晒干、炒黄)共研细粉包好备用,每包2g。一般6个月以下婴幼儿每次1/3包,每日2次;6个月~1岁者每次1/2包,每日2次;1~3岁者,每次1包,每日2次;3~5岁者每次2包,每日2次。(王瑞琴,韩子云.山药大枣粉治疗小儿泄泻168例.中国民间疗法,2001,9(12):58.)

5. 治疗小儿多动症　甘草10g,淮小麦50g,大枣10枚。先将淮小麦洗干净,冷水浸泡2小时,文火煎熬至麦熟为止,然后加入甘草、大枣再煎。

至枣烂易于去皮为止。令患儿饮汤食枣，上、下午各1次，连服3个月。（赵怀康. 甘麦大枣汤治疗小儿多动症疗效观察. 中国社区医师 2005，21(3)：42.）

6. 治疗痛经　将黑豆100g，大枣50g加水适量，煮成粥状，加红糖20g调服，为1剂量。每次月经来潮前3天开始服用，每日1剂，连服10剂为1个疗程。（王焕新，赵长兰. 黑豆大枣汤治疗痛经. 新中医，1998，30(4)：31.）

饴　糖

为米、大麦、粟或玉蜀黍等粮食经发酵糖化制成的糖类食品。

【效用特点】　甘，温。归脾、胃、肺经。功能补虚温中，缓急止痛，润肺止咳。常用于脾胃虚寒，里急腹痛，肺虚咳嗽，干咳无痰等。现代药理研究表明，本品具有抑制酮体产生等作用。常用量为30～60g，溶化服，入汤剂分2～3次服。也可熬膏成为丸服。

【临床治验】

1. 治疗功能性便秘　马铃薯500g，清洁后去皮、芽，切块，蒸熟，捣泥后加饴糖60g和盐少许拌匀食用，早晚各一次，可以代替早晚正餐。（张更林. 马铃薯与饴糖合用治疗功能性便秘120例临床观察. 中国医药导报，2007，4(26)：162.）

2. 治疗年长儿慢性腹泻　怀山药、山楂、白术、苍术、茯苓、甘草，各等份共同焙干，研极细末，置入适量糯米糖中，拌和均匀呈稀稠状膏。每餐前30分钟从盛装大瓶中取80g放入小杯中，置盛装开水缸中加温20分钟，糖膏有温感为度，再喂患儿口服。3餐前口服，连续10天为1个疗程，一般连服3个疗程即可，少数可连服4～6个疗程。（王启中. 二山饴糖膏治疗年长儿慢性腹泻186例. 世界今日医学杂志，2001，5：457.）

甘　草

为豆科多年生草本植物甘草胀果甘草或光果甘草的根及根茎。

【效用特点】　甘，平。归心、肺、脾、胃经。功能益气补中，润肺止咳，清热解毒，缓急止痛，调和药性。常用于脾虚倦怠，心虚悸动，咳嗽气喘，热毒疮痈，咽喉肿痛，药食中毒，脘腹、四肢挛急疼痛等。现代药理研究表明，本品具有抗溃疡、护肝、肾上腺皮质激素样、抗炎抗变态反应、镇咳祛痰、抗病毒、降脂及抗动脉粥样硬化、解毒、抗心律失常、抗肿瘤、抗氧化衰老等作用。常用量为 3～10g，煎服。清热解毒宜生用；补中缓急宜炙用；止茎中痛宜用甘草梢。

【临床治验】

1. 治疗胃及十二指肠溃疡　甘草 12g 加水适量，水煎浓缩成 100ml，分早晚 2 次口服，2 周为 1 个疗程。（胡允彩，于加敏，罗章运. 甘草治疗胃及十二指肠溃疡. 中国民间疗法，1999，7(10)：35.）

2. 治疗面肌痉挛　蜈蚣 10 条，炙甘草 50g 研末吞服，每次 0.5～1g，每天 1～2 次，10 天为 1 个疗程。（张颖东. 蜈蚣甘草散配合针刺治疗面肌痉挛 90 例. 云南中医中药杂志，2010，1：29.）

3. 治疗荨麻疹　生甘草 30g，开水 500ml 冲泡，热服、凉服均可，每天代水饮，30 天为 1 个疗程。（杨倩宇. 单味甘草治疗荨麻疹 36 例. 河南中医，2003，23(9)：56.）

4. 治疗过敏性紫癜　生甘草 20～30g 水煎，每日分 2 次服，20 日判断疗效。（杨孟考. 单味生甘草治疗过敏性紫癜 41 例报告. 中国社区医师，2005，21(22)：36.）

5. 治疗脚癣　取木瓜与甘草各等份（一般各 250～500g），加水约 1500～2000ml，浸泡 1 小时后，将患足浸入药液中（注意药液要漫过患处）约 2 小时，然后晾干。用同一份药液，每日按时浸泡一次，连用 7 天为 1 个疗程。（姜旭东，刘建初. 木瓜、甘草治疗脚癣的体会. 中国乡村医生杂志，1996，(6)：28-29.）

6. 治疗静脉炎　将红花、甘草（1∶1）研粉，用 50%酒精调匀成糊，涂于纱布（双层）上，四边向内折叠包好，敷于患处，干后可再加少许酒精保持湿润，持续湿敷每日 1 次，一般 1～3 次可消肿止痛。（王文玲，王伦英. 红花甘草治疗静脉炎. 河北中医，2002，24(11)：810.）

7. 治疗小儿口腔溃疡　炙甘草 5～10g，半夏 7.5g，干姜、黄连各 5g，黄芩、党参各 6g，大枣 4 枚。每日 1 剂，分 2～3 次服用，连用 3～7 剂观察效果。不愈可再用。（张晓岚，殷朋松. 治疗小儿口腔溃疡验方. 中国民间疗法，2010，4：51.）

绞 股 蓝

为葫芦科植物绞股蓝的根茎或全草。

【效用特点】 甘、苦，寒。归脾、肺经。功能益气健脾，化痰止咳，清热解毒。常用于脾胃气虚，体倦乏力，肺虚咳嗽，肿瘤而有热毒之证。现代药理研究表明，本品具有抗疲劳、抗缺氧、抗高温、抗低温，免疫调节，降血脂、降血糖，镇静、催眠、镇痛、增加冠脉流量、抗心肌缺血、增加脑血流量、抑制血栓形成、保肝、抗溃疡等作用。常用量为10～20g，煎服；亦可泡服。

【临床治验】

1. 治疗慢性支气管炎　鲜绞股蓝全草30g，洗净，水煎，每日1剂分2次温服，10日为1个疗程。临床症状控制后改为隔日或隔2日1剂。（徐银萍. 鲜绞股蓝治疗慢性支气管炎35例临床疗效观察. 河北中西医结合杂志，199，3:84.）

2. 治疗高脂血症　山楂5～10g，绞股蓝5～10g，泡水代茶饮，每日1剂，多次服用，2个月为1个疗程。（柏传红，姜佩佩. 山楂绞股蓝代茶饮治疗高脂血症31例. 江苏中医药，2003，8:11.）

3. 治疗血管性头痛　单用绞股蓝20g，开水冲泡代茶饮，每剂可冲泡5～6次，每日1剂，30天为1疗程。（徐树楠，马更芳. 绞股蓝治疗血管性头痛46例. 河北中医药学报，1998，1:33.）

4. 治疗脑动脉硬化症　鲜绞股蓝50g（干品用20g），葛根15g，红花10g，黄芪15g。随症加减，将上方药置于陶瓷容器内浸泡1小时，武火煎沸5分钟，改文火煎10分钟即可，取汁1000ml，每日分5～10次代茶温服。（梁忠. 复方绞股蓝茶剂治疗脑动脉硬化症临床观察. 河南中医，1998年，3:151-152.）

5. 治疗慢性咽炎　银花10g，绞股蓝10g，甘草5g，为1天量，用开水泡20分钟后频频饮服。如急性发作期可加大药量至2倍使用。（彭学永. 银绞甘草茶治疗慢性咽炎40例疗效观察. 实用中西医结合临床，2003，1:35-36.）

红 景 天

为景天科植物红景天或大花红景天的根茎。

【效用特点】 甘、苦,平。归心、肺经。功能益气活血,通脉平喘。常用于气虚血瘀,胸痹心痛,中风偏瘫,虚衰气喘等。现代药理研究表明,本品具有抗疲劳、抗缺氧、抗寒冷、抗微波辐射,提高工作效率、提高脑力活动等作用。常用量为3～6g,煎服。

【临床治验】

1. 治疗胆囊炎胆结石 高山红景天全草9g,研粗末,每日开水冲泡,代茶饮。另用高山红景天根研极细末装胶囊,每粒胶囊重0.35g。慢性患者每次服胶囊2～3粒,每日3次,高山红景天水送服。急性发作期者每次服5粒,隔30～60分钟口服1次。2周为1个疗程,连服2个疗程。(张金菊.高山红景天治疗胆囊炎胆结石40例.中国民间疗法,2005,8:43-44.)

2. 治疗顽固性便秘 红景天100g,加水1500～2000ml,煮沸20分钟,水煎液倒入保温瓶中代茶饮,每天饮服500～1000ml或更多。(孙寿昌,王盛江.红景天治疗顽固性便秘46例.哈尔滨医药,1999,3:42.)

3. 治疗化疗性静脉炎 取红景天粉末,量为每10cm 28g,加等量鲜芦荟胶汁捣烂。局部皮肤清洁后,直接敷贴于静脉炎血管皮肤上,范围应超过病变范围1～2cm;敷贴厚度1～2mm。轻度者1次即愈,中重度者,每天贴敷2次,2～3天痊愈。在气候特别干燥或寒冷时,需用单层保鲜薄膜覆盖于上面,然后用少许胶布固定。(黄楚辉,杨艳芳,等.红景天加鲜芦荟治疗化疗性静脉炎的临床观察.现代护理,2005,11:829-830.)

沙 棘

为胡颓子科植物沙棘的成熟果实。

【效用特点】 酸、涩,温。归脾、胃、肺、心经。功能健脾消食,止咳祛痰,活血散瘀。常用于脾虚食少,食积腹痛,咳嗽痰多,胸痹心痛,瘀血经闭,跌扑瘀肿。现代药理研究表明,本品具有改善心肌微循环,降低心肌耗氧量,抗血管硬化,抗炎,抗疲劳、降血脂、抗辐射、抗溃疡、保肝及增强免疫功能等作用。常用量为3～10g,煎服。

【临床治验】

1. 治疗慢性支气管炎 沙棘果洗净存于冰箱中保鲜,每天2次,每次50粒(约6～9g),嚼服,14天为1个疗程。(吴群,费雨田.沙棘果嚼服治疗慢性支气管炎疗效观察.中国民族医药杂志,1997,3:28.)

2. 治疗高脂血症 红沙棘30g,决明子20g,新疆小酸枣4粒,泡水代茶一日量。(迟祝红,张丽华. 新疆高原红沙棘治疗高脂血症疗效观察. 中华现代中医学杂志,2008,1:78-79.)

3. 治疗脑动脉硬化症　沙棘 60g,丹参 15g,川芎 10g,葛根 15g,僵蛹(或僵蚕)15g,生山楂 15g,生槐米 15g,昆布 10g,片姜黄 10g,仙灵脾 10g。每天 1 剂,文火水煎 2 次,取混合液 500～600ml,分 3 次温服。(杜兆嵩. 沙棘汤治疗脑动脉硬化症疗效观察. 新医学导刊,2008,1:75-76.)

4. 治疗烧伤创面　将沙棘油制成沙棘油纱布作为内层敷料贴敷于烧伤创面,然后以无菌纱布覆盖包扎,隔日更换 1 次,直至创面愈合。(钟建岳,王富生. 沙棘油治疗烧伤创面疗效观察. 现代中西医结合杂志,2008,7:1013-1014.)

第二节 补 血 药

当 归

为伞形科植物当归的根。

【效用特点】 甘、辛,温。归肝、心、脾经。功能补血活血,调经止痛,润肠通便。常用于血虚萎黄,月经不调,经闭痛经,血虚、血滞、血寒诸痛,跌打损伤,风湿痹痛,痈疽疮疡,肠燥便秘等。现代药理研究表明,本品具有抗血栓、改善血液循环、松弛气管平滑肌、抗炎、镇痛、抗脂质过氧化、补血、降血脂、抑制动脉粥样硬化、利胆保肝、保护肾脏、保护肺、增强免疫功能等作用。常用量为 5～15g,煎服。

【临床治验】

1. 治疗全血黏度增高　把全当归粉碎为细末,装入胶囊,每粒 0.5g。每次服 6 粒,每日服 1 次。60 天为 1 个疗程。(王金瑞. 当归治疗全血黏度增高 120 例. 天津中医,2001,18(6):34-35.)

2. 治疗肾病综合征　黄芪 60g,当归 12g,水煎,分 2 次温服,每日 1 剂,共用 8 周。(万明光,史炜. 黄芪当归合剂治疗肾病综合征. 中国民间疗法,2009,10:32.)

3. 治疗痛经　当归 15g,乌药 15g,延胡索 15g。放入保温杯或带盖的茶杯中,倒入 90℃以上开水约 200ml,将口盖严,浸泡 10～20 分钟后饮之,每日 1 剂,每剂药浸泡两次。(唐红梅. 当归乌药饮治疗痛经 65 例. 实用中医药杂志，2009，5：291.）

熟地黄

为玄参科植物地黄的块根，经加工炮制而成。

【效用特点】 甘，微温。归肝、肾经。功能补血滋阴，益精填髓。常用于血虚萎黄，月经不调，崩漏下血，肾阴不足，腰膝酸软，盗汗遗精，精血两亏，头晕目眩，须发早白等。现代药理研究表明，本品具有促进造血功能、抗氧化、抗衰老、心肌保护、降脂、抗血栓形成、降血糖、利尿、促进肝糖原合成、抗甲状腺功能亢进、抗溃疡、止血等作用。常用量为10～30g，煎服。

【临床治验】

1. 治疗糖尿病　黄芪25g，人参10g，熟地75g，在改善症状的同时，降低或消除酮体，取得了满意的疗效。（毕雅安.熟地治疗糖尿病酮症.江苏中医，2000，21(1)：33.）

2. 治疗药源性便秘　熟地100g煎浓液500ml，每晚顿服，连服3天。（刘玉娟，张风荣.熟地治疗药源性便秘120例疗效观察.实用医技，1999，6(7)：489.）

3. 治疗阴虚耳鸣耳聋　天门冬、熟地黄各6g，煎汤代茶每日饮之，7日为1个疗程，一般2～3个疗程即可治愈。（郑月辉，吕维宁.治疗阴虚耳鸣耳聋方.中国民间疗法，2008，10：63.）

4. 治疗月经过少　熟地20g，泽兰10g，菟丝子15g，当归10g，香附10g，牛膝6g，枸杞子15g，益母草20g。随症加减，每日1剂，水煎2遍取汁共300ml，分2次温服。经前1周服用上方，经来停服，如无效，下一月经周继服。（马爱香.熟地泽兰汤治疗月经过少198例疗效观察.甘肃中医，2004，11：34.）

白芍

为毛茛科植物芍药的根。

【效用特点】 甘、苦、酸，微寒。归肝、脾经。功能养血敛阴，柔肝止痛，平抑肝阳。常用于血虚萎黄，头晕眼花，月经不调，自汗盗汗，血虚肝旺，拘急疼痛，肝阳上亢，头痛眩晕等。现代药理研究表明，本品具有促进免疫、镇静、解痉、扩张血管、抗炎、抗应激、抗病原、抗菌、降体温、利尿等作用。常用量为 5～15g，煎服。

【临床治验】

1. 治疗习惯性便秘　生白芍 40g，生甘草 15g。水煎服，每日 1 剂，一般 3 剂显效，7 剂 1 个疗程。（于清军，王淑霞．白芍配甘草治疗习惯性便秘．辽宁中医杂志，2002，29(6)：346.）

2. 治疗痛经　白芍 30～40g，香附 30～40g，当归 15g，党参 10g，川芎 10g，元胡 10g，艾叶 10g。并随证加减，每日 1 剂，月经来潮前 10 天开始服用，来潮时停用。10 天为 1 个疗程。（修中建．白芍香附止痛汤治疗痛经 46 例．中医研究，2002，15(6)：27-28.）

3. 治疗牙痛　白芍 45g，蒲公英 30g，细辛 3g，甘草 15g，每日 1 剂，水煎服。适应于各种原因引起的牙痛，也可治疗头痛、痉挛性腹痛等症。（霍光磊．白芍公英细辛甘草汤治疗牙痛．山东中医杂志，1995，14(6)：276.）

4. 治疗坐骨神经痛　白芍 50g，鸡血藤、威灵仙各 20g，木瓜 15g，牛膝 12g，独活、没药各 10g，川草乌各 5～10g，防己 9g，随证加减。1 日 1 剂，水煎服。（宋镇星，龚有举．白芍止痛汤治疗根性坐骨神经痛 100 例．四川中医，2000，18(12)：27.）

5. 治疗腰椎增生症　白芍 30～90g，木瓜、炙甘草各 15g，鸡血藤、威灵仙、杜仲各 20g。随症加减，每天 1 剂，水煎，分 3 次口服。（李洪洲．重用白芍治疗腰椎增生症．新中医，2008，40(10)：26.）

6. 治疗骨质增生　白芍 30～60g，木瓜 12～15g，鸡血藤 15g，威灵仙 15g。每日 1 剂，水煎服。（刘永军，翟淑梅．以白芍为主治疗骨质增生症．中国民间疗法，2009，11：27.）

7. 治疗腰腿痛　白芍 30g，甘草 8g，牛膝 10g，狗脊 10g，元胡 6g，威灵仙 10g，土鳖 10g，地龙干 10g，金樱子 10g，杜仲 10g，黄柏 10g，田七 5g。酌情加减。1 剂/天，水煎 2 次，分 2 次空腹温服。（张华伟．白芍甘草汤治疗腰腿痛病 50 例．时珍国医国药，2004，15(10)：689-690.）

何首乌

为蓼科植物多年生草本植物何首乌的块根。

【效用特点】　苦、甘、涩，温。归肝、心、肾经。功能补益精血，固肾乌须；生品截疟解毒，润肠通便。常用于血虚萎黄，须发早白，遗精崩带，痈疽瘰疬，体虚久疟，肠燥便秘等。现代药理研究表明，本品具有免疫增强、促进肠蠕动、益智、抗衰老、抗炎、调脂等作用。常用量为10～30g，煎服。

【临床治验】

1. 治疗胃及十二指肠溃疡　将生何首乌去除杂质，研粉过100目筛，瓷瓶贮藏；用大米熬成稀粥，根据患者食量盛取，每次服用将生何首乌粉2g置于刚煮沸的稀粥内搅拌，待其温后食下，每日3次。（吴志明，石瑜．何首乌粥治疗胃及十二指肠溃疡．中医杂志，2004，45(8)：571-572.）

2. 治疗口涎过多　何首乌适量，研细末装瓶备用。每次取5g，用温开水冲服，1日1～2次。（李林虎．何首乌治疗口涎过多．中国民间疗法，2008，3：63.）

3. 治疗高脂血症　制首乌30g，加入300ml的水煎煮20分钟左右，留取煎汁150～200ml。每天服用1剂，分两次温服。（用制首乌治疗高脂血症．求医问药，2009，4：21.）

4. 治疗脱发　制何首乌60g，猪大油(生)60g，洗净煎沸2次，每次加水500ml，煎至200ml，早晚2次空腹服。隔日服1剂，7剂为1个疗程。（阮晖容，王开新．制何首乌猪油汤治疗秃头．中国民间疗法，2000，8(3)：46.）

5. 治疗毛囊炎　将何首乌10g，苦参10g，加水200ml浓煎100ml。用药液将消毒过的纱布浸透，拧至不滴水，展开平置于患处，用以湿敷，纱布干后取下再浸药液，每次敷30分钟，每日早晚各1次。一般用后24～48小时即可消肿，3～4天炎症消散。（崔雪艳，刘爱民．何首乌方治疗毛囊炎．中国民间疗法，2002，10(1)：60.）

6. 治疗痔疮　发作期以鲜何首乌200g切片，装入约20cm长之猪大肠内，以线扎紧两端，入锅内，加水1500ml，文火缓缓炖至猪大肠熟透，1日内分3～4次同锅内药汁空腹服完。如无鲜何首乌，可改用干何首乌100g，研粗末装猪肠，如上法炖服。同时外用鲜何首乌100g或干何首乌50g，食盐6g，冷水适量煎取药液反复外用熏洗肛门，每日洗3～4次。连续内服外洗20～30天，病情即可控制。此后无须再用上法，可改变给药方式，用干何首乌适量炒黄，研细末，每次冷开水送服3g，日服3～4次(饶文举．应用单味何首乌可疗痔疮．中医杂志，2004，45(10)：735.）

7. 治疗肛裂　何首乌60g，枳壳30g共研细末，每剂煎出液体250ml，早晚分服，次日再煎一次分服(即每2日服1剂)，4剂为1个疗程。（丁保顺，张聚福，隋瑞云．中药何首乌及枳壳治疗肛裂60例．中国民间疗法，2000，8(8)：21-22.）

8. 治疗腰椎间盘突出症　制何首乌30g，每日1剂，水煎分早晚2次服。或以制何首乌、丹参制成丸剂，每丸9g，每次2丸，每日2次口服。（于广勤. 制何首乌治疗腰椎间盘突出症. 中医杂志，2004，45(8)：572.）

阿　胶

为马科动物驴的皮，经漂泡去毛后熬制而成的胶块。

【效用特点】　甘，平。归肺、肝、肾经。功能补血，止血，滋阴润燥。常用于血虚萎黄，多种出血证，热病伤阴，心烦失眠，虚风内动，阴虚燥咳等。现代药理研究表明，本品具有促进造血功能、免疫增强、吸收和储存钙、抗应激、抗休克、促进骨愈合、提高耐缺氧、耐疲劳的作用，改善血管壁的通透性和止血等作用。常用量为5～15g，宜烊化冲服。

【临床治验】

1. 治疗贫血　用阿胶10g捣成细末，鸡蛋一个打碎置小碗内。加黄酒、红糖适量，搅拌。加水少许，隔水蒸成蛋糊，每日服1次（经期或大便溏薄时停服）。（金安萍. 阿胶调鸡蛋治贫血. 中国民间疗法，1996，(2)：47.）

2. 治疗恶性肿瘤放疗所致血小板减少　阿胶20～30g（加适量开水蒸化，饭后服用），每日2次。（刘焕义，苏晓姝，魏东. 大剂量阿胶治疗恶性肿瘤放疗所致血小板减少的临床观察. 西南军医，2006，8(2)：31-32.）

3. 治疗月经过多、产后恶露不尽　党参20g，文火煎40分钟，取药汁150～200ml，兑入阿胶10g（烊化）顿服，每日1次。（郝世平，邢建萍. 党参阿胶治疗月经过多、产后恶露不尽68例. 河北中西医结合杂志，1995，4(3)：30.）

4. 治疗肺结核咯血　用单味阿胶10～15g，开水炖溶化徐服，每天1剂。（陈军，刘茂寿. 阿胶治疗咯血2例. 现代中西医结合杂志，2000，9(4)：362.）

龙　眼　肉

为无患子科常绿乔木龙眼的假种皮。

【效用特点】　甘，温。归心、脾经。功能补心安神，养血益脾。常用于心脾两虚，惊悸失眠，气血不足，体虚力弱等。现代药理研究表明，本品具有抗衰老、抗脂质过氧化、抗癌降脂、抑菌、促进生长发育、增加卵泡刺激素(FSH)含量、孕酮(P)含量，还有非特异性的免疫增强及补血、镇静、抗焦虑等作用。常用量为10～25g，煎服。

【临床治验】

1. 治脾虚泄泻　龙眼干14粒，生姜3片。煎汤服。(《泉州本草》)

2. 治疗失眠　龙眼肉100g，60°白酒400ml。将龙眼肉放在细口瓶内，加入白酒，密封瓶口，每日振摇1次，半月后可饮用。每日2次，每次10～20ml。(龙眼酒治疗失眠.上海医药，2009，1:38.)

3. 治疗乳糜尿　龙眼肉20g，山茱萸10g，大米50g，盐适量。先用水煮米粥如常法，将熟，放入龙眼肉、山茱萸煮熟，加少许盐作早餐。下午加泡龙眼肉20g当茶喝。忌食油，连续服食1～3个月。(陈协平，林阿素.龙眼肉山茱萸粥治疗乳糜尿16例.河北中医，2001，(2):87.)

4. 治疗刀伤出血　先将龙眼核敲破，去掉外层的光皮，然后将核放入锅内焙焦，研成粉末，贮瓶中备用。用时，将药末(适量)撒在伤口上，覆上消毒纱布，用手轻按在伤口上，待血止后，再用消毒纱布包扎好，一般数日即愈。(刘浩.龙眼核粉治刀伤出血.四川中医，1988，(5):75.)

木　耳

为木耳科真菌木耳、毛木耳及皱木耳的子实体。

【效用特点】　甘，平。归经肺、胃、肝、脾、肾、大肠经。功能补气养血，润肺止咳。常用于气血亏虚，肺虚久咳，咳血、衄血、痔疮出血，高血压，跌打伤痛等。现代药理研究表明，本品具有抗凝血、抗血小板聚集、抗血栓形成、升白细胞、促进免疫功能、降血脂及抗动脉粥样硬化、延缓衰老、抗辐射、抗炎、降血糖、抗肿瘤等作用。常用量为内服煎汤，3～10g；或炖汤；或烧炭存性研末。

【临床治验】

1. 治口腔溃疡　取白木耳、黑木耳、山楂各10g，水煎，喝汤吃木耳，每日1～2次。(吴秀云，郑雪芹，张会荣.巧治口腔溃疡4法.中国民间疗法，2004，12(9):65.)

2. 治疗糖尿病并发皮肤溃疡　炒桃树木耳50g，白及4g，血竭10g等。将方中各药分别研细过200目筛，细粉混合均匀。先用双氧水清洁患处，有脓液者进行清创，同时全身抗感染治疗，局部将木耳散均匀散布在患处，以覆盖创面为宜，一日一次，如在感染渗出期后，将木耳散用香油调成适当黏稠度涂患处，1 日 1～2 次。（马文兰，芦秀华，张莉红. 木耳散治疗糖尿病并发皮肤溃疡 10 例. 新疆医学，2004，34(4)：96-97.）

第三节 补 阴 药

北 沙 参

为伞形科多年生草本植物珊瑚菜的根。

【效用特点】 甘、微苦，微寒。归肺、胃经。功能养阴清肺，益胃生津。常用于肺热燥咳，痰少咽干，胃阴不足或热病伤津，口燥咽干，烦热口渴等。现代药理研究表明，本品具有抑制免疫、解热镇痛、镇咳祛痰、抗肿瘤、抗突变等作用。常用量为煎服，10～15g。亦可熬膏或入丸剂。

【临床治验】

1. 治疗顽固性呃逆　麦冬、沙参各 5g，沸水冲泡后代茶饮，连服 10 天为 1 个疗程，可连服 2～3 个疗程。（李光静. 麦冬及沙参治疗顽固性呃逆 15 例. 实用中医药杂志，2004，20(2)：75.）

2. 治疗头痛　北沙参、川芎各 30g，蔓荆 26g，细辛 1.5g，加黄酒煎服。（浙江中医杂志，1993，12：564.）

3. 治疗小儿迁延性肺炎　北沙参 25g，甘草 15g，拳参 10g，紫草茸 10g，共研细末，制成汤剂，视患者年龄选 3～5g 用牛奶或水煎服，每日 3 次，15 天为 1 个疗程。（楚伦巴特尔. 四味沙参汤治疗小儿迁延性肺炎体会. 中国民族医药杂志，1996，2(2)：19.）

南 沙 参

为桔梗科植物轮叶沙参或杏叶沙参的根。

【效用特点】 甘，微寒。归肺、胃经。功能养阴清肺，化痰，益气。常用于阴虚燥咳、肺热或痰热咳嗽，热病气阴两伤，津伤口渴等。现代药理研究表明，本品具有强心、改善血液“黏”和“凝”的倾向、免疫调节、抗辐射、祛痰、抗真菌等作用。常用量为10～15g，煎服。

【临床治验】

1. 治肺热咳嗽　沙参半两，水煎服之。（《卫生简易方》）

2. 治百日咳　杏叶沙参根6～12g，水煎服。（《湖南药物志》）

3. 治肺结核痰中带血，虚火牙痛，咽痛　沙参30g，鸡蛋2个，白糖适量。沙参与鸡蛋加水同煮，蛋熟后去壳再煮半小时，加糖调味，饮汤食蛋。（《偏方大全》）

4. 治疗食管炎　本品配伍麦冬、金银花等药，制成蜜丸，空腹时含化、缓咽，1日3～5次。（福建中医药，1982，4：28.）。

百　合

为百合科植物卷丹或细叶百合的肉质鳞叶。

【效用特点】 甘，寒。归肺、心经。功能养阴润肺止咳，清心安神。常用于肺热咳嗽，劳嗽咯血，热病余热未清，虚烦惊悸，失眠多梦等。现代药理研究表明，本品具有止咳、祛痰、抗癌、免疫增强、降糖、抗过敏、平喘、镇静等作用。常用量为10～30g，煎服，蒸食、煮粥食或拌蜜蒸食。外用捣敷。

【临床治验】

1. 治疗肺虚久咳　取新鲜百合30～100g，置药罐中，加水以高出药面70ml为宜，煮沸后，利用余热焖5分钟，趁热连同百合一起服用。（胡焕萍，张剑，张汉贞. 重用鲜品百合治疗肺虚久咳. 湖北中医杂志，2006，28(8)：40.）

2. 治疗哮喘　百合500g，枸杞120g，共研细末，用蜂蜜将药末制成丸剂，每丸重量约9g，每次用温开水送服1丸，每日服2～3次，10日为1个疗程。（刘鹏涛. 百合枸杞治哮喘. 中国民间疗法，2006，14(11)：64.）

3. 治疗失眠　黄连10g，百合20g，黄芩10g，酸枣仁15g，生地黄10g，白芍10g，五味子10g，生龙牡各（先煎）30g，远志10g，合欢皮10g，茯神10g，灯心草5g。随症加减，每日1剂，一煎午睡前服，二煎晚睡前半小时服。（张孟列. 黄连百合汤治疗失眠60例. 江西中医药，2009，10：40-41.）

4. 治疗更年期综合征　百合30g，生地15g，仙灵脾10g，巴戟天10g，生龙骨牡蛎各30g，五味子10g，丹参10g，水煎至300ml，分2次早晚服用，隔日1剂，（赵安民，李秀萍. 百合地黄汤加减治疗更年期综合征50例. 中国保健营养：临床医学学刊，2010，1：107.）

5. 治疗老年性便秘　百合50～60g（鲜者80～100g），蜂蜜20g。将干百合浸泡 4 小时(鲜者无需浸泡),加水 300ml,文火煎 30 分钟,煮至百合烂熟后入蜂蜜和匀。1 日 1 剂,分早晚 2 次服。15 天为 1 个疗程。(郑红.重用百合治疗老年性便秘 35 例.江苏中医,2001,22(4):24.)

6. 治疗疮疡 百合 100g 左右,用消毒器具捣烂如泥,内加冰片少许和匀。然后依疮口大小,摊于无菌纱布上,盖疮口处,外用胶布固定或绷带缠之。轻者隔日换药 1 次,重者 1 日换药 1 次,一般 1 周左右疮口即可愈合。(龙宽斌,李小龙.鲜百合外敷治疡的体会.山西中医学院学报,2000,1(3):54.)

7. 治疗带状疱疹 取鲜百合捣烂取汁涂于皮疹处,每日 3 次。涂至水疱干涸结痂为止。(肖孝葵.鲜百合汁治疗带状疱疹 25 例疗效观察.临床皮肤病杂志,1998,27(3):166.)

麦 冬

为百合科植物麦门冬的干燥块根。

【效用特点】 甘、微苦,微寒。归肺、胃、心经。功能养阴润肺,益胃生津,清心除烦。常用于肺燥干咳,劳嗽痰血,肺痈肺痿,津伤口渴,音哑咽痛,内热消渴,肠燥便秘,心烦失眠等。现代药理研究表明,本品具有抗心肌缺血、耐缺氧、降糖、增强免疫、抗衰老、抗肿瘤及抗辐射、抗血栓形成、抑制支气管收缩、保护小鼠生殖细胞遗传物质、改善血液流态等作用。常用量为 10～20g,煎服。或入丸、散、饮剂。

【临床治验】

1. 治疗顽固性呃逆 用麦冬、沙参各 5g,沸水冲泡后代茶饮,10 天为 1 个疗程,可连服 2～3 个疗程。(李光静.麦冬及沙参治疗顽固性呃逆 15 例.实用中医药杂志,2004,20(2):75.)

2. 治疗糖尿病 用鲜麦冬全草 50g 切碎煎汤代茶饮服。(丁仰宪.单味麦冬全草治疗糖尿病.中草药,1994,(9):478.)

3. 治疗乳头皲裂 麦冬 50g,研末。用生理盐水将患处洗净,然后取适量麦冬末用食醋调成糊状,均匀地敷于患处,每隔 5 小时换药 1 次,3 天为 1 个疗程。用药期间忌食辛辣物质,暂停哺乳。(耿金凤,张霞.麦冬治疗乳头皲裂.中医杂志,2002,43(2):157.)

4. 治疗化疗后口腔溃疡 麦冬、金银花、桔梗各取 10g,加 70～80℃水 500ml 冲泡,温服,4～5 次/天,每次 200ml,7 天为 1 个疗程,饭前、饭后均可饮用。(陈静云,彭爱莲,郝国珍,等.麦冬合剂治疗化疗后口腔溃疡效果观察.护理学杂志,2005,20(20):76-77.)

天 冬

为百合科植物天门冬的干燥块根。

【效用特点】 甘、苦,寒。归肺、肾经。功能养阴润燥,清肺降火。常用于燥热咳嗽,劳嗽咳血,津伤烦渴,肠燥便秘,内热消渴,盗汗遗精等。现代药理研究表明,本品具有抗肿瘤、改善心肌收缩功能、增强肝功能、镇咳、祛痰、抗菌、杀灭蚊蝇幼虫等作用。常用量为10～20g,煎服。

【临床治验】

1. 治疗阴虚耳鸣耳聋　天门冬、熟地黄各6g,煎汤代茶每日饮之,7日为1个疗程,一般2～3个疗程即可治愈。(郑月辉,吕维宁.治疗阴虚耳鸣耳聋方.中国民间疗法,2008,10:63.)

2. 治疗慢性单纯性鼻炎　将生蜂蜜(中华蜜蜂所酿者为佳)盛于洁净之陶罐中,纳入去皮鲜天冬,蜂蜜量以恰好淹没天冬为宜,罐口密封,20天后启用。每次生食天冬2支,开水冲服浸用蜂蜜20g,早晚各1次,10天为1个疗程。(卢训丛.蜂蜜天冬治疗慢性单纯性鼻炎.中国民间疗法,1997,(2):44.)

3. 治疗带状疱疹　取鲜天门冬适量,剥去外皮,另入少量米酒,捣烂成泥状。取捣成泥状的2/3量外敷于患部,外用消毒纱布带包扎固定,另1/3量则以开水冲泡后1次温服。或者捣成泥状后绞汁兑温开水1次顿服,将药渣如前法外敷于患部,若外敷药干燥时则用温开水浸湿即可,一般不需换药。(王子福.鲜天门冬外用治带状疱疹效佳.新中医1996,28(11):47.)

石 斛

为兰科多年生草本植物环草石斛、马鞭石斛、黄草石斛、铁皮石斛或金钗石斛的茎。

【效用特点】 甘,微寒。归胃、肾经。功能益胃生津,养阴清热,明目强腰。常用于津伤烦渴,内热消渴,阴虚发热,咽干而痛,目暗昏花,筋骨痿软,腰膝无力等。现代药理研究表明,本品具有调节胃肠功能、降糖、抗衰老及免疫调节、抗肿瘤、对白内障的治疗作用及扩张肠系膜血管等作用。常用量为10～15g,鲜品15～30g。干品入汤剂宜先煎。

【临床治验】

1. 治疗咽炎　鱼腥草10～15g,石斛6～10g,水泡代茶饮,1日1次,疗程7天,发热者适当加用抗生素。(何欣,陈远园.鱼腥草、石斛治疗咽炎疗效观察.浙江中西医结合杂志,2006,1(11):696-697.)

2. 治疗酗酒性胃炎　鲜石斛晶,开水冲服,每次20g,1日3～4次,疼痛较剧时加服0.6mg阿托品。(陈生春.鲜石斛晶治疗酗酒性胃炎观察.实用中医药杂志,1998,14(4):43.)

3. 治疗慢性萎缩性胃炎　沙参、制玉竹、乌梅各20g,白花蛇舌草30g,麦冬、蒲公英各15g,三七粉(吞服)3g,莪术12g,石斛、白芍、炙甘草各10g。随症加减,以1个月为1个疗程,每日1剂,水煎服。(王伯成,陈焕忠.石斛蛇舌方治疗慢性萎缩性胃炎56例.浙江中医杂志,2010,2:122.)

4. 治疗2型糖尿病　石斛、生地、生石膏各25g,麦冬21g,玄参18g,生龙骨28g,生牡蛎、知母各15g,砂仁6g,生甘草3g,每日1剂,水煎2次共500ml,早晚分服。(徐乃西,李建华,等.石斛饮治疗2型糖尿病20例.实用中医药杂志,2004,12,686.)

玉　竹

为百合科多年生草本植物玉竹的根茎。

【效用特点】 甘,微寒。归肺、胃经。功能养阴润燥,生津止渴。常用于燥热咳嗽,津伤口渴,内热消渴,阴虚外感,头痛身热等。现代药理研究表明,本品具有抗衰老、免疫增强、抗肿瘤、降糖、增强心肌收缩性能等作用。常用量为10～15g,大剂量可用至30g。

【临床治验】

1. 治疗神经衰弱　沙参、玉竹各15g,粳米60g。将沙参、玉竹用布包好煎汤,去渣、入粳米煮粥食,每天1次,连服数天。(应学良,治神经衰弱的方法,解放军健康,2009,4:31.)

2. 治疗燥咳　玉竹12g,蜜紫菀10g,蜜款冬花10g,百部10g,杏仁10g,浙贝母10g,甘草3g,随症加减,水煎服。(林惠珠,自拟玉竹紫菀冬花汤治疗燥咳730例,福建中医药,2007,2,3.)

3. 治疗蛲虫病　1～3岁病儿用黄精、玉竹各10g,3～8岁病儿用黄精、玉竹各 25g。将药物加水浸泡 60～90 分钟，然后隔水蒸 25～30 分钟，去渣服汤，再将药渣用上法蒸 2 次，分 2 次服下，每日 1 剂，服用 3 次，连服 3 天。同时对病儿的内衣及被褥，采取煮沸和曝晒的方法进行消毒。（贾淑芳. 玉竹黄精饮治疗蛲虫病 54 例. 中级医刊，1995，30(7)：56.）

4. 治疗皲裂　玉竹 50g，白及 20g，红花 10g. 当归 20g，艾叶 10g，随症加减，加水 2000ml，煎开后文火煎 20 分钟，将药汁倒入盆中，放温后浸泡病损处 10 分钟，外涂白及膏(本院自制药)，1 日 1 次。药渣第 2 天复煎 1 次。3 剂为 1 个疗程。（孙文昵，闫慧军，玉竹汤外洗治疗皲裂的疗效观察，辽宁中医杂志，2006，1：72.）

黄　精

为百合科多年生草本植物黄精滇黄精或多花黄精的根茎。

【效用特点】 甘，平。归脾、肺、肾经。功能润肺滋阴，补脾益气。常用于肺虚燥咳，劳嗽咳血，精血亏虚，内热消渴，脾虚倦怠，口干食少，大便干燥等。现代药理研究表明，本品具有抗衰老、免疫调节、改善学习和记忆能力、抗炎、抑菌、调脂、抗疲劳、抗肿瘤等作用。常用量为 10～30g，煎服，熬膏或入丸、散剂。

【临床治验】

1. 治疗小儿脾疳　取黄精 300～500g，研成细末，温水冲服。3 岁以下每次服 3g，3～5 岁每次服 4g，6～10 岁每次服 5g，11～13 岁每次服 6g，早晚各服 1 次，10 天为 1 个疗程，连服 1～3 个疗程。（叶芳. 单味黄精治疗小儿脾疳. 中医杂志，2001，42(1)：13.）

2. 治疗耐药性肺结核　黄精 50g，黄芩 20g，百部 30g，每日 1 剂。（王丽初. 黄精治疗耐药性肺结核. 中医杂志，2000，41(9)：521.）

3. 治疗呼吸道继发霉菌感染　将黄精煎制成 1∶1(每毫升药液含黄精 1.0g)药液，漱口后咽下，每日 50～60ml。（傅利民，杨艳平，鞠远荣，等. 黄精治疗呼吸道继发霉菌感染 40 例. 山东中医杂志，1998，17(2)：60.）

4. 治疗糖尿病　单味黄精 50g，每日 1 剂水煎分 2 次服。（高洪民. 单味黄精治疗糖尿病. 中国民间疗法，2003，11(7)：62.）

5. 治疗萎缩性胃炎　黄精 30g，石斛 15g，白芍 25g，白术 15g，白豆蔻 15g，白薇 10g，草果 15g，甘松 10g，甘草 10g。随症加减，水煎取汁 300ml，分 2 次服用，每日 2 剂，20 天 1 个疗程。（李颖，王国荣. 自拟黄精健胃汤治疗萎缩性胃炎 64 例. 实用中医内科杂志,2008,4,37.)

6. 治疗脚癣　黄精 250g,丹参 250g,蛇床子 200g,小米醋 500g。将上述诸药打碎浸泡在米醋中,30 分钟后备用。将患处浸泡在药液中,每天早晚各 1 次,洁肤后涂搽效果更佳。(李杰,朱志红. 复方黄精治疗脚气. 河南医药信息,2003,24(1):31.)

枸　杞　子

为茄科落叶灌木植物宁夏枸杞子的干燥成熟果实。

【效用特点】 甘,平。归肝、肾经。功能补肾益精,养肝明目,润肺止咳。常用于肝肾亏虚,腰膝酸软,阳痿遗精,头晕目眩,目暗不明,内热消渴,血虚萎黄,阴虚劳嗽等。现代药理研究表明,本品具有免疫调节、抗疲劳、抗衰老、降糖、保肝降脂、抗癌、抗辐射等作用。常用量为 5～10g,煎服,熬膏、浸酒或入丸、散剂。

【临床治验】

1. 治疗和预防妊娠贫血　用枸杞子 250g 加乌鸡(1000g 左右),用文火煮熟,放入少量糖服用。(芮抗美. 枸杞子加乌鸡治疗和预防妊娠贫血. 中国民间疗法,2000,8(9):47.)

2. 治疗慢性萎缩性胃炎　选宁夏枸杞子洗净,烘干打碎分装,每日 20g,分 2 次于空腹时嚼服,2 个月为 1 个疗程。(高瑞霞,周金华,朱宝玉. 枸杞子治疗慢性萎缩性胃炎 20 例. 中国民间疗法,2006,14(1):33.)

3. 治疗 2 型糖尿病　在饮食控制和其他辅助治疗的同时,每次服用枸杞液 50ml,日 3 次,连续服用 3 个月。(田丽梅,王秀梅. 枸杞液治疗 2 型糖尿病 35 例. 实用中医药杂志,2004,20(6):337.)

4. 治疗老年高脂血症　枸杞子干果 30g,洗净后温开水冲泡,饮水食果。(顾汉荣,张汀荣. 枸杞子治疗老年高脂血症的体会. 中国乡村医生杂志,1996,(3):26-27.)

5. 治疗老年高血压肾阴亏虚型眩晕　天麻、枸杞各 9g,煎汤去渣,汤放入日常膳食中服用。日服 1 次,3 个月为 1 个疗程。(王院星,刘梅,等. 天麻枸杞佐膳治疗老年高血压肾阴亏虚型眩晕 37 例. 浙江中医杂志,2009,9:652.)

6. 治疗老年夜间口干症　枸杞子 10g,置于水杯内加开水 500ml 浸泡。待枸杞子泡开后,先嚼服枸杞子,再将泡枸杞子水喝净。每日饮用 3～

4次,每日用枸杞子的总量为30～40g,10天为1个疗程。(李翠静,穆培丽,王平.枸杞子治疗老年夜间口干症30例.中国民间疗法,2004,12(4):27.)

7. 预防与治疗老年黄斑变性 单用枸杞子一味,蒸熟嚼食,每次30mg,每日3次。(王晓霞,林惠娟.枸杞对老年黄斑变性预防与治疗的初步观察.现代中西医结合杂志,2000,9(5):434.)。

8. 防治老花眼 枸杞20g,鸡蛋2只。将鸡蛋去壳,与枸杞一起搅拌均匀,蒸至鸡蛋熟透即成,可随意服用。(田栓磊.常吃枸杞鸡蛋羹可防治老花眼.求医问药,2010,2:44.)

9. 治疗复发性口疮 用枸杞叶鲜品60g或干品20g,每日分次或1次,沸水浸泡,代茶,不拘时饮用,连服7日。(王根军,尚孟学,倪方利.枸杞叶治疗复发性口疮的临床观察.河北中医,2002,24(1):13.)

旱莲草

为菊科一年生草本植物醴肠的干燥地上部分。

【效用特点】 甘、酸,寒,归肝、肾经。功能滋补肝肾,凉血止血。常用于肝肾不足,头晕目眩,须发早白,肾虚齿痛,吐衄咳血,尿血崩漏等。现代药理研究表明,本品具有增强免疫、升白细胞、抗染色体损伤、抗诱变、滋补肝肾,凉血止血肝、增加冠脉流量、耐缺氧、止血、镇静、镇痛、抗炎、抗菌等作用。常用量为10～15g,煎服,熬膏,捣汁或入丸、散剂。

【临床治验】

1. 治疗再生障碍性贫血 每日用鲜旱莲草100g煎汤代茶饮用。(黄冬度.旱莲草治疗再生障碍性贫血.中医杂志,2004,45(1):11.)

2. 治疗老年夜间口干 旱莲草40g,生地黄12g。加水700ml,水煎30分钟,频服代茶饮,每日1剂,连服7剂为1个疗程。(兰友明,兰义明,鲍雪娇.旱莲草治疗口干.中医杂志,2004,45(2):92.)

3. 治疗过敏性鼻炎 单味旱莲草30g,每日水煎取100ml,早晚分服。(王晓杰.单味旱莲草治疗过敏性鼻炎.中医杂志,2004,45(1):11.)

4. 治疗寻常疣 取鲜旱莲草花适量,放在较大的疣体上,用手指在其上反复揉擦,至有灼热或微痛感即可,每日2～3次,擦前洗净患处,擦后不要用水洗患处,一般治疗1周即可。(金立华.鲜旱莲草外治寻常疣.中医杂志,2004,45(2):92.)

5. 治疗扁平疣 旱莲草、芝麻花各30g，加水适量，水煎后外洗患处，洗时以纱布反复擦洗，每次15～20分钟，2次/天，每日1剂，15天为1个疗程。（常淑玲，陈玉英. 旱莲草、芝麻花外洗治疗扁平疣60例疗效观察. 医学理论与实践，2004，17(6)：680.）

6. 治疗斑秃 旱莲草20g，洗净后放入锅内蒸20分钟，冷却，置入玻璃容器内，用75%酒精200ml，密闭浸泡2周。蘸取浸泡液外涂患处，每日6～10次，2周为1个疗程，至起效后继续用药1～2周，以巩固疗效。（吴瑞，徐华清，郭红梅. 旱莲草外用治疗斑秃26例. 现代中西医结合杂志，2000，9(10)：950.）

7. 治疗带状疱疹 用新采集的鲜旱莲草清水洗净，搓揉，挤压取汁，涂擦患处，每日3～4次，直至痊愈。（钱萍. 旱莲草治疗缠腰火丹临床观察. 实用中医药杂志，1997，(1)：27.）

8. 治疗婴幼儿湿疹 取旱莲草鲜品适量洗净取汁，装入容器内加盖并在普通蒸锅内蒸15～20分钟消毒备用。待药液冷却后直接将药液涂于患处即可，每日数次。如无鲜草，可用干品50g左右煎液外敷，或浓缩后涂擦患处。（陈刚庆. 旱莲草治疗婴幼儿湿疹. 中医杂志，2004，45(1)：11.）

9. 治疗霉菌性阴道炎 鲜旱莲草300g，鲜冬青枝叶300g(若为干品各100g)、加水1500ml左右(干品加水要多些)，煮开后文火煎至1200ml，倒入盆中，先熏患部，再坐浴20分钟，早、中、晚每天3次，轻者早晚各1次。(肖辉. 旱莲草、冬青枝叶治疗霉菌性阴道炎30例. 衡阳医学院学报，1998，26(2)：235-236.)

女 贞 子

为木樨科常绿乔木植物女贞的干燥果实。

【效用特点】 甘、苦，凉。归肝、肾经。功能滋补肝肾，清热明目。常用于肝肾阴虚之头晕目眩，腰膝酸软，遗精耳鸣，须发早白，骨蒸劳热，目暗不明等。现代药理研究表明，本品具有保肝、抗炎、免疫增强、抗衰老、保护神经细胞、升白细胞、抗癌、抑菌、降血脂及抗动脉粥样硬化等作用。常用量为10～20g，煎服。或入丸、散剂。外用熬膏点眼。

【临床治验】

1. 治疗心律失常 用女贞子250g兑水1500ml文火熬至900ml备用。每次30ml，每日3次口服。4周为1个疗程。（何重荣. 女贞子治疗心律失常.中医杂志,1998,39(9):518.)

2. 降血脂、改善心肌供血　女贞子 30～40g,煎服或代茶饮。每日 1 剂,1～2 个月为 1 个疗程。苔腻不渴者加葛根 60g;便溏者加泽泻 30g。该药入方常用量为 10g 左右,但用于降脂、改善心肌供血,须用至 30～40g 方有效。(张子臻.女贞子能降血脂、改善心肌供血.中医杂志,1998,39(9):518.)

3. 治疗老年虚性便秘　女贞子 30g,当归 15g,生白术 15g。煎汤代茶饮服。一般服药后 3～7 天,大便趋于正常。(唐英.老年虚性便秘女贞子有良效.中医杂志,1998,39(9):520.)

4. 治疗口腔溃疡　女贞子 30g,加水 300ml,浸泡 30 分钟后水煎,沸后煎 10～15 分钟,取汁 150ml,同法再煎 1 次,2 次药液混合,共 300ml,分 3 次口服,每次 100ml,每日 1 剂。(张晓春,杨光.单味女贞子治疗复发性口疮虚热型 38 例.成都中医药大学学报,2001,24(2):60-61.)

5. 治疗下肢溃疡　取鲜女贞叶 15～20 片、洗净,放搪瓷器内,加水适量煎汁熏洗患处后,再取煎熟的女贞叶敷于疮口上(或用洗净的鲜叶捣烂敷患处),盖上纱布并以胶布固定,每日换 2～3 次。(章磊.鲜女贞叶治疗下肢溃疡 4 例.广西中医药,1986,增刊:62.)

桑　椹

为桑科落叶乔木植物桑的果穗。

【效用特点】　甘、酸,寒。归心、肝、肾经。功能滋阴补血,生津润肠。常用于肝肾不足或精血亏虚之眩晕耳鸣,失眠多梦,须发早白,津伤口渴,内热消渴,肠燥便秘等。现代药理研究表明,本品具有免疫增强、促造血细胞生长、降糖、抗诱变、降脂、抗氧化及延缓衰老、抗病毒等作用。常用量为 10～15g,煎服,熬膏,浸酒,入丸、散剂。

【临床治验】

1. 治疗糖尿病　用鲜桑椹绞汁,每次服 15ml,1 天 3 次。同时用鲜胡萝卜 80g,洗净切碎,粳米 60g 文火煮粥,1 天两次。以适量青菜及肉类佐餐。(李艺.桑椹汁胡萝卜粥治疗糖尿病 25 例.陕西中医,1999,20(2):54.)

2. 治须发早白　熟地黄 100g,万年青 150g,黑桑椹 120g,黑芝麻 60g,怀山药 200g,南烛子、花椒各 30g,白果 150g,酒 2000g。将以上药物捣细,用白布包贮，置于净器中，酒浸7天后去渣取汁备用。每次空腹温饮1～2小杯，早晚各1次。（治须发早白方. 医药保健杂志，2008，18：60.）

3. 治疗咽炎　采用成熟桑椹果实，每次20～25粒，含食，半小时内服完，不饮水，3天为1个疗程（可采鲜果于冰箱内备用）。服食期间停用其他中西药，忌烟酒及煎炸之物。（马延萍. 桑椹治疗咽炎疗效观察. 新疆中医药，2002，20（6）：83-84.）

龟　甲

为龟科动物乌龟的背甲及腹甲。

【效用特点】　咸、甘，寒。归肝、肾经。功能滋阴潜阳，益肾健骨，养血补心，固经止血。常用于阴虚内热，骨蒸潮热，盗汗遗精，阴虚阳亢眩晕，虚风内动，手足蠕动，肾虚筋骨痿软，囟门不合，心神失养，惊悸，失眠健忘，阴虚血热，崩漏，月经过多等。现代药理研究表明，本品具有增强免疫、降低血浆黏度、明显兴奋子宫、抗衰老、降低甲亢型阴虚大鼠整体耗氧量，减慢心律，升高血糖，降低血浆皮质醇含量等作用。常用量为15～30g。入汤剂宜打碎先煎。外用适量，烧灰研末敷。

【临床治验】

1. 治疗小儿脑积水　熟地500g（焙干），龟甲200g。生山药150g，共为细末混匀，过80～100目筛，装瓶备用。1岁以内每次服1g，1～2岁每次2g，2～3岁每服3g。一日3次，一直服到前囟闭合为愈。（李忠森. 地药龟板散治疗小儿脑积水. 河南中医药学刊，1995，10（1）：61.）

2. 治疗妇女更年期综合征　用更年宁汤（由龟甲、何首乌、鹿角胶等组成）治疗妇女更年期综合征，可随证加减，日1剂，10天为1个疗程。（王嘉梅. 更年宁汤治疗妇女更年期综合征96例. 浙江中医杂志，2002，（3）：97.）

3. 治疗神经衰弱　龟甲、黄芪各30g，肉桂10g，当归10g，生地、熟地、茯神、党参、白术、麦冬、陈皮、山萸肉、枸杞、川芎、防风各15g，五味子、羌活各12g。上述诸药研末入布袋，浸于酒内，酒的多少，以淹住布袋为宜，封闭半天，早晚各饮1杯，连服2剂。酒精过敏者禁用。（郭霞，郭芳云. 龟板酒治疗神经衰弱56例体会. 现代中医，2001，1：25-26.）

4. 治疗颈椎病　龟甲30g，肉桂10g，黄芪30g，当归40g，生地15g，茯神15g，熟地15g，党参15g，白术15g，麦冬15g，五味子15g，山萸肉15g，枸杞 15g，川芎 15g，防风 15g，羌活 12g。上各药研为粗末，放入布袋，浸在 40 度或 60 度酒内，酒的多少，以淹住布袋为宜，封闭半天。早午晚各饮一杯(约 20ml)，饮完可再用酒浸泡，1 个月为 1 个疗程。(陈长平，王光耀. 龟板酒治疗颈椎病 45 例. 内蒙古中医药，199，2:11.)

5. 治疗膝骨性关节炎　龟甲 50g，黄芪 20g，补骨脂、怀牛膝、白芍、仙鹤草、当归、山茱萸、威灵仙各 12g，川芎、枳壳、甘草各 10g。随症加减，每天 1 剂，水煎服。(梁祖建，潘伟军. 重用龟板治疗膝骨性关节炎. 新中医，2008，3:23.)

6. 治疗淋巴结核　全蝎、蜈蚣、水蛭各 100g，粉碎后，瓶装备用。成人每服 3g(小儿酌减)，1 日 3 次，开水吞服，或装入胶囊内吞服最好，10 日为 1 个疗程，可连服 3～6 个疗程。另外，龟甲 10%，研成细粉，然后与凡士林或香油混合调配，即成龟甲膏。外敷患处。(周丽英，王长禄. 复方全蝎散、龟板膏治疗淋巴结核 30 例. 河南中医药学刊，2001，2:58.)

鳖　甲

为鳖科动物鳖的背甲。

【效用特点】 咸，微寒。归肝、脾经。功能滋阴潜阳，软坚散结。常用于阴虚发热，骨蒸盗汗，热病伤阴，夜热早凉，虚风内动，手足瘈疭，久疟疟母，胸腹痞块，癥瘕积聚等。现代药理研究表明，本品具有抗辐射作用、抗突变、抗肿瘤、抗疲劳及耐缺氧、保肝、增强免疫等作用。常用量为 10～30g，宜先煎。滋阴潜阳宜生用，软坚散结宜醋炙用。

【临床治验】

1. 治疗肝炎肝硬化　炙鳖甲粉制法：用醋反复炙透，电烘箱烘干，趁热用电动粉碎机加工成细粉，分装入 12g 为单位的塑料袋中密封备用。对症治疗基础上，用炙鳖甲粉，口服，3g/d，疗程 1 年。(姜宏伟. 单味鳖甲治疗肝炎肝硬化 30 例. 临床医学，2007，27(6):93.)

2. 治疗肝纤维化　黄芪 20g，柴胡 10g，白芍 10g，青皮 10g，郁金 10g，丹参 20g，鳖甲 15g。每日 1 剂，水煎 180ml，每次 90ml。分早晚 2 次口服。(谭成清，鲁艳平. 鳖甲黄芪汤治疗肝纤维化的临床研究. 长春中医药大学学报，2009，5:674-675.)

3. 治疗前列腺肥大症　鳖甲壳洗净晾干，取 1∶500 盐醋液(细盐 1g、陈醋 500g)调匀，浸泡甲壳 1 小时，取出甲壳备用(可连续使用 5 次)，生蒜片数枚(独头蒜佳),厚约壹分硬币厚,备用。取穴与置药:取中极穴,患者仰卧位,穴位处置蒜片,取甲壳扣在贴蒜的中极穴上,甲壳外层贴盖一层厚2mm艾绒,然后在艾绒层上点燃,燃尽1次为1壮,每日为2次(2壮)。穴处有热烫时稍加些纸片,灸治结束用掌心轻揉穴位3分钟,治疗10天为1疗程。(马兆勤.隔鳖甲壳灸治疗前列腺肥大症65例.中国中医药科技,1999,6(6):410.)

4. 治疗小儿遗尿　取整鳖甲1具,用陈醋浸泡30分钟后取出备用,然后在鳖甲壳下面放置细盐能把壳衬起为度,细盐下面放3层棉纸,以免盐外流,先令患儿仰卧,取关元、气海及中极穴,再把甲壳及盐放置穴位上,取10g艾绒捏成大约5cm,厚0.3cm圆饼铺在甲壳上面点燃即可,灸15分钟,再令患儿俯卧,取肾俞及膀胱俞,把甲壳及盐放置穴位上,另取10g艾绒捏成圆饼铺在甲壳上面点燃,穴位灼烫时可上下换一下位置,再灸15分钟,皮肤潮湿红润为度。每日1次,每次大约30分钟。10天为1个疗程。(万红棉,马兆勤,赵芝慧.隔鳖甲灸治疗小儿遗尿36例.中国中医药科技,2005,12(1):31.)

5. 治疗痔疮　取鲜鳖甲1个,装陶器中,上扣盖。以泥土封闭后置火中烧至陶器发红。离火冷却后,取出研末,敷于患处。每次用量3～10g,每日1次,7日为1个疗程。(安凤山,李延杰.鳖甲末治痔瘘20例.中国民间疗法,2002,10(10):57.)

6. 治疗灼伤　取1只鳖甲烧成灰面,用麻油调和,涂搽于灼伤处,一日3次,一般2周内即可愈合。(丛珂.鳖甲灰治灼伤.中国民间疗法,2005,13(1):64.)

7. 治疗颌下腺炎并涎石病　鳖甲片用陈醋浸泡1天后取出晒干备用。患者取侧卧位,患侧在上。将2～3片0.1cm厚的生蒜片贴于颌下三角区肿胀处,然后在蒜片上放置鳖甲片,圆凸面朝上,将艾绒铺在甲壳上,绒厚约0.2cm,即点燃艾绒施灸。每次30分钟,每日治疗2次,10天为1个疗程,间隔3天后继续下1个疗程。(钟超英.隔鳖甲灸治疗颌下腺炎并涎石病13例.中国针灸,2004,24(6):438.)

8. 治疗面部激素性皮炎　青蒿6g,鳖甲15g,生地15g,知母10g,丹皮10g。日水煎2次内服,三煎待凉后于晚间冷敷面部20分钟.后涂黄连膏(院内自制制剂)。(李春生.青蒿鳖甲汤为主治疗面部激素性皮炎42例.江苏中医药,2010,3:45-46.)

黑芝麻

为脂麻科植物脂麻的成熟种子。

【效用特点】 甘，平。归肝、肾、大肠经。功能补肝肾，益精血，润肠燥。常用于精血亏虚，头晕眼花，耳鸣耳聋，须发早白，病后脱发，肠燥便秘。现代药理研究表明，本品具有抗衰老，防治动脉硬化，降低血糖等作用。常用量为 9～15g，煎服，或入丸、散剂。

【临床治验】

1. 治干咳　黑芝麻 3 钱（约 1 调羹），冰糖适量，共捣碎，开水冲，早晨空腹服，3 天痊愈，少吃鱼类。（于辉，宋黎晓. 治干咳验方. 中国民间疗法，2010，4：51.）

2. 治疗顽固性膈肌痉挛　黑芝麻、白糖以 3∶1 的比例拌匀，每打嗝 1 次即口服 1 小匙，让患者细嚼慢咽，连续服用。（王志平，邢玉珍. 黑芝麻治疗顽固性膈肌痉挛 37 例. 中国民间疗法，2005，2：59.）

3. 治疗老年人便秘　黑芝麻洗净晾干，用药钵研碎，每次 60g 开水冲服，若无禁忌加少量蜂蜜效果更好。每日 1 次，一般 3～5 次即可排便。（孙宁宁. 黑芝麻方治疗老年人便秘. 中国民间疗法，2007，3：59.）

4. 治疗脱发　黑芝麻 30g，熟地黄 15g，何首乌 15g，桑椹子 15g，鹿角霜 15g，菟丝子 15g，当归 10g，川芎 9g，党参 15g，黄芪 15g，白术 10g，枸杞子 15g。每日 1 剂，水煎分 2～3 次口服，1 个月为 1 个疗程。（郑旭愉. 自拟黑芝麻饮治疗脱发病 68 例. 福建中医药，2007，5：41.）

第四节　补　阳　药

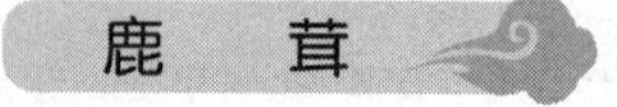

鹿　茸

为脊椎动物鹿科梅花鹿或马鹿等雄鹿头上尚未骨化而带茸毛的幼角。

【效用特点】 甘、咸，温。归肝、肾经。功能壮肾阳，益精血，强筋骨，调冲任，托疮毒。常用于肾阳不足、阳痿早泄、宫冷不孕、骨软行迟、精血不足、神疲消瘦、虚寒崩漏、带下过多、疮疡久溃不敛，阴疽疮肿内陷不起等。

现代药理研究表明，本品具有抗单胺氧化酶、抗氧化及抗衰老、提高性功能、提高耐力及增强记忆、抑制肿瘤、抗溃疡、增强肠道运动和分泌功能、保护遗传物质、促进蛋白质合成、免疫增强等作用。常用量为1～3g，研末吞服。或入丸、散剂。

【临床治验】

1. 治疗阳痿　将鹿茸研细粉，装入胶囊每丸重0.4g，每次服2丸，3次/天，10天为1个疗程。（王凯. 鹿茸胶囊治疗阳痿108例临床应用与药理研究. 医学信息，1996，9(2)：30.）

2. 治疗乳糜尿　人参9g，山药9g，黑附片6g，鹿茸1.5g(研末，冲服)，北芪15g，菟丝子9g，桑螵蛸15g，补骨脂9g，肉桂3g，茯苓9g。随症加减，每日1剂，水煎分2次服。治疗期间，忌食油腻膏脂和燥热刺激之品。1个月为1个疗程。（农立俭. 鹿茸补涩丸治疗乳糜尿51例. 广西中医学院学报，2002，3：46-47.）

3. 治疗肿瘤化疗后骨髓抑制　在常规化疗方案的基础上，加服鲜鹿茸粉(鲜鹿茸磨成粉)，开水冲服，每次1g，每天2次，10天为1个疗程。（段绿化. 鲜鹿茸粉治疗肿瘤化疗后骨髓抑制38例临床观察. 浙江中医杂志，2007，6：334.）

4. 治疗宫颈糜烂　用棉球擦拭宫颈口及阴道分泌物后给予鹿茸均匀外涂于宫颈表面，超出糜烂边缘。（牛煜，林庶茹. 鹿茸治疗宫颈糜烂临床观察. 辽宁中医杂志，2005，32(6)：560.）

鹿　角

为梅花鹿和各种雄鹿已成长骨化的角。

【效用特点】　咸，温。归肝、肾经。功能补肾助阳，强筋健骨。可做鹿茸之代用品，惟效力较弱。兼活血散瘀消肿。常用于疮疡肿毒、乳痈、产后瘀血腹痛、腰痛、胞衣不下等。常用量为5～15g，水煎服或研末服。外用磨汁涂或锉末敷。

【临床治验】

治疗产妇乳房胀痛　采用40°左右黄酒50ml冲调10g鹿角粉，分早、中、晚3次服用，再用约0.3m厚的生酵面外敷盖住乳房肿块，在其表面用纱布或毛巾覆盖后固定，但必须暴露乳头，维持24小时左右，必要时可更换新的生酵面。（陆文娟. 内服鹿角粉加外敷生酵面治疗产妇乳房胀痛的疗效.上海护理,2005,1:47-48.)

鹿角霜

为鹿角熬膏所存残渣。

【效用特点】 咸,温,归肝、肾经。功能补肾助阳,似鹿角而力较弱,但具收敛之性,而有涩精、止血、敛疮之功。常用于创伤出血及疮疡久溃不敛。常用量为10～25g。外用适量。

【临床治验】

1. 治疗小儿遗尿 鹿角霜,粉碎成细粉,每次2～5g,加适量黄酒调成糊状,用温开水送服,每日2次,早、晚各1次,晚上睡前2小时服用。(朱宁生,孟祥英.鹿角霜黄酒调服治疗小儿遗尿26例.现代中西医结合杂志,2005,14:1885.)

2. 治疗骨质增生 鹿角霜、当归尾、白芍药、川牛膝、川续断各15g,牡丹皮10g,川红花6g,随症加减,每剂加水500ml,煎3次,共取汁150ml,每服50ml,每日3次,15天为1个疗程。(胡硕龙.鹿角利腰汤治疗骨质增生41例体会.四川中医,2004,3:80-81.)

3. 治疗坐骨神经痛 细辛9g,鹿角霜25g,川乌、草乌各3g,威灵仙25g,生麻黄10g,黄芪30g,熟地20g,木瓜15g,白芍15g,牛膝30g,川芎10g,蜈蚣2条,全虫6g,仙灵脾12g,鸡血藤20g,透骨草15g。水煎服,日服1剂,12剂为1个疗程,药渣加适量醋、米酒、炒热,包好外敷腰部夹脊穴、环跳、委中、承山每日2次。(王玉林,细辛、鹿角汤治疗坐骨神经疼60例.齐齐哈尔医学院学报,2007,15:1840.)

4. 治疗老年腰腿痛 鹿角霜25g,当归12g,牛膝15g,薏苡仁20g,杜仲15g,狗脊12g,鸡血藤、天麻各15g。随症加减,水煎服,10天为1个疗程。(王在意.鹿角利腰汤治疗老年腰腿痛60例.辽宁中医杂志,2006,1:78.)

5. 治疗急性乳腺炎 每次取鹿角霜15g,葱白50g,水300ml,先用旺火煮开后,再用小火慢煎10～15分钟,服用时,加少量黄酒同服,1日3次,连服3～5天。(周宾,谭苏萍.鹿角霜治疗急性乳腺炎56例.南京中医药大学学报,2000,4:251.)

6. 治疗乳头皲裂 将鸡蛋煮熟后取蛋黄碾碎,炼油备用。鹿角霜捣碎炒焦黄后研细末,与鸡蛋油相调和。配方原则是按“鸡蛋黄3个,鹿角霜5g”的比例配制。以配制好的鹿角霜鸡蛋油均匀涂抹在乳头皲裂处,每日

3～4 次。（高青，高红. 鹿角霜治疗乳头皲裂 38 例分析. 山西医药杂志，2004，11：989.）

7. 治中耳炎　鹿角霜 10g，冰片 1g，研极细末，先将患耳用生理盐水洗净，再滴菜油 1 滴于耳内，将以上药粉少许吹于耳内，每日 2 次，一般用药2～3 天可痊愈。（袁希波. 鹿角霜治中耳炎有良效. 中医杂志，2003，4：250.）

巴 戟 天

为茜草科植物巴戟天的根。

【效用特点】　辛、甘，温。归肾、肝经。功能补肾壮阳，强筋健骨，祛风除湿。常用于肾阳虚阳痿早泄，宫冷不孕，小便频数，肾虚腰膝酸软，风湿痹痛等。现代药理研究表明，本品具有促进骨生长、保护脑细胞缺氧损伤、抗抑郁、促进造血、增强免疫、抗肿瘤、抗衰老及抗疲劳、降低雄性小鼠的精子畸形率等作用。常用量为 3～10g，煎服。

【临床治验】

1. 治疗阳痿　巴戟天 30g，吴茱萸 40g，细辛 10g，共为细末。用上药适量，加温水调成糊状，每晚睡前敷于脐部用纱布胶布固定，晨起取下，治疗期间忌房事。（尹毅. 巴戟天吴茱萸细辛敷脐治阳痿. 交通医学，2000，14(4)：425.）

2. 治疗股骨头缺血性坏死　巴戟天 9g，丹参 9g，三七 3g，郁金 9g，枸杞 9g，骨碎补 9g，补骨脂 9g，淫羊藿 9g，川断 12g，木瓜 6g，党参 9g，黄芪 15g 组成，每日 1 剂，水煎分 2 次服。（李文顺，孙克民，等. 复方巴戟天合剂治疗股骨头缺血性坏死的临床研究. 中国中医骨伤科杂志，2006，2：48-50.）

淫 羊 藿

为小檗科植物淫羊藿、箭叶淫羊藿或柔毛淫羊藿等的全草。

【效用特点】　辛、甘，温。归肝、肾经。功能补肾壮阳，强筋健骨，祛风除湿。常用于肾阳不足、阳痿遗精、遗尿尿频、风湿痹痛、骨痿瘫痪等。现代药理研究表明，本品具有抑制血小板的聚集、降低全血黏度、免疫激活、抗骨质疏松、抗衰老、抗肿瘤、抗炎、抗菌、抗过敏及降血糖等作用。常用量为 3～10g，煎服。

【临床治验】

1. 治疗阳痿　淫羊藿、菟丝子各150g共为末。每次5g，黄酒送服，每日3次。20天为1个疗程。同时配合自我按摩会阴及阴部，先自左向右，再自右向左，反复按摩10次。每日按摩3次，再配合用川芎、细辛各15g，煎水坐浴20分钟，每晚1次。治疗期间禁房事3个月，并避免过劳及受寒。（曹向明．淫羊藿菟丝子散为主治疗阳痿52例．中国民间疗法，1999，(11)：30-31．）

2. 治疗2型糖尿病　淫羊藿40g，枸杞子30g。上药放暖水瓶内，开水浸泡2小时，频服代茶饮，第2天再用开水浸泡一遍。2日1剂，用药期间，可逐渐减量或停用降糖药物。对三多一少症状方面明显者，可加服盐酸小檗碱0.2～0.4g，日3次。同时要适当控制饮食。30天为1个疗程。（刘洪禄．淫羊藿治疗2型糖尿病．中医杂志，1999，40(11)：645．）

3. 治疗慢性支气管炎　淫羊藿18g，北沙参15g，麦冬15g，法半夏9g，杏仁12g，陈皮10g，川贝10g，前胡12g，甘草9g。每日1剂，水煎服，5剂为1个疗程，一般治疗4个疗程。（夏奇卉．重用淫羊藿治疗慢性支气管炎．中医研究．）

4. 治疗绝经后骨质疏松症　以单味中药淫羊藿150g/d，水300ml，浸泡20分钟后，煎取100ml，复渣取50ml，混匀分3次于餐后1/2h服用，服药期间不服用影响骨代谢的止痛药物，30天为1个疗程。（曾炎辉．淫羊藿治疗绝经后骨质疏松症50例．陕西中医，2005，26(5)：405-406．）

5. 治疗排卵期出血　淫羊藿10～15g，温开水洗净，开水泡10分钟饮用，泡饮3～5次无苦味时停用。自月经第9天起，每日饮1剂，连用1周为1个疗程，月经第15天后停用，下1个月经周期重复使用。（张惠玲．单味淫羊藿治疗排卵期出血．中医杂志，1999，40(12)：711．）

6. 治皮肤血管性水肿　以15％～30％淫羊藿甲醇提取液（浓度因年龄、体质、部位而异）浸透6层纱布后置病灶上湿敷，每次30分，每日3次。（李卫红．淫羊藿外治皮肤血管性水肿．中医杂志，1999，40(11)：647-648．）

仙　茅

为石蒜科植物仙茅的根茎。

【效用特点】　辛，热；有小毒。归肝、肾、脾经。功能补肾壮阳，强筋健骨，祛寒除湿。常用于阳痿精寒、遗尿尿频、寒湿痹痛、筋骨痿软、腹痛冷泻等。现代药理研究表明，本品具有抗缺氧及抗高温、抗骨质疏松、促进乳腺发育、抗生殖系统老化、增强免疫、抗衰老、抗炎、提高 Na^{+}-K^{+}-ATP 酶活性、促进胆囊收缩素释放等作用。常用量为 5～15g，煎服，或酒浸服，亦入丸、散剂。

【临床治验】

1. 治阳痿、腰痛　治精气虚寒，阳痿膝弱，腰痛痹缓，诸虚之病。用仙茅九蒸九晒，浸酒饮。(《本草纲目》仙茅酒)

2. 治痈疽结毒　治痈疽结毒，毒漫无头，色青黑者。仙茅不拘多少，连根须煎服，点水酒服，或以新鲜者捣烂敷之，有脓者溃，无脓者消。(《滇南本草》)

3. 治疗乳腺增生　仙茅 30g，仙灵脾 30g，当归 15g，巴戟天 15g，茯苓 25g，白术 15g，夏枯草 15g，浙贝母 12g，山慈菇 12g，制乳没各 9g，五灵脂 9g，白芥子 12g，甘草 9g。随症加减，水煎服。每日 1 剂，早晚各服 1 次，每次 200ml。(陈剑，周岩. 仙茅乳消汤治疗乳腺增生病 210 例. 河南中医，2005，11：49-50.)

补骨脂

为豆科植物补骨脂的成熟果实。

【效用特点】　辛、苦，温。归肾、脾经。功能补肾壮阳，固精缩尿，温脾止泻，纳气平喘。常用于阳痿不举、腰膝冷痛、遗精滑精、遗尿尿频、脾肾阳虚、五更泄泻、肾不纳气、虚寒喘咳等。现代药理研究表明，本品具有光敏作用，抑菌、抗病毒抗肿瘤、扩冠、增强免疫、补骨、加速药物在体内的代谢与转化过程、促进造血细胞粒系祖细胞的生长、能促进视网膜功能恢复等作用。常用量为 6～10g，煎服。

【临床治验】

1. 治疗五更泻　补骨脂 100g 研末，用黄酒、米醋各半，调成糊状，外敷于神阙穴，先用棉花、再用纱布或一般棉布覆盖，胶布固定，每 2 日换药 1 次。内治法：补骨脂研末每次 10g，温黄酒送服，10 天为 1 个疗程，一般 15 天内可见效。(张桂祥. 补骨脂治疗五更泻. 天津药学，2001，13(2)：30.)

2. 治疗无症状性蛋白尿　补骨脂 30～60g 煎服或代茶饮，每日 1 剂，1～2 个月为 1 个疗程。(温伟强. 补骨脂治疗无症状性蛋白尿. 中医杂志，2002，43(5)：414.)

3. 治疗腰痛　补骨脂研末，每次 5g 冲服，每日 3 次。若自觉腰部寒凉，可用黄酒送服；若排尿不畅可用泽泻 20g 煎水送服；若腰部患处肿胀配三七粉 2g 冲服。（任国宏，任海萍. 补骨脂冲剂治疗腰痛经验. 河北医学，2001，7(12)：1134-1135.）

4. 治疗乳腺增生　①补骨脂 800g，文火炒微黄，研细末，每次服 3g，日服 3 次；②补骨脂 150g，蜈蚣 10 条，入食醋 1000ml 内浸泡，半月后局部外搽，每天 3～4 次。（饶文举. 补骨脂治疗乳腺增生. 中医杂志，2002，43(5)：332.）

5. 治疗寻常疣、跖疣　在 100ml 乙醇内加入 30g 粉碎的补骨脂浸泡 1 周，过滤后待用。使用时用火柴梗蘸少许补骨脂酊滴在疣体表面，1 日数次，至痊愈止。（厉慧，王玉华. 补骨脂酊治疗寻常疣、跖疣 42 例. 吉林中医药，1999，(5)：35.）

6. 治疗汗斑　取补骨脂 60g，75％酒精 100ml 密封浸泡 1 周，涂搽患处，每日 2 次，搽药后，轻微按摩皮肤，使之潮红为宜。治疗期间禁食腥辣及刺激性食物，保持皮肤清洁。（李明. 补骨脂治疗汗斑. 实用中医内科杂志，2001，15(4)：41.）

7. 治疗寻常性银屑病　取补骨脂酊（补骨脂粉 30g，加入 55°白酒 100ml 中，浸泡 5～7 天，过滤后备用）均匀涂于患处皮肤表面，每日 2 次，2 月为 1 个疗程。（吕克己，张玉玮. 自制补骨脂酊治疗寻常性银屑病. 中国皮肤性病学杂志，1998，12(3)：188-189.）

8. 治疗白癜风　补骨脂 250g，白芷 250g，75％乙醇 1000ml，密封浸泡 7 天，取浸出液 100ml，加地塞米松注射液 50mg，月桂氮卓酮 3ml，涂擦患处，2 次/天。（尹善雪，任宏. 自拟复方补骨脂酊治疗白癜风疗效观察. 中国中西医结合皮肤性病学杂志，2007，4：249.）

9. 治鸡眼　补骨脂 30g，95％的酒精 100ml。将捣碎的补骨脂与酒精一起放入干净玻璃瓶中，密封，每日振动数次，7 天后过滤取汁备用。先用温水浸泡鸡眼，待变软后用小刀修去硬皮，以不出血为度。每晚洗脚后涂 1 次，也可于早上再涂 1 次。（盛福韶. 补骨脂酊治鸡眼. 中国民间疗法，2008，12：19.）

益 智 仁

为姜科植物益智的成熟果实。

【效用特点】　辛，温。归肾、脾经。功能温肾固精缩尿，温脾止泻摄涎。常用于肾阳不足，尿频遗尿，遗精滑精，中焦寒冷，脘腹冷痛，吐泻食少，口涎自流。现代药理研究表明，本品具有强心、抗炎、抗癌、抗衰老、抗炎抗过敏、镇静、催眠、止泻、抑制胃损伤、镇痛、杀灭黑腹果蝇幼虫、利尿、抗痴呆、提高动物学习能力、促皮质激素样等作用。常用量为3～6g，煎服，或入丸、散剂，也可炒熟嚼服。

【临床治验】

1. 治疗小儿遗尿　补骨脂、金樱子、山药各15g，益智仁、菟丝子、覆盆子、桑螵蛸、白术、乌药、党参、菖蒲各10g，水煎服，随症加减，每日1剂。（孙海松，汪景枰，等. 自拟方治疗小儿遗尿. 中国社区医师，综合版，2008，16:129.）

2. 治疗小儿单纯流涎　益智仁30g研细末，取适量用藿香正气液调和填平脐部，塑料薄膜覆盖，胶布或伤湿止痛膏固定，每天换药1次。（张泽密，苏士会. 中药敷脐治疗小儿单纯流涎46例. 中国社区医师，2005，8:39.）

3. 治疗乳糜尿　革薢30g，茯苓18g，苦参10g，益智仁18g，山萸肉10g，菟丝子10g，萹蓄20g。随症加减。每日1剂，分2次口服，每疗程为7天。（王作朋. 自拟革薢益智仁汤治疗乳糜尿疗效观察. 甘肃中医，2004，10:15.）

海狗肾

为海狗科动物海狗或海豹科动物海豹的雄性外生殖器。

【效用特点】　咸，热。归肾经。功能暖肾壮阳，益精填髓。常用于肾阳虚衰，阳痿精冷，精少不育等。现代药理研究表明，本品具有壮阳、抗衰老等作用。常用量为5～15g，宜单煎另炖兑服。入丸、散剂1～3g，阴干或酒炙脆后研末用；亦可浸酒服。

【临床治验】

治疗老人性功能衰弱　海狗肾5具，肉苁蓉、山萸肉各50g，巴戟天40g。各切细，高粱烧酒1000ml，温浸2、3日，去渣，加酒至足量1000ml。每日3次，每次饭后饮5～10ml。（《现代实用中药》）

海　马

为海龙科动物线纹海马、刺海马、大海马、三斑海马或小海马(海蛆)的干燥体。

【效用特点】 甘,温。归肝、肾经。功能补肾壮阳,活血散结,消肿止痛。常用于阳痿不举、遗精遗尿、肾虚作喘、癥瘕积聚、跌打损伤、疔疮肿毒等。现代药理研究表明,本品具有激素样、抗衰老、抗疲劳、抗肿瘤、增强学习记忆能力等作用。常用量为 3～9g,煎服;外用适量,研末敷患处。

【临床治验】

1. 治疗再生障碍性贫血　海马 15g,鹿茸 2g 共为细末,以仙鹤草 50g 煎汤,分 2 次送服,每日 1 剂。(钟志贵.海马治疗疑难病一得.浙江中医杂志,1996,(7):308.)

2. 治疗阳痿　海马、蛤蚧、蜈蚣、细辛等研末,装入胶囊,每日 2 次,每次 5 粒,清晨及入睡前吞服。(朱凌云,张学亮.助阳散为主治疗阳痿 65 例临床观察.上海中医药大学学报,1995,1:46-47.)

3. 治产后无乳　海马 15g,加水文火煎煮,煮沸 45 分钟后连汤带肉一起服下。(吴兆斌.海马治产后无乳有良效.国医论坛,2006,6:37.)

4. 治疗腰椎管狭窄症　海马 30g,500ml 清水煎成 100ml,口服,每次 10ml,每天 3 次,连续用药 4 周。(周琦石,郑晓辉,黄枫,等.单味海马煎剂治疗腰椎管狭窄症 51 例疗效观察及对血清内皮素含量的影响.新中医,2002,34(9):35.)

5. 治疗体癣　海金沙 50g,马钱子 10g,蜈蚣 6 条,全蝎 5g。以上药物均烘干研末,入 75%酒精 250ml 中,浸泡 1 周并不断摇动。用时取棉签蘸药液涂患处。每日早、晚各 1 次。(李图刚.中药浸剂海马酊治疗体癣.中医外治杂志,2006,2:21.)

6. 治疗术后刀口不愈合　紫草 0.40g,海马 0.40g,血竭 0.40g,乳香 0.40g,没药 0.40g,葶苈子 0.40g,琥珀 0.16g。以上药物打碎研为精细粉末,清创后将海马拔毒散在创面上均匀撒一层,厚度以不露出肉芽组织为好,纱布覆盖。如果创面分泌物多时,每日换药 1 次,分泌物减少时,可 2 天换药 1 次。(蒋建设.海马拔毒散治疗术后刀口不愈合 36 例.中医研究,2005,9:41-42.)

肉苁蓉

为列当科植物肉苁蓉的带鳞叶的肉质茎。

【效用特点】 甘、咸，温。归肾、大肠经。功能补肾阳，益精血，润肠通便。常用于阳痿不孕，腰膝冷痛，筋骨无力，肠燥便秘等。现代药理研究表明，本品具有免疫增强、抗衰老、雄性激素样、通便、抗氧化等作用。常用量为6～10g，煎服。

【临床治验】

1. 治疗小儿便秘　肉苁蓉10g，水煎，分2～3次服，每日1剂。（郑群，徐海. 单味肉苁蓉治疗小儿便秘1例. 中国民间疗法，2002，10(12)：63.）

2. 治疗老年人顽固性便秘　肉苁蓉30g，胡桃肉10g，当归12g，桃仁6g，杏仁6g，火麻仁15g，郁李仁12g，桔梗5g，枳壳5g，厚朴5g，莱菔子6g，瓜蒌10g，薤白5g，黄芪10g，升麻3g，怀牛膝10g，丹参12g。日1剂，水煎分2次口服。（刘长云，胡梅. 苁蓉通便汤治疗老年人顽固性便秘80例临床观察. 河北中医，2010，1：44.）

3. 治精子活力减低症　生地15g，黄柏10g，丹皮10g，赤芍15g，车前子20g，萆薢15g，枸杞子12g，肉苁蓉15g，菟丝子15g，仙灵脾20g。随症加减，每日1剂，文火煎熬，早晚空腹服，30天为1个疗程。（宁在兰. 治精子活力减低症验方. 家庭中医药，2008，9：50.）

4. 治疗高脂血症　肉苁蓉400g，山楂、金樱子各200g，共研细末加蜂蜜900g制成10g重蜜丸，每日3次，每次1丸，1个月为1个疗程。（吴长青. 肉苁蓉能降血脂. 中医杂志，2003，44(2)：91.）

5. 治疗多发性口疮　淡苁蓉研粉过筛，温开水送服。（雍履平. 苁蓉散治验2则. 中医杂志，1996，(3)：187.）

锁　阳

为锁阳科肉质寄生草本植物锁阳的肉质茎。

【效用特点】 甘，温。归肝、肾、大肠经。功能补肾阳，益精血，润肠通便。常用于肾阳虚衰、阳痿精冷、肝肾不足、足痿筋软、肠燥便秘等。现代药理研究表明，本品具有润肠通便、抗氧化、耐缺氧、抗应激、抗疲劳、增强免疫、抗血小板聚集、抗癌及抑制艾滋病病毒增殖等作用。常用量为10～15g，煎服。

【临床治验】

1. 治疗阳痿早泄 锁阳15g，党参、山药各12g，覆盆子9g。水煎服。（《陕甘宁青中草药选》）

2. 治疗老年气弱阴虚，大便燥结 锁阳、桑椹子各15g。水煎取浓汁加白蜂蜜30g，分2次服。（《宁夏中草药手册》）

3. 治泌尿系感染尿血 锁阳、忍冬藤各五钱（15g），茅根一两（30g）。水煎服。（《宁夏中草药手册》）

菟丝子

为旋花科植物菟丝子的成熟种子。

【效用特点】 甘，温。归肝、肾、脾经。功能补肾固精，养肝明目，止泻，安胎。常用于腰膝酸痛，阳痿遗精，遗尿尿频，肝肾不足，目暗不明，脾肾阳虚，便溏泄泻，胎动不安，妊娠漏血等。现代药理研究表明，本品具有延缓衰老、促性腺激素样、增加冠脉血流量、抗衰老、保肝明目及神经营养因子样等作用。常用量为10～20g，煎服。

【临床治验】

1. 治疗男性不育症 菟丝子9g，研末，分3次冲服，或装胶囊吞服。肾阴虚明显者，配合每日嚼食枸杞子30g。2个月为1个疗程。（王建国. 菟丝子治疗肾虚型男性不育症19例. 河北中医，2001，23(1)：53.）

2. 治疗先兆流产 黄芪15g，党参15g，桑寄生15g，川断15g，杜仲9g，菟丝子12g，白芍12g，当归9g，熟地12g，阿胶12g，仙鹤草15g。随症加减，每日1付，水煎服，1日分2次服。待症状消失后，宜续服本方10付，每2天1付。（孙阳珍. 固胎饮治疗先兆流产. 中国中医药现代远程教育，2008，7：766-767.）

3. 治疗隐匿性肾炎 低盐低脂饮食，每日以菟丝子30g，水煎300ml，2次分服。连服3个月。（谢麦棉. 菟丝子治疗隐匿性肾炎13例报告. 浙江中西医结合杂志，2000，10(7)：439.）

4. 治疗小儿遗尿 菟丝子20g，肉苁蓉15g，制附片先煎8g，鹿茸粉冲服3g，山药12g，益智仁30g，桑螵蛸8g，五味子10g，白术10g，酸枣仁12g，炙甘草5g,麻黄4g,1剂/天,水煎服,疗程3~6个月。(李须尧,魏朋星.菟丝子丸加减配合治疗小儿遗尿33例疗效观察.中国实用医药,2008,30:161.)

5. 治疗类风湿关节炎　单味菟丝子水煎服,每日用量为30~50g,30天为1个疗程。(兰友明,兰义明,鲍雪娇.菟丝子治疗类风湿关节炎.中医杂志,2000,41(10):584.)

6. 治疗带状疱疹　菟丝子60g,文火焙黄干,研细粉,加香油适量,调至稀糊状,装瓶备用。先用0.1%洗必泰棉球或凉开水洗净患处待干,将菟丝子搽剂涂布于患处。每日换药1次。(刘召敏.菟丝子糊治带状疱疹27例.江西中医药,1998,29(4):62.)

7. 治疗疣　取鲜菟丝子(或藤)适量,捣烂,外敷患处,每日换药1次,一般2~3日即可痊愈。(裴健平.治疣验方.中医函授通讯,1989,(3):56.)

沙苑子

为豆科植物扁茎黄芪的成熟种子。

【效用特点】 甘,温。归肝、肾经。功能补肾固精,养肝明目。常用于肾虚腰痛,遗精遗尿,肝肾不足,目暗不明,头晕眼花等。现代药理研究表明,本品具有降低血液黏稠度、降血压、抗炎、降脂、降低体温等作用。常用量为10~20g,煎服。

【临床治验】

1. 治疗白癜风　取沙苑子1000g,以文火炒至腥香气味溢出时倒入盛有100g白酒的容器内,搅匀后加盖密封1小时,晾干研细末。每日以水送服30g,连服6个月。(李跃进.单味沙苑子治疗白癜风283例.河北中医,1998,20(3):148.)

2. 治疗腰脊骨痛　沙苑子300g,白酒2000ml。将沙苑子用盐水喷拌均匀,用文火炒至微干,置研钵内略捣后,与白酒置入容器中、密封浸泡14天后便可服用。(姜丽颖.治疗腰脊骨痛的药酒.长寿,2009,2:30-31.)

3. 治目昏不明　沙苑子3钱(9g),茺蔚子2钱(9g),青葙子3钱(9g)。共研细末。每次1钱(3g),每日2次。(《吉林中草药》)

4. 治疗闭经　覆盆子10g,肉苁蓉10g,沙苑子10g,蛇床子10g,仙灵脾15g,菟丝子15g,仙茅6g,水煎服,每日1剂。(张惠萍.治疗闭经验方.

中华实用中西医杂志，2006，16：1950.）

蛇床子

为伞形科一年生草本植物蛇床的成熟果实。

【效用特点】 辛、苦，温；有小毒。归肾经。功能温肾壮阳，杀虫止痒，燥湿。常用于肾虚阳痿，宫冷不孕；阴部湿痒，湿疹，疥癣；寒湿带下，湿痹腰痛等。现代药理研究表明，本品具有降压、祛痰、增强免疫、抗菌、止痒、抗诱变及抗癌等作用。常用量为3～9g，煎服。外用适量，多煎汤熏洗或研末调敷。

【临床治验】

1. 治疗隐匿性肾炎　蛇床子10g，加水500ml煎服，水煎2次，1剂/天。一般3个月为1个疗程。服药过程未发现任何不良反应。（谢麦棉.蛇床子治疗隐匿性肾炎.湖北中医杂志，2000，22(4)：7.）

2. 治疗小儿脱肛　以蛇床子适量，水洗淘净砂土及杂质，文火炒黄，研极细末，贮瓶备用。治患儿大便后脱肛，取蛇床子15g，甘草10g，明矾15g，加水300ml煎沸待温熏洗肛门及脱出的直肠黏膜。洗后擦干，将蛇床子粉撒在脱出的直肠黏膜部分，再还纳复位。每次脱出后用上法1次，连用5～10天。（邓泽潭.蛇床子善治小儿脱肛.中医杂志，2000，41(8)：457.）

3. 治疗滴虫性阴道炎　蛇床子20g，苦参30g，甘草6g，煎水熏洗外阴，熏洗20～30分钟。每日早晚各1次。男方亦同时治疗。（姜绍芳，孙淑芳.蛇床子苦参液治疗滴虫性阴道炎30例.中国民间疗法，1999，(7)：30.）

4. 治疗神经性皮炎　蛇床子以20%的比例，用75%酒精浸泡1周，过滤备用，每日涂擦3～4次，1月为1个疗程。（武三卯，刘铭锐.蛇床子治疗神经性皮炎60例.中国皮肤性病学杂志，1994，8(3)：196.）

5. 治疗足癣　苦参30g，金银花15g，秦艽15g，枳壳9g，甘草9g，蛇床子15g。水煎，浸洗患处。每日2～3次。每次约30分钟。（辛洁，宋海燕.治疗足癣单验方数则.中国民间疗法，2010，4：74.）

6. 治疗白癜风　将300g蛇床子放入1000ml 75%酒精中浸泡1周，过滤后即得30%蛇床子酊。药物涂于白斑区，每日2次。用药3个月为1个疗程。（刘永祥.自制旱莲草酊、蛇床子酊治疗白癜风疗效观察.皮肤病与性病，2003，25(4)：29-30.）

7. 治疗婴儿湿疹　将蛇床子粉碎，用乙醇浸泡渗滤，回收渗滤液反复抽滤，加热，静置析出结晶，得蛇床子素。将蛇床子素研成细粉，加凡士林研匀，制成10%蛇床子软膏。用蛇床子素软膏适量涂于患部，并轻轻揉擦，每日3次，疗程不超过3周。（柯昌毅，薛茂，夏雨. 蛇床子素软膏治疗婴儿湿疹38例. 中国药业，2003，12(5)：67.）

8. 治疗小儿痱子　蛇床子60～90g，苦参15～30g，加水1000ml，煎汁温洗患处，日3～4次。一般2～3天即愈。（杨普选. 蛇床子治疗小儿痱子. 中医函授通讯，1997，16(4)：22.）

9. 治疗阴囊湿疹　苦参9g，蛇床子9g。水煎，洗患处，每日1～2次。（李叙香. 治疗阴囊湿疹单验方数则. 中国民间疗法，2007，11：65.）

10. 治外阴尖锐湿疣　马齿苋15g，大青叶30g，板蓝根30g，磁石30g，鸦胆子10g，蛇床子9g，白鲜皮9g，苦参9g，黄柏9g，芡实15g。水煎坐浴，阴道冲洗，每日2次。（刘霞，丛凯滋. 治外阴尖锐湿疣验方. 中国民间疗法，2010，5：70.）

杜　仲

为杜仲科植物杜仲的根皮。

【效用特点】　甘，温。归肝、肾经。功能补肝肾，强筋骨，安胎。常用于阳痿遗精，遗尿尿频，肝肾不足，腰膝酸痛，筋骨痿软，妊娠下血，胎动不安等。现代药理研究表明，本品具有降压、抗人体免疫系统病毒、免疫调节、促骨细胞增殖、抗肿瘤、利尿、促进胆汁分泌、泻下、利胆、降血脂、保胎、增强肌肉、中枢抑制等作用。常用量为10～15g，煎服。炒用。

【临床治验】

1. 治疗短暂性脑缺血发作　川芎15g，红花10g，杜仲15g，水煎服100ml，日2次口服，长期服用。（张方元. 川芎、红花、杜仲治疗短暂性脑缺血发作28例. 中外健康文摘，2008，5(8)：129-130.）

2. 防治高血压病　杜仲叶、优质绿茶各等份，将2味共制粗末混匀，用滤泡纸袋分装，每袋6g，封贮于干燥处，每天1～2次，每次1袋，沸水冲泡10分钟，温服；或杜仲叶10g，绿茶3g，沸水冲泡10分钟，温服；或水煎，每天1剂，温服。（赵志伟. 防治高血压病茶疗方. 现代养生，2008，10：24.）

3. 治疗习惯性流产　杜仲100g，续断60g，菟丝子60g，枸杞子60g，党参30g，白术40g，紫河车40g，熟地40g，研细末做蜜丸9g重，未孕前月经第

6天开始至下次月经。每日服2次，每次1丸。已孕者从确定妊娠时起，每日服2次，每次1丸，直至妊娠14周。（那显臣，陶凌.杜仲保孕丸治疗习惯性流产258例临床观察.黑龙江中医药，1996，2：38-39.）

4.治疗慢性腰肌劳损　取马钱子、杜仲各等份，研为细末，过100目筛备用。治疗时取药末0.5g置于腰部疼痛处，外用伤湿止痛膏覆盖以免药末漏出。每日换药1次，10天为1个疗程。（赵明.马钱子杜仲外敷治疗慢性腰肌劳损180例.中国民间疗法，2003，11(7)：28-29.）

5.治疗颈椎病　党参25g，麦门冬12g，五味子8g，杜仲25g，白术15g，泽泻12g，破故纸12g，桑寄生12g，当归15g，白芍12g，狗脊12g，甘草6g。清水煎2次，分2次温服，1日1剂，10剂为1个疗程，一般用1～3个疗程。（何云洲.自拟生脉杜仲汤治疗颈椎病100例.中国民间疗法，2010，1：25.）

续　断

为川续断植物川续断的干燥根。

【效用特点】　苦、甘、辛，微温。归肝、肾经。功能补益肝肾，续筋健骨，通利血脉，止血安胎。常用于肝肾不足，腰膝酸痛，寒湿痹痛，跌打损伤，筋伤骨折，崩漏下血，胎动不安等。现代药理研究表明，本品具有抑制子宫收缩、免疫调节、促骨损伤后愈合、抗菌、抗炎、抗衰老、抗维生素E缺乏症、排脓、止血、镇痛、促进组织再生等作用。常用量为9～15g，煎服；或入丸、散剂。外用适量研末敷。

【临床治验】

1.治疗骨质疏松症　由续断、骨碎补、牛膝、生地、鸡血藤、香附等组成，经过粉碎、煎煮、浓缩等工艺制成丸剂。每次6g，口服，每日3次。3个月为1个疗程。（瞿群威，祁朝阳，熊涛，等.活血壮骨丹治疗脊椎骨质疏松症临床观察.中国民间疗法，2007，15(8)：24-25.）

2.治疗骨质增生　杜仲15g，续断15g，桑寄生20g，白芍20g，威灵仙15g，狗脊20g，木瓜15g，川芎15g，当归15g，秦艽15g，地龙15g，山萸肉15g，穿山龙15g，地龙15g。随症加减，水煎服，15日为1个疗程。（李本林.自拟消刺汤治疗骨质增生156例.长春中医药大学学报，2010，1：78.）

3.治疗膝骨性关节炎　续断15g，骨碎补20g，五加皮15g，三七粉10g，川芎10g，丹参15g，当归15g，制乳香10g，制没药10g，元胡12g，川牛膝12g，黄芪20g，甘草6g。水煎服，14天为1个疗程。（田志清，吴官保.健肾拈痛汤治疗膝骨性关节炎的临床观察. 湖南中医药大学学报，2008，4：53-56.）

4. 促进骨折愈合　续断15g，骨碎补15g，补骨脂15g，黄芪10g，丹参10g，自然铜10g，每日1剂，按每剂加水1000ml，浸泡30分钟，用自动煎药机煎成药液200ml，每天上下午各服100ml，10天为1个疗程。（陈远林，邓惠文，邓建杨，等. 续断接骨汤促进骨折愈合疗效观察. 国际医药卫生导报，2007，13(6)：84-85.）

5. 治疗下肢闭合性骨折　续断30g，大驳骨30g，小驳骨30g，自然铜12g，乳香12g，没药12g，赤芍12g，苏木12g，骨碎补12g，当归12g，怀牛膝12g，三七10g，血竭6g，土鳖虫10g，透骨消12g，鸡骨香10g，麝香0.1g，按方将药物配齐，研成粉末，凡士林调拌成糊状，文火煮熟，加蜂蜜适量调成软膏即可，将药膏均匀摊于20～25cm的棉垫上，厚约0.5cm。保守治疗者，复位满意后，直接把药膏敷于骨折部，手术治疗者术后5天开始应用，药膏避开手术切口贴敷。每2天更换1次，10次为1个疗程。（魏海林，张震旺. 加用自拟黑玉续断接骨膏治疗下肢闭合性骨折临床观察. 广西中医药，2009，2：16-17.）

韭　子

为百合科植物韭菜干燥种子。

【效用特点】　辛、甘，温。归肾、肝经。功能温补肝肾，壮阳固精。常用于阳痿遗精，遗尿尿频，白带白淫，肝肾不足，腰膝酸软等。现代药理研究表明，本品具有祛痰、抗菌等作用。常用量为3～9g，煎服；或入丸、散剂。

【临床治验】

1. 治疗阳痿　细辛5g，韭子7.5g，加开水200ml浸泡10分钟后当茶频频饮服，每日1剂。治疗期间忌房事，停用其他药物。（冷长春，郭论. 细辛韭子茶治疗阳痿17例. 中国民间疗法，1999，(4)：23.）

2. 治疗化疗后呃逆　用韭子粉（置韭子于瓦片上，用文火焙干、研粉）3g，温开水冲服，2次/天。（李双兰，程明芝，王雪杰. 韭子治疗化疗后呃逆的临床观察. 护理学杂志，2001，16(8)：496-497.）

3. 治疗新生儿硬肿症　将新鲜韭菜洗净捣烂放少量米酒煮沸至韭菜散发出特有的米酒韭菜味道后冷却至30～35℃，并用纱布包好，将患儿上身包好或放在温箱里，操作者一手用包好的米酒韭菜外敷硬肿处，另一手配合按摩，先是环形按摩，手法由轻到重，待局部皮肤松软后，再上下按摩，每次15分钟，每天2～3次，连续3天为1个疗程。（王燕勤，陈伟珍.米酒韭菜按摩治疗新生儿硬肿症疗效观察.中外医疗，2010，6：67.）

4. 治牙痛　生韭菜子5g置于瓦片上，滴麻油少许，置炭火上加热至冒烟，其上罩一喇叭状纸筒，大口罩住瓦片，使烟雾尽收其中，小口端置于患处，用烟熏5分钟即可。（马晓兵.韭菜子熏烟治牙痛65例.中国民间疗法，2003，7：58.）

5. 治疗痔疮　先备鲜韭菜300～500g，带根葱白2根，用大号瓷盆盛冷水3000～5000ml放入备好的韭菜、葱白，用文火煮沸10分钟后端下，患者蹲在盆上用蒸气熏，以不烫为度，待水转温后再坐浴至水凉为止。浴后将药液放置阴凉处，下次加热至温可再坐浴，每日2次，每4次更换一剂。（吴建国.韭菜汤坐浴治疗痔疮.中国针灸，2003，10：603.）

阳 起 石

为硅酸盐类矿物阳起石或阳起石石棉的矿石。

【效用特点】　咸，微温。归肾经。功能温肾壮阳。常用于肾阳虚衰，阳痿宫冷，腰膝冷痛等。常用量为煎服，3～9g。或入丸、散剂。

【临床治验】

1. 治阳痿　熟地、阳起石各15g。怀山药、狗脊、覆盆子、仙灵脾各12g，葛根、川断、伸筋草、桑螵蛸、知母、巴戟天、蛇床子各9g，远志6g。水煎服。每日1剂，日服2次。（杨桥荣.治阳痿.健康生活，2010，4：19.）

2. 不射精症　王不留行、阳起石各30g，淫羊藿、首乌各15g，鹿角胶、巴戟天、菟丝子各12g，韭菜子、柴胡各9g，海狗肾6g，蜈蚣3条。（李称明.不射精症.健康生活，2008，2：19.）

葫 芦 巴

为豆科植物葫芦巴的成熟种子。

【效用特点】　辛、苦，温。归肝、肾经。功能温肾助阳，散寒止痛。常用于肾脏虚冷，腹胁胀痛，寒疝腹痛，寒湿脚气等。现代药理研究表明，本品具有抗菌、降血糖、强壮身体、镇痛等作用。常用量为3～10g，煎服。或入丸、散剂。

【临床治验】

1. 治疗2型糖尿病 在常规使用降糖药外,加服葫芦巴粉30g早餐前空腹温开水送服,另食薏苡芡实山药粥,作为早晚主餐,吃饱为限。(朱振海. 葫芦巴粉合薏苡芡实山药粥治疗糖尿病80例. 四川中医,2000,1:20-21.)

2. 治肾脏虚冷,腹胁胀满 葫芦巴2两(60g),附子、硫黄(研)各3份(1g)。上3味,捣研为末,酒煮面糊丸如梧桐子大。每服20～30丸,盐汤下。(《圣济总录》葫芦巴丸)

核 桃 仁

为胡桃科落叶乔木胡桃果实的核仁。

【效用特点】 甘,温。归肺、肾经。功能补益肺肾,纳气定喘,润肠通便。常用于腰膝酸痛,遗精遗尿,虚寒喘咳,肠燥便秘等。现代药理研究表明,本品具有抗氧化、健脑益智、补肾壮阳等作用。常用量为10～30g,煎服。或入丸、散剂。定喘止嗽带皮用,润肠通便去皮用。

【临床治验】

1. 治疗上尿路结石 取生鸡内金250g,洗净,晒干,研末,核桃仁500g研碎,混合后加入蜂蜜500ml充分搅拌均匀。口服上述配方两汤匙(约30g),白水送服,早晚各1次。连续服用2周为1个疗程。(戴兴歧,王永刚,陈霞. 鸡内金核桃仁蜂蜜配方治疗上尿路结石189例. 现代中西医结合杂志,2005,14(22):2982.)

2. 治疗肌内注射后皮下硬结 将核桃仁泥涂于2层或3层纱布上再敷于硬结处,纱布大小根据硬结范围而定,其上覆盖一层塑料膜,胶布固定,每两天更换1次。(侯喜玲,黄美兰. 核桃仁泥外敷治疗肌肉注射后皮下硬结的疗效观察. 山西护理杂志,1997,11(4):170.)

3. 治疗牙齿感觉过敏症 患牙用30ml/L过氧化氢液和生理盐水小棉球清洁牙面,隔湿,将准备好的核桃仁用医用酒精灯烧灼发黄为度,立即涂布于过敏区,反复操作2～3遍,每天1次,共2周。(阿达来提. 核桃仁脱敏治疗牙齿感觉过敏症的临床体会. 牙体牙髓牙周病学杂志,2007,17(4):235.)

4. 治疗酒渣鼻 木鳖子9g,大枫子9g,核桃仁9g,桃仁9g,蓖麻子15g

(取仁),水银5g,硇砂2g。上药共捣烂,混匀,用一层纱布包好,每天3次搽患处。(孙凤夕,孙海玲.治疗酒渣鼻验方.中国民间疗法,2006,7:65.)

5. 治声音嘶哑　7枚核桃打破壳(连壳)放入锅中,加水适量,与2枚鲜鸡蛋共煮。蛋熟时将蛋壳打破,用文火再煮10分钟,食蛋、核桃仁,喝水,每晚服1次,10日有效。(白晓菊.治声音嘶哑方.家庭医药,2006,7:22.)

蛤　蚧

为脊椎动物壁虎科动物蛤蚧除去内脏的干燥体。

【效用特点】　咸,平。归肺、肾经。功能补肺益肾,纳气定喘,助阳益精。常用于肺肾不足,久咳虚喘,劳嗽咳血,肾阳不足,精血亏虚,阳痿遗精等。现代药理研究表明,本品具有抗炎、平喘、免疫增强、抗衰老、激素样、降糖等作用。常用量为煎服5～10g。研末每次1～2g,每日3次。浸酒服用,1～2对。

【临床治验】

1. 治疗慢性肺源性心脏病　沉香20g,蛤蚧5g,人参10g,地龙20g,补骨脂30g,胡桃肉30g,丹参20g,黄芪各30g,肉桂10g(后下),麻黄20g,厚朴20g,炙甘草10g。水煎服。(姜宇宙,吴维平.沉香蛤蚧汤治疗慢性肺源性心脏病的临床观察.中国医药导报,2009,24:71-72.)

2. 防治小儿哮喘　取蛤蚧1对,去头足、鳞片,研成粗粉。隔日取蛤蚧粗粉3～5g,生黄芪30～50g,加水适量煎煮2遍、合并2次煎出液、浓缩至60～100ml,早晚分2次口服。20剂为1个疗程。(吴菊花,张柏珍.蛤蚧、黄芪防治小儿哮喘的体会.海峡药学,1995,7(1):50～51.)

3. 治疗术后短气　取生蛤蚧去头、足、尾上、腹上肉毛,用酒浸透,焙之干,切块。然后取蛤蚧块500g,蜂蜜80g,先将蜂蜜加入白开水150g搅匀后,连同蛤蚧块一起放入瓷器中搅拌匀,盖上盖焖一宿,再入锅内文火焙焦,研末,装入胶囊,每次服5～10g,1日3次,30天为1个疗程。(王建平,王宪伦.蛤蚧胶囊治疗术后短气临床观察.佳木斯医学院学报,1997,20(6):44.)

4. 治疗男性不育症　海马60g,蛤蚧3对,生晒参100g,白术60g,当归60g,炮附片24g,枸杞子60g,熟地80g,肉苁蓉80g,黄柏16g。将以上诸药研极细面,过100目筛,装入胶囊。每日2次,每次9g,开水冲服,30天为1

个疗程。(张清智. 自拟海马蛤蚧散治疗男性不育症 143 例. 国医论坛, 1995,4:29.)

冬虫夏草

为麦角菌科植物冬虫夏草菌寄生在蝙蝠蛾科昆虫幼虫上的子座及幼虫的尸体的复合体。

【效用特点】 甘,平。归肺、肾经。功能益肾壮阳,补肺平喘,止血化痰。常用于阳痿遗精、腰膝酸痛、久咳虚喘、劳嗽咳血等。现代药理研究表明,本品具有促生血、扩张冠状动脉、雄性激素样、提高血氧分压、抗惊厥、抗肿瘤、抗病原微生物、改善肾脏功能、抗炎、保肝、促机体代谢、增强免疫、降脂等作用。常用量为煎服 5～10g;或用 15～30g 与鸡、鸭、鱼、肉等炖服。也可入丸、散剂。

【临床治验】

1. 治疗肺痹咳嗽　炙麻黄、甘草各 6g,炒杏仁、炙款冬、北沙参各 15g,桔梗、橘红、冬虫夏草各 15g,炙杷叶 30g,百部 20g。随症加减,水煎服,日 1 剂。(史玛宁. 虫草三拗汤治疗肺痹咳嗽 64 例——附三拗汤加味治疗 60 例对照. 浙江中医杂志,2002,12:515.)

2. 治疗遗精　冬虫夏草 25～30g,置 1 只鸡腹内,炖熟食用。每只鸡连吃 3～4 天,隔 3～4 天再按上法吃 1 只鸡,连吃 4 只鸡为 1 个疗程,一般治疗 1 个疗程有效。(袁红芬,竹剑平. 冬虫夏草治疗遗精 15 例临床观察. 当代医学,2008,(142):153.)

3. 治疗糖尿病肾病　冬虫夏草 2g,水煎服 200ml,1 次/日。(周兴磊,冯志刚,张本祥. 冬虫夏草治疗糖尿病肾病 90 例临床分析. 临床医学,2000,20(1):54-55.)

4. 治疗慢性肾衰竭　在优质低蛋白、低磷饮食及对症治疗同时加用冬虫夏草 5g/d,煎汤连渣口服,平均治疗 3 个月为 1 个疗程。(李庆河,王勤学. 冬虫夏草治疗慢性肾衰竭疗效观察. 青岛医学杂志,2001,33(6):462.)

5. 治疗单纯性血尿　在西医治疗基础上,加用青海产冬虫夏草 5g,隔日 1 次,水炖含虫体嚼碎吞服。(尹继明,方建新,许杰洲,等. 冬虫夏草治疗单纯性血尿的疗效观察. 中国中西医结合肾病杂志,2001,2(5):269-271.)

6. 治疗肝硬化腹水　将冬虫夏草烘干,研成极细粉,过 80 目筛,装 0

号腔囊(0.2g/粒)。每次2～4g,每日2～3次于饭前温开水送服。(孔庆辉,蔡振禄.冬虫夏草治疗肝硬化腹水浅识.山东中医杂志,1996,6:265.)

紫 河 车

为健康产妇的胎盘。

【效用特点】 甘、咸,温。归心、肺、肾经。功能补精助阳,养血益气。常用于不孕少乳,阳痿遗精,腰酸耳鸣,消瘦乏力,面色萎黄,骨蒸劳热,肺肾虚喘等。现代药理研究表明,本品具有激素样、兴奋子宫、升压、抗结核、调节免疫、抗变态反应、抗感染、稳定纤维蛋白凝块、促进创伤愈合、防治胃溃疡等作用。常用量为1.5～3g,研末装胶囊服。也可入丸、散剂。如用鲜胎盘,每次半个至1个,水煮服用。

【临床治验】

1. 治疗小儿支气管哮喘缓解期　紫河车50g(熟粉)、黑芝麻250g炒熟研粉,两药混合拌匀,可加少量白砂糖调味。每次用10g,早晚服食,为便于服用可用温开水调成糊状。(饶正乔.紫河车用于小儿支气管哮喘缓解期的治疗.新医学学刊,2008,5(5):769-770.)

2. 治疗肝硬化　在常规治疗的基础上加用紫河车粉6g。每日分2次服。30天为1个疗程。(胡波,王亚玲.紫河车干预治疗肝硬化44例临床观察.江苏中医药,2008,3:45-46.)

3. 促进乳汁分泌　用紫河车150g,水煎,紫河车洗净后,去除脐带及胎膜后加入5g左右生姜(去腥)及适量的食盐,以4余倍水量煎煮1小时,煎至约250～300ml,饮尽汤汁,口服,疗程7天。(徐红.紫河车与猪胎盘促进产后乳汁分泌效果比较.实用临床医学,2006,7(9):106.)

4. 治疗青春期宫血　紫河车研粉装胶囊,每日4～6g,最大量可用至每日10g,分三次饭后吞服,连服3个月经周期。(蒋中秋,高瑞峰.紫河车治疗青春期宫血病100例.中华实用中西医杂志,2004,1:57.)

5. 治疗外阴营养不良　每晚睡前清洗外阴后,病灶局部涂擦复方紫河车软膏(主要成分为新鲜紫河车),轻轻按摩5～10分钟,1个月为1个疗程。(谢宛玉,欧阳贵.复方紫河车软膏治疗外阴营养不良的临床观察.南华大学学报:医学版,2004,3:315-317.)

6. 治疗顽固性溃疡　胃、十二指肠溃疡煎服紫河车,隔日1次,每次20g(鲜品40g),连服6周后。术后刀口不敛溃疡和外伤溃疡煎服鲜品紫河车 60g，每日 1 次。（庄建宣. 紫河车治顽固性溃疡 40 例分析. 江西中医药，2002，33(1)：56.）

7. 治疗常年性变应性鼻炎　紫河车制剂每次 3 粒（每粒含纯粉 0.3g），1 日 2 次，1 个月 1 个疗程。（欧阳长庚，杨启琪. 紫河车制剂治疗常年性变应性鼻炎 36 例. 浙江中西医结合杂志，2003，13(1)：40-41.）

8. 治疗痤疮　紫河车制剂，每次 0.9g（纯人胎盘粉计算）内服，每天 2 次，要求患者服药时多饮水，多食蔬菜水果，少食脂肪、糖类及刺激性食物；同时注意局部皮肤清洁，连续服药 1 个月。（欧阳长庚，吴慧金. 紫河车制剂治疗痤疮 30 例疗效观察. 中国中医药科技，2001，8(6)：357.）

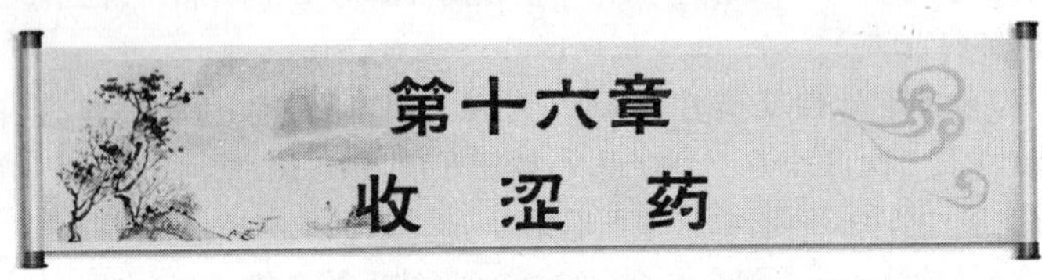

第十六章 收涩药

第一节 敛肺涩肠药

五味子

本品为木兰科植物五味子的干燥成熟果实。

【效用特点】 酸、甘，温。归肺、心、肾经。功能收敛固涩，益气生津，补肾宁心。常用于久嗽虚喘，梦遗滑精，遗尿尿频，久泻不止，自汗，盗汗，津伤口渴，短气脉虚，内热消渴，心悸失眠。现代药理研究表明，本品具有抗肿瘤、抑菌、免疫增强、保肝、神经保护等作用。常用量为1.5～6g，煎服。研末服每次1～3g。

【临床治验】

1. 治神经衰弱　五味子10～15g，水煎服或五味子30g，用300ml白酒浸7天，每次饮酒15ml。(《全国中草药汇编》)

2. 治无黄疸型传染性肝炎　五味子烘干，研成细粉(或炼蜜为丸)。散剂，每服3g，每日3次，1个月为1个疗程。谷丙转氨酶恢复正常后，仍宜继续服药2～4周，以巩固疗效。(《全国中草药汇编》)

3. 治疗婴幼儿腹泻　山药4份(炒黄)，五味子1份(焙干)，混合磨成细粉。新生儿5g/次；1岁以下10g/次；1～2岁15g/次。冲服，3～4次/天，3天为1个疗程。(刘珍华，曹玉笈. 山药五味子粉治疗婴幼儿腹泻26例. 时珍国医国药，1999，10(4)：476.)

4. 治疗小儿盗汗　取五倍子、五味子各5g，654-2 10mg。共研成细面。先将患儿脐部用温水洗净擦干，后取中西药面置于脐窝，外用伤湿止痛膏固定，外敷24小时换药1次，连用3次。(孙益连，张巧丽. 五倍子、五味子加654-2治疗小儿盗汗症20例. 中国社区医生，2005，(20)：45.)

5. 治哮喘 五味子 30～50g,地龙 9～12g,鱼腥草 30～80g,浸泡 2～4 小时,用文火煎 15～20 分钟,水煎 2 次,约 250ml,于下午 4 时、8 时各服一半。(宋志琪,宋培欣."新三味"治疗重度哮喘 50 例.中医杂志,1988,(9):47.)

6. 治感冒引起的咳嗽 250g 蜂蜜,50g 五味子,泡在 250g 白酒里,过 3～5天就可以食用。每次 25g,每日 1～2 次。(苏惠萍.五味子蜂蜜白酒治感冒引起的咳嗽.家庭医药,2007,10:22.)

7. 治更年期综合征 五味子 10g,水煎代茶,频频饮用。每日 1 剂。(蒲昭和.五味子茶治更年期综合征.家庭医药,2008,8:54.)

8. 治疗脑卒中吞咽障碍 五味子煎液,纱布过滤,棉签浸入五味子液冰冻,患者进餐前 0.5 小时或餐后 2 小时进行操作,以减轻不适感、促进食欲;协助患者取卧位,发"啊"音,操作者在光线充足下予冰棉签轻轻刺激软腭、舌根及咽后壁,然后嘱患者做空吞咽动作。操作持续时间因人而异,数秒或数分钟。(郑凤君,叶澄萍.五味子冰棉签咽部刺激法治疗脑卒中吞咽障碍 18 例临床观察.齐鲁护理杂志,2009,3:86-87.)

五 倍 子

本品为漆树科植物盐肤木、青麸杨或红麸杨叶上的虫瘿,主要由五倍子蚜寄生而形成。

【效用特点】 酸、涩,寒。归肺、大肠、肾经。功能敛肺降火,涩肠止泻,敛汗止血,收湿敛疮。常用于肺虚久咳,肺热痰嗽,久泻久痢,盗汗,消渴,便血痔血,外伤出血,痈肿疮毒,皮肤湿烂。现代药理研究表明,本品具有收敛、止血、局麻、解毒、抗菌、抗病毒、止泻、抗突变及很强的清除自由基等作用。常用量为 3～6g,煎服。外用适量。

【临床治验】

1. 治疗盗汗 五倍子 5～10g 研细末,用时取适量加食醋或植物油调成稠糊状,每晚临睡前外敷脐部,用无菌敷料覆盖,胶布固定,24 小时换药 1 次,连续敷药 3～5 次。(太淑芳,王兴.五倍子散敷脐治疗盗汗 110 例临床观察.中华实用中西医杂志,2009,5:272.)

2. 治疗青少年牙龈出血 将中药五倍子 10g 研磨成粉末,用薄荷油适量调和成糊状装瓶,用消毒棉签蘸取少量糊剂在口内唇及舌侧牙龈反复作小圆形旋转加压按摩,再向牙冠方向施加力量以排除牙龈下食物残渣并使药物渗透到龈缘内。每个牙龈区要反复按摩数次，初期会引起牙龈出血，但出血量会逐渐减少。按摩后立即漱口，按摩时间3分钟，每日睡前1次，15天为1个疗程。（卢春生，李伟，刘桂英. 五倍子薄荷油糊剂治疗青少年牙龈出血疗效观察. 吉林医药学院学报，2004，27(2)：93.）

3. 治疗褥疮　将五倍子适量烘干，用粉碎机碎成细小粉末(120目)，然后用香油调匀备用。暴露病灶部位，先用生理盐水棉球将疮口渗液或脓液拭去，露出新鲜组织，再将药膏适量涂于褥疮创面上，最后用关节止痛膏固定，每日换药2次。嘱经常变换体位，避免病变部位受压及揉搓。（焉洁. 五倍子粉外敷治疗褥疮32例. 河北中医，2004，26(8)：581.）

4. 治疗小儿鞘膜积液　将五倍子乙醇提取液与五倍子水煎提取液混合，制备五倍子涂膜剂，洗净擦干患儿阴部，用干净消毒棉球将五倍子涂膜剂涂于阴囊肿物处，尽可能一次涂成，以免影响成膜效果。24小时换药一次，换药时揭去薄膜，洗净擦干后再如法涂药。7日为1个疗程。（吕仁柱. 五倍子涂膜剂治疗小儿鞘膜积液. 中医外治杂志，2004，13(2)：15.）

5. 治荨麻疹　五倍子30g，研细末，用布包好，放在白酒内浸泡，搽患处，每日2～3次。（周伟芳，崔英兰. 治荨麻疹验方六则. 中国民间疗法，2009，12：65.）

6. 治疗带状疱疹　生大黄2份，黄柏2份，五倍子1份，芒硝1份，共研为细末，加凡士林调成软膏备用。使用前先用75%酒精棉球消毒患处，再视疱疹多少和皮损面积大小取适量软膏直接涂于患处，以覆盖创面为度，用绷带固定。隔日1次，7天为1个疗程。（牛鸿春. 大黄五倍子膏治疗带状疱疹40例. 中医外治杂志，2009，1：8.）

7. 治疗银屑病　取五倍子100g在瓦片上煅后研末，取其粉末10g在器皿中用醋调匀后涂于患处，每日2次，7天为1个疗程。（杨桂芹，柳志浩，马晓红. 五倍子治疗银屑病30例. 中国乡村医生杂志，2001，(2)：40.）

8. 治疗神经性皮炎　五倍子6g，枯矾6g，炉甘石6g。水煎，搽患处，每日4次。（王晓霞，李叙香. 治疗神经性皮炎单验方数则. 中国民间疗法，2010，3：43.）

乌　梅

本品为蔷薇科植物梅的干燥近成熟果实。

【效用特点】　酸、涩，平。归肝、脾、肺、大肠经。功能敛肺，涩肠，生津，安蛔。常用于肺虚久咳，久痢滑肠，虚热消渴，蛔厥呕吐腹痛，胆道蛔虫症。现代药理研究表明，本品具有驱虫、抗菌、抗肿瘤、抗早孕、抗过敏、抗氧化、解毒、抗凝血抗纤溶活性、抗衰老和保肝等作用。常用量为6～12g，水煎服。

【临床治验】

1. 治疗顽固性咳嗽　取陈皮500g，沸水泡去白令极净，乌梅、大草青盐各200g，浓煎取汁浸透，晒半干，再加入白糖300g拌匀，用薄荷叶盖上煮30分钟即可，每次1汤匙，每日6次，3天为1个疗程。（王强. 乌梅陈皮膏治疗顽固性咳嗽. 医药导报，2002，(21)：28.）

2. 治疗慢性咽喉炎　乌梅10g，野荞麦根30g，水煎取液300ml频服。（任国娟. 乌梅汤治疗慢性咽喉炎. 中国民间疗法，2000，8(5)：34-35.）

3. 治疗结肠炎　取乌梅500g，洗净去核后泡入500ml白酒中，密封放于阴凉处保存。治疗时取乌梅20g加酒5～10ml口服，早晚各1次。（邱小丽，宫兆妮. 妙用乌梅治疗结肠炎. 中国民间疗法，2003，11(4)：63.）

4. 治疗小儿脱肛　乌梅30g，五倍子35g，明矾15g，升麻15g。先取五倍子5g研细末(过120目筛)，将上药每剂煎2次，每次取300ml，于大便后熏洗约10分钟，之后用五倍子粉匀敷于脱出肛管黏膜上，再将脱出肠肛管送回，适当休息，5次为1个疗程。（赵宝林. 乌梅五倍子汤治疗小儿脱肛58例. 河北中医，1998，20(3)：167.）

5. 治化脓性指头炎　乌梅肉加适量食醋研烂，或用乌梅2份，凡士林1份，制成乌梅软膏外敷，每日上药1次。此药对脉管炎所引起的指(趾)头溃疡也有效。（《草医草药简便验方汇编》）

6. 治疗甲沟炎　取乌梅用湿毛巾包裹湿润后取肉去核，用乌梅肉质内面外敷患处并固定，早晚各换药1次。（杨环，刘莉. 乌梅妙治甲沟炎. 中国民间疗法，2002，10(4)：56.）

7. 治疗手足癣　乌梅25g，金银花50g。头煎30分钟，复煎25分钟，将两煎所得滤液约20～30ml过滤去渣。用棉签蘸此液涂搽患处，每日5次。（李淑华，王春兰. 乌梅金银花治疗手足癣疗效观察. 中国民间疗法，2010，4：18.）

8. 治疗足跟痛　以乌梅200g加水2000ml水煎40分钟，过滤去渣，加食醋200ml，用生铁块300g左右烧红放入药液，2分钟后取出，待药液温度适宜，浸泡足跟，每晚1次，浸泡1小时左右。下次浸泡将药液加热，可重复使用。（王治法. 乌梅治疗足跟痛. 中医杂志，2002，(7)：494.）

9. 治疗鸡眼　取4～5g乌梅，剥除内核后加少许食醋捣烂，再加少许食盐混合均匀，配制成乌梅肉泥。贴用时先将鸡眼部位用温水洗净、揩干，将乌梅肉泥贴于其上，以无菌纱布包扎，每日换药1次。（王俊涛，于华丽．乌梅治疗鸡眼37例．中国民间疗法，2003，11(3)：34.）

10．治疗顽固性瘙痒症　用乌梅研细末，6g/d，分2次开水冲服，7日为1个疗程。（刘霞，苗云芝，史传奎．乌梅治疗顽固性瘙痒症．山东中医杂志，2000，19(11)：684.）

11．治疗白癜风　乌梅酊（乌梅100g放入75%酒精1000ml中浸泡10日，过滤后分装）每日外搽白斑2次，并用手指稍加按摩。（闫锐．乌梅酊治疗白癜风117例．实用中医药杂志，2000，16(8)：32.）

12．治疗寻常疣　取乌梅4～6g，放入食醋20～30ml中，装入玻璃瓶内备用。需浸泡1周。用时，令患者先用热水浸洗患部。然后用手术刀削平病变处角化组织，以有渗出血为度。取胶布1块，视病变部位的大小，中间剪1小孔，贴在皮肤上，暴露病损部位，取乌梅肉研成糊状，敷贴在病变组织上，外用一层胶布盖严。3天换1次。（雷振永．乌梅治疗寻常疣．广西中医药，1986，增刊：137.）

13．治疗瘢痕　用乌梅制成炭，研细末，用蜂蜜适量调成糊状，瘢痕处用热茶水洗净，烫软，用药敷上，再加热烘烤，半小时后，再加些乌梅细末敷于患处，外盖一层硬纸，用宽纱布缠上，松紧以适度为准，2日换药1次，每次换药，再行热烘半小时。（訾贵才．乌梅外敷治疗瘢痕．上海中医药杂志，2001，35(12)：29-30.）

罂粟壳

本品为罂粟科植物罂粟的干燥成熟果壳。

【效用特点】　酸、涩、平；有毒。归肺、大肠、肾经。功能敛肺，涩肠，止痛。常用于久咳，久泻，脱肛，脘腹疼痛。现代药理研究表明，本品具有镇痛、催眠、呼吸抑制、止咳、刺激小肠蠕动、强烈降低血压等作用。常用量为3～6g，水煎服。

【临床治验】

1．治疗顽固性呃逆　取干燥、无霉变的罂粟壳适量，研末备用，治疗时取罂粟壳15g用纸卷点燃，用鼻深嗅其烟，1次约5分钟，1日2次。（刘广庆．罂粟壳治疗顽固性呃逆．中医外治杂志，1995，(5)：20.）

2．治疗多汗　五粟散（五倍子、罂粟壳、牡蛎各等份，制成细粉，贮于密封瓶中备用)适量,用温醋调敷脐处,外用纱布固定,24 小时换药 1 次。(刘炳辉.五粟散外用治疗多汗.中国民间疗法,2006,7:64.)

3. 治疗晚期癌症疼痛　全蝎 4～7 只,莪术 10g,罂粟壳 10g,延胡索 20～80g,制川乌 6g,生黄芪 20g,藤梨根 50g,鸡血藤 30g,加米醋 30ml 水煎服,每日 1 剂,分早晚 2 次服用。(赵富兰,卢一飞.全蝎罂粟壳汤治疗晚期癌症疼痛 32 例.内蒙古中医药,1998,2:12.)

4. 治疗小儿泄泻　罂粟壳 3～10g,用醋炙后加水 100～150ml 不等,煎沸 10 分钟,取汁 30～80ml,放凉后灌肠并保留 20～30 分钟,一日 2 次。(张慧芳.罂粟壳煎剂灌肠治疗小儿泄泻 98 例.西藏医药杂志,1999,2:23-24.)

诃　子

本品为使君子科植物诃子或绒毛诃子的干燥成熟果实。

【效用特点】　苦、酸、涩,平。归肺、大肠经。功能涩肠敛肺,降火利咽。常用于久泻久痢,便血脱肛,肺虚喘咳,久嗽不止,咽痛音哑。现代药理研究表明,本品具有抗菌、强心、抗氧化、解痉、抗肿瘤等作用。常用量为 3～9g,水煎服。

【临床治验】

1. 治疗小儿咳嗽　诃子 10g,麻黄 5g,杏仁 6g,甘草 5g。随症加减,每日 1 剂。(邹永祥,赵鹏俊.诃子三拗汤治疗小儿咳嗽——附 32 例临床观察.泸州医学院学报,1996,6:475.)

2. 治疗慢性泄泻　诃子 12g,罂粟壳 10g,黄连 15g,黄柏 12g,补骨脂 12g,干姜 6g,白芍 12g,防风 6g,甘草 6g。随症加减,每日 1 剂,10 剂为 1 个疗程。(周中辰,高宗娣.诃子黄连汤治疗慢性泄泻 62 例.山东中医药大学学报,2000,3:203-204.)

3. 治疗慢性咽炎　诃子 10g,沙参 10g,青蒿 8g,甘草 5g,制成散剂,每次 3g,用白糖水送服。每日 2～3 次,每 15 天为 1 个疗程,服用 1～3 个疗程。(吉格木德.蒙药诃子四味散治疗慢性咽炎 21 例总结.中国民族医药杂志,1999,1:23.)

4. 治急性湿疹　诃子 100g,水煎液 500ml,加米醋 500ml 煮沸即可,用药液浸洗或湿敷患部,每次 30 分钟,每日 3 次,每日 1 剂。(张季高,张孔.诃醋液治疗急慢性湿疹 81 例.中西医结合杂志,1988,8(7):442.)

赤 石 脂

本品为硅酸盐类矿物多水高岭石族多水高岭石，主含四水硅酸铝［$Al_4(Si_4O_{10})(OH)_8 \cdot 4H_2O$］。

【效用特点】 甘、酸、涩，温。归胃、大肠经。功能涩肠，止血，生肌敛疮。常用于久泻久痢，大便出血，崩漏带下；外治疮疡不敛，湿疹脓水浸淫。现代药理研究表明，本品具有收敛、吸附磷等作用。常用量为10～20g，水煎服。外用适量，研细末撒患处或调敷。

【临床治验】

1. 治疗药物所致腹泻赤石脂20～40g，碾成粉末，加入少量开水调匀，待温热时吞服或鼻饲导入，一日2～4次。（许树柴.单味赤石脂治疗药物所致腹泻.时珍国药研究，1993，4(8)：39.）

2. 治疗子宫脱垂　赤石脂18g，禹余粮18g，生黄芪40g，党参10g，炒白术12g，升麻9g，枳壳20g，菟丝子15g，益智仁15g，补骨脂12g，干姜6g，炙甘草6g。每日1剂，分早晚2次水煎服。（常桃英，李凤仙.加味赤石脂禹余粮汤治疗子宫脱垂.中医药研究，1995，3：42.）

3. 治疗年老血崩　赤石脂30g(先煎)，乌贼骨、贯众炭、阿胶(另烊)、补骨脂、党参各15g，茜草、益智仁、白术、血余炭各10g，远志、甘草各6g。随症加减，水煎服，每日1剂。（冉青珍.赤石脂止崩汤治疗年老血崩58例.陕西中医，2004，11：971.）

4. 治疗烧伤　赤石脂、冰片，用量比例为10∶1，将二药分别研成细末，过筛，和匀，密贮于瓷瓶(广口玻璃瓶也可)内备用。凡烧伤面未溃烂而有水疱者，局部消毒后以消毒之三棱针刺破水疱，待积液排净，局部用盐水洗净，用药棉拭干，再将药末调入生菜油中涂敷患处，每天换药一次；如烧伤部已溃者，则先用生理盐水洗净溃面，再用药末撒于溃面，亦可用菜油调敷，并以消毒纱布覆盖患面，每天换药一次。（陶昔安.徐氏烧伤外用方赤石丹简介.四川中医，1985，(8)：53.）

5. 治疗小儿脱肛　用石榴皮(鲜者佳，干者亦可)1～2两煮水外洗肛门，然后将赤石脂(研为极细面)均匀撒在敷料上，敷托住肛门用胶布固定。（解秀英，王勇，朱海峰.赤石脂外敷治疗小儿脱肛.吉林中医药，1990，(5)：32.）

6. 除脚臭　明矾、丁香各10g，苦参、葛根、马齿苋各15g，赤石脂30g，煮水泡脚，每天或隔天泡脚1次，可除脚臭。（段彦娟，李斌.中药泡脚可除脚臭.家庭医药，2009，2:59.）

石　榴　皮

为石榴科植物石榴的干燥果皮。

【效用特点】　酸、涩，温。归大肠经。功能涩肠止泻，止血，驱虫。常用于久泻，久痢，便血，脱肛，崩漏，白带，虫积腹痛。现代药理研究表明，本品具有抗病毒、抗菌、抗癌、调节免疫、抑制胃酸分泌等作用。常用量为3～9g，水煎服。

【临床治验】

1. 治疗婴幼儿非感染性腹泻　取酸石榴皮30g，砸成泥状，敷于脐部，纱布覆盖、固定，24小时换药1次，连续3天为1个疗程。（李娟，彭象梅.酸石榴皮敷脐治疗婴幼儿非感染性腹泻30例疗效观察.九江医学，2009，2:46.）

2. 治疗烧伤　取石榴皮一斤，用清水洗净后放入锅内加水500ml，文火煎至250ml，滤过后置瓶中备用。创面经清洗后用浸有药液之纱布块外敷。观察创面，如无渗液，纱布块干燥不必换药，直至痊愈纱布块自行脱落。如纱布块被渗出液浸湿，应及时去除、重新更换浸有药液的纱布块，至痊愈纱布块自行脱落。（王宝山.石榴皮治疗烧伤45例.吉林中医药，1983，(4):29.）

3. 治疗慢性泪囊炎　防风10g，羌活10g，白蒺藜10g，白薇10g，石榴皮10g，蒲公英12g，金银花10g。水煎服，每日1剂，分2次服。（潘茹.治疗慢性泪囊炎良方.中国民间疗法，2006，4:64.）

4. 治牙齿松动　石榴皮适量，水煎取汁，用药汁含漱。（蔡姮婧.治牙齿松动验方.开卷有益:求医问药，2007，4:45.）

5. 治疗小儿脱肛　榴矾汤外洗，石榴皮50g，明矾20g。加水适量，浸泡10分钟后，文火水煎取汁，置于浴盆中，候温浸洗双足，同时进行坐浴，每日1剂，每日早、中、晚各1次，连续7～10天。（玉华.小儿脱肛外治法.家庭中医药，2007，9:56.）

6. 治疗痔疮　石榴皮100g，烘干后研细末，装入胶囊中，每粒胶囊约0.3～0.5g。每次4粒，每日3次口服，3周为1个疗程，不愈者可续服第2疗程。（郭建山.石榴皮治疗痔疮45例报告.中国民间疗法，1997(6):40.）

7. 治疗鸡眼 将石榴皮粉碎，研成细末，过 60 目筛后与蜂胶混合即得膏样物质。使用时将蜂胶石榴皮膏涂鸡眼表面。（何宗战. 蜂胶石榴皮膏治疗鸡眼. 中国临床医生，2001，29(6)：23.）

肉 豆 蔻

为肉豆蔻科植物肉豆蔻的干燥种仁。

【效用特点】 辛，温。归脾、胃、大肠经。功能温中行气，涩肠止泻。常用于脾胃虚寒，久泻不止，脘腹胀痛，食少呕吐。现代药理研究表明，本品具有止泻、抑菌止痢、抗肿瘤、抗血小板聚集、抗炎、镇痛等作用。常用量为水煎服 3～9g。入丸散服每次 0.5～1g。须煨熟去油用。

【临床治验】

1. 治疗腹泻 肉豆蔻 15g，雄黄 1g，共研为粉剂。取研好的粉剂 1～2g（能盖满脐部为准），置于玻璃片上或瓶盖内，用陈醋 1～3 滴稍加搅拌（不要成糊状）。用竹签取追风膏药泥约 1.5g，在火上熔化后，均匀地摊在半张伤湿止痛膏胶布中央，面积比脐周大出约 0.1cm。将拌好的药粉先放于脐上，再用备好的伤湿止痛膏胶贴好即可。每天或间日换 1 次。（张爱芬. 肉豆蔻粉敷脐治疗腹泻 260 例. 中国民间疗法，2002，10(8)：21.）

2. 治疗婴儿腹泻 肉豆蔻、车前子、诃子、木香各等份，研为细末，用姜汁调成糊状，敷于脐部，一般 1～2 次可愈。（中原医刊，1986，4：21.）

第二节 固精缩带止尿药

山 茱 萸

为山茱萸科植物山茱萸的干燥成熟果肉。

【效用特点】 酸、涩，微温。归肝、肾经。功能补益肝肾，涩精固脱。常用于眩晕耳鸣，腰膝酸痛，阳痿遗精，遗尿尿频，崩漏带下，大汗虚脱，内热消渴。现代药理研究表明，本品具有免疫调节、抗炎、降糖、抗休克、抗氧化、利尿降压、抑菌、保肝、抗癌及升白细胞等作用。常用量为 6～12g，水煎服。

【临床治验】

1. 治疗多汗　山茱萸、生龙骨、生牡蛎各30g，五味子15g。文火久煎为宜。每日1剂，10剂为1个疗程。（翟书正. 萸味龙牡汤治疗多汗症. 新中医，1994，11：25-26.）

2. 治疗冻结肩　山茱萸（去核）35g，水煎，分2次服，每日1剂。病情好转后，减为10～15g，煎汤或代茶泡服。（靳玉萍，许长江. 山茱萸汤配合外治法治疗冻结肩29例. 光明中医，2006，6：58.）

3. 治疗复发性口腔溃疡　以干山茱萸400g，碾碎成末，陈醋200ml，备用，每晚睡前取粉末10g，陈醋调成糊丸，敷于双足涌泉穴，纱布包扎，次晨揭开洗净，10日为1个疗程。（刘智敏. 山茱萸湿敷涌泉穴治疗复发性口疮. 新中医.）

海　螵　蛸

为乌贼科动物无针乌贼或金乌贼的干燥内壳。

【效用特点】　咸、涩，温。归脾、肾经。功能收敛止血，涩精止带，制酸，敛疮。常用于胃痛吞酸，吐血衄血，崩漏便血，遗精滑精，赤白带下；溃疡病。外治损伤出血，疮多脓汁。现代药理研究表明，本品具有抗溃疡、促进成骨、抗癌等作用。常用量为5～9g，水煎服。外用适量，研末敷患处。

【临床治验】

1. 治疗慢性哮喘　海螵蛸（鲜品效果更好）置于锅内焙干，也可用烘干箱直接烘干，取1000g研细，加冰糖1500g捣末后混合调匀，存放干瓷瓶内备用。成人每次服20～25g，儿童酌减，每日3次，白开水送服。服药期间忌食辛辣发物。糖尿患者慎服。（高淑琴. 海螵蛸治疗慢性哮喘26例. 中国民间疗法，2007，15（5）：25.）

2. 治疗慢性气管炎　取乌贼骨适量，放瓦上焙枯为末，与红糖等量拌匀。每日服2次。（刘长天. 乌贼骨治疗慢性气管炎. 广西中医药，1986，增刊：119.）

3. 治肾虚带下　海螵蛸30g，女贞子15g。水煎服。（《中国民间小单方》）

4. 治疗反流性食管炎　海螵蛸、大贝母各50g，炒糯米500g碾末混合，每次20g加温水30ml，4次/日，2个月为1个疗程。（朱炳良. 海螵蛸大贝母治疗反流性食管炎32例. 世界华人消化杂志，2001，9（9）：1098.）

5. 治疗上消化道出血　用生大黄、乌贼骨粉剂各5～10g，用凉开水调成糊状口服，日 3～4 次。(江光定. 生大黄乌贼骨治疗轻中度上消化道出血. 湖北中医杂志，2000，22(12)：24.)

6. 治疗齿衄　取海螵蛸 60g，五倍子 60g，加 400ml 温水浸泡 1 小时后，煎煮得药液 200ml，用以含漱。上药含漱每日 7～10 次，每次 10～15 分钟，直至齿衄停止。(明双，周兆香. 海螵蛸五倍子煎液漱口治疗齿衄 80 例. 中国民间疗法，2005，13(8)：20.)

7. 治疗浅度溃疡期褥疮　用海螵蛸极细末，高压消毒后备用。创面常规消毒后，将药粉撒在上面，再用纱布覆盖，2～3 日换药 1 次。(黄玉英. 海螵蛸粉外治浅度溃烂期褥疮疗效观察. 中西医结合杂志，1987，7(11)：696.)

8. 治疗宫颈糜烂　将乌贼骨、蛇床子、制大黄配成 1∶1∶3 的比例，研末备用。于月经净后每晚临睡前，取 3g 直接敷于患处，每晚 1 次，7 次为 1 个疗程。(王宝. 乌贼骨散外敷治疗宫颈糜烂. 江苏中医药，2003：24(1)：48.)

9. 治疗新生儿尿布皮炎　每次用药前用温开水清洗臀部待干爽后将墨鱼骨研末(或用小匙、刀片刮下呈粉末状)，清洗双手后取少量均匀轻涂抹于患处，置换干净、柔软、通气性好的棉布尿布包裹，轻者 1 日 1～2 次，重者 1 日 2～3 次，疗程 3 天。(杨东明. 海螵蛸外用治疗新生儿尿布皮炎 20 例. 中国社区医师，2002，(8)：42.)

10. 治疗足癣　单味海螵蛸洗净晒干，研细末，过 150 目筛。第 1 次用药前用温水把足洗净、稍擦干，药粉立刻撒于创面，稍加压即与创面凝固，对浸渍糜烂型的当药粉与创面接触时，局部有轻微的痛感，稍延长即消失，同时用药数日后可出现表皮脱落属于正常现象。(陈芳瑜. 海螵蛸外用治疗足癣. 福建中医药，1997，28(2)：47.)

11. 治疗沙眼　治疗前先用 0.1%利福平眼药水点眼 2 日。结膜囊表面麻醉后，翻转眼睑，用海螵蛸棒来回均匀摩擦至滤泡消失，有少量出血为止，然后涂四环素可的松眼膏，包扎术眼；次日去掉包扎，用 0.1%利福平眼药水点眼。(刘延华，卢正苓，王兴利. 应用海螵蛸棒摩擦治疗沙眼. 中国民间疗法，1998，6(4)：64.)

12. 治疗肛裂　炒槐花 100g，侧柏叶炭 80g，红花、三七、枯矾各 40g，海螵蛸 50g，冰片 15g。上述药物研末，混合，备用。每日清水洗净肛门后，以手指沾少许药末直接涂抹肛裂处，轻轻揉压 1～2 分钟，1 日 2 次。(汪跃进. 自拟槐冰散治疗肛裂 180 例. 浙江中医杂志，2008，2：101.)

桑螵蛸

为螳螂科昆虫大刀螂、小刀螂或巨斧螳螂的干燥卵鞘。

【效用特点】 甘、咸，平。归肝、肾经。功能益肾固精，缩尿，止浊。常用于遗精滑精，遗尿尿频，小便白浊。现代药理研究表明，本品具有抗疲劳、利尿、镇静等作用。常用量为5～9g，水煎服。

【临床治验】

1. 治疗遗尿症　桑螵蛸15g，肉桂3g，黄芪15g，龙骨15g。水煎服，每日1剂(7～12岁儿童量)。(迟爱华，李峰，治遗尿方，中国民间疗法，2009，4:65.)

2. 治疗遗精　龟甲20g(先煎)，沙苑子15g，金樱子20g，淮山药20g，芡实20g，桑螵蛸20g，山茱萸15g，知母8g，黄柏8g，石菖蒲9g，牛膝9g。随症加减，每日1剂，水煎服，早晚各1次，15天为1个疗程。(李立凯.遗精症.广西中医药，2009，1:62.)

3. 治内痔及出血　桑螵蛸15g。烧灰研末，调茶油涂患处。(《新编偏方秘方汇海》)

4. 治疗带状疱疹　桑螵蛸用文火焙焦，研为细末，加香油适量调匀，用羽毛涂于患处，每日3～4次。(马长宏.单味中药治疗带状疱疹.河南中医，2002，5:63.)

覆盆子

为蔷薇科植物华东覆盆子的干燥果实。

【效用特点】 甘、酸，温。归肾、膀胱经。功能益肾，固精，缩尿。常用于肾虚遗尿，小便频数，阳痿早泄，遗精滑精。现代药理研究表明，本品具有抗诱变、改善学习能力、延缓衰老、免疫增强、促进免疫等作用。常用量为6～12g，水煎服。

【临床治验】

1. 治遗尿　取覆盆子30g，加水2碗，文火煎至1碗，去渣取汤，再用药汤煮猪瘦肉100～150g，不加料。肉熟服食，每天1次，2～3次可愈。(《家庭偏方秘方验方大全》)

2. 治疗闭经　覆盆子10g,肉苁蓉10g,沙苑子10g,蛇床子10g,仙灵脾15g,菟丝子15g,仙茅6g,水煎服,每日1剂。(张惠萍.治疗闭经验方.中华实用中西医杂志,2006,16:1950.)

3. 治阳痿　熟地、阳起石各15g,怀山药、狗脊、覆盆子、仙灵脾各12g,葛根、川断、伸筋草、桑螵蛸、知母、巴戟天、蛇床子各9g,远志6g。水煎服。每日1剂,日服2次。(杨桥荣.治阳痿.健康生活,2010,4:19.)

金 樱 子

为蔷薇科植物金樱子的干燥成熟果实。

【效用特点】　酸、甘、涩,平。归肾、膀胱、大肠经。功能固精缩尿,涩肠止泻。常用于遗精滑精,遗尿尿频,崩漏带下,久泻久痢。现代药理研究表明,本品具有促进胃液分泌、止泻、抗菌、抗病毒等作用。常用量为6～12g,水煎服。

【临床治验】

1. 治疗婴幼儿秋季腹泻　金樱子3000g,加水3000ml,煎煮浓缩至1500ml,按2%比例加尼泊金防腐。1岁以下服10ml,1～2岁服15ml,2岁以上服20ml,每日3次,空腹服。(梅德勤,陈浩,陈昌碧.刺梨子治疗婴幼儿秋季腹泻.中医杂志,1984,26(6):471.)

2. 治疗小儿遗尿　补骨脂、金樱子、山药各15g,益智仁、菟丝子、覆盆子、桑螵蛸、白术、乌药、党参、菖蒲各10g,水煎服,每日1剂。随症加减,水煎服。(孙海松,汪景枰.自拟方治疗小儿遗尿.中国社区医师,综合版,2008,16:129.)

3. 治疗早泄　金樱子30g,莲肉10g,五味子10g,菟丝子10g,沙苑蒺藜15g,芡实15g,莲须10g,煅龙骨(先煎)15g,煅牡蛎(先煎)15g。随症加减,每日1剂,水煎分2次服,连服10天为1个疗程。(林中.金樱子汤合男士香露治疗早泄112例.江苏中医,1996,6:16-17.)

莲 子

本品为睡莲科植物莲的干燥成熟种子。

【效用特点】　甘、涩,平。归脾、肾、心经。功能补脾止泻,益肾涩精,养心安神。常用于脾虚久泻，遗精带下，心悸失眠。现代药理研究表明，本品具有镇静、强心、抗衰老、抗肿瘤等作用。常用量为9～15g，水煎服。去心打碎用。

【临床治验】

1. 治慢性腹泻　莲子9～18g，水煎液加冰糖食用，每日2剂。（《临床药物新用联用大全》）

2. 治疗失眠症　服用中药莲子粉，每日2次，每次1包，15g/包，连续治疗30天，效果良好。（陈保正，竹剑平. 莲子粉治疗失眠症40例观察. 浙江中医杂志，2008，43(6)：334.）

3. 治疗脾虚带下　山药15g，扁豆15g，薏苡仁15g，莲子肉15g。气虚加党参15g，血虚加龙眼肉15g，大枣7枚，肾虚腰疼加芡实15g，白果仁12g。每日1剂，加水煎煮成粥，1次或2次口服，1周为1个疗程。（李贺三. 山药莲子粥治疗脾虚带下症58例. 实用中医药杂志，2006，9：549.）

4. 治疗早泄　莲子30～50g，莲须30g，芡实30g，生龙骨30g，生牡蛎30g，山茱萸15g，五味子15g，知母15g，白芍15g。随症加减，水煎，早晚分2次服，每日1剂，20天1个疗程。（郑昱村，赖坤女. 莲子益肾摄精汤治疗早泄50例观察. 实用中医药杂志，2010，2：84.）

芡　实

为睡莲科植物芡的干燥成熟种仁。

【效用特点】 甘、涩，平。归脾、肾经。功能益肾固精，补脾止泻，祛湿止带。常用于梦遗滑精，遗尿尿频，脾虚久泻，白浊，带下。现代药理研究表明，本品具有增聪、益智、强思等作用。常用量为9～15g，水煎服。

【临床治验】

1. 治疗慢性肠炎　将生芡实、生鸡内金研末，与面烙成焦饼，分次服用。（孙以民，刘秀英. 芡实内金饼治疗慢性肠炎20例. 中国民间疗法，1998，(3)：42.）

2. 治疗慢性肾炎蛋白尿　芡实30g，黄芪15g，白术12g，茯苓12g，山药30g，菟丝子20g，金樱子15g，百合15g，黄精15g，山楂肉10g，枇杷叶10g，水蛭粉3g(冲)，随症加减，水煎服，每日1剂。（郭如爱，唐秀华. 芡实合剂治疗慢性肾炎蛋白尿37例. 山东中医学院学报，1993，1：32-33.）

3. 治疗脑卒中后遗症　取芡实250g，加水适量，煮熟，分成10等份。

每日取1份，食尽。同时接受基础治疗。（王婉钢，张晓平. 芡实对中风后遗症康复的影响. 湖北中医杂志，2010，2：16-17.）

第三节　固表止汗药

麻　黄　根

为麻黄科植物草麻黄或中麻黄的干燥根及根茎。

【效用特点】　甘，平。归心、肺经。功能止汗。常用自汗，盗汗。现代药理研究表明，本品具有止汗、降压等作用。常用量为3～9g，水煎服。外用适量研粉撒扑。

【临床治验】

1. 治酒渣鼻　麻黄根、生麻黄节各80g，白酒1500ml，同煎30分钟，置于阴凉处3小时，用纱布过滤去渣，置入瓶内备用。每次服25ml，每日服2次（早、晚各服1次），10天为1个疗程。（张和平. 麻黄酒内服治疗酒渣鼻18例. 湖北中医杂志，1991，(3)：14.）

2. 治手足多汗症　用白矾30g，麻黄根15g，加1000ml水煮开，稍凉后洗手脚。煎好的药液可连续使用四五次，用前加温。（王元生. 简方中药外治手足多汗症七法. 中医外治杂志，2002，3：47.）

浮　小　麦

为禾本科一年生草本植物小麦未成熟的颖果。

【效用特点】　甘，凉。归心经。功能除虚热，止汗。常用于阴虚发热，自汗，盗汗。现代药理研究表明，本品具有降脂、保肝等作用。常用量为25～30g，水煎服。

【临床治验】

1. 治疗肺结核盗汗　以浮小麦、穞豆衣各9g，加水200ml，浓煎至100ml，每服50ml，一日2次。（徐树楠. 中药临床应用大全. 石家庄：河北科学技术出版社，1999：676.）

2. 治盗汗及虚汗不止　浮小麦，文武火炒令焦，为末。每服二钱，米汤

调下，频服为佳。一法取陈小麦用干枣煎服。（《卫生宝鉴》）

糯稻根须

为禾本科植物糯稻的根及根茎。

【效用特点】 甘，平。归肝、肺、肾经。功能养胃生津，退虚热，止盗汗。常用于胃虚津伤，低热，盗汗。亦可用治丝虫病。常用量为 15～30g，水煎服。

【临床治验】

1. 治慢性肾炎蛋白尿　糯稻根须 30g，黄芪 15g，糯米 30g。水煎服。（《中药临床应用》）

2. 治病后自汗少食　糯稻草根 60g，莲子肉 30g。水煎服。（《全国中草药汇编》）

3. 治疗小儿虚汗　糯稻根须 150g，加冷水 2500ml 同煎（以小儿 15kg 计算，每增加 2kg，须增加糯稻根 50g，冷水 500ml），水沸开始计时 20 分钟后去渣取汁备用。将糯稻根煎剂冷却至 41～46℃，给小儿沐浴 30 分钟，每天 1 次，连续 3～7 天。（陈佩仪. 糯稻根须煎剂沐浴治疗小儿虚汗 27 例. 新中医，2003，35(2)：51.）

4. 治疗黄疸肝炎　糯稻根半两，茵陈 15g，煎一碗汤一次服下。一日 2 次，连用 7 天。（恭涛. 实用验方. 家庭健康，2008，8：45.）

5. 治血丝虫　糯稻根 62～124g，红枣 4～6 枚，水煎服。（《食治本草》）

第十七章 消食药

山楂

为蔷薇科植物山里红或山楂的干燥成熟果实。

【效用特点】 酸、甘，微温。归脾、胃、肝经。功能消食健胃，行气散瘀。常用于肉食积滞，胃脘胀满，泻痢腹痛，瘀血经闭，产后瘀阻，心腹刺痛，疝气疼痛；高脂血症。焦山楂消食导滞作用增强。用于肉食积滞，泻痢不爽。现代药理研究表明，本品具有保护心肌、抑制MDA的产生、抗心肌脂质过氧化、增强心肌收缩力、增加心输出量、减慢心率、保护脑细胞、降血脂、防止血管粥样硬化、抗凝血、抗肿瘤、利尿、止痛、止血等作用。常用量为9～12g，水煎服。生山楂多用于消食散瘀，焦山楂多用于止泻止痢。

【临床治验】

1. 治疗高脂血症　红参10g，生山楂30g，泡水代茶饮，频服。3个月为1个疗程。（吴建英，肖玮，等. 红参山楂饮治疗高脂血症临床观察. 中国中医药信息杂志，2009，1：55-56.）

2. 治疗脂肪肝　茵陈、生山楂各30g，柴胡、郁金、枳实、丹参、当归、半夏各10g，生大黄、甘草各6g。每日1剂，水煎，早、晚饭后温服。15天为1个疗程。（刘冠军. 柴胡山楂消脂汤治疗脂肪肝. 山西中医，2009，3：26.）

3. 治疗子宫肌瘤　山楂15g，生大黄6g，共研为末，开水冲泡代茶饮，每日1剂，经期停用。1个月为1个疗程。（曲选君. 山楂大黄饮治疗子宫肌瘤26例. 湖南中医药导报，1996，2(2)：48.）

4. 治疗单纯性乳糜尿　生山楂90g，每日1剂，水煎服，15天为1个疗程，治疗时忌油脂。（张金荣，曹新胜. 山楂治疗单纯性乳糜尿32例. 中国民间疗法，2003，11(7)：56.）

5. 治疗产后宫缩痛　每日给生山楂100g加红糖适量煎服，取汁

300ml分3～5次口服。(朱玛.生山楂治疗产后宫缩痛30例疗效观察.云南中医中药杂志,2004,25(2):25.)

6. 治疗冻疮 取山楂切厚片,放于炉火烧烤或炒至焦黑,取出研末待用。治疗时嘱患者先用温水浸泡患部(水温宜在40℃以下),然后将山楂炭末撒于患部后反复涂擦10余次。如患部已有水疱或溃破者,则将药末均匀撒于局部。每日治疗2～3次。(张会珍,张栋,李娜.山楂炭治疗冻疮78例临床观察.河北中医药学报,2001,16(3):17.)

神 曲

为辣蓼、青蒿、杏仁、赤豆粉、苍耳草等药加入面粉或麸皮混合后,经发酵制成的曲剂。

【效用特点】 甘、辛,温。归脾、胃经。功能消食化积,健脾和胃。常用于饮食停滞,消化不良,脘腹胀满,食欲不振,呕吐泻痢。现代药理研究表明,本品具有调节肠道菌群、助消化、健胃止泻、解热等作用。常用量为10～15g,水煎服。

【临床治验】

1. 治婴儿腹泻 炒神曲3～6g,用温开水调糊加红糖服用,每日3次;配合常规治疗。(《临床药物新用联用大全》)

2. 治疗小儿腹泻 神曲6g,吴茱萸3g,两药共研末以米汤调成药饼。敷于脐上固定之,12小时一换。(吴月琴.应用思密达、神曲、吴茱萸敷脐治疗小儿腹泻300例的体会.中国社区医师,综合版,2006,8:53.)

3. 治疗小儿流涎 生姜两片,神曲半块,食糖适量。将生姜、神曲、食糖同放罐内,加水煮沸即成。代茶随量饮或每日2～3次。(姜糖神曲茶.中国疗养医学,2007,7:416.)

4. 治疗癫痫 以建神曲、代赭石各等份,研极细末。1～5岁每次服6～10g,6～10岁每次服10～15g,11～15岁每次服15～20g,16岁以上按成人量每次服20～25g。每天服3次,饭后开水调敷,一个月为1个疗程。服药过程中忌食荤腥油腻之品,避免精神刺激及过重劳动,已婚成人忌房事半年。如伴抽搐严重者,可加蜈蚣、全蝎少量。(李修五.自拟神赭散治癫痫有卓效.吉林中医药,1992,(1):31.)

麦　芽

为禾本科植物大麦的成熟果实经发芽干燥而得。

【效用特点】 甘，平。归脾、胃经。功能。常用于食积不消，脘腹胀痛，脾虚食少，乳汁郁积，乳房胀痛，妇女断乳。现代药理研究表明，本品具有抗结肠炎、肌松、抗衰老、抗动脉粥样硬化、调节行气消食，健脾开胃，退乳消胀肠道菌群、降血糖、回乳和催乳、助消化等作用。常用量为 9～15g，回乳 60g，水煎服。

【临床治验】

1. 治浅部真菌感染　5%酒精浸泡麦芽，以浸液备用，每日早晚各搽 1 次，4 星期为 1 个疗程。（马淑珍，庞志诚. 麦芽酒精对浅部真菌感染的治疗. 中西医结合杂志，1987，(4)：710.）

2. 治疗乳腺小叶增生病　生麦芽 30～50g/d，泡水代茶饮，连续服药 30～90 天，并注意服药期间的情志调节。（牟庆爱. 生麦芽治疗乳腺小叶增生病 33 例. 山东中医杂志，1996，15(6)：266.）

3. 治疗哺乳妇女回乳　从退奶第 1 天开始，生麦芽 60～90g，水煎当茶饮，每日 1 剂，连服 3～5 天。（盖立文，董晶. 生麦芽联合芒硝及吸奶器治疗哺乳妇女退奶. 中国实用医刊，2009，9：76.）

4. 治盗汗　单味麦芽（以炒者为佳）大剂量，一般在 60～120g，加水 1000ml 煎煮，煮沸后，稍煮片刻即可。代茶饮。（刘洪涛. 单位麦芽治盗汗. 实用中医内科杂志，1996，4：4）

谷　芽

为禾本科植物粟的成熟果实经发芽干燥而得。

【效用特点】 甘，温。归脾、胃经。功能消食和中，健脾开胃。常用于食积不消，腹胀口臭，脾胃虚弱，不饥食少。现代药理研究表明，本品具有健胃、助消化等作用。常用量为 9～15g，水煎服。炒用长于和中，生用偏于消食。

【临床治验】

1. 治脾久泻，顽谷不化　炒谷芽 20g，大枣 10 枚。水煎服。（《山西中

草药》)

2. 治病后脾土不健者　谷芽蒸露,代茶饮。(《中国医学大辞典》)

莱　菔　子

本品为十字花科植物萝卜的干燥成熟种子。

【效用特点】　辛、甘,平。归肺、脾、胃经。功能消食除胀,降气化痰。常用于饮食停滞,脘腹胀痛,大便秘结,积滞泻痢,痰壅喘咳。现代药理研究表明,本品具有抗菌、祛痰、镇咳、平喘、降压、抗肾上腺素等作用。常用量为4.5~9g,水煎服。用于消食大多炒用。

【临床治验】

1. 治疗老年习惯性便秘　用炒莱菔子50g,加水500ml,煎30分钟,取汁分2次空腹服,每日1剂,7天为1个疗程。据病情轻重,可连续重复数个疗程。(赵东茹.炒莱菔子治疗老年习惯性便秘53例临床分析.辽宁医学院学报,2008,(2):109.)

2. 治疗老年高脂血症　用本品炒至爆壳,研细末,9g/d,分3次,餐后服,30日为1个疗程,可用2~3个疗程。(曾救凡.莱菔子治疗老年高脂血症38例疗效观察.浙江中医杂志,1995,30(11):494.)

3. 治疗小儿疳积　单味莱菔子20~30g炒制、研末、醋调成稀糊状,外敷贴神阙穴,每日2次,以双层消毒纱布及胶布十字固定。以7天为1个疗程。(郑丽丽.莱菔子敷贴神阙穴治疗小儿疳积.山东中医杂志,1997,16(3):139.)

4. 治疗崩漏证　莱菔子1500~2000g,洗净切细,用纱布包紧取汁250~300ml,加入白糖30g为一次量,搅匀后炖热温服,每日早晚各一次。(陈祖泽.介绍生莱菔子治疗崩漏症.中级医刊,1982,(1):51.)

5. 用于退乳　炒莱菔子30g打碎,水煎,分2次温服,此为一天剂量。效果不明显者,可重复使用。(孙庆君.莱菔子退乳效果好.湖北中医杂志,1990,(4):16.)

6. 治疗术后腹胀　以炒莱菔子200g,研成细末,用纱布包成药垫状,置于脐部,再用TDP照烤加温,至腹胀缓解。(吴超杰,汤坤标.莱菔子外用治疗术后腹胀.中医杂志,1998,39(8):456.)

7. 治疗术后尿潴留　在手术后采用中药莱菔子5g放入神阙穴后,用麝香止痛膏固定,以防止药物外漏,同时,用热水袋热敷,促进药物吸收。8

小时后酌情再用。(王丽钧,朱其卉.莱菔子敷贴神阙穴治疗术后尿潴留.湖北中医杂志,2007,29(5):31.)

8. 治疗急性湿疹 莱菔子 60g,放置于热沙锅中拌炒 30 分钟,取出冷却后研末,与适量棉籽油调成糊状,取适量莱菔子膏敷在患处,每日 1 次。(傅玉山.急性湿疹外用莱菔子.中医杂志,1998,39(8):457.)

9. 治疗黄褐斑 以莱菔子置锅内文火炒至微鼓起,略见焦斑,闻有香气时取出略冷,去皮取仁碾碎,每饭前冲服,每日 2～3 次,每次 6～9g,1 个月为 1 个疗程,进服 2～3 个疗程,嘱患者尽量避光。(侯淑琴,潘藩.莱菔子冲服治疗黄褐斑 83 例.中国民间疗法,1996,(4):14.)

鸡 内 金

本品为雉科动物家鸡的干燥沙囊内壁。

【效用特点】 甘,平。归脾、胃、小肠、膀胱经。功能健胃消食,涩精止遗。常用于食积不消,呕吐泻痢,小儿疳积,遗尿,遗精。现代药理研究表明,本品具有促进胃腺分泌、增强胃运动等作用。常用量为水煎服 3～9g。研末服每次 1.5～3g。

【临床治验】

1. 治疗胃、十二指肠溃疡 以鸡内金 70g(微炒研细末),蜂蜜 500ml,取蜂蜜约 25ml,冲开水适量吞服鸡内金 5g,每日 2 次,早晚饭前一小时服。(杨忠英.祖传验方治胃痛.四川中医,1992,10(7):33.)

2. 治疗小儿厌食症 淡全蝎 8g,鸡内金 10g。共研极细末,装瓶备用。2 岁以下每次 0.3g,日 2 次。3 岁以上每次 0.6g,日 2 次,连服 4 天为一个疗程,可服 2～3 个疗程,每个疗程间隔 3 天,服药期间禁食生冷油腻食物。(吴焕波,姜书国.全蝎鸡内金散治疗小儿厌食症.河北中医,1990,(6):20.)

3. 治遗尿 鸡内金粉碎,每次 5g,每日 2 次,开水冲服。(柳树英,张丽君.单用鸡内金治疗遗尿经验浅谈.中国中医药信息杂志,2009,7:81.)

4. 治疗多发性肾结石 将鸡内金烤干,研成粉末,用玻璃瓶装好备用。使用时将鸡内金粉 15g 倒入杯中,冲 300ml 开水,15 分钟后即可服用。早晨空腹时服,一次服完,然后慢跑步,以助结石排出。(蒋改苏.鸡内金粉治疗多发性肾结石.湖南中医杂志,1986,(3):20.)

5. 治疗扁平疣 鸡内金 100g,白米醋 300ml,均装入封口瓶内,浸泡 30 小时后,用镊子夹住消毒棉球蘸上药液,涂擦患处,一日 3 次,10 天为 1

个疗程，不愈者继续用药 1 个疗程。（刘耀驰，邢志平. 鸡内金在皮肤科的新用. 中国中药杂志，1991，16(10)：627.）

6. 治疗放化疗后口腔溃疡　鸡内金适量，研细粉，每天用温生理盐水清洁口腔，晨起及饭前、饭后漱口，防止食物残渣滞留，保持口腔卫生。在此基础上将鸡内金粉喷涂于溃疡面，以能覆盖溃疡面为宜，每天数次，鸡内金粉不必清除，可随唾液咽下。（苑艳娟，苑颖娇，鸡内金粉治疗放化疗后口腔溃疡. 新中医，2008，6：115.）

鸡矢藤

本品为茜草科植物鸡矢藤的全草及根。

【效用特点】 甘、苦，微寒。归脾、胃、肝、肺经。功能消食健胃，化痰止咳，清热解毒，止痛。常用于饮食积滞，小儿疳积，热痰咳嗽，热毒泻痢，咽喉肿痛，痈疮疖肿，烫火伤，胃肠疼痛，胆绞痛，肾绞痛，痛经，分娩疼痛，神经痛以及各种外伤、骨折、手术后疼痛等。现代药理研究表明，本品具有镇痛、降压、抑菌、抗炎作用。常用量为 15～60g，煎服；外用适量，捣敷或煎水洗。

【临床治验】

1. 治疗高脂血症　鸡矢藤 30g，生山楂 20g，生何首乌 15g，川芎 15g，全瓜蒌 10g，炒决明子 20g，泽泻 5g，炙大黄 3g，随症加减，水煎服，每日 1 剂，每日服 2 次，连续煎服 2 周。（代有礼. 鸡矢藤降脂汤治疗高脂血症 57 例疗效观察. 云南中医中药杂志，2005，6：20.）

2. 溃疡性结肠炎　鲜鸡矢藤 100g，薏苡仁 20g，砂仁 5g，茯苓 15g，甘草 10g，红枣 15g。随症加减，日 1 剂水煎服。以 2 周为 1 个疗程。（宋大松，孔顺贤. 鸡矢藤汤治疗溃疡性结肠炎 60 例. 中国中医药科技，2003，10(4)：247-248.）

3. 电光性结膜炎　将鸡矢藤全草制成滴眼液滴眼，每日数次，1 次 1～2 滴。（杜宝山，等. 复方鸡矢藤眼药水治疗电光性结膜炎 100 例. 中医杂志，1981，22(9)：44.）

4. 治疗肛瘘致肛周湿疹　鸡矢藤 80g，救必应 30g，甘草 30g，苦参 30g。加水 3000ml 先浸泡 30 分钟，烧开后再文火煎 30 分钟，待温取药液坐浴 20 分钟，2 次/天。（林克，刘征云. 手术联合鸡矢藤洗方治疗肛瘘致肛周湿疹疗效观察. 医学文选，2006，4：648-649.）

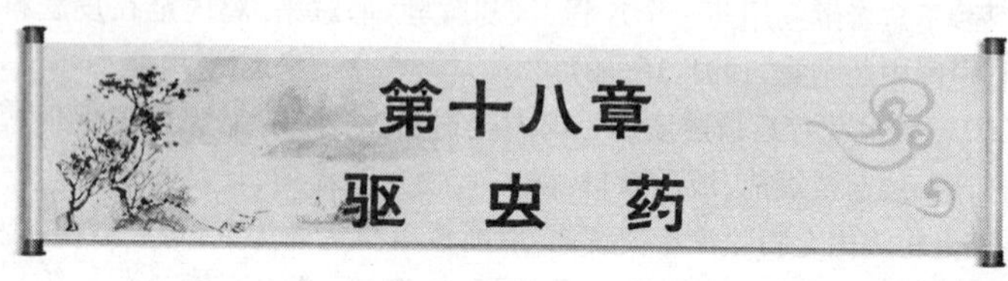

第十八章 驱虫药

使君子

本品为使君子科植物使君子的干燥成熟果实。

【效用特点】 甘，温。归脾、胃经。功能杀虫消积。常用于蛔虫、蛲虫病，虫积腹痛，小儿疳积。现代药理研究表明，本品具有杀虫、抗真菌等作用。常用量为使君子9～12g，捣碎入煎剂；使君子仁6～9g，多入丸散或单用，分1～2次服。小儿每日1～1.5粒。空腹服用，每日1次，连用3天。

【临床治验】

1. 治疗蛲虫病　百部、使君子放入沙锅或瓷罐内，加凉水200ml，浸泡30分钟以上。煮沸后改用小火煎30分钟以上，待药液浓缩到100ml时去渣，冷后加入米醋。用时加热到37℃，或将药液倒在手背上感觉适宜则可灌肠。6岁以下用25ml，6～13岁用50ml，14岁以上用100ml。最好保留1夜。次日如法再灌第2剂，1周后再灌第3剂。(吴贤标.百部与使君子煎配醋灌肠治疗蛲虫病.吉林中医药，1999，(2)：32.)

2. 治疗胆道蛔虫症　乌梅30g，茵陈60g，使君子15g。每日1剂，水煎2次空腹服，严重者每日2剂，儿童酌减，3天为1个疗程。(罗飞龙.乌梅茵陈使君子汤治疗胆道蛔虫症47例.中国社区医师，2007，15：38.)

3. 治小儿脱肛　取使君子适量，捣烂后加入适量饴糖制成丸剂，每丸重3g。每次服1丸；同时用精瘦猪肉100～250g，炖熟，吃肉喝汤，均每3天1次，3次为1个疗程。(陈孟燊."脱肛丸"治疗小儿脱肛53例疗效观察.中医杂志，1985，(2)：34.)

4. 治化脓性中耳炎　使君子、明矾、冰片按4：3：1比例，将使君子撬1小孔，塞入明矾，烧至明矾熔化，再加冰片共研细末。用时洗净患耳，吹入药末，每日1次。(李治方.中耳炎治验.湖北中医杂志，1985，(5)：26.)

苦 楝 皮

本品为楝科植物川楝或楝的干燥树皮及根皮。

【效用特点】 苦，寒；有毒。归肝、脾、胃经。功能驱虫，疗癣。常用于蛔、蛲虫病，虫积腹痛；外治疥癣瘙痒。现代药理研究表明，本品具有杀虫、抗真菌、抗肉毒素等作用。常用量为 4.5～9g，水煎服。外用适量，研末，用猪脂调敷患处。

【临床治验】

1. 治蛔虫病 鲜苦楝皮 30～45g，水煎服，连用 2～3 天，或配大黄 90g，后下，水煎加红糖适量，每晨空腹。连用 2 天。(《全国中草药汇编》)

2. 治疗疥疮 鲜苦楝皮 150g(干品 100g)、鲜蓝桉叶 150g；切成寸长，加凉水 700ml，文火煮沸 10 分钟，去渣待温。用小毛巾或纱布浸湿后，从颈部往下全身涂擦 3 遍，2 次/天，连用 2 天，疗程结束后更换衣裤及被服，所用衣被煮沸消毒清洗。(李兴俊. 自制中药蓝桉液治疗疥疮 98 例(摘要). 沈阳部队医药，2010，1：7.)

槟 榔

本品为棕榈科植物槟榔的干燥成熟种子。

【效用特点】 苦、辛，温。归胃、大肠经。功能杀虫消积，降气，行水，截疟。常用于绦虫、蛔虫、姜片虫病，虫积腹痛，积滞泻痢，里急后重，水肿脚气，疟疾。现代药理研究表明，本品具有驱虫、兴奋胆碱受体、中枢抑制、促进胃肠蠕动、抗多种病原微生物、抑制小鼠分离血浆中的淀粉酶等作用。常用量为 6～15g，水煎服；单用驱杀绦虫、姜片虫时，可用 30～60g。

【临床治验】

1. 治肠道鞭毛虫病 槟榔(打碎)50g，水煎 2 次，得药液 300ml，加入蔗糖 20g，溶化后分 2 次早晚饭前各服 150ml，5 剂为 1 个疗程，可连服 2 个疗程。(郑祥光. 槟榔治疗肠道鞭毛虫病 37 例疗效观察. 中西医结合杂志，1987，7(8)：504.)

2. 治疗绦虫病 槟榔片 80～100g 加水 400ml 浸泡 4 小时后煎 3 次，浓缩至 100ml。患者服药前 1 周禁用油腻或肉类蛋白质食物，前日晚开始禁食，次日晨空腹服南瓜子仁 50g，要细细咀嚼、吞咽，不喝水。1 小时后服事先温好的槟榔煎剂，再过半小时服甘露醇液。（管凤香. 改良南瓜子-槟榔联合疗法治疗绦虫病 56 例临床观察. 吉林医学，2009，21：2672.）

3. 治疗乳糜尿　槟榔、海藻各 60g，随证加味，水煎服，每日 1 剂。（承伯钢. 槟榔海藻汤治疗乳糜尿 9 例. 江西中医药，1986，(4)：35.）

4. 治疗呃逆　槟榔粉研末过细筛，取其粉剂，每次 3g，温开水调匀，每日 3 次口服。腹泻患者忌服，心功能不全者慎用。（臧胜民. 槟榔粉治疗呃逆 160 例临床观察. 河北中医，2004，26(2)：87.）

5. 治疗手足癣　花槟榔、五倍子各 15g，硫黄、斑蝥、狼毒、樟脑各 6g。以上 6 味药共研极细末，用上好陈醋调成糊状，先将患处用温热水浸泡 15 分钟，然后用消毒棉签蘸药涂搽患处，约 2～3 小时后，患处即感微痛并起水疱，将水疱用消毒针头刺破，无菌纱布包扎。（孙永晖. 自制复方槟榔膏治疗手足癣 55 例. 中西医结合实用临床急救，1996，4：190-191.）

南　瓜　子

本品为葫芦科植物南瓜的种子。

【效用特点】　甘，平。归大肠经。功能杀虫，下乳，利水消肿。常用于绦虫、蛔虫、血吸虫、钩虫、蛲虫病，产后缺乳，产后手足浮肿，百日咳，痔疮。现代药理研究表明，本品对牛肉绦虫或猪肉绦虫的中段和后段节片均有麻痹作用；对血吸虫幼虫有抑制和杀灭作用。常用量为 30～60g，煎汤，研末或制成乳剂服。外用煎水熏洗。

【临床治验】

1. 治疗绦虫病　带壳南瓜子 200g，炒熟后去壳研成细末，晨起空腹先服南瓜子，2 小时后取槟榔 100～300g 煎至 100ml，顿服，半小时后再服 50%硫酸镁 50ml，儿童减半。（郭宝庆，王万岭. 南瓜子槟榔治疗绦虫病 100 例. 浙江中医杂志，1988，(2)：55.）

2. 治钩虫病　南瓜子榨油，每次 1 茶匙，内服后 4 小时服泻下剂。（《泉州本草》）

3. 治产后缺奶　南瓜子 60g。研末，加红糖适量，开水冲服。（《青岛中草药手册》）

4. 治疗慢性前列腺炎　新鲜南瓜子晒干，每天嚼服 30g（剥壳），同时坚持每天按摩关元穴 100 次，使局部有酸胀感。按压之后，顺、逆时针各轻揉关元穴 100 次。以上治疗每天 1 次，连用 30 天为 1 个疗程。（李彤，李琼. 南瓜子治疗慢性前列腺炎 30 例. 中国民间疗法，1999，(6)：33.）

5. 治便秘　熟南瓜子去壳，加适量炒香的黑芝麻、花生仁，一同研细后拌匀，再加入适量白糖，每次服用一汤匙，每日 2～3 次。（宋彬彬，侯华萍. 南瓜子芝麻花生治便秘. 中国民间疗法，2009，1：62.）

6. 治内痔　南瓜子 1000g，煎水熏之，每日 2 次，连熏数天。（《岭南草药志》）

鹤草芽

为蔷薇科植物龙芽草带短小根茎的冬芽。

【效用特点】 苦、涩，凉。归肝、小肠、大肠经。功能杀虫。常用于绦虫病。现代药理研究表明，本品具有驱杀绦虫和囊虫、抑制血吸虫、杀灭阴道滴虫及抗疟等作用。常用量为成人 30g，儿童用量按每千克体重 0.7～0.8g 计算。每日 1 次，研末吞服，早晨空腹服用。不宜入煎剂，有效成分几乎不溶于水。

【临床治验】

1. 治疗阴痒　鲜鹤草芽 250g 左右用水适量煎数滚，趁热贮于盆内，熏下身，待稍温时，滤渣后洗外阴。洗前，夏季加鲜犁头草汁 30ml，冬季加猪胆汁 2 枚。（邵树昌. 鹤草芽汤外治阴痒的体会. 中国民族民间医药杂志，1995，6：44-45.）

2. 治疗艾滋病口腔白色念珠菌感染　鹤草芽粉碎，每次取 10g 加水 150ml，用文火煎煮 5 分钟，放凉后，含漱，少量吞咽，每日 3 次，7 日为 1 个疗程。（黄尧洲，张莅峡. 鹤草芽粉含漱治疗艾滋病口腔白色念珠菌感染 12 例临床观察. 中国中医药信息杂志，1998，11：33-34.）

雷丸

本品为白蘑科真菌雷丸的干燥菌核。

【效用特点】 微苦，寒。归胃、大肠经。功能杀虫消积。常用于绦虫、钩虫、蛔虫病，虫积腹痛，小儿疳积。现代药理研究表明，本品具有驱虫、抗滴虫、抗肿瘤、抗炎、免疫增强等作用。常用量为 15～21g，不宜入煎剂，一般研粉服。一次 5～7g，饭后用温开水调服，一日 3 次，连服 3 天。

【临床治验】

1. 治疗脑囊虫病　雷丸、公鸡肉各 5g，全蝎 2g，每次 12g，1 日 3 次，饭前白开水冲服，33 天为 1 个疗程。（李侠，杨戈，张贵君．中药治疗脑囊虫病疗效观察．中医药学报，1988，(4)：26.）

2. 治疗小儿顽固性食积腹痛　槟榔片 50～80g，雷丸（研成细末）15～20g，加冷水适量，浸泡 1 夜，文火煎两遍，两煎合得 100～150ml。当日服雷丸散 3 次，每次 0.4g/kg 体重，早空腹，午、晚饭后两小时，温水冲服。次日晨起空腹服槟雷煎剂为一次治疗。（廉辰．应用雷丸槟榔治疗小儿顽固性食积腹痛 40 例．河北中医，1989，(5)：29.）

3. 治疗斑秃　雷丸研极细末，先把生姜用小刀切一平片，涂擦患处后，再切除表层，用姜的剩余部分蘸雷丸涂擦患处片刻，每日 2～3 次，连用 7～12 天。（韩桂兰，吕善云．雷丸和生姜治疗斑秃．中华综合医学，2001，3：262.）

鹤 虱

本品为菊科植物天名精的干燥成熟果实。

【效用特点】　苦、辛，平；有小毒。归脾、胃经。功能杀虫消积。常用于蛔虫、蛲虫、绦虫病，虫积腹痛，小儿疳积。现代药理研究表明，本品具有驱虫、抗菌、抑制脑组织呼吸，降温、降压、松弛平滑肌、钙拮抗等作用。常用量为 5～15g，水煎服。

【临床治验】

1. 治蛲虫病　鹤虱研末，制成油膏，涂于肛门周围。（《实用中医内科手册》）

2. 治疗钩虫病　鹤虱洗净，水煎 2 次，浓缩成 150%浓度，成人每晚睡前服 30ml，连服 2 天，小儿及老年体弱者酌减。（新医药通讯，1972，5：45.）

3. 治疗妇女外阴白斑　鹤虱 30g，苦参、蛇床子、野菊花各 15g，水煎过滤，先熏后洗，严重者洗时加猪胆汁 1 枚，与药汁搅匀，每日 2 次，一个月为 1 个疗程。（湖北中医杂志，1980，1：16.）

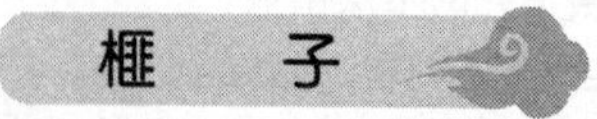

榧 子

本品为红豆杉科植物榧子的干燥成熟种子。

【效用特点】 甘，平。归肺、胃、大肠经。功能杀虫消积，润燥通便。常用于钩虫、蛔虫、绦虫病，虫积腹痛，小儿疳积，大便秘结。现代药理研究表明，本品具有抗肿瘤、润肺止咳，润肠通便、抗衰老、视力保护、驱虫等作用。常用量为 9～15g，水煎服。炒熟嚼服。

【临床治验】

1. 治疗虫积闭经　榧子仁 60g，煅绿矾 30g，槟榔 15g，苍术 30g，川朴 15g，陈皮 15g，甘草 15g，共为细末，水泛为丸，如绿豆大。每服，一日 2 次，早晚饭前服，15 天为 1 个疗程。（杨从鑫. 榧矾丸治疗虫积闭经 30 例. 中国民间疗法，1996，5：30.）

2. 治疗小儿肠虫病　使君子、榧子、苦楝根皮、茯苓、神曲、山楂、生大黄（后入，2～3、3～6、6～8、8～10、＞10 岁分别 3、4.5、6、10、12g；以大便稀糊，每日 3～4 次为度）各 10g，乌梅、木香、白芍、槟榔、枳壳各 6g。每日 1 剂水煎服。（韩宏. 健脾化虫饮治疗小儿肠虫病 126 例. 中华实用中西医杂志，2001，4：754.）

芜　荑

本品为榆科植物大果榆种子的加工品。

【效用特点】 辛、苦，温。归脾、胃经。功能杀虫消积，散寒止泻，祛风燥湿。常用于虫积腹痛，蛔虫、蛲虫病，疥癣恶疮，风寒湿痹，肠风痔漏等。现代药理研究表明，本品具有驱虫、抗真菌等作用。常用量为内服，煎汤 3～9g，研末服 3～9g。外用，适量，研末调敷。

【临床治验】

1. 治虫积腹痛　芜荑仁 60g，和面炒令黄色，为末，每服 2g，米饮调下。（《备急千金要方》）

2. 治脾胃冷积泄泻日久　芜荑 150g，捣为末，饭为丸，如梧桐子大。每服 30～40 丸，食前米饮送下。（《续传信方》）

3. 治疗脑囊虫病　芜荑、半夏、陈皮、甘草各 9g，白芥子、茯苓各 12g，薏苡仁 18g，并随证加减。（山东中医杂志，1985，6：13.）

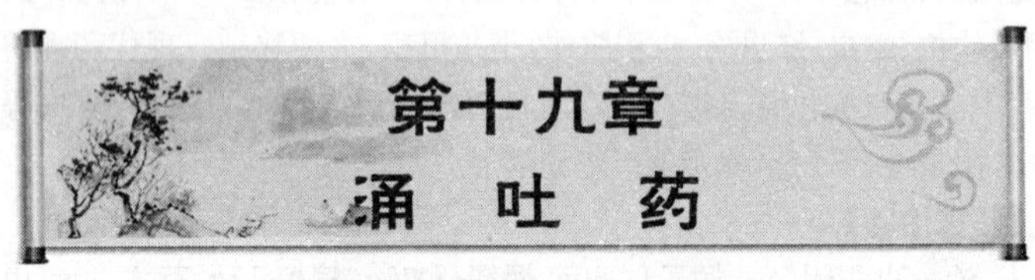

第十九章 涌吐药

甜瓜蒂

本品为葫芦科一年生草质藤本植物甜瓜的果蒂。

【效用特点】 苦，寒。有毒。归脾、胃、肝经。功能涌吐痰食，祛湿退黄。常用于中风，癫痫，喉痹；痰涎壅盛，呼吸不利，宿食不化，胸脘胀痛，湿热黄疸。现代药理研究表明，本品具有催吐、保肝降酶、提高机体的细胞免疫功能、抗癌等作用。常用量为煎服 2.5～5g。入丸、散剂每次 0.3～1g。外用适量，研末吹鼻，待鼻中流出黄水即停药。

【临床治验】

1. 治鼻中息肉　陈瓜蒂 0.3g，为末，以羊脂和，以少许敷息肉上，日 3 用之。(《圣惠方》)

2. 治急性传染性肝炎、慢性肝炎、肝硬化　甜瓜蒂焙黄研粉。每包 0.1g，4 包药为 1 个疗程，每隔 7～10 日用 1 包。将 1 包药分成 3 份，早饭后分 3 次吸入两鼻孔中，每次间隔 40 分钟，用药前拭净鼻孔。用药后鼻腔有黄水排出。(夏岩. 瓜蒂粉吸入治疗病毒性肝炎 46 例报告. 吉林医学，1981，(1)：54.)

3. 治疗顽固性黄疸　甜瓜蒂，由一侧鼻腔吸入到鼻黏膜上，每周 1～2 次，一般使用 4 周。(贾建伟，杨积明，袁桂玉. 甜瓜蒂经鼻黏膜给药治疗顽固性黄疸. 天津医药，2004，32(6)：345.)

4. 治疗糖尿病　瓜蒂 0.3～0.5g 加水 400ml 煎 2 次，把两次煎液混加在一起取液 500～600ml 分 1～3 次服。(刘铜山. 瓜蒂液治疗糖尿病 25 例. 临床荟萃，1992，4：183-184.)

常 山

本品为虎耳草科植物常山的干燥根。

【效用特点】 苦、辛，寒。有毒。归肺、肝、心经。功能截疟，劫痰。常用于疟疾。现代药理研究表明，本品具有抗疟、催吐、抗原虫、抗病毒、降压、解热、抗肿瘤等作用。常用量为5～9g，水煎服。

【临床治验】

1. 治疟疾，气管炎，外伤蓄瘀　常山根或叶6～9g，水煎服；外用鲜叶捣烂敷患处。(《广西本草选编》)

2. 防治感冒　常山、桂枝、水灯草、白茅根、桑白皮、桃树皮、陈皮、竹茹各60～90g，上药切碎，每剂加水30kg煎成23kg。每人每日服1次(100ml)，连服3天。(流行性感冒防治方，中医药导报，2005，3：61.)

藜 芦

本品为百合科多年生草本植物黑藜芦的干燥根茎。

【效用特点】 苦、辛，寒，有大毒。归肺、胃经。功能涌吐风痰，杀虫攻毒。常用于风痰壅盛之中风、癫痫、躁狂、喉痹，疟疾，皮肤疥癣，白秃头疮。现代药理研究表明，本品具有催吐、降压、抗多种病原体等作用。常用量为内服研末0.3～0.6g，温开水冲服，或入丸、散。外用适量，敷鼻或调敷。

【临床治验】

治疗疥疮　取藜芦乙醇提取总成分，再配成25%(含生药)藜芦乳膏。外涂周身皮肤(除头、颈部)，每日2次，早晚各1次。3天为1个疗程。(杨素华，李东宁，孙健.藜芦乳膏治疗疥疮的疗效观察.辽宁中医杂志，2002，29(2)：664.)

第二十章 外用药

第一节 攻毒杀虫止痒药

硫黄

本品为自然元素类矿物硫族自然硫，采挖后，加热熔化，除去杂质，或用含硫矿物经加工制得。

【效用特点】 酸，温；有毒。归肾、大肠经。功能外用解毒杀虫疗疮；内服补火助阳通便。常用于用于疥癣，秃疮，阴疽恶疮；内服用于阳痿足冷，虚喘冷哮，虚寒便秘。现代药理研究表明，本品具有抗真菌、杀疥虫、溶解角质、脱毛、致泻、祛痰发汗等作用。常用量为内服 1.5～3g，炮制后入丸散服，外用适量，研末油调涂敷患处。

【临床治验】

1. 治酒渣鼻 以硫黄洗剂 100ml，加甲硝唑 2.6g，振匀后涂患处，每日 2 次，6 星期为 1 个疗程。（金淑艳. 硫黄洗剂加灭滴灵外用治疗酒渣鼻 61 例疗效观察. 铁道医学，1990，(3)：133.）

2. 治疗疥疮 以硫黄、石灰按 1∶1 的比例放入容器内加水适量，煎熬一小时左右，待硫黄与石灰混合成橘黄色液体，过滤冷却，滤液装瓶。每用该滤液 200ml 加热水混合淋洗全身，对疥疮处重点淋洗，每日一次，严重者每日 2 次。（吴仲安. 硫黄洗涤剂治疗疥疮的疗效观察. 中国中药杂志，1990，15(9)：569.）

3. 治疗溃疡久不收口 以新鲜鸡蛋一个，用筷子捣一口，搅匀蛋内蛋清与蛋黄，边搅边下硫黄末 30g，然后用黄胶泥包裹严密，投入黄豆秆烧熟，取出研极细末，外敷创面，敷料和胶布包扎固定，每日或隔日换药一次。（李留记. 蛋硫散治疗溃疡久不收口. 浙江中医杂志，1987，22(11)：499.）

4. 治鹅掌风　以硫黄霜和徐长卿细末按 10：1 调和均匀，涂在患部，以电吹风吹热风于其上，间隔 5 分钟左右，再涂药，每次吹烘 15 分钟左右，2～3 日治疗 1 次。（禤国维，陈达灿. 中药吹烘疗法治疗鹅掌风. 新中医，1993，(7)：41.）

5. 治疗扁平疣　硫黄 0.5g 加入鲜鸭蛋（绿皮）中蒸熟（将绿皮鸭蛋凿一小孔，把硫黄放入，用胶布封住小孔，蒸熟后去皮吃。在蒸煮过程中大部分硫黄粘在蛋皮内层，仅少量被食用），每天 1 次，7 天为 1 个疗程。（侯永红，宋玉萍. 硫黄加薏苡仁治疗扁平疣 23 例. 中国民间疗法，2006，14(3)：29.）

6. 治疗顽固性皮肤瘙痒症　硫黄 4g 置入碗底，将碗扣入盘内，患者脱去衣服躺入被内，暴露病变部位，将被子四周裹好后，头面部暴露出被外。点燃硫黄后将盘子放入被内，烧烟外熏，患者双腿屈膝，并用两手将被子支撑起来（或用两根稍粗的木棒支撑亦可），使烟充满被内。烧烟外熏法每次 1 小时左右，每日 1 次，5～7 次为 1 个疗程。（冯章巧. 硫黄烟熏法治疗顽固性皮肤瘙痒症. 中国民间疗法，1996，(6)：36-37.）

7. 治疗神经性皮炎　皮损处用生理盐水棉球清洗，涂本品（硫黄 12g，研极细末，医用凡士林 88g 微加温后兑入硫黄粉，搅拌均匀后装瓶备用），纱布外敷包扎，每日 1 次，2 周为 1 个疗程。（冯章巧. 硫黄软膏治疗神经性皮炎 22 例. 中国民间疗法，1998，(1)：61.）

8. 治疗蛲虫病　以硫黄研细香油调涂肛门，每晚睡前一次。（金万斌. 硫黄外涂肛门治疗蛲虫病. 黑龙江中医药，1988，(2)：38.）

雄　黄

本品为硫化物类矿物雄黄族雄黄，主含二硫化二砷（As_2S_2）。

【效用特点】 辛，温；有毒。归肝、大肠经。功能解毒杀虫，燥湿祛痰，截疟。常用于痈肿疔疮，蛇虫咬伤，虫积腹痛，惊痫，疟疾。现代药理研究表明，本品具有抗菌、抗病毒、抗肿瘤等作用。常用量为内服每次 0.15～0.3g，入丸散用。外用适量，研末撒敷，或香油调敷。

【临床治验】

1. 治疗胆道蛔虫病　取雄黄 50～100g，研细，予 2 个鲜鸡蛋调匀，以猪油煎成薄饼，用布包好敷于疼区，外加热水袋续热。（管中华. 雄黄外敷治疗胆道蛔虫病. 山东中医杂志，1984，(6)：45.）

2. 治儿童流行性腮腺炎　取雄黄、冰片研末，凡士林调匀局部外敷。(韩宏妮，王玉新，侯毅敏，等.雄黄冰片膏外敷治疗儿童流行性腮腺炎100例.吉林中医药，1992，(6)：16.)

3. 治疗阴痒　将雄黄5g，桃仁适量，混合，捣烂如泥，摊于纱布上，敷于外阴部固定。每3日为1个疗程。(张平仁，李海军.雄黄桃仁外敷治疗阴痒100例.中国民间疗法，2003，11(3)：35.)

4. 治疗带状疱疹　雄黄20g，青黛8g，白及10g，冰片5g，混合研磨用细筛过滤。用凡士林100g，麻油100g加热溶化后将过滤好的药粉加入液体中搅匀，待冷却后方可使用。清创后经三棱针刺破疱疹，排出毒液，外用复方雄黄青黛膏，1日2至3次涂抹患处。(李兰秀，李鹏翔.自拟复方雄黄青黛膏治疗重症带状疱疹.内蒙古中医药，2009，3：3.)

5. 治疗脓疱疮　取适量75%酒精，加入雄黄末适量，调成稀糊状，放置阴凉处备用。先常规消毒病损处，已成脓疱者，去疱壁除去脓液，已结痂者，去痂用生理盐水冲洗糜烂面，然后用棉签蘸药涂患处。每日一次，至痊愈为止。(孙平周.雄黄酒外敷治疗脓疱病.四川中医，1984，(3)：45.)

白　矾

本品为硫酸盐类矿物明矾石经加工提炼制成。主含含水硫酸铝钾〔$KAl(SO_4)_2 \cdot 12H_2O$〕。

【效用特点】　酸、涩，寒。归肺、脾、肝、大肠经。功能外用解毒杀虫，燥湿止痒；内服止血止泻，祛除风痰。外治用于湿疹，疥癣，聤耳流脓；内服用于久泻不止，便血，崩漏，癫痫发狂。现代药理研究表明，本品具有抗菌、抗阴道滴虫、止血、抗癌、利胆、凝固蛋白、收敛、消炎等作用。常用量为每次0.6～1.5g，内服入丸散。外用适量，研末敷或化水洗患处。

【临床治验】

1. 治疗小儿支气管哮喘　取生明矾、米粉等量，经醋适量调和成饼，包两足心，每日换药1次。一般敷药1～4次获愈。(吴震西，等.外治经效方.中国农村医学，1984，(4)：18-19.)

2. 治疗幼儿腹泻　鸡蛋1只，明矾1.0g。将明矾压碎，混入打碎的鸡蛋内，加水10ml，放锅内炒熟，每日一次，连服2天。服药期间患儿不需禁食，母乳喂养者，可适当减少喂养次数。治疗期间未使用抗生素，仅服用维生素B_1和口服补盐液。(于树林，刘宁，丛庆芝.明矾炒鸡蛋治疗幼儿腹泻

50例.时珍国药研究,1997,8(3):253.)

3. 治小儿流涎　白矾适量加入热水中,一般5000ml热水加白矾200g。每天早、晚各1次频洗两足,7天为1个疗程。(覃秋.白矾洗足治小儿流涎.云南中医杂志,1990,11(6):24.)

4. 治疗尿潴留　生葱白500g切碎,白矾12g研成粉,混合捣成糊状,敷于脐及下腹膀胱区,用纱布、塑料薄膜覆盖,周围用胶布固定,对胶布过敏者可用绷带固定。(张丽颖,李杨.白矾、生葱白敷脐治疗尿潴留.中国民间疗法,2009,7:63.)

5. 治疗腰椎骨质增生　白矾250g,醋1000g,用沙锅文火煮化后外敷患处,温度适中,每日2次,每次25～30分钟,局部外敷时避免烫伤患处,15日为1个疗程。(田宁智,谷祝青.白矾外取液治疗腰椎骨质增生.中医外治杂志,1998,7(8):7.)

6. 治腮腺炎　将白矾20g研成极细粉末置于碗中,然后取新鲜鸡蛋2枚,分别用消毒器械击破一小孔,让蛋清流入碗中,与白矾末混合均匀即成。用前将患处用淡盐水清洗干净,再将混合液涂上,涂敷面积大于患部,不需包扎,干则再涂,每日不少于10次,一般敷后1～2日内红肿消退。(吴成,杨喜雅.自拟白矾蛋清外敷法治疗腮腺炎30例.中国农村医学,1990,8:50.)

7. 治疗荨麻疹　白矾10g,花椒5g,食盐10g,水煎早晚各擦洗1次。(李志刚,朱萍.白矾洗剂治荨麻疹验方.新疆中医药,1998,16(1):63.)

8. 治口疮　取白矾10g,加凉开水200ml使其溶解,每次取15～20ml,漱口2～3分钟,每日3～5次。(宋淑卿.明矾漱口治口疮.浙江中医杂志,1994,4:179.)

9. 治疗鼻中隔糜烂　将明矾粉碎成细末,用香油调成糊状,高压消毒备用。将调成糊状的明矾均匀地涂于鼻中隔糜烂面,每天1次,5天为1个疗程。(罗兆义,汤洪波.明矾治疗鼻中隔糜烂.安徽中医临床杂志,1999,11(2):140.)

10. 治中耳炎　活蝎子1只,白矾1块(似花生仁大小)。将蝎子和白矾用火焙干,研成细末。先用5ml空针抽取1～2ml的3%过氧化氢溶液注入耳内,稍等片刻用无菌棉签蘸干,再用氯化钠注射液冲洗2次,用无菌棉签蘸干,用纸卷成筒将药粉吹入耳内,两三天1次,一般3次痊愈。(田文静,高远玲.蝎子白矾治中耳炎.中国民间疗法,2009,5:65.)

11. 治疗重度静脉炎　根据静脉炎范围大小取仙人掌1～2块,去刺捣烂,加入白矾适量,调制成糊状,外敷静脉炎部位,以无菌干纱布覆盖,每日更换2次。(张爱华,李月辉,曹庆玲.仙人掌加白矾治疗重度静脉炎56例.中国民间疗法,2007,15(7):9.)

12. 治疗绿脓杆菌感染 枯矾30g,加蒸馏水1000ml,加温使其全部溶化,取其过滤液,高压消毒,即为3%的枯矾液。用于褥疮脓杆菌感染,以3%枯矾液浸泡消毒纱布覆盖创面,每日换药1次。(周蕊章.枯矾液治疗绿脓杆菌感染.山东中医药志,1986,(5):46.)

13. 治疗顽固性脚癣 先取适量的白矾置于锅内加热,使之去除水分成为枯矾,研成细末备用。取适量的马齿苋(干品或鲜品均可)放入锅内加热,开锅20分钟后,滤出液体,然后将白矾放入备用液中溶解,将脚浸入其中浸泡30分钟,把脚擦干后再在患处外敷已经制好的枯矾粉末。每日1次即可,大约5～7天痊愈。(吴洪臻,秦玉蕙,等.马齿苋白矾治疗顽固性脚癣31例.中国民间疗法,2009,7:20.)

14. 治疗滴虫性阴道炎 用鲜猪胆汁15ml,明矾1g,再用第一盆温开水棉球擦洗外阴,换第二盆擦洗阴道,用清洁纱布包裹明矾1g,蘸胆汁擦外阴,换用第二块纱布包裹明矾1g,蘸胆汁擦阴道,瘙痒严重时每日数次,症状轻时,明矾加入猪胆汁粉化制成粉末擦抹外阴、阴道。(张新兵.明矾加鲜猪胆汁根治滴虫性阴道炎70例.中医外治杂志2002,11(2):49.)

15. 治疗跖疣 白矾100g,艾叶200g。艾叶加入300ml水中,煎至200ml时,加白矾溶化即成。日2次用40℃煎液浸泡患处30分钟,再次浸泡时,原药液加热使用,每剂用3日,12日为1个疗程。(石海禄,赵圣勇.白矾、艾叶煎剂治疗跖疣76例.国医论坛,2003,18(6):3.)

16. 治疗褥疮 用药前在无菌条件下用生理盐水彻底清洗疮面,清除腐败组织,再用75%酒精棉球消毒褥疮周围皮肤。将明矾加热熔化,煮沸至水分蒸发干枯至玉白色时,冷却即成煅明矾,将其研成粉末状,加入香油,两者比例为1∶3,充分搅拌均匀后,用棉签将其均匀涂抹于褥疮疮面,每日2次。(赵洪霞,夏静,刘凤敏.明矾与香油联合治疗压疮40例.河南中医,2004,24(4):62.)

土荆皮

本品为松科植物金钱松的干燥根皮或近根树皮。

【效用特点】 辛,温;有毒。归肺、脾经。功能杀虫,止痒。常用于疥癣瘙痒。现代药理研究表明,本品具有抗真菌、抗生育、抗肿瘤等作用。外用适量，醋浸或酒浸涂擦，或研末调涂患处。

【临床治验】

1. 治疗会阴部湿疹　土荆皮300g，苦参150g，黄芩、黄连、地龙、大黄、黄柏、薄荷脑各20g，红参、蛇脂各10g，冰片15g，软膏基质600g。先将土荆皮、苦参、黄芩、黄连、地龙、大黄、黄柏和红参粉碎，然后用80%乙醇溶液3000ml浸渍72小时，滤去药渣，静置24小时后将滤液浓缩至相对密度为1.20的稠膏，再使稠膏与软膏基质混合成均匀的膏体，然后加入蛇脂、薄荷脑和冰片，混合均匀。在渗出、糜烂、表皮剥脱处，每2～3小时涂自制土荆皮膏1次，斑丘疹、丘疱疹处每天涂4～6次。（陈红，李丽香. 自制土荆皮膏治疗会阴部湿疹35例临床观察. 浙江中医杂志，2009，8:601.）

2. 治疗足癣　藿香30g，土荆皮30g，苦参30g，蛇床子30g，紫草20g，地榆30g，花椒18g，野菊花30g。将上述药物颗粒剂倒入足盆中，加热水2000ml充分搅拌待温度适宜后泡足（渗出明显者及合并感染者，待药液温度降至室温），每晚1次，每次30分钟，2周为1疗程。（欧柏生. "藿香土荆皮配方颗粒"泡足治疗足癣51例临床观察. 江苏中医药，2010，5:47-48.）

3. 治癣及神经性皮炎　土荆皮粉200g，水350ml，乙醇适量，制成1000ml，外搽患处。（《中草药制剂资料选编》

大风子

本品为大风子科植物大风子的干燥种仁。

【效用特点】　辛，热，有毒。归肝、脾、肾经。功能祛风燥湿，攻毒杀虫。常用于麻风，疥癣，梅毒。现代药理研究表明，本品具有抗肿瘤、降脂、降糖、抗氧化、抗菌、抗病毒、解毒和体外抑制血小板聚集等作用。常用量为1.5～3g。大风子霜多入丸、散剂用；外用大风子适量，研烂搽，或烧存性麻油调搽。亦可榨取大风子油搽患处。

【临床治验】

1. 治疗脚癣　黄连、大黄、黄柏各15g，苍耳子（打碎）、大风子（打碎）、蛇床子、地肤子、土槿皮、苦参各30g。水疱或糜烂严重者加白矾15g，瘙痒甚者加冰片15g，将上药加水适量，煎煮2遍，滤渣后倒入盆中，待药液温度适宜时浸泡患处，每次40分钟左右，下次用时再加热，每日2次，2天1剂。（邓存国，王瑛. 三黄四子土参汤治疗脚癣300例. 中国社区医师，综合版，2005，21:50.）

2. 治疗痤疮　将新鲜的含油量高的大风子去掉外壳，榨油。杏仁、冬瓜仁、红花、白芷、薄荷、牛蒡子等药也榨油，以 1：1 的比例将大风子油和杏仁等油的混合油相勾兑，搅匀。先用温热的皂角、生姜水洗面，将制作好的大风子油搽面部患处，1 日 2 次。如此搽洗连续 1～2 个月。（高志海，曹培琳. 大枫子油外搽为主辨证治疗痤疮体会. 河北中医药学报，2004，4：15-17.）

木　鳖　子

本品为葫芦科植物木鳖的成熟果实种子。

【效用特点】　苦、微甘，凉。有毒。归肝、脾、胃经。功能攻毒疗疮，消肿散结。用于疮疡肿毒，瘰疬，乳痈，痔疮肿痛，干癣，秃疮，筋脉拘挛等。现代药理研究表明，本品具有抗炎、降压等作用。常用量为内服 0.6～1.2g，多入丸、散用。外用适量，研末，用油或醋调涂患处。

【临床治验】

1. 治疗婴幼儿腹泻　木鳖子 1 个敲碎硬壳，去壳取仁，与丁香 3 粒捣烂研细，加数粒熟大米，调成丸状。直接敷在脐窝上包扎，24 小时更换。（王辉. 木鳖子、丁香、熟大米敷脐治疗婴幼儿腹泻 80 例. 中国乡村医药，1999，6(4)：15.）

2. 治疗脊髓压迫性尿潴留　取木鳖子仁 6g，用砂炒黄后去油，加麝香 1g，制成 12 丸，每服 1 丸，一日 3 次，4 日为 1 个疗程。（王战和，常云霞. 木鳖子丸治疗脊髓压迫性尿潴留 16 例. 中原医刊，1998，25(2)：50.）

3. 治疗癌痛　用消癥止痛膏（阿魏、木鳖子、大黄、冰片等，制成膏剂）涂在纸上，按肿瘤疼痛范围大小敷上膏药，用纱布密封固定。视疼痛程度每日1～2次、每日 1 次或 2 日 1 次，连敷 7 日为 1 个疗程，疗程间隔 1～3 日。（赵景芳，尤建良，林苏，等. 消癥止痛膏治疗癌痛临床研究. 中医研究，2000，13(2)：18-19.）

4. 治疗乳汁淤积性乳腺炎　木鳖子 200g 去壳，捣碎后加食醋 100ml 调成糊状，均匀涂布于无菌纱布上，厚 3～5mm，外敷于患处。外敷时需暴露乳头，以利乳汁排出，8～10 小时后取下。如乳汁分泌不畅，2～3 小时后进行乳房按摩。（扈菊英. 木鳖子仁加食醋外敷治疗乳汁淤积性乳腺炎患者的护理. 护理学杂志：外科版，2007，6：50.）

5. 治疗急慢性中耳炎　黄连 3g，木鳖子 3 个，加入麻油 20ml，炸至色黑弃去，将油置入玻璃瓶中，用以滴耳，每次 3 滴，每 2～4 小时 1 次直至痊愈。耳中脓液多者，用3%过氧化氢液清洗后滴入。（葛银燕.黄连木鳖子油治疗中耳炎.中国民间疗法，1999，7(1)：47.）

6. 治疗头癣、体癣　木鳖子肉20g，甘油20ml，羟苯乙酯0.1g，白凡士林100g。将木鳖子肉置乳钵内研磨成细泥，另将甘油、羟苯乙酯混合，缓缓加到80℃左右的白凡士林中，在不断搅拌下加入木鳖细泥，继续搅拌至凝固即得。用法：先用温水将患处洗净，然后将此膏涂于患处。每日1～2次，如临睡前再加涂1次，效果更佳。（毛焕彬，毛宏丽.木鳖子软膏的制备及其疗效.吉林中医药，1998，18(1)：51.）

7. 治疗扁平疣　每次用木鳖子1个，食用醋1ml，将木鳖子在食用醋中研磨成糊状，用竹签蘸药液点涂疣体，每日1～2次，2周为1个疗程。（张好生，王庆杰，牟忠良.木鳖子食用醋治疗扁平疣40例.中国皮肤性病学杂志，1999，13(2)：114.）

8. 治疗脓性指头炎　木鳖子1个，入麻油60g中浸24小时，然后文火熬枯即成。用时将油温热，熏洗患指，每日1～2次，每次30分钟，一般3～7日可愈。但若已成脓，则仍应行切开引流术。（刘元梅.木鳖子油治疗脓性指头炎.中国民间疗法，2002，10(10)：19.）

9. 治疗痔疮　清洁肛门，用脱脂棉蘸药液（木鳖子、冰片、孩儿茶各适量，先将冰片、孩儿茶研末；将木鳖子肉加水研末至呈乳白状液体，浓度适量，加入少许冰片、孩儿茶药末混匀，每瓶5ml，用时先摇匀），塞入肛门，不宜过深，2小时后取出。不愈者可隔日再行上法1次。（秦秋芳，柴玉楼.中药外敷治疗痔疮出血期临床观察.黑龙江中医药，1999，(5)：49.）

蜂　房

为胡蜂科昆虫果马蜂、日本长脚胡蜂或异腹胡蜂的巢。

【效用特点】 甘，平。归胃经。功能攻毒杀虫，祛风止痛。常用于疮疡肿毒，乳痈，瘰疬，顽癣瘙痒，癌肿，风湿痹痛，牙痛，风疹瘙痒，阳痿、喉痹、蛔虫病、绦虫病等。现代药理研究表明，本品具有抗炎、镇痛、促凝血、降压、扩张血管、强心、抗癌、抗菌和降温等作用。常用量为内服3～5g。外用适量，研末用油调敷或煎水漱口，或熏洗患处。

【临床治验】

1. 治疗关节痛　露蜂房500g，松香500g，苍术250g，食用醋500g。先将露蜂房连外壳搓揉成粗末，再将松香去除泥沙、树皮及松针等杂质，与苍术共碾成粗末。将三药共入锅内以文火炒至松香熔化后，迅速投入食醋（边拌炒边喷醋）至湿润状态（手握可成团，手松开时即散），趁热装入已备好的布袋内。立即用以熨贴痛处。每次30分钟左右，每日2～3次。药物可以反复多次应用，再熨贴时先行炒热。（谭力.露蜂房药袋熨贴治疗关节痛.中国民间疗法，2004，2:25.）

2. 治过敏性鼻炎　黄芪30g，白术、紫草、黄芩、白芷、苍耳子、辛夷花、防风各15g，露蜂房、赤芍、地龙各12g，蝉衣、薄荷（后下）、甘草各9g。随症加减，每天1剂，水煎3次，分4次服。（刘爱桢，陈蕾.治过敏性鼻炎验方.中国民间疗法，2009，2:63）

3. 治疗流行性腮腺炎　蜂房1个，将蜂房撕碎，久火焙至焦黄（忌焦黑），研细末，每次1.5～3g（5岁以下1.5g，6～10岁2g，11岁以上3g），加入1个鸡蛋内搅匀炒食（5岁以下儿童只取蛋黄炒食），食后多喝开水，盖被发汗，1日2次。同时，取蜂房末，醋调敷患处，每日1次。（崔雪艳，邵斌.蜂房治疗流行性腮腺炎98例.中国民间疗法，2006，6:25.）

4. 治疗乳腺增生　炙蜂房、公丁香、荜茇、细辛、生半夏等，将所有药物研末后调成糊状外敷乳房，每天1次，2周为1个疗程，间歇1周后开始下一个疗程。（郭智涛，黄映飞.蜂房方外用治疗乳腺增生90例临床观察.中国当代医药，2010，2:149.）

5. 治疗烧烫伤　取露蜂房剪碎置于铁锅中，以文火焙干取出，研末装瓶备用。创面渗出明显者，直接撒敷，每日1次；若创面渗出较少干裂者用麻油调敷，每日2～3次。（杨庆堂.露蜂房外用治疗烧烫创面.中国民族民间医药杂志，1999，3:151-152.）

6. 治疗荨麻疹　蜂房7g，蝉蜕10g，白鲜皮10g，防风10g，苍术10g，苦参10g，甘草9g，当归15g，土茯苓25g。水煎服，每日1剂，连服3～5剂。（陈炯怡.蜂房蝉白汤治疗荨麻疹.中国社区医师，2003，7:35.）

大　蒜

为百合科植物大蒜的鳞茎。

【效用特点】　辛，温。归脾、胃、肺经。功能解毒杀虫，消肿，止痢。常用于痈肿疔毒，疥癣，痢疾，泄泻，肺痨，顿咳，钩虫病，蛲虫病，脘腹冷痛，食欲减退或饮食不消。现代药理研究表明，本品具有广谱抗菌、防治动脉粥样硬化、降血脂、抑制血小板聚集、抗肿瘤、抗炎、免疫增加、抗氧化、延缓衰老、降血压、护肝、降血糖、杀精子、兴奋子宫、驱铅等作用。常用量为内服5～10g,或生食,或制成糖浆服。外用适量,捣敷,切片擦或隔蒜灸。

【临床治验】

1. 治疗孕妇腹泻 取大蒜2～3枚用火烤或埋在余火灰烬中,烤熟,每天3次。(许文英,鞠远风,等.大蒜治疗孕妇腹泻,中国民间疗法,2009,2:63.)

2. 治鼻衄 大蒜去皮,捣烂如泥。左侧鼻腔出血者,将大蒜泥敷于右足底心(即涌泉穴);右侧流血者,敷左足底心,一般敷1小时即止。(张敏,李继芳.外敷大蒜泥治鼻衄.中国民间疗法,2006,4:64.)

3. 治疗脾湿不运型口腔扁平苔藓 取双侧冲阳穴,用大蒜、百草霜按5∶1的比例捣碎混合贴敷发疱,贴敷时间24小时,用特定电磁波治疗,照射发疱部位和上腹部,每天2次,每次30分钟。1个月为1个疗程。(谢福利.外治法治疗脾湿不运型口腔扁平苔藓21例.江苏中医药,2009,7:45.)

4. 治疗口唇单纯疱疹 新鲜蒜瓣去皮后捣成蒜泥贴患处,留置30分钟后洗去,间隔1小时后再敷1次,连敷3次,间隔8～12小时可重复上述治疗,直至疱疹萎陷或结痂为止。(程国洲(摘编).大蒜治疗口唇单纯疱疹56例.人民军医,2006,6:372.)

5. 治疗流行性腮腺炎 大蒜头一个,剥皮,捣成蒜蓉,均匀抹于纱布上(纱布应比肿胀部位略大),敷于肿胀部位,用胶布固定好。最好在睡前敷。(光云志.大蒜头治疗流行性腮腺炎.中国民间疗法,2008,12:60.)

6. 治疗霉菌性阴道炎 患者取截石位,用5%～10%的鲜独蒜汁阴道灌洗,洗净其膜状分泌物,取其鲜独大蒜1枚,压破(不碎为度),放置于阴道后穹隆部,24小时取出,每日1次,睡前时间最佳。(李琳梅,夏和菊.独大蒜阴道放置治疗霉菌性阴道炎.家庭护士,专业版,2008,25:2305.)

7. 治脚癣 大蒜两头,去皮捣碎,加陈醋两袋约800ml,搅匀泡脚,每日1次,每次30分钟。泡完用温水洗净双脚,换干净鞋袜,大蒜液每日更换。(王立青.陈醋大蒜液治脚癣.护理研究:上旬版,2008,8:1997.)

8. 治疗手掌脱皮 取鲜大蒜1头,白矾适量,捣烂为泥,外敷患处,1日2次。(刘桂玲,邵斌.大蒜泥外敷治疗手掌脱皮.中国民间疗法,2006,10:21.)

马 钱 子

本品为马钱科植物马钱的干燥成熟种子。

【效用特点】 苦,温;有大毒。归肝、脾经。功能通络止痛,散结消肿。

常用于风湿顽痹，麻木瘫痪，跌扑损伤，痈疽肿痛；小儿麻痹后遗症，类风湿性关节痛。现代药理研究表明，本品具有抗炎、免疫抑制、兴奋脊髓、增加肌张力、提高延髓呼吸中枢、血管运动中枢的兴奋性、抗肿瘤、改善微循环、增加血流、抗血栓形成及抑制血小板聚集等作用。常用量为0.3～0.6g，炮制后入丸散用。当病情控制或患者轻感舌麻、微微抽搐时，即应减量或停药。

【临床治验】

1. 治疗重症肌无力　以炙马钱子胶囊(每粒胶囊含炙马钱子0.2g)治疗，每次2粒，每日3次口服。3个月为1个疗程。(裘涛，陈眉.炙马钱子胶囊治疗重症肌无力31例临床观察.中国中医药科技，2008，15(3):219.)

2. 治疗膀胱逼尿肌收缩无力症　将马钱子用水浸泡半个月，取出去毛，切片后用香油煎至棕黄色，捞出后用六一散粉吸附，筛去六一散粉，磨粉，每粒胶囊装马钱子粉0.2g。1次1粒，1天3次，饭后口服，每隔2～4天增服1粒，逐渐增至7粒。自觉机体局部有一过性肌肉跳动、抽动感时，不可再增加马钱子剂量。(吴镇印，刘树硕.马钱子胶囊治疗膀胱逼尿肌收缩无力症.浙江中西医结合杂志，2009，2:106-107.)

3. 治疗周围性面神经麻痹　将马钱子在开水中浸泡24小时，切成厚度约23mm的小片，晾干，均匀散放于胶布上，贴于穴位处，每周1次。(徐凤玉，徐桃桃.生马钱子外敷联合针刺和中药内服治疗周围性面神经麻痹40例疗效观察.河北中医，2009，4:540-541.)

4. 治疗慢性腰肌劳损　取马钱子、杜仲等份，研为细末，过100目筛备用。治疗时取药末0.5g置于腰部疼痛处，外用伤湿止痛膏覆盖以免药末漏出。每日换药1次，10天为1个疗程。(赵明.马钱子杜仲外敷治疗慢性腰肌劳损180例.中国民间疗法，2003，11(7):28.)

5. 治疗脊髓非完全性断裂损伤　生药马钱子经浸泡后去除外表绒毛洗净晒干，用香油炸或砂炒至焦，外观呈棕黄色，研末装入胶囊，每粒含药0.3g。严格控制剂量，按病情及疗程给药。初始量为日0.3g，1周后观察无中毒反应渐加量至每日0.9g，分3次服。以4～5周为1个疗程，停药1周后续第2疗程。(陈祖平，林健.马钱子治疗脊髓非完全性断裂损伤的临床观察.中医杂志，1996，37(6):355.)

6. 治疗关节疼痛　用制马钱子30g，小海龙10条，加50°白酒1000ml中，密封贮存1个月，过滤药渣，每日10ml，口服，饮完上药酒为1个疗程。(刘秀芝，范晔.制马钱子酒治疗关节疼痛52例.中国民间疗法，2001，9(3):43.)

7. 治疗增生性膝关节炎 取制马钱子20g磨碎，鲜生姜50～100g，加入吲哚美辛4片捣碎研细，加入食醋适量调匀(以液汁不流淌为宜)，后敷于患膝，并以纱布固定，5～10分钟后患处有烘热感，持续2小时后弃掉，每日1次，10天为1个疗程。(姜洁.制马钱子生姜外用治疗增生性膝关节炎62例.实用中医内科杂志，2003，17(3)：217.)

8. 治带状疱疹 生马钱子去皮，以普通食醋磨成糊状，涂擦患部，轻者每日2次，重者每日4～5次。(徐志刚.马钱子醋糊治疗带状疱疹.新医学，1985，(12)：633.)

9. 治疗子宫颈糜烂 取马钱子仁，置香油中炸后，滤去药渣，然后加入适量凡士林，调制成软膏备用。先用过锰酸钾冲洗阴道，揩净阴道、宫颈口的分泌物，将带线的棉塞蘸马钱子油膏放于糜烂处。线尾留在阴道处，经6小时后取出，每日或隔日上药1次。5次为1个疗程。(《中药学大辞典》)

10. 治疗手足癣 用香油将生马钱子炸至鼓起，滤后取药油涂于患处，边搓边用火烤，搽后1小时内勿洗手足，隔日1次，5次为1个疗程。(杨忠.马钱子药油治疗手足癣64例.陕西中医，1986，7(4)：174.)

11. 治疗中耳炎 先将马钱子焙黄，去毛皮，然后用香油500g煎之，至漂起为度，去马钱子，留油备用。治疗时先用过氧化氢液洗去脓垢，再将马钱子油滴入耳内2～3滴，每日2次。(荆建成.马钱子油剂治疗中耳炎.中医外治杂志，2003，12(2)：53.)

天仙子

本品为茄科植物莨菪的干燥成熟种子。

【效用特点】 苦、辛，温；有大毒。归心、胃、肝经。功能解痉止痛，安神定痛。常用于胃痉挛疼痛，喘咳，癫狂。现代药理研究表明，本品具有抑制腺体分泌，对活动过强或痉挛状态的平滑肌有弛缓作用，并有扩大瞳孔、解除迷走神经对心脏的抑制而使心率加速等作用。常用量为0.06～0.6g。

【临床治验】

1. 治疗流行性腮腺炎 天仙子3～6g，金黄散20～30g，用开水润湿调匀，外敷患处，厚0.2cm以上，面积可略超过肿胀部位，用纱布覆盖。每日按时揭去纱布，将敷药取下，由于水分被吸收与挥发，敷药稍变硬，可用手研细，更用开水润湿调匀，重新敷上，换新纱布覆盖。按此方法连敷3～5日。(刘君.天仙金黄散外敷治疗流行性腮腺炎.中华临床医学杂志，2005，6(8)：40.)

2. 治疗癌痛　天仙子 20g，冰片 20g，各研末混匀，密封备用。应用时按疼痛范围大小取适量药末，用温开水调成厚糊状，凉后摊于纱布上，敷于疼痛部位，其敷药面积大于疼痛面积，厚 0.2～0.3cm，塑料薄膜覆盖，胶布固定。每日更换 1 次。(许利纯，外用天仙子散治疗癌痛 30 例临床观察，湖南中医杂志，1995，11(2)：8-9.)

3. 治疗软组织急性化脓性感染　用温开水冲泡天仙子，冷却后天仙子在成脓感染的溃破处或感染处小切口为中心外敷，纱布包扎，胶布固定，每日 1 次，天仙子用量以感染面积或脓腔大小而定，以覆盖感染区为佳。(丁海梅，杨剑平，等. 天仙子外敷治疗软组织急性化脓性感染 102 例. 中医外治杂志，2001，10(3)：47.)

4. 治疗耳廓假性囊肿　天仙子 3～8g，生理盐水少许调成膏团状。囊肿及周围耳廓常规消毒，棉球塞外耳道口，用无菌注射器自囊肿最低部位穿刺抽尽囊液，拔出针头后，用消毒棉签压迫针眼 5 分钟后，用红外线照射囊肿位 20 分钟，距离 10～15cm，温度不宜过高，避免烫伤皮肤。照射完毕后。取调好的天仙子膏团填塞患处。按照耳廓形状铺实加压即成形，用无菌纱布包扎固定。一天 1 次。共 5～7 天。1 周后愈合。(王罕，谢建红，席海蓉. 红外线外照射加天仙子外敷治疗耳廓假性囊肿的疗效观察. 江西医药，2008，43(12)：1393-1394.)

5. 治蝮蛇咬伤　在基础治疗上加用天仙子、藤黄适量，先用水调藤黄外涂患处，再按 3∶1 混合天仙子与中药散剂(七叶一枝花 90g，青木香 30g，白芷 20g，黄连 30g，黄柏 30g，生大黄 30g，川芎 20g，三七 20g，芒硝 20g。共研末备用)，水调外敷于患处，每日 2 次。(姚栩新，丁丽. 复方天仙子藤黄散外治蝮蛇咬伤的临床观察. 蛇志，2008，20(4)：266-267.)

辣　蓼

本品为蓼科植物柳叶蓼的全草。

【效用特点】　辛，温。归脾、胃经。功能消肿止痛，杀虫止痒。常用于痢疾、泄泻、湿疹、顽癣、皮肤瘙痒症、血吸虫病。现代药理研究表明，本品具有抑菌、避孕、预防感染血吸虫尾蚴等作用。常用量为内服煎汤，3～9g；外用捣敷。

【临床治验】

1. 治疗慢性结肠炎　辣蓼 30g，铁苋菜 20g，马齿苋 30g，炒陈皮 6g，防风6g,炒白芍10g。气滞腹胀者加木香、藿香各6g,发热湿重者加白头翁12g,血便明显者加白及12g、黄芩10g,腹痛甚者加延胡索10g、甘草6g。气虚者加党参、白术各10g。每日1剂,水煎2次,分2次服,5天为1个疗程。(裘开明.自拟辣蓼铁苋菜汤治疗慢性结肠炎.光明中医,2000,15(3):52-53.)

2.治疗急性阑尾炎　取辣蓼根及根上部约6cm的茎,以常法分别煎煮(第1次2小时,第2次1.5小时)及过滤后,制成2∶1浓度的药液,每次服20～30ml(相当于干品40～60g),每日2～3次。(林冠英.辣蓼治疗急性阑尾炎40例.福建医药杂志,1980,2(2):28.)

3.治疗卵巢囊肿　栀子20g,辣蓼20g,甘草5g。气虚者加黄芪30g,合并盆腔炎者加薏米30g,败酱草30g,腹痛者加香附15g,川楝子15g,水煎或开水泡服,一次500ml,每日4次,慢慢饮服,2个月为1个疗程。(来俊英,邢玉玲,何恩梅.栀子辣蓼汤治疗卵巢囊肿80例.中华中医药学刊,2002,11:83-88.)

4.治疗四肢关节痹痛　用红辣蓼鲜品200g(或干品150g),鸡爪(膝关节以下均可用)250g,加水1500ml,食盐、花生油、米酒各适量作调味,炖出约1000ml汤液,去辣椒,分2次早晚饮汤食鸡爪。7天为1个疗程,休息3天后再服第2个疗程,连用3个疗程。(曾文道.红辣蓼治疗四肢关节痹痛30例.中国民间疗法1996,(1):45.)

5.治疗皮脂腺囊肿　取辣蓼30g,瘦猪肉60g。日1剂沙锅煎煮,分2次食肉喝汤。7剂后肿块缩小变软,连服21剂肿块消失。(何茂英,于永秀,宋文玲.辣蓼治疗皮脂腺囊肿.中国民间疗法2003,11(6):62.)

6.治疗手足癣　辣蓼30g(鲜品50g),芫花枝条20g(鲜品30g),加75%酒精200ml,浸泡7日后,用浸液涂抹患处,每日3次,连用7日为1个疗程。(赵成春,邱士岭.辣蓼芫花枝条制剂治疗手足癣83例.中国民族民间医药杂志,2000,2:81-82.)

第二节　拔毒化腐生肌药

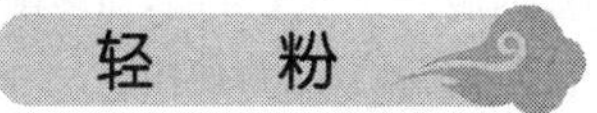

轻　粉

本品为氯化亚汞(Hg_2Cl_2)。

【效用特点】 辛,寒;有毒。归大肠、小肠经。功能外用杀虫,攻毒,敛疮；内服祛痰消积，逐水通便。外治用于疥疮，顽癣，臁疮，梅毒，疮疡，湿疹；内服用于痰涎积滞，水肿鼓胀，二便不利。现代药理研究表明，本品具有抗菌、泻下、利尿等作用。外用适量，研末掺敷患处。内服每次 0.1～0.2g，一日 1～2 次，多入丸剂或装胶囊服，服后漱口。

【临床治验】

1. 治疗牙痛　轻粉少许，独头蒜一小片，共同捣成蒜泥，取如高粱粒般大小蒜泥，置于患牙对一侧手腕部的阳溪穴上，用废链霉素瓶胶盖扣上，再用医用胶条固定，24 小时后取下。（耿凤兰，于洪理. 轻粉蒜泥灸阳溪治疗牙痛. 中国针灸，1995，(1)：57.）

2. 治狐臭　取轻粉 5g 置乳钵中研细，通过 180～200 目筛后与滑石粉 5g 混匀，即成腋臭散，开始每晚涂腋窝 1 次，1 个月后即数日 1 次。（孙长新，何明秀，李广平. 腋臭散. 中成药研究，1982，(7)：47.）

3. 治疗肛瘘　将朱砂与轻粉按 1∶1 比例配成混合均匀的粉末，冲洗瘘管后将上述药粉反复推送至布满瘘管，外瘘口敷纱布固定。治疗每周 1 次，4 周 1 个疗程。（于淑萍，陈诗堂. 朱砂轻粉治疗肛瘘的疗效观察. 现代护理，2005，14：1143.）

4. 治汗斑　取轻粉、海螵蛸各等份。先将海螵蛸置瓦片上焙干研粉，再入轻粉和匀，即成汗斑散，瓶装备用。用时先洗净局部，再扑擦汗斑散适量（若微汗后擦之效果更好）。（陈华. 汗斑散治汗斑. 新中医，1988，(10)：11.）

升　药

本品为水银、火硝、白矾各等份混合升华而成。

【效用特点】　辛，热；有大毒。功能拔毒提脓，祛腐生肌，燥湿杀虫。常用于痈疽疔疮，梅毒下疳，瘿瘤瘰疬，一切恶疮肉暗紫黑，疮口坚硬，腐肉不去，窦道瘘管，脓水淋漓，久不收口，以及湿疮，疥癣。现代药理研究表明，本品具有抗菌、促进伤口愈合、防腐止痒、利尿、泻下等作用。外用适量。本品只供外用，不能内服。且不用纯品，而多配煅石膏外用。用时，研极细粉末，干掺或调敷，或以药捻蘸药粉使用。

【临床治验】

1. 治疗体表急慢性溃疡　对于创面较小，有脓苔及坏死组织者，可将升药直接撒于患处，每日换药 1 次；有窦道且脓水淋漓者，用药线蘸少许八二丹(煅石膏 8 份,升药 2 份组成)插入底部,不宜太深,免伤筋骨;创面大,剧痛者用消炎止痛膏(由升药、罂粟壳、黄蜡等配制而成)外涂,日 2～3 次;慢性久不愈合的溃疡,用生肌收敛散(由升药、煅龙牡、炮象皮组成)局部外敷,隔日换药 1 次。(阎念斌."升丹"在体表急慢性溃疡治疗中的应用(附 105 例疗效分析).新中医,1991,(9):30.)

2. 治疗高位肛瘘术后创面　二宝丹(升药 2 份,煅石膏 8 份)适量均匀地敷在瘘管深部及内口处,余创面用红油膏(升药 1 份,煅石膏 9 份,铅丹、凡士林适量),3 天后深部创面及内口处改用九一丹(升药 2 份,煅石膏 9 份),6 天后整个创面用红油膏或红油膏纱条换药。(姚嵋方,黄志坚.高位肛瘘术后创面应用升药治疗 16 例.浙江中医杂志,2002,(3):112.)

3. 治漏管　把红升研成细末,将面粉以清水调匀,加热打成糨糊状,再和研细的红升打匀,比例为 2 份红升,1 份糨糊,打匀后,再搓成细香样均匀药条阴干备用。将药条 1 至数根慢慢插入漏管,外贴拔毒收口膏药。(朱霁者.红升药条(线)治漏管经验.江西中医药,1997,2:33.)

胆　矾

本品为胆矾的矿石,主含含水硫酸铜。

【效用特点】　酸、辛,寒,有毒。归肝、胆经。功能催吐,收敛,解毒祛腐。常用于风痰壅塞,癫痫,喉风,喉痹,口疮,牙疳,鼻疳,耳痛流脓,烂弦风眼,痔疮,肿毒等证。现代药理研究表明,本品具有止血、修补血管、催吐、收敛制泌等作用。常用量为 0.3～0.6g,温水化服。外用适量,研末撒或调敷,或以水溶化后外洗。

【临床治验】

1. 治沙眼　取胆矾 1g,加水 120ml,煮沸 10 分钟,澄清或过滤,点眼,每日 3～4 次,每次 1～2 滴。治疗沙眼有效。(《常见病验方选编》)

2. 治疗拔牙术后出血　胆矾按 1.5%的比例加水溶解,煮沸 15 分钟,冷却,过滤,250ml 瓶灌分装,100℃ 30 分钟灭菌备用。临用时将消毒纱布浸于止血液中浸透,以药液不会滴下为度,即为止血纱布,将止血纱布置于拔牙创面渗血点即可。(佘清华,杨合明.胆矾液治疗拔牙术后出血 132 例.湖南中医杂志,198,(4):34.)

3. 治疗各种皮肤肿瘤　胆矾、磁石、丹砂、白矾、雄黄各 30g,用升华法煅烧 72 小时,外用。(药学通报,1984,6:328.)

4. 治疗疮痈　胆矾、藤黄、朱砂各等份，研末，醋调涂。（四川中医，1985，3：33.）

皂　矾

本品为硫酸铁盐类矿物水绿矾或化学制品，主含含水硫酸亚铁（$FeSO_4 \cdot 7H_2O$）。

【效用特点】　酸，凉。归肝、脾经。功能外用解毒燥湿，杀虫止痒；内服燥湿杀虫，补血疗虚。常用于疮毒疥癣、黄胖虚肿及虫积腹痛等。现代药理研究表明，本品具有造血、抗溃疡、外用能使蛋白质沉淀，其稀薄液有收敛等作用。外用适量，研末撒或调敷，或为溶液涂洗。内服宜煅用，每次0.8～1.6g，或入丸散。

【临床治验】

1. 治疗婴幼儿营养性缺铁性贫血　生皂矾、人工牛黄、紫草茸各50g，银杏叶、炒白术各100g，大枣200g。上药按比例配伍后，依法制成冲服剂。服法1岁以内每次服1.5g，2岁以内每次服2.5g，3岁以内每次服3.5g，4岁以内每次服4.5g，5岁以内每次服5g，1天2次，30天为1个疗程。（王福权. 皂矾补血散治疗婴幼儿营养性缺铁性贫血160例. 陕西中医，1996，8：349.）

2. 治疗肝硬化腹水　皂矾120g，制鳖甲100g，丹参、土鳖、桃仁、大黄、鸡内金，当归、夏枯草、山楂槟榔、薏苡仁、茯苓各60g，川芎、沉香各40g，五灵脂、陈皮各30g，木香20g。共为细末，加蜂蜜1000g，做蜜丸。每次服6g，每日3次，60天为1个疗程。（闵大炳. 自拟皂矾甲归丸治疗肝硬化腹水22例. 四川中医，1994，9：20.）

3. 治疗胆囊炎及胆石症　取芒硝、皂矾各等量，制成片剂，每服6～9g，日服2～3次，15～20天为1个疗程。（张天. 著名老中医张羹梅治疗消化系统疾病的经验. 上海中医药杂志，1981，(2)：8.）

4. 治疗内痔　用皂矾2g，甘油10ml，枸橼酸0.2g，蒸馏水加至100ml制成皂矾注射液，用法：以该液与等量的1%普鲁卡因混匀，于痔核内局部给药，一般单个痔核注射约1ml左右，1次注射总量不得超过3ml。每次间隔5～7天。（杨文彪，彭泽南. 青矾注射液治疗内痔11例临床观察. 湖南中医学院学报，1985，(4)：17.）

硼　砂

本品为天然硼砂经精制而成的结晶。

【效用特点】 甘、咸，凉。归肺、胃经。功能清热化痰，解毒防腐。常用于痰热咳嗽，及噎膈积聚、诸骨鲠喉；外用，治咽喉肿痛，口舌生疮，目赤翳障胬肉，阴部溃疡。现代药理研究表明，本品具有抗多种病原微生物、解氟中毒、降血脂、收敛、黏膜保护、抗惊厥等作用。常用量为每次1.5～3g，入丸、散剂。外用适量，研细末撒布或调敷患处，或沸水溶解，待温后，冲洗创面；或配制眼科药剂外用。

【临床治验】

1. 治疗氟骨症　每日口服硼砂4.5g，分3次服。连服3个月。（赵富阳，李书振. 硼砂治疗氟骨症31例报告. 河北中医，1990，(5)：8.）

2. 治腰扭伤　将硼砂粉煅至干枯状，制成颗粒备用。用时将硼砂粒放入患者睛明穴内，若单侧腰扭伤只需放入患侧睛明穴，若双侧腰扭伤，则放双侧睛明穴内，上药后让患者左右旋转10°～12°，一般10分钟即可见效。（李文银. 硼砂治急性腰扭伤68例. 辽宁中医杂志，1990，(1)：42.）

3. 治疗化脓性中耳炎　用黄连50g，加水1000ml，煎至500ml滤出冷凉，加入研细硼砂3g，冰片1.5g装入瓶中摇匀备用，每日3～4次滴耳，7天为1个疗程。（刘水江，王瑞山. 黄连、硼砂、冰片治疗化脓性中耳炎40例. 中华中西医学杂志，2005，4：86-87.）

4. 治复发性口疮　以2%～3%的硼砂溶液饭后漱口或刷牙，每日至少2次。（蒋昌福. 硼砂水漱口防治复发性口疮85例. 广西中医药，1991，(1)：13.）

5. 治疗乳头皲裂　硼砂30g，甘草5g，蜂蜜（槐花）40g。先将硼砂、甘草研细，再加入蜂蜜调和成糊状备用。使用前先用热毛巾擦净乳头皲裂局部，再用无菌棉签蘸取硼砂蜂蜜糊，涂敷乳头皲裂处局部，厚约4～5mm，外层盖无毒保鲜膜、无菌纱布、胶布敷贴固定。哺乳时擦净药糊，哺乳后再涂，每日换药4～6次。（慈爱字，慈丽君. 硼砂蜂蜜糊外治乳头皲裂38例. 中国民间疗法，2009，7：13.）

6. 治皮肤汗斑　硼砂研细末，过100目筛，取20g硼砂末，加入75%乙醇100ml，封闭浸泡2天，常规消毒皮肤部位，按皮损面积用软毛笔蘸取药液涂于患处，每日4次，擦后勿用水洗去。（杨占江. 硼砂液外用治疗汗斑50例.中医外治杂志,2003,12(4):50.)

炉甘石

本品为碳酸盐类矿物方解石族菱锌矿,主含碳酸锌($ZnCO_3$)。

【效用特点】 甘,平。归胃经。功能解毒明目退翳,收湿止痒敛疮。常用于目赤肿痛,睑缘赤烂,翳膜胬肉,溃疡不敛,脓水淋漓,湿疮,皮肤瘙痒。现代药理研究表明,本品具有收敛、抑菌等作用。外用适量。水飞点眼,研末撒或调敷。

【临床治验】

1. 治乳头皲裂　炉甘石、花蕊石、寒水石各10g。研极细末,加冰片少许,和匀,以菜油调敷患处,每日2～3次。(王宏海.三石散治疗治乳头皲裂.新中医,1974,(6):55.)

2. 治脓疱疮　以炉甘石与土霉素配制成洗剂,用纱布湿敷患处。(陈中春.土霉素炉甘石洗剂合用治疗脓疱疮300例疗效分析.新医学,1993,(9):483.)

3. 治疗神经性皮炎　五倍子6g,枯矾6g,炉甘石6g。水煎,搽患处,每日4次。(王晓霞,李叙香.治疗神经性皮炎单验方数则.中国民间疗法,2010,3:43.)

4. 治疗睑缘炎　炉甘石50g,火煅研为细末,过200目筛,装瓶备用。用时取适量炉甘石粉用麻油调匀,涂于睑缘上。每晚1次。(李秀芳.炉甘石治疗睑缘炎.新中医,2003,5:10.)

5. 治疗肛门瘙痒　以炉甘石粉30g,青黛3g混匀,双层纱布包之,外扑患处,每日3～5次。(贾美华.肛门瘙痒症.广西中医药,1983,6(1):26.)

6. 治疗外痔　炉甘石30g,冰片3g,干艾叶30g,香油15g。先将香油放入大瓷碗内使其涂布均匀,然后把炉甘石粉撒在油碗内,使其均匀地附着在碗壁内。艾叶做成艾团放在平底盘内,用两根比碗口直径稍长一点的铁棍,分别架在盘上,艾团点燃后,把涂有香油和炉甘石粉的碗盖在艾团盘上,待艾团烧尽,取下药碗刮下药粉,调入冰片,放置于乳钵内研成细末。使用时根据痔核大小,取药粉2～3g,调入香油,涂擦患处(用药前排尽大便,用温水将肛门洗净),每晚用药1次。(刘瑞起.艾灸炉甘石粉治疗外痔60例.广西中医药,1986,(1):42.)

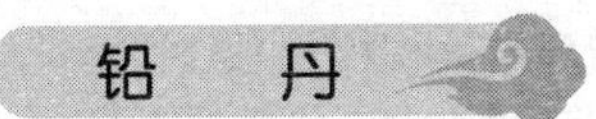

铅丹

为纯铅加工制成的铅的氧化物（Pb_3O_4）。

【效用特点】 辛，微寒。有毒。归心、肝经。功能拔毒生肌，杀虫止痒。常用于疮疡溃烂，湿疹瘙痒，疥癣，狐臭，酒齄鼻。现代药理研究表明，本品具有杀灭细菌、寄生虫，抑制黏液分泌等作用。外用适量，研末撒布或熬膏贴敷。

【临床治验】

1. 治疗脓疱疮、黄水疮　铅粉 12g，松香 6g，铅丹 6g，铜绿 9g 共研细末。将香油 30g 煎至滴水成珠，加头发一小撮、黑槐条 7 寸煎枯，再入以上四味药末煎成灰色，去火，用人乳汁 3ml，加黄蜡 15～18g，待黄蜡熔化后倒入器皿内备用。治疗时每日涂 1 次，创面勿用水洗。（王炳诚，王在芳. 验方治疗脓疱疮、黄水疮. 中国民间疗法，2003，4：62.）

2. 治疗湿疹　铅丹、黄柏等量研细和匀，制丹黄散，撒于疮面，渗出物较少者加香油调敷。（四川中医，1984，3：50.）

3. 治疗小儿鹅口疮　淘米水漱口，再用纱布蘸铅丹少许擦患处，每日 2～3次。（河南中医，1985，5：6.）

凤凰衣

为雉科动物家鸡的蛋壳内膜。

【效用特点】 淡，平。入脾、胃、肺经。功能养阴，清肺，敛疮。常用于久咳，咽痛失音，瘰疬结核，溃疡不敛。常用量为内服煎汤，3～9g；或入散剂。外用敷贴或研末撒。

【临床治验】

1. 治疗白喉　凤凰衣 1.5g，青果炭、黄柏、川贝母（去心）、儿茶、薄荷各 3g。各研细末，再入乳钵内研匀，加冰片 1.5g，研细，和匀，吹喉用。（梅陇. 凤凰衣药用十五款. 家庭中医药，2006，13(9)：66.）

2. 治疗咳嗽日久　凤凰衣 14 枚（炒），麻黄 15g（焙）。共研末，每次 3g，1 日 2 次，开水送服，食后服。（梅陇. 凤凰衣药用十五款. 家庭中医药，2006，13(9)：66.）

3. 治疗儿童鼻出血　患处清创暴露糜烂出血部位，取一新鲜鸡蛋，破壳取凤凰衣，用消毒剪剪取超出糜烂出血面 2mm 大小，除去多余蛋液，将其贴覆于糜烂面上。前鼻孔放置一干棉球半小时。若术后 2 日内凤凰衣脱出，则重复操作一次。术后 3 日起予复方薄荷油滴鼻。（黄碧杰. 凤凰衣治疗儿童鼻出血. 中国民康医学，2008，20(19)：2247.）

4. 治疗急性皮肤创伤　对皮肤损伤处按常规方法清创消毒后，在无菌操作下从鸡蛋壳内取出凤凰衣覆盖在伤口表面，覆盖面积超出创面边缘约 0.5cm。若使用的凤凰衣单块面积大于 2.0cm 时，中央应剪出数个小孔，以利炎性渗出液的引流。最后外加无菌敷料包扎。3～4 天换药 1 次，换药时只更换敷料，不更换凤凰衣，至伤口干燥结痂，凤凰衣脱落为愈。（巩永杰，贾小强，石琳. 凤凰衣治疗急性皮肤创伤 300 例疗效分析. 中国中西医结合杂志，2003，23(4)：271.）

药名索引

四画

五画

六画

九画

十画

十一画

十二画